国家卫生和计划生育委员会"十三五"规划教材

全 国 高 等 学 校 教 材

供生物医学工程专业（临床工程方向）用

医疗器械技术评价

主　编　曹德森
副主编　陈真诚　徐金升　孙　欣

编　者（以姓氏笔画为序）

王　晶（西安交通大学）

王成跃（南京医科大学第一附属医院）

王振洲（解放军昆明总医院）

孙　欣（山东省立医院）

李　庚（内蒙古自治区人民医院）

张政波（中国人民解放军总医院）

陈　斌（机械工业仪器仪表综合技术经济　研究所）

陈真诚（桂林电子科技大学）

欧阳雪晖（内蒙古老年病防治研究中心）

易三莉（昆明理工大学）

贺建林（解放军昆明总医院）

徐金升（河北医科大学第四医院）

曹德森（中国人民解放军总医院）

腾轶超（清华大学医学院）

魏　岚（首都医科大学宣武医院）

编写秘书：周　娟（中国人民解放军总医院）

人民卫生出版社

图书在版编目（CIP）数据

医疗器械技术评价/曹德森主编.—北京：人民卫生出版社，
2017

全国高等学校生物医学工程专业（临床工程方向）第一轮规
划教材

ISBN 978-7-117-24674-3

Ⅰ.①医…　Ⅱ.①曹…　Ⅲ.①医疗器械-高等学校-教材
Ⅳ.①R197.39

中国版本图书馆 CIP 数据核字（2017）第 180251 号

| 人卫智网 | www.ipmph.com | 医学教育、学术、考试、健康，
购书智慧智能综合服务平台 |
| 人卫官网 | www.pmph.com | 人卫官方资讯发布平台 |

医疗器械技术评价

主　　编：曹德森
出版发行：人民卫生出版社（中继线 010-59780011）
地　　址：北京市朝阳区潘家园南里 19 号
邮　　编：100021
E - mail：pmph @ pmph.com
购书热线：010-59787592　010-59787584　010-65264830
印　　刷：三河市博文印刷有限公司
经　　销：新华书店
开　　本：850×1168　1/16　印张：31
字　　数：679 千字
版　　次：2017 年 8 月第 1 版　2017 年 8 月第 1 版第 1 次印刷
标准书号：ISBN 978-7-117-24674-3/R·24675
定　　价：72.00 元
打击盗版举报电话：010-59787491　E-mail：WQ @ pmph.com
（凡属印装质量问题请与本社市场营销中心联系退换）

全国高等学校生物医学工程专业（临床工程方向）

第一轮规划教材编写说明

生物医学工程专业自20世纪七八十年代开始创办，经过四十多年的不断发展与努力，逐渐形成了自己的专业特色与人才培养目标。生物医学工程是工程技术向生命科学渗透形成的交叉学科，尤其是临床工程方向亚学科的逐渐形成，使其与医疗卫生事业现代化水平和全民健康与生活质量的提高密切相关。它的理论和技术可直接用于医学各个学科，为医学诊断、治疗和科研提供先进的技术和检测手段，是加速医学现代化的前沿科学。生物医学工程已成为现代医学发展的重要支柱。我国现阶段的临床工程教育是生物医学工程教育的重要组成部分，并在教学与工作实践中逐步形成了中国临床工程教育的特点。现代临床工程教育强调"紧密结合临床"的教育理念，临床工程教材的建设与发展始终坚持和围绕这一理念。

2016年5月30日，在全国科技创新大会上习近平总书记指出，我国很多重要专利药物市场绝大多数为国外公司占据，高端医疗装备主要依赖进口，成为看病贵的主要原因之一。先进医疗设备研发体现了多学科交叉融合与系统集成。

2014年8月16日，国家卫生计生委、工业和信息化部联合召开推进国产医疗设备发展应用会议。会上国家卫生计生委李斌主任指出，推动国产医疗设备发展应用，是深化医药卫生体制改革，降低医疗成本的迫切要求，是促进健康服务业发展，支持医药实体经济的有力举措，也是实施创新驱动战略，实现产业跨越式发展的内在需求。并强调，国家卫生计生委要始终把推广应用国产设备、降低医疗成本作为重点工作来抓紧抓实。要加强研发与使用需求的对接，搭建产学研医深度协作的高起点平台，探索建立高水平医疗机构参与国产医疗设备研发、创新和应用机制。工业和信息化部苗圩部长指出，进一步推进国产医疗设备产业转型升级；发展医疗服务新模式；引导激励医疗卫生机构使用国产创新产品，解决不好用和不愿用的问题，提升国产医疗设备的市场比重和配套水平。努力改变产学研医脱节的情况。

综上所述，我国生物医学工程专业尤其是临床工程教育亟待规范与发展，为此2016年初，人民卫生出版社和中华医学会医学工程学分会共同组织召开了教材编写论证会议，将首次以专业规划教材建设为抓手和契机，推动本学科子专业的建设。会上，在充分调研论证的基础上，成立了第一届教材评审委员会，并决定启动首轮全国高等学校生物医学工程专业（临床工程方向）国家卫生和计划生育委员会"十三五"规划教材，同时确定了第一轮规划教材及配套教材的编写品种。

本套教材在坚持教材编写"三基、五性、三特定"的原则下紧密结合专业培养目标、高等医学教育教学改革的需要，借鉴国内外医学教育的经验和成果，努力实现将每一部教材打造成精品的追求，以达到为专业人才的培养贡献力量的目的。

本套教材的编写特点如下：

1. **明确培养目标**　生物医学工程专业（临床工程方向）以临床工程为专业特色，培养具备生命科学、电子技术、计算机技术及信息科学有关的基础理论知识以及医学与工程技术相结合的科学研究能力，能在医疗器械、医疗卫生等相关企事业单位从事研究、开发、教学、管理工作，培养具备较强的知识更新能力和创新能力的复合型高级专业人才。本套教材的编撰紧紧围绕培养目标，力图在各部教材中得以体现。

2. **促进医工协同**　医工协同是医学发展的动力，工程科学永恒的主题。本套教材创新性地引入临床视角，将医疗器械不单单看作一个产品，而是延伸到其临床有效性、安全性及合理使用，将临床视角作为临床工程的一个重要路径来审视医疗器械，从而希望进一步促进医工协同的发展。

3. **多学科的团队**　生物医学工程是多学科融合渗透形成的交叉学科，临床工程继承了这一特点。本套教材的编者来自医疗机构、研究机构、教学单位和企业技术专家，集聚了多个领域的知识和人才。本套教材试图运用多学科的理论和方法，从多学科角度阐述临床工程的理论、方法和实践工作。

4. **多元配套形式**　为了适应数字化和立体化教学的实际需求，本套规划教材全部配备大量的融合教材数字资源，还同步启动编写了与理论教材配套的《学习指导与习题集》，形成共 10 部 20 种教材及配套教材的完整体系，以更多样化的表现形式，帮助教师和学生更好地学习本专业知识。

本套规划教材将于 2017 年 7 月陆续出版发行。希望全国广大院校在使用过程中，能够多提供宝贵意见，反馈使用信息，为下一轮教材的修订工作建言献策。

全国高等学校生物医学工程专业（临床工程方向）

第一轮教材评审委员会

名誉主任委员　彭明辰（国家卫生计生委医院管理研究所）

主　任　委　员　高关心（内蒙古自治区人民医院）

副主任委员　张　强（华中科技大学同济医学院附属协和医院）

　　　　　　　李　斌（上海交通大学附属第六人民医院）

　　　　　　　刘志成（首都医科大学）

　　　　　　　金　东（《中国医疗设备》杂志社）

委　　　员　王　新（新疆医科大学附属肿瘤医院）

（以姓氏笔画为序）　王　溪（四川大学华西第二医院）

　　　　　　　付海鸿（北京协和医学院）

　　　　　　　冯靖祎（浙江大学附属第一医院）

　　　　　　　刘胜林（华中科技大学同济医学院附属协和医院）

　　　　　　　何文胜（安徽医科大学第一附属医院）

　　　　　　　张　旭（首都医科大学）

　　　　　　　张　锦（山西大医院）

　　　　　　　郑　焜（浙江大学医学院附属儿童医院）

　　　　　　　蒋红兵（南京医科大学附属南京医院）

　　　　　　　曾明平（武汉大学中南医院）

　　　　　　　蔡　葵（北京医院）

　　　　　　　魏建新（石河子大学医学院第一附属医院）

秘　书　长　夏慧琳（内蒙古自治区人民医院）

　　　　　　　邬　洁（人民卫生出版社）

秘　　　书　沈　翀（《中国医疗设备》杂志社）

　　　　　　　崔曼曼（人民卫生出版社）

第一轮教材目录

理论教材目录

序号	书名	主编	副主编
1	临床工程管理概论	高关心	许锋　蒋红兵　陈宏文
2	医疗设备原理与临床应用	王成　钱英	刘景鑫　冯靖祎　胡兆燕
3	医用材料概论	胡盛寿	奚廷斐　孔德领　王琳　欧阳晨曦
4	医疗器械技术评价	曹德森	陈真诚　徐金升　孙欣
5	数字医学概论	张绍祥　刘军	王黎明　钱庆　方驰华
6	医疗设备维护概论	王新	郑焜　王溪　钱国华　袁丹江
7	医疗设备质量检测与校准	杨昭鹏	何文胜　刘文丽　刘刚　郭永新
8	临床工程技术评估与评价	夏慧琳　赵国光	刘胜林　黄进　李春霞　杨海
9	医疗器械技术前沿	李斌　张锦	金东　蔡葵　付海鸿　肖灵
10	临床工程科研导论	张强	李迎新　张旭　魏建新

学习指导与习题集目录

序号	书名	主编
1	临床工程管理概论学习指导与习题集	乔灵爱
2	医疗设备原理与临床应用学习指导与习题集	刘景鑫
3	医用材料概论学习指导与习题集	欧阳晨曦
4	医疗器械技术评价学习指导与习题集	陈真诚
5	数字医学概论学习指导与习题集	钱庆
6	医疗设备维护概论学习指导与习题集	王新
7	医疗设备质量检测与校准学习指导与习题集	何文胜
8	临床工程技术评估与评价学习指导与习题集	刘胜林
9	医疗器械技术前沿学习指导与习题集	张锦　李斌
10	临床工程科研导论学习指导与习题集	郑敏

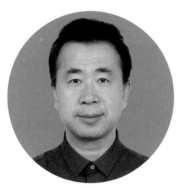

曹德森

　　高级工程师,现任中国人民解放军总医院(301医院)医学工程与维修中心主任,中国生物医学工程学会健康工程分会候任主任委员,中国老年保健医学研究会医养康复分会副主任委员,中国医院协会医学工程管理专业委员会副主任委员,中国医学计量技术委员会委员,国家质量基础(NQI)科技项目评审专家,全军军事计量实验室评审员。承担全军"医学计量基础"教学和解放军医学院研究生"生物医学工程概论"教学工作10余年。在医疗设备研发、医疗器械技术评价、医疗行业标准制定、实验室质量管理体系建设与评审等方面具有很深的造诣和丰富的实践经验。先后承担了呼吸机测试仪校准系统研制、战术战伤便携式集成生命支持系统研究、人工智能与随行生命体征监护系统研究等国家、军队重点和面上课题12项,获颁国家行业标准2项,NO吸入装置的研制获北京市新技术成果二等奖、呼吸机校准装置的研制获国家质检总局"科技兴检奖"三等奖,医院标准化管理体系建设与应用获得中国医院协会颁发的医院科技创新一等奖,发表SCI收录、EI收录和国家统计源期刊上发表学术论文20余篇。

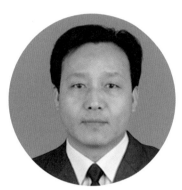

陈真诚

博士,教授,博士生导师,现为桂林电子科技大学生命与环境科学学院院长,广西八桂学者。兼任中国生物医学工程学会传感器分会副主任委员、中国仪器仪表学会微纳器件与系统分会常务理事、中国电子学会生物电子分会委员。从事生物医学工程专业近30年,研究领域主要包括生物医学传感与仪器、医学信号检测与信息处理、医学成像与脑认知,先后主讲了生物医学工程专业的本科生课程4门,研究生课程3门。近几年主持承担了包括国家863重点项目、国家重大科研仪器研制项目在内的6项。获省部级科技进步二等奖1项、省部级三等奖2项、军队医疗成果三等奖4项,获得国家发明专利授权7项。发表学术论文120多篇,其中被SCI、EI收录80多篇。

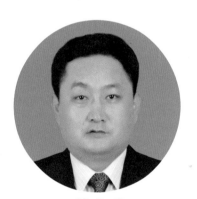

徐金升

二级教授、医学博士、博士生导师,河北省有突出贡献中青年专家。现任河北医科大学第四医院副院长、肾内科主任。兼任中国研究型医院学会临床工程专业委员会副主任委员、中国医院协会血液净化中心管理分会委员、中国医师协会肾脏内科医师分会委员、国家医疗管理服务指导专家库成员、河北省血液净化质控中心主任、河北省医院协会血液净化中心管理分会主任委员、河北省医学会肾脏病学分会候任主任委员、河北省临床医学工程学会副理事长。

从事临床教学工作30年,主要研究领域为肾脏病与血液净化,在CKD-MBD的发病机制研究方面造诣较深。承担省部级课题11项;发表论文110余篇(其中SCI收录论文20篇)、主编著作2部;获河北省科技进步二等奖1项、三等奖4项。

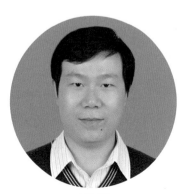

孙欣

博士,高级工程师。起初从事医疗设备研发工作,后于法定计量机构从事医学计量工作,近年来在大型医疗机构从事临床工程工作。参与国家级课题项目5项,省部级课题6项,发表论文20余篇,获国家发明专利6项,起草国家计量校准规范1项,参编专著1部。现为山东省医学会医学工程分会秘书、山东省医师协会临床工程师分会委员、山东计量测试学会医学计量专业委员会委员。

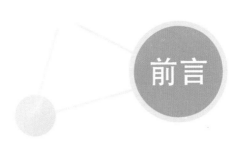

前言

自 20 世纪 60 年代以来,生物医学工程技术突飞猛进的发展推动着医疗器械产业进步,极大地改善了临床诊断、治疗的技术条件,成为保证广大患者生命安全和提高医疗质量不可缺少的重要基础。医疗器械研发、生产、应用离不开医院、大学、研究机构和产业的大联合,离不开医学、理学、工学等多学科人才的跨界协作和攻关。在医疗器械全寿命周期质量管理中,医疗器械技术评价已成为提升产品研发质量、加速产品定型进程、确保市场准入和提升临床应用与管理水平的重要学科。

医疗器械技术评价是依据预期使用目的和相关标准,通过工程评价、动物试验、临床评价等手段和方法对医疗器械的计量特性、安全性、可靠性、维修性、人机工效学和经济学特性等进行定性和定量分析、评定,给出评价结果、改进意见和建议。医疗器械技术评价适用于医疗器械全寿命周期各阶段:研制定型阶段的主要任务是需求设计、概念设计、样机研发、可靠性试验、临床前研究等;上市审批阶段的主要任务是性能检测检验、临床评价(动物实验、临床试验)、上市前审批和生产制造等;临床应用阶段的主要任务是产品采购评估、临床应用评价、不良事件监测评价和维修报废评价等。

为了推动我国生物医学工程专业(临床工程方向)的发展和学科建设,适应新时期生物医学工程专业人才培养的目标和生物医学工程专业教育的需要,本书以加强生物医学工程专业从业人员的基础理论、基本知识和基本技能为目的,在医疗器械计量学评价、安全性评价、可靠性评价、维修性评价、人机工效学评价、经济学评价、研制定型评价、市场准入评价和临床应用评价等方面,为学生学习医疗器械技术评价知识、进行工程技术研究和产业化发展与应用奠定必要的理论基础。

本书适用对象是生物医学工程专业(临床工程方向)的本科生,也可以作为研究生及相关科技工作者的参考学习用书。

在撰写本书的过程中,编者参考了一些国内外典型的有关研究成果并列入本书"参考文献",在此表示由衷感谢!本书的出版,得益于参与本书撰写的各位编者及老师们的辛勤付出,严谨和热忱的工作态度,在此一并表示感谢!

限于编撰时间和笔者的水平,本书难免有缺陷甚至错误,恳请同行专家、使用本书的师生和其他读者批评、指正。

曹德森

2017 年 3 月

目录

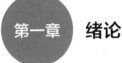

第七章 医疗器械经济学评价

第八章 医疗器械研制定型评价

第九章 医疗器械市场准入评价

第十章　医疗器械临床应用评价

第一章
绪　论

　　由于医疗器械安全性和产品质量关乎人民群众健康和患者生命安全，全球通用的做法是在其上市前实施严格监管、评价和注册审批。医疗器械全生命周期技术评价是为了保证医疗器械安全有效，综合运用标准、产品技术要求和经验等，从器械研发、制造、检验、检测、动物实验、临床评价、技术审评和上市后再评价等环节对产品质量进行验证和监督管理。系统掌握医疗器械技术评价的基本理论和方法，有利于提升医疗器械研发、生产、应用水平，提高从业人员对医疗器械的认知和实践能力，从而促进医疗器械行业的整体发展和技术进步。学习本章的目的是概括性地了解医疗器械技术评价国内外发展现状及技术评价的基本理论、基本方法和基本任务。

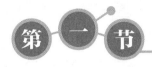

第一节 医疗器械技术评价现状与发展

一、国外发展现状与趋势

（一）美国医疗器械评价机构与发展

1. 美国食品药品监督管理局 美国食品药品监督管理局（Food and Drug Administration，FDA）成立于1906年，是美国人类和健康服务部（Department of Health & Human Services，DHHS）的下设机构之一，负责对药品、食品、化妆品、医疗器械、兽药等产品进行全面监督管理，其负责医疗器械的部门是CDRH（the Center for Devices and Radiological Health）。CDRH通过上市前评价、审批，确保新的、高风险的、复杂的医疗器械安全有效；通过上市后监测、科学研究、法律约束和教育培训等，最大限度地确保上市后医疗器械的安全有效。正是由于CDRH的这些职能，使医疗器械从设计生产、上市使用，到更新换代，组成一个维护公众健康安全的有机体系。美国FDA经历了一百多年的发展，建立了相对完整的法规与监管体系。

2. 美国医疗器械监管评价法规 美国医疗器械监管的现行法律主要有1938年美国国会通过的《联邦食品、药品和化妆品法》（Federal Food，Drug，and Cosmetic Act，FD&CA），该法案首次增加了对器械的管理。1976年，《医疗器械修正案》通过，加强了对包括诊断产品在内的医疗器械安全性和有效性的监管。该法律经过多次修改，已经成为世界上其他国家制定医疗器械相关法律法规的重要依据。1990年，国会通过了《安全医疗器械法》（Safe Medical Devices Act，简称SMDA），要求养老院、医院和其他使用医疗器械的机构，向FDA报告显示医疗器械可能引起或促使患者死亡、重病或严重伤害的事件。同时要求制造商对其故障可能引起严重伤害或死亡的永久性植入器械进行上市后的监视，并建立对依赖该器械的患者的跟踪和定位方法。该法还授权FDA命令医疗器械产品的召回和其他行动。1997年的《食品和药品管理局现代化法》（Food and Drug Administration Moderization Act，FDAMA），授权FDA进行自1938年以来对该机构运行最大范围的改革。规定包括加速器械审评和对已批准的器械用于未批准用途的广告监管的措施。2002年的《医疗器械用户收费和现代化法》（Medical Device User Fee and Modernization Act，MDUFMA），修正了《联邦食品、药品和化妆品法》，赋予FDA新的重要的职能、资源和挑战。MDUFMA于2002年10月26日签署生效，含有三项独特的重要的规定，主要是：上市前审评的用户收费；建立由公认的第三方组织检查的机制；以及一次性使用器械再加工的新的规范要求，包括新的上市前报送的分类目录和上市前报告。

3. 美国医疗器械监管评价方式

（1）上市前监管评价：FDA 基于医疗器械的预期目的与风险，将医疗器械分为三个管理类别。第Ⅰ类医疗器械主要包括弹性绷带、检查手套等，其风险水平相对较低，主要使用一般控制来保证其安全性和有效性。一般控制包括公司按照联邦法规（Code of federal regulation）第 21 章 CFR 第 807.20 节进行登记；上市的器械清单列表；遵照 GMP（good manufacturing practices）的要求来进行医疗器械的生产；根据 21CFR801 或 802 的标签管理来贴标签；在器械上市前提交上市前通知[premarket notification，简称 510（k）]。第Ⅱ类医疗器械主要包括无创监护仪、输液泵等，其风险水平较第Ⅰ类医疗器械高，仅仅使用一般控制无法保证其安全性和有效性，但是用现有的方法，也就是特殊控制可以合理保证其安全性和有效性。特殊控制主要包括专门的标签要求、强制的和自愿的性能标准、上市后监督等。第Ⅲ类医疗器械往往由那些风险最高、对人体潜在伤害最大的医疗器械组成，对于这类器械，除了一般控制之外，还要用上市前批准来保证其安全性和有效性。上市前批准（premarket approval，PMA）是 FDA 用于评价第Ⅲ类医疗器械的安全性和有效性的科学过程。制造商必须在上市前向 FDA 提交包括良好对照的临床试验、有关安全性和有效性的完整报告等材料。美国医疗器械共有 1793 种（在 FDA《联邦注册目录》中按医学用途分为 16 个中类管理），其中第Ⅰ类医疗器械品种有 772 种，约占总数的 43.1%，第Ⅱ类有 914 种，约占总数的 51.0%，第Ⅲ类有 107 种，约占总数的 5.9%。

（2）上市后监管评价：CDRH 上市后安全性监测通过上市后安全问题识别、评价和反馈来实现。上市后安全问题识别主要是识别非预期的公众健康问题，提高上市后医疗器械潜在风险信息的数量和质量。安全性问题识别不仅包括基本的监测信息（不良事件报告和补充信息），还包括企业核查和召回工作中产生的数据和信息。上市后安全性评价分为五类，包括内部数据分析、补充数据分析、实验研究、问题评估、上市后监测研究。主要用以评价潜在风险因素和与器械使用有关的不良事件，包括数据收集与分析、确认医疗器械故障原因、评价使用方面的问题、评估标签信息是否完善等。CDRH 上市后安全问题反馈用于上市后风险管理和交流，分为两个关键性步骤：风险交流和强制措施。风险交流是通过与公众和器械使用者互动交流来解决问题，目的是使公众了解可能的健康危害和需关注的安全问题，以及为使用者提供关于医疗器械的培训和使用建议。强制措施是对发生不良事件的医疗器械责令制造商召回产品，采取有效措施消除产品对公众的危害，并对制造商采取的措施进行跟踪和再评价。

CDRH 上市后监测的主要目标：①收集广泛的、精确的、及时的统计学和流行病学的监测数据，衡量上市医疗器械的安全性和有效性，对潜在风险信号进行警示；②通过医疗器械有关机构与公众和企业建立伙伴关系和联盟，确保交流的持续性和信息的对称性；③通过医疗器械生产者协会维持强制性核查与评估，完善质量标准，在公众健康受到影响之前发现和说明问题；④以及时有效的方式，用通俗易懂的语言与公众交流每一条医疗器械风险信息；⑤把上市后的监测结果与上市前的器械审评相结合；⑥发现和交流企业在法规实践中的优秀范例；⑦建立和维护支持法规和公众健康责任的信息与知识系统；⑧不断开发人力资源,培养器械安全性问题的技能和知识。

4. 美国医疗器械评价发展趋势　美国医疗器械评价上市前依赖标准引导和市场准入制度,上市后依靠器械不良事件监测与评价、多样化的信息收集渠道和广泛的信息沟通,以及流行病学监测数据来进一步评价医疗器械是否安全有效,发展趋势之一是评价活动越来越覆盖医疗器械全生命周期,另一个趋势是信息收集渠道和协作方式越来越依赖于信息网络和公众广泛参与。例如,美国医疗设备评价系统规划委员会2016年4月4日发布了关于新的FDA设备评价系统报告,该评估系统(the National Medical Device Evaluation System, NMDES)和协调中心(the coordinating center)是FDA更大目标的一部分,以加速生成和传播可靠的医疗器械数据,以促进公众健康。NMDES建设的初衷是建立一个战略性的自愿协作网络,包括社区患者、政府机构、医疗器械制造商、数据合作伙伴和方法合作伙伴,目的是以较低的成本生成更高质量的临床数据和评价证据。

NMDES中的资源应包括:①研究数据转换协议,使不同来源的异构数据(包括电子健康档案、索赔、注册信息、患者报告的结果和临床试验数据等)自动转化为可重复使用的标准化数据,通过规模经济降低证据收集的成本;②专业知识和先进方法、工具、标准和最佳实践的信息交流中心;③关于医疗器械对患者和医疗行业的益处和风险(如安全更新、召回管理支持、新的有效性信息)的可靠和最新的信息汇编。

NMDES将不断地识别可靠的医疗器械数据的新来源,并设计和实施创新方法来捕获和组合来自不同来源的数据,同时确保其符合患者隐私法律、法规和道德标准。此外,还有机会提供比目前可能通过单独的医疗器械报告更有价值、基于标签的结果信息,并自动化数据输入和标准化结果测量,以使证据生成有效,同时使数据收集成本最小化。

NMDES将是一个灵活的虚拟系统,基于现有的医疗器械证据收集和评价活动,随着电子记录可以更可靠地用于支持医疗设备跟踪,广泛采用唯一设备标识符(unique device identification, UDI)来跟踪医疗设备,减少手动数据输入及数据提取中的延迟,将有助于该项目的进展。规划委员会认为,这是一个前所未有的机遇,需要一个更加协调有效的公认方法,以满足患者、临床医生、医疗保险公司、医疗器械制造商以及FDA的更广泛需求。

(二)欧盟医疗器械技术评价与发展

欧洲联盟(European Union),简称欧盟(EU),由欧洲共同体(European Communities)发展而来,是具有重要影响力的区域一体化组织。1991年12月,欧洲共同体马斯特里赫特首脑会议通过《欧洲联盟条约》,也称《马斯特里赫特条约》(简称《马约》)。1993年11月1日,《马约》正式生效,欧盟正式诞生,有27个成员国(member state),4个自由贸易区域(european free trade area)。主要组织机构有:欧洲理事会(European Council)即首脑会议,由欧盟成员国国家元首或政府首脑及欧盟委员会主席组成,是欧盟最高权力机构,下设总秘书处;欧盟委员会(Commission of European Union),是欧盟的常设执行机构,负责实施欧盟条约和欧盟理事会做出的决定,处理日常事务,代表欧盟对外联系和进行贸易等方面的谈判;欧洲议会(European Parliament),是欧洲联盟的执行监督、咨询机构,在某些领域有立法职能,并有部分预算决定权。

1. 欧盟医疗器械相关法规　目前,欧盟已颁布实施的医疗器械指令有三个,包括:

(1)有源植入医疗器械指令(EC-Directive 90/385/EEC):该指令适用于心脏起搏器、可植入的胰岛素泵等有源植入医疗器械,于 1995 年 1 月 1 日强制实施。

(2)医疗器械指令(EC-Directive 93/42/EEC):该指令适用于除 90/385 EEC 指令和 98/79 EEC 指令规定以外的一般医疗器械,于 1998 年 6 月 14 日强制实施。

(3)体外诊断医疗器械指令(EC-Directive 98/79/EEC):该指令适用于血细胞计数器、妊娠检测装置等体外诊断用医疗器械,于 2003 年 12 月 7 日强制实施。

上述指令是欧盟范围内统一执行的医疗器械管理法规,其法律地位相当于中国的《医疗器械监督管理条例》和日本的药事法(The Pharmaceutical Affairs Law)。三个医疗器械指令虽然颁布的时间不同,但相互关联。EC-Directive 93/42/EEC 是在 EC-Directive 90/385/EEC 的基础上制定的,二者又同为 EC-Directive 98/79/EEC 的编写基础。

EC-Directive 93/42/EEC 由 23 项条款和 12 个附录组成,主要内容:定义和范围、上市与投入使用、基本要求、医疗器械的自由流通和特殊用途、可参考的标准、标准与技术法规委员会、医疗器械委员会、保护条款、分类、医疗器械上市后不良事件的通报、符合性评估程序、组合包装与灭菌的特殊规定、医疗器械分类问题的处理措施、上市医疗器械相关责任人的注册、临床研究、公告机构、CE 标记(CE marking)、不当使用 CE 标记的处理措施、关于拒绝和限制某医疗器械上市和使用或临床研究的处理措施、保密责任、其他相关指令的修订与废止、实施及过渡性条款、本指令通知所有会员国。

2. 欧盟医疗器械管理类别

(1)医疗器械分类:欧盟将 EC-Directive 93/42/EEC 中适用的医疗器械产品按其性质、功能及预期目的,将医疗器械被划分为Ⅰ、Ⅱa、Ⅱb、Ⅲ四个类别,低风险性医疗器械属于Ⅰ类、中度风险性医疗器械属于Ⅱa 类和Ⅱb 类、高度风险性医疗器械属于Ⅲ类。例如Ⅰ类医疗器械有普通医用检查手套、病床、绷带等;特殊Ⅰ类医疗器械有灭菌检查用手套、创口贴、血压计等;Ⅱa 类医疗器械有手术用手套、B 超、输液器等;Ⅱb 类医疗器械有缝合线、接骨螺钉等;Ⅲ类医疗器械有冠状动脉支架、心脏瓣膜等。

(2)体外诊断医疗器械分类:欧盟对体外诊断医疗器械同样按风险的高低进行类别划分,将风险较高的体外诊断医疗器械以列表的形式列在医疗器械指令附录文件内,其余体外诊断器械划分为自我检测器械(device for self-testing)和其他体外诊断器械。如附录Ⅱ清单 A 中所列器械包括血型检测用器械、艾滋病及乙型肝炎病毒检测用器械等;附录Ⅱ清单 B 中所列器械包括风疹、弓形虫检测用器械及血糖仪、肿瘤标志物诊断试剂等;自我测试用体外诊断器械有早孕试纸等。

3. 欧盟医疗器械上市前评估程序　欧盟对不同管理类别的医疗器械产品制定了不同的评估程序,由公告机构负责执行。较低风险的产品,仅需要简单确认其符合指令要求即可,甚至不需公告机构参与,而对于复杂的医疗器械,则需要公告机构进行严格且复杂的评估程序给予评估。评估后,当认定所评估的医疗器械符合指令要求时,该医疗器械产品方可准许标识 CE 标志,并开始在欧盟市场中流通和使用。

EC-Directive 93/42/EEC 中有 6 个符合性评估附录,用于在该指令的条款 11 中规定的各类器械的评估。

(1)附录Ⅱ　全面质量保证体系(full quality assurance system):该全面质量保证体系包括产品的设计和生产。它可用于除Ⅰ类产品外的所有其他产品的符合性评估。对于Ⅲ类产品需进行设计文档的审查,而对于Ⅱ类产品,则无须设计文档检查。

(2)附录Ⅲ　EC 型式检测(EC type-examination):该附录描述了型式检测的程序,即制造商向公告机构递交完整的产品技术文档以及产品的代表性样品。公告机构检查产品是否与技术文档一致,并评估是否符合基本要求。根据需要进行测试,检测合格后颁发 EC 型式检验证书。该附录仅包括器械的设计,适用于Ⅱb 或Ⅲ类医疗器械。

(3)附录Ⅳ　EC 确认(EC verification):该 EC 确认程序确保器械依据一个经过 EC 型式检测的型号或技术文件中描述的器械生产。在该程序下,公告机构对每批产品进行抽检,确认该批产品是否符合经过审核的文件化的设计。

(4)附录Ⅴ　生产质量保证(production quality assurance):该附录描述了一个生产质量保证体系,即由公告机构证明该系统能保证器械可依据经过 EC 型式检测的型号产品,或依据技术文件中描述的器械生产。该附录适用于Ⅱa、Ⅱb 和Ⅲ 类器械。

(5)附录Ⅵ　产品质量保证(product quality assurance):该附录描述了质量体系,该体系通过产品的最终检验和试验以确保生产的器械符合已经过 EC 型式检测的型号,或技术文件中规定的器械。该程序适用于Ⅱa 和Ⅱb 类器械。该程序不适用于无菌医疗器械。

(6)附录Ⅶ　EC 符合性声明(EC declaration of conformity):该附录中规定制造商出具符合性声明确认其医疗器械产品符合医疗器械指令的要求,并描述用于支持符合性声明的必需的技术文件。该符合性声明无须公告机构审查。该附录适用于Ⅰ和Ⅱa 类器械。EC-Directive 98/79/EEC 中有 6 个涉及符合性评估的附录,分别为附录Ⅲ EC 符合性声明、附录Ⅳ 全面质量保证体系、附录Ⅴ EC 型式检测、附录Ⅵ EC 确认、附录Ⅶ生产质量保证、附录Ⅷ性能评估用器械的声明和程序(statement and procedures concerning devices for performance evaluation)。

4. 欧盟对医疗器械临床研究要求　制造商在对医疗器械进行申报时,应提供临床评价资料以证明申报的医疗器械符合欧盟医疗器械相关指令中规定的基本要求。临床评价资料包括对已发表的涉及医疗器械产品安全、性能指标、设计特点、预期用途等文献资料的临床评价和对申报医疗器械已进行的所有临床研究结果的评价。

除了通过现有的临床数据对产品安全有效性进行判定外,植入类医疗器械和Ⅲ类医疗器械应进行临床研究。开展临床研究前,制造商应将方案上报给临床研究中所涉及的成员国主管机构。对于植入医疗器械、Ⅲ类医疗器械和长期侵入人体的Ⅱa、Ⅱb 类医疗器械,其制造商如未在上报方案后的 60 天内接到反对决定,即可开展临床研究。同时,如在制造商上报临床研究方案后的 60 天内,伦理委员会认可了制造商提交的临床研究方案,相关主管机构也可授权制造商开展临床研究。对于其他管理类别的医疗器械,当临床研究方案通过伦理委员会认可后,主管机构即可通知制造商开始临床研究。当某成员国拒绝或终止了一项临床研究,应将结论及判定依据通知其他成员国和欧盟委员会。

临床研究完成后,制造商则应将研究结果上报相关成员国的主管机构。如临床研究因安全问题提前终止,制造商则应该通知所有成员国及欧盟委员会。

5. 欧盟指定第三方机构执行审批权　欧盟医疗器械产品监管部门将产品上市的审批权交由第三方机构执行。欧盟各成员国负责指定第三方机构,即公告机构,并告知欧盟委员会。欧盟委员会为公告机构指定识别码(identification number),并在《欧盟公报》(*Official Journal of the European Communities*)上公布公告机构的名单。各成员国对其指定的公告机构负责,如发现某公告机构不符合欧盟规定的基本要求或不履行职责,将以同样方式公布取消其资质。

欧盟各成员国根据涉及的指令要求和 ISO 17021《合格评定:对提供质量管理体系审核和认证机构的要求》对公告机构进行审查。经所在成员国的相关认证机构认可后,该机构可获得欧盟委员会颁发的识别码和相关认证证书,对 93/42/EEC 适用的医疗器械全部或部分产品进行审核、发证、监管。该机构可执行符合性评估程序的产品种类和对应的符合性评估程序类别依据认可机构的审查结果而定,并对外公布。该机构成为公告机构后,受其所在成员国的认可机构监督管理。

影响成为公告机构的因素包括执行符合性评估程序的能力,该机构的独立性、公正性和该机构保证审核时获取信息的机密性的能力。公告机构的主要任务是依据相关的指令执行符合性评估程序,可以为全球的制造商提供有偿服务,也可以在其他成员国和第三国开展自己的业务。制造商可自由选择公告机构对其产品进行符合性评估。目前,欧盟中已获得依据医疗器械指令进行符合性评估资格的公告机构有 78 家,涉及有源植入医疗器械指令的公告机构为 21 家,可以对体外诊断试剂产品颁发 EC 证书的公告机构有 22 家。

二、国内发展现状与趋势

(一)中国医疗器械评价机构与发展

1. 国家食品药品监督管理总局　国务院于 1998 年组建国家药品监督管理局,并赋予其对医疗器械从研究、生产、经营到使用全过程的监管职能。国家药品监督管理部门的建立,开启了我国对药品和医疗器械的统一集中管理的新篇章。2003 年,国家食品药品监督管理局(Chinese Food and Drug Administration,CFDA)在原国家药品监督管理局的基础上组建,直属于国务院,进一步强化了对医疗器械的集中管理。我国医疗器械管理机构共分四个层次,第一层次 CFDA,另外三个层次包括省(自治区、直辖市)、市(地)、县三级监管机构。其中,CFDA 是最高管理机构,对医疗器械进行统一管理,省以下实行垂直管理,下一级必须服从上一级领导。CFDA 内设医疗器械司,由综合处、标准处、产品注册处、安全监管处四个部分组成。药品市场监督司下属的医疗器械督察处负责医疗器械市场监管方面的任务。CFDA 下属设立了医疗器械技术审评中心,负责进口医疗器械和国产第三类医疗器械的技术审批工作;国家药品不良反应监测中心负责医疗器械不良事件监测工作的技术管理;国家医疗器械标准化技术委员会负责规划和指导标准化工作;还有经过 CFDA 认可的 53 家医疗器械检测机构和医疗器械临床试验基地担当医疗器械上市前检测、检验和临床试验方面的相关职责。另外,质监系统各级质量监督管理部门所属的 3150 家计量院(所)对计量强制检定落实情况进行检查。

2. 国家医疗器械监管评价法规 医疗器械国家正式法规是由国务院于 2000 年 4 月 1 日正式颁布的《医疗器械监督管理条例》。以此条例为基础,CFDA 先后还发布了 12 个部门规章,即《医疗器械分类规则》(15 号令)、《医疗器械注册管理办法》(16 号令)、《医疗器械新产品审批规定》(试行)(第 17 号令)、《医疗器械生产监督管理办法》(第 12 号令)、《医疗器械经营企业许可证管理办法》(第 19 号令)、《关于发布境内第三类和境外医疗器械注册审批操作规范的通告》、《一次性使用无菌医疗器械监督管理办法》(暂行)(第 24 号令)、《医疗器械生产企业质量体系考核办法》(第 22 号令)、《医疗器械标准管理办法》(第 31 号令)、《医疗器械说明书、标签和包装标识管理规定》(第 10 号令)、《医疗器械临床试验规定》(第 5 号令)、《体外诊断试剂注册管理办法(试行)》。针对《医疗器械分类规则》(15 号令),原国家药品监督管理局 2002 年发布《医疗器械分类目录》,针对《医疗器械标准管理办法》(第 31 号令),原国家药品监督管理局发布了几百项标准,其中包括国家标准、行业标准和产品标准。2008 年底,颁布实施了《医疗器械不良事件监测和再评价管理办法》,填补了医疗器械不良事件监测环节法规空白。2009 年 5 月,修订了《医疗器械广告审查标准》和《医疗器械广告审查办法》,代之以新的《医疗器械广告审查发布标准》和《医疗器械广告审查办法》。2014 年 2 月 12 日国务院第 39 次常务会议审议通过新版《医疗器械监督管理条例》。2014 年 3 月 31 日以第 650 号国务院令公布了新的《医疗器械监督管理条例》,明确自 2014 年 6 月 1 日起施行。2015 年 10 月 21 日以第 18 号总局令公布了新的《医疗器械使用质量监督管理办法》,自 2016 年 2 月 1 日起施行。从而构筑了医疗器械各环节的监管制度,进一步完善了医疗器械监管法规体系。

3. 国家医疗器械监管评价方式 医疗器械的预期用途是为一个或多个特定目的用于人类的,不论单独使用或组合使用的仪器、设备、器具、用具、植入物、体外试剂或校准物、软件、材料或者其他相似或相关物品。目的是疾病的诊断、预防、监护、治疗或者缓解;损伤的诊断、监护、治疗、缓解或者补偿;解剖或生理过程的研究、替代或者支持;支持或维持生命;妊娠控制;医疗器械的消毒;通过对取自人体的样本进行体外检查的方法提供医疗信息,其作用于人体体表或体内的主设计作用不是用药理学、免疫学或代谢的手段获得,但可能有这些手段参与并起一定辅助作用。中国医疗器械分类模式采取的是国际通用分类模式,将医疗器械按照其风险大小不同分为 3 类:第一类,通过常规管理足以保证其安全性、有效性的医疗器械。第二类,对其安全性、有效性应当加以控制的医疗器械。第三类,植入人体;用于支持、维持生命;对人体具有潜在危险,对其安全性、有效性必须严格控制的医疗器械。对此,CFDA 发布了《医疗器械分类目录》,并且每年随着医疗器械新品种的不断增加,通过发布"分类界定"的方式,对该目录进行调整。根据《医疗器械分类目录》与原国家药品监督管理局发布的"分类界定"计算,截至 2007 年 10 月,我国医疗器械总数约为 2239 种,其中:第一类器械为 742 种,约占 33.1%;第二类器械为 993 种,约占 44.3%;第三类器械为 504 种,约占 22.6%。

国内法规中与医疗器械评价直接相关的条款包括:

(1)《医疗器械不良事件监测和再评价管理办法》(国食药监械〔2008〕766 号)第四条规定"国家食品药品监督管理局负责全国医疗器械不良事件监测和再评价工作"。

(2)《医疗器械注册管理办法》(国食药监械〔2014〕4 号)第三条规定"医疗器械注册是食品药品监督管理部门根据医疗器械注册申请人的申请,依照法定程序,对其拟上市医疗器械的安全性、有效性研究及其结果进行系统评价,以决定是否同意其申请的过程。"第二十条规定"医疗器械临床评价是指申请人或者备案人通过临床文献资料、临床经验数据、临床试验等信息对产品是否满足使用要求或者适用范围进行确认的过程。"

(3)《医疗器械使用质量监督管理办法》(国食药监械〔2015〕18 号)第十五条规定"医疗器械使用单位应当建立医疗器械维护维修管理制度。对需要定期检查、检验、校准、保养、维护的医疗器械,应当按照产品说明书的要求进行检查、检验、校准、保养、维护并记录,及时进行分析、评估,确保医疗器械处于良好状态。"

(4)《医疗器械临床评价技术指导原则》(国食药监械〔2015〕14 号)指出,"医疗器械临床评价是指通过临床文献资料、临床经验数据、临床试验等信息对产品是否满足使用要求或者适用范围进行确认的过程。"

4. 国内医疗器械评价发展趋势　医疗器械评价可以分为工程评价和临床评价两大方面。工程评价中的计量评价、可靠性试验和医疗器械生产过程管理都建立了完善的方法论和标准规范,理论和知识体系日益成熟,且向医疗器械全生命周期拓展和全要素覆盖,在研发阶段的需求分析、定义和概念设计环节,就要引入技术评价的理念和方法。在应用阶段:医疗器械计量作为一种质量安全保证技术手段和评价方式也越来越受到重视;人机工效学评价作为医疗器械布局安装、运行和操作安全培训的内容日益引起人们的关注;医疗器械经济学特性评价作为医院运营管理的重要组成部分,对成本控制、医疗质量管理日益重要。临床评价方面,尤其是临床试验环节,对医疗器械实施的"过程管理"日益严格。我国出台了《医疗器械临床试验质量管理规范》,对医疗器械实施 GCP(good clinical practice)管理就是管理"过程化"的体现。另外,新法规体系对于产品技术要求,从产品备案和申请注册开始提交时起,一直到产品研发、生产、经营、使用、再评价和召回的所有环节,均要求企业一以贯之,也很好地体现了技术评价管理"过程化"的趋势。这是对医疗器械实施全生命周期管理的必然要求,更是未来技术评价的发展趋势。

(1)技术评价管理过程化:医疗器械技术评价是相关国家标准、行业标准、产品技术要求等技术规范落地生效的过程。对于临床试验这样最主要的临床评价方式,推行器械临床试验质量管理规范,对试验机构的资质、人员、器械、试验方法与条件、试验记录等全要素、全过程提出管理要求,有利于提升评价的客观性和质量。

（2）技术评价材料精细化：医疗器械技术评价活动是专业性和规范性要求很高的业务工作。医疗器械检测报告、相关产品生物相容性、生物安全性、电气安全性和计量性能的研究资料、产品风险分析资料、临床评价资料、注册检验报告等技术评价材料，无一不是精细化工作的体现。评价材料的"精细化"发展趋势，与技术评价管理"过程化"密切相关，"过程化"的管理要求"精细化"的材料来支撑。

（3）技术评价要求严格化：医疗器械技术评价担当产品安全有效评估核查的职责任务，不严不足以生实效，技术评价要求"严格化"的趋势，是关注公众健康和患者生命安全的人文精神的贯彻和体现。严格规范的技术评价，不仅需要严把源头质量关，而且更要落实到上市后的质量技术监督的具体环节中，避免应用环节失控。

（4）技术评价人员专业化：医疗器械技术评价技术含量高，需理、工、医专业背景相结合的人才，跨学科的知识和专业技能。企业、检验机构、医院临床试验机构、技术审评机构等都需要专业化的人才来完成日渐专业化的医疗器械技术评价活动。高度专业化的技术评价活动，已经对行业和相关评价机构能否胜任提出了严峻挑战。

（二）国内卫生技术评价现状与发展

1. 卫生技术评估的目的与意义　卫生技术评估（health technology assessment，HTA）是适用于医疗保健领域和医疗服务系统的一套特定的知识体系，包括对药品、医疗器械、医疗方案、技术程序、后勤支持系统和行政管理组织等方面的评价，即用于人类疾病预防、筛查、诊断、治疗和康复及促进人民群众健康的所有技术手段。

通过卫生技术评估，可为调控机构等提供药物、治疗方案或程序和其他技术是否进入市场的决策依据；可帮助卫生技术的提供者和付费者决定应列入卫生福利计划的卫生技术，确定合理的报销项目和比例；可帮助卫生部门的官员制定公共卫生计划；可帮助制定卫生技术的生产、应用、维护和再利用等标准；可帮助制定卫生技术创新、研究、开发、调控、支付和推广等方面的政策；可为医院、卫生保健网络和机构的管理人员获得和管理卫生技术提供帮助；可帮助卫生技术的提供者和消费者根据具体问题合理选择卫生保健措施；也可帮助卫生保健产品生产厂商有效地进行产品开发和市场规划。

2. 卫生技术评估过程与方法　卫生技术评估是运用循证医学（evidence-based medicine，EBM）和卫生经济学的原理和方法系统全面地评价卫生技术的技术特性、临床安全性、有效性、经济学特性及社会适应性等，并提出综合建议，供政府决策和社会采纳的过程。

HTA 是一个循证的过程。针对卫生技术特性，主要是采用文献综述、荟萃分析、临床试验、卫生经济分析和专家咨询等方式方法，全面、系统、客观、科学地综合评价其安全性、有效性、经济性和社会伦理等问题，为合理选择应用卫生技术提供决策支持。HTA 过程主要由以下 10 个步骤组成，包括选定评估主题、明确评估问题、确定评估责任、获取可用的相关证据、生成或搜集新证据、评估/解析证据质量、集成/合并证据、规范结果和推荐建议、发布结果和推荐建议、检测效果。HTA 的常用评估方法包括文献调研、meta 分析、归纳综述、随机控制实验、经济评估、建模估计(证据决策树)等。针对特定 HTA 活动,首先要做的工作就是数据搜集,或称之为取证。取证过程需注意选择不同属性的多样化数据,包括严格的随机对照实验、时序随访和个案等,而在应用过程必须严格鉴别证据的有效性,同时评估个案的代表性,整合全部可用数据,并基于可信度和有效度构造证据的层次结构。针对所搜集的数据,HTA 活动需做进一步的综合分析,包括定量、结构化的调研综述,以及非结构化的文献总结。经济性分析是 HTA 活动的重要组成部分,主要包括疾病成本分析、成本最小分析、成本效益分析、预算影响分析等。必要的经济性分析有助于进一步实现成本控制,辅助科学合理的决策过程。

3. 国内卫生技术评估的发展　技术评估起源于 20 世纪 60 年代的美国。1972 年,美国国会众议院制定并通过技术评估条例,成立技术评估办公室,由参众两院各 6 人组成管理委员会,下设三个部,负责对包括医疗卫生技术在内的各类新技术进行评估管理,严格实行技术许可制度。20 世纪 80 年代,英国、法国、荷兰和瑞典等一些发达国家相继成立技术评估机构,开展卫生技术评估,为医疗卫生决策提供依据。英国非常注重评估结果的推广和应用,并不断加大投入。20 世纪 90 年代,亚洲的泰国、马来西亚、菲律宾和印度尼西亚等一些发展中国家也相继建立国家卫生技术评估中心,在推动卫生技术评估和评估成果传播与应用等方面做了大量工作,为卫生技术的开发、应用、推广和淘汰提供了客观可靠的依据。

中国于 20 世纪 80 年代引入技术评估的概念。原卫生部科教司从 20 世纪 90 年代起借鉴国际先进做法,在国内推动和开展卫生技术评估工作。1994 年上海医科大学(现在的复旦大学医学部)建立了全国第一家医学技术评估中心,随后又在浙江医科大学(浙江大学医学院)建立了生物医学工程技术评估中心,在北京医科大学(北京大学医学部)成立了医学伦理学评估中心。1997 年在华西医科大学附属第一医院(四川大学华西医院)建立了中国循证医学中心,该中心 1999 年 3 月注册成为国际 Cochrane 协作网在亚洲唯一的 Cochrane 中心。四个中心在卫生部科教司的宏观指导下,做了许多工作。特别是中国循证医学中心和上海卫生技术评估中心,出版了《医学技术评估》《循证医学》等专著、教材和丛书,举办了多种类型卫生技术评估和循证医学理论与方法研讨班,培养骨干和研究人才;建立起我国第一个临床研究数据库,并与 Cochrane 协作网链接,已成为卫生技术评估和循证医学系统评价的宝贵信息资源。开展了多项有关医疗设备、临床医疗技术和预防与控制疾病的筛查技术等方面的研究、评估与评价,如"关于伽马刀使用医学技术评估研究""服用叶酸预防神经管畸形效果评估""人类辅助生殖技术"和"生物芯片检验技术"评估及系统评价。通过技术评估,全国共淘汰 35 项临床检验技术,同时确定了相应的替代技术,使我国临床检验水平迈上一个新台阶。这些工作对提高和普及卫生技术评估和循证医学基本理论与方法、基本知识与技能,培训一支专业化的人才梯队,对疾病控制、医疗卫生决策、高新卫生技术应用管理的规范化和科学化,为政府制定卫生政策等方面,提供了科学依据,起到了积极推动作用。

（三）医疗器械评价与卫生技术评价的关系

医疗器械评价是一套用于医疗器械研发生产、市场准入和临床应用的技术与管理的知识体系，评价内容主要包括技术参数的准确性、最大允许误差、系统的可靠性和使用的安全性、有效性和成本收益等，评价的重心在技术层面，立足于产品的研发定位、市场准入和临床应用的安全性和有效性。

卫生技术评价是一套用于医疗卫生保健和医疗服务系统的知识体系，强调所评估的医疗技术在临床应用中的各种特性、临床安全性、有效性、经济特性以及社会适应性等，并基于评估内容提出综合建议，供政府决策机构或社会采纳。HTA 的内容十分广泛，包括用于疾病控制、预防、筛查、诊断、治疗和疾病康复的药物、医疗器械、医疗及疾病预防控制方法、手术程序等，后勤支持系统和行政管理组织系统等在一定条件下也属于卫生技术评价范畴。因此，HTA 的内容更加广泛，包括产品、技术和行为，评价的侧重点在管理层面。但医疗器械技术评价的结论可以作为卫生技术评估的信息输入。

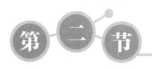

第二节 医疗器械技术评价方法与任务

医疗器械技术评价是指对医疗器械的工程技术特性（安全性、准确性、可靠性）、临床安全性（生物相容性、潜在风险、医疗器械不良事件）、临床有效性（生物效应、效能、效果和生存质量）、人机工效学特性、经济学特性（成本-效果、成本-效益、成本-效率等）和社会适应性（社会、法律、伦理、政策）等进行全面系统的评价，为医疗器械研制单位、生产企业、市场准入部门和医疗卫生机构提供科学合理的决策支持信息，并对医疗器械技术研发、审批、应用、推广与淘汰等实施有效干预，从而促进资源合理配置，提高资源的利用质量和效率。

一、医疗器械的技术特性

医疗器械的技术特性（technical properties）是指医疗器械本身固有的物理、化学特性及其在应用中与患者和环境相互作用的属性。医疗器械产品技术特性体现在设计、研制、加工、组装、测试、评审、销售、使用和维护等技术标准或规范中，其技术特性可分为工程技术特性、生物或临床特性、经济学特性等，工程技术特性是其他特性的基础。

（一）工程技术特性

1. 计量特性　医疗器械计量特性是指能影响测量结果的可区分的特征。医疗器械通常有若干计量特性，例如医用材料的质量、硬度、应力、形变、粗糙度、耐腐蚀性、细胞毒性等，医疗设备的技术参数范围、最大允许误差、重复性、稳定性等。计量特性是医疗器械可以定量评价和比较的技术指标,评价手段和方法主要包括检定、校准、检测、检验和试验等。

2. 电气安全性 有源医疗器械(医疗设备)电气安全是指采取一定措施,避免医疗设备电气特性缺陷造成患者、使用人员电击伤害(宏电击、微电击)或引起设备自身损害的情况。医疗设备电气安全参数包括接地阻抗、绝缘阻抗、漏电流和功率等。评价机构可以借助于电气安全检测仪在医疗设备正常运行状态和单一故障状态下分别测量这些参数的量值,从而定量评价其是否符合 GB 9706.1《医用电气设备 第一部分:安全通用要求》及相关电气安全专用要求。

3. 电磁兼容性 电磁兼容性(electromagnetic compatibility,EMC)是指有源医疗器械或设备系统在其电磁环境中符合要求运行并不对其环境中的任何设备产生无法忍受的电磁干扰(electromagnetic interference,EMI)的能力。EMC 包括两个方面的要求:一方面是指设备在正常运行过程中对所在环境产生的电磁干扰不能超过一定的限值;另一方面是指设备对所在环境中存在的电磁干扰具有一定程度的抗干扰能力。评价机构借助于电磁兼容测试设备和电磁波暗室完成 EMC,评价设备的电磁兼容性设计,如供电电源的选择、PCB(printed cirauit board)板的布局布线、系统的结构设计等。

4. 可靠性 可靠性是指医疗器械、元器件或系统在规定的条件和规定的时间内,完成规定功能的能力。可靠性评价就是根据产品的可靠性要求,建立适合的可靠性模型,使用相应的模拟各种严酷环境条件的试验装置,对产品进行充分的可靠性分析、可靠性设计、可靠性试验,最终确保产品的可靠性。医疗器械对产品可靠性要求越来越高,需要医疗器械企业对产品进行充分的可靠性设计,并通过一系列的可靠性试验来验证。例如机械产品的可靠性评价,因为疲劳失效是机械类产品机械强度失效的主要形式,进行疲劳可靠性试验对机械产品来说是非常重要的,而影响机械疲劳可靠性的因素相对比较多,包括工作条件、零件状态、材料本身等因素,疲劳可靠性试验就要模拟这些条件来验证。

5. 维修性 维修性是医疗器械的一个固有质量属性。指医疗器械在规定的条件下和规定的维修时间内,按规定的程序和方法进行维修时,保持或恢复其规定状态的能力。规定的条件,是指选定了合理的维修方式、准备了维修用的测试仪器及设备和相应的备件、标准、技术资料,由一定技术水平和良好劳动情绪的维修人员进行操作。规定的时间,是指从寻找、识别故障开始,直至检查、拆卸、清洗、修理或更换、安装、调试、验收,最后达到完全恢复正常功能为止的全部时间。规定的程序和方法,针对同一故障,以不同的程序和方法进行维修,完成维修工作所需时间会有所不同,只有按规定的程序和方法或最优化的维修路径,才能对不同设计方案的维修性优劣做权衡比较。规定的状态,指医疗器械通过维修所应保持的或应恢复到的功能状态。

(二)生物或临床特性

1. 生物相容性 生物相容性指材料在机体特定部位引起恰当的反应。据国际标准化组织(International Standards Organization,ISO)的定义,生物相容性是指生命体组织对非活性材料产生反应的一种性能,一般是指材料与宿主之间的相容性。生物材料植入人体后,对特定的生物组织环境产生影响和作用,生物组织对生物材料也会产生影响和作用,两者的循环作用一直持续,直到达到平衡或者植入物被去除。

生物相容性可以分为生物学反应和材料反应两部分,其中生物反应包括血液反应、免疫反应和组织反应;材料反应主要表现在材料物理和化学性质的改变。

2. 生物安全性 生物安全性是指生物医用材料与人体之间相互作用下,必须对人体无毒性、无致敏性、无刺激性、无遗传毒性、无致癌致敏性,对人体组织、血液、免疫等系统无不良反应。

3. 临床安全性 医疗器械安全性(safety)是指在规定的条件下,应用医疗器械时可能出现的非预期结果的发生率、严重程度和患者可接受程度。

4. 临床有效性 医疗器械临床有效性是指其应用时,改善患者健康状况的能力,包括效力(efficacy)和效果(effectiveness)。一般来说,效力是指在理想情况下将医疗器械用于某一特定的健康问题时,其发挥作用的程度高低。效果是指在一般或正常条件下将医疗器械用于某一特定的健康问题,其带来健康收益的大小或主观感受的好坏。

5. 社会适应性 医疗器械社会适应性是指其研制、应用所带来的与社会法律、政策和伦理等相互关联的人文特性。如重离子加速器、植入或介入材料、人工器官和生命支持系统等,其临床试验和临床应用都涉及相关法律、社会规范和伦理等问题。

(三)经济学特性

医疗器械经济学特性(economic impacts)包括微观经济学特性和宏观经济学特性。微观经济学特性主要涉及某类医疗器械的成本、价格、收费情况和支付水平等,也涉及对器械的要求和产生的结果,如成本-效果、成本-效用和成本-效益分析。宏观经济学特性包括医疗器械新技术对国家卫生费用的影响、对卫生资源在不同医疗卫生项目或健康领域中分配的影响以及对门诊和住院患者的影响。其次还包括对调控卫生政策、医疗改革和技术革新的政策变化、竞争、转换和应用等的影响。

二、医疗器械技术评价方法

(一)医疗器械工程评价

医疗器械计量特性、电气安全性、电磁兼容性、可靠性和维修性等工程特性的评价方法主要包括计量检定、检测、检验和可靠性试验等。

1. 计量检定、检测和检验 计量是指实现单位统一、量值准确可靠的活动。从定义中可以看出,它属于测量,源于测量,而又严于一般测量,它涉及整个测量领域,并按法律规定,对测量起着指导、监督、保证的作用。计量与其他测量一样,是人们认识自然、改造自然的方法和手段。它是科技、经济和社会发展中必不可少的一项重要技术基础。

国家强制检定工作计量器具目录规定,凡用于医疗卫生的计量器具,均实行强制检定。

（1）检定（verification）：查明和确认计量器具（标准物质）是否符合法定要求的程序。检定是量值传递式溯源的一种方式。检定范围主要指《中华人民共和国依法管理的计量器具目录》中强制检定的计量器具，包括列入目录中的各种医疗设备，例如 CT（computed tomography）、心电图机、血压计和体温计等。检定必须依据计量检定规程，给出计量器具合格与否的判定。检定应按计量检定规程规定的周期执行。

（2）校准（calibration）：在规定条件下，为确定计量器具示值与对应的计量标准复现量值之间关系的一组操作。校准是量值传递溯源的一种方式。校准范围主要指《中华人民共和国依法管理的计量器具目录》中规定非强制检定的计量器具。校准依据应当优先选择国家校准规范，没有国家校准规范可根据计量检定规程或相关产品标准，使用说明书等技术文件编制校准技术条件，再经技术机构技术负责人批准后，方可使用。校准只给出与其示值偏离数据或曲线，但不必判定仪器合格与否。校准也应有校准周期。

（3）检测（test）：亦称之为测试，是对给定的产品、材料、设备、生物体、物理现象和工艺过程或服务质量，按规定的程序确定一种或多种特性或性能的技术操作。从定义可以看出，检测是一种技术操作，它只需要按规定程序的操作提供所测量结果。不需要给出测量数据合格与否的判定。

（4）检验（inspection）：对实体的一个或多个特性进行诸如测量、检查、试验和度量，并将其结果与规定的要求进行比较，以确定每项特性合格情况所进行的活动。从定义可看出，检验不仅提供数据，还须对规定要求进行比较后，做出合格与否的判定。

2. 可靠性试验　可靠性试验是对产品的可靠性进行调查、分析和评价的一种手段。其目的是发现产品在设计、材料和工艺方面的各种缺陷，为改善产品的战备完好性，提高任务成功率，减少维修费用及保障费用提供信息，可靠性试验可分为工程试验和统计试验两大类。

（1）工程试验：工程试验的目的在于暴露产品的可靠性缺陷，并采取纠正措施加以排除（或使其出现率低于许可水平）。这种试验由企业进行，以研制样机为受试产品，包括环境应力筛选试验及可靠性增长试验等。环境应力筛选是施加环境应力到受试产品，以发现和排除不良零件、元器件、工艺缺陷等潜在缺陷为目的的试验方法。可靠性增长试验是为了暴露产品的可靠性薄弱环节，并证明改进措施能防止可靠性薄弱环节再现而进行的一系列可靠性试验方法。

（2）统计试验：统计试验目的是验证产品是否达到了规定的可靠性要求，而不是暴露产品存在的缺陷，如可靠性鉴定试验和可靠性验收试验，这种试验由用户实施。例如对电子类医疗器械进行的统计可靠性试验，可以先制定试验大纲，包括试验目的、进度、对象、数量、应具备的条件、试验场所、评审点设置等内容。当可靠性验证试验（compliance test）大纲被评审确认后，再根据试验大纲和试验方案的选取原则来制定可靠性统计验证方案，从而验证可靠性是否符合设计要求。

（二）医疗器械临床评价

医疗器械临床评价是指注册申请人通过临床文献资料、临床经验数据和临床试验等信息对产品是否满足预期使用要求或者适用范围进行确认的过程。

临床试验是指获得医疗器械临床试验资格的医疗机构对申请注册的医疗器械在正常使用条件下的安全性和有效性按照规定进行试用或验证的过程。临床试验是评价受试产品是否具有预期的安全性和有效性的一种活动。医疗器械临床试验应当遵守相关伦理和保护受试者权益，制定严格的试验方案，通过伦理委员会审查批准，并由具有资质的人员实施，试验过程严格记录、收集和整理临床证据。医疗机构应设专职人员对临床数据进行核查、统计和分析，最后出具临床评价报告。受试产品为首次用于植入人体的医疗器械，应当对该产品进行动物试验和提交动物试验报告；其他需要由动物试验确认产品对人体临床试验安全性的，也应提交动物试验报告。

首先，对同品种医疗器械临床文献和/或临床经验数据进行收集、分析，判断是否可通过同品种产品的非临床研究资料、和/或临床文献数据、和/或临床经验数据、和/或针对差异性来判断被评价医疗器械的安全性、有效性。

然后，开展医疗器械的临床验证工作，即用人体进行测试，经科学合理设计并在正常使用条件下执行，以验证医疗器械的安全性和有效性。医疗器械临床测评应当遵守《世界医学大会赫尔辛基宣言》的道德原则，公正、尊重人格、力求使受试者最大限度受益和尽可能避免伤害。

临床试用是指通过临床使用来验证医疗器械理论原理、基本结构、性能等要素能否保证安全性、有效性。

临床试用范围：市场上尚未出现过的，安全性、有效性有待确认的医疗器械。

临床验证是指通过临床使用来验证该医疗器械与已上市产品的主要结构、性能等要素是否实质性等同，是否具有同样的安全性、有效性。

临床验证范围：同类产品已上市，其安全性、有效性需要进一步确认的医疗器械。

医疗器械临床试验步骤：

第一步，医疗器械临床试验负责人或其委托人应向受试者或其法定代理人详细说明医疗器械临床试验方案，特别是医疗器械临床试验目的、过程和期限、预期受试者可能的受益和可能产生的风险等事项，签订《知情同意书》。

第二步，制定阐明试验目的、风险分析、总体设计、试验方法和步骤等内容的医疗器械临床试验方案。此方案应当针对具体受试产品的特性，确定临床试验例数、持续时间和临床评价标准，使试验结果具有统计学意义。

临床试验方案应当包括：临床试验的题目；临床试验的目的、背景和内容；临床评价标准；临床试验的风险与受益分析；临床试验人员姓名、职务、职称和任职部门；总体设计，包括成功或失败的可能性分析；临床试验持续时间及其确定理由；每病种临床试验例数及其确定理由；选择对象范围、对象数量及选择的理由，必要时对照组的设置；治疗性产品应当有明确的适应证或适用范围;临床性能的评价方法和统计处理方法;副作用预测及应当采取的措施;受试者《知情同意书》;各方职责。医疗机构与实施者签署双方同意的临床试验方案,并签订临床试验合同。

医疗器械临床试验应当在两家以上(含两家)医疗机构进行。医疗器械临床试验人员应当具备以下条件:具备承担该项临床试验的专业特长、资格和能力;熟悉实施者所提供的与临床试验有关的资料与文献。医疗器械临床试验完成后,承担临床试验的医疗机构应当出具临床试验报告。医疗器械临床试验报告应当由临床试验人员签名、注明日期,并由承担临床试验的医疗机构中的临床试验管理部门签署意见、注明日期、签章。临床试验报告应当包括以下内容:试验的病种、病例总数和病例的性别、年龄、分组分析,对照组的设置(必要时);临床试验方法;所采用的统计方法及评价方法;临床评价标准;临床试验结果;临床试验结论;临床试验中发现的不良事件和副作用及其处理情况;临床试验效果分析;适应证、适用范围、禁忌证和注意事项;存在问题及改进建议等。

(三)医疗器械人机工效学评价

人机工效学是研究人在某种工作环境中的解剖学、生理学和心理等方面的因素;研究人、机器、环境的相互作用;或研究工作、家庭生活、休假时怎样统一考虑工作效率、人的健康、安全和舒适等问题的学科。人机工效学又称人类工程学、人体工程学等。人机工效学评价应考虑单个或多个使用者、医疗器械和其他要素(例如任务、设施、工作空间和环境等)之间的主要交互关系。医疗器械的人机工效学设计旨在降低工作紧张,避免弱化效应(例如工作疲劳),促进易化效应(例如技能的提升),即提升易用性,减少误操作。医疗器械设计应将工作者作为主要考虑因素,并将工作者看做待设计系统(包括工作过程、患者和工作环境)中一个不可分离的部分。

按照医疗器械的操作规则、配置和操作顺序,并以单一含义使用这些规则,以免产生混淆。医疗器械的种类、型式、尺寸及其配置,应满足预期的功能以及操作条件等方面的要求,还应考虑操作人员的技能、可操作性的限制,以及防止异常操作等要求。

在各种规定条件下,医疗器械应能明确无误地识别,并配置得有利于安全和实时操作。指令应由规定的操作件以规定的操作运行方式去执行。

操作人员的操作,不应导致设备或过程条件不确定性或危险状态。

操作件及相关指示器,应按照规则、最好是按其功能关系配置。

用于人机界面的对话方式,应考虑与任务有关的人机工程界面。为了避免操作人员误操作的后果,可规定命令的优先次序(如停止优先于启动)、简化操作件的操作顺序(如通过自动化)、控制联锁(如双手控制)、微调操作。为了过程、器械或设备的控制,操作件应按照其操作或功能的相互关系,合理地组合。这些规则应在过程、机器或设备的全部操作范围内,始终如一地应用。操作件的配置应易于识别,并有利于将由于人员过失所引起的误动作的可能性降至最低。

应采用下列一个或几个组合规则:按功能或相互关系组合、按使用顺序组合、按使用频率组合、按优先次序组合、按操作程序(正常或应急)组合、按工厂或机器的分布模型组合。组合规则应与培训时用户所建立的智能模型系统一致。面板、控制器和指示器应避免镜像对称分布。相关的操作件应按照优先顺序布置,如最高优先、最低优先。人机工效学可采取测试和模拟实验的方法进行评价。

(四)医疗器械不良事件监测评价

医疗器械不良事件是与医疗器械有关导致患者、使用者或其他人员死亡或严重伤害,或如果其重现可能导致患者、使用者或其他人员死亡或严重伤害的事件。建立医疗器械不良事件监测管理制度,指定机构并配备专(兼)职人员承担本单位医疗器械不良事件监测工作。建立并保存医疗器械不良事件监测记录。记录应当保存至医疗器械标明的使用期后 2 年,但是记录保存期限应当不少于 5 年。医疗器械不良事件监测记录包括《医疗器械不良事件监测和再评价管理办法》(国食药监械〔2008〕766 号)附件 1~3 的内容,以及不良事件发现、报告、评价和控制过程中有关的文件记录。通过产品设计回顾性研究、质量体系检查结果、产品阶段性风险分析和有关医疗器械安全风险研究文献等获悉医疗器械存在的安全隐患。根据产品上市后获知和掌握的产品安全有效信息和使用经验,对原医疗器械注册资料中的安全风险分析报告、产品技术报告、适用的产品标准及说明、临床试验报告、标签、说明书等技术数据和内容进行重新评价。还可以采取文献调查和个案追踪、循证医学的研究方法。

(五)医疗器械经济学特性评价

医疗器械经济学特性评价主要是对成本、效果、效益和效率方面的属性进行评价。常见评价方法有成本最小分析、成本效果分析、成本效用分析和成本效益分析。成本最小化分析是在效果相同的基础上仅对成本投入进行评价,其意义在于选择最小成本方案。成本效果分析是单位成本内的效果之间的比较,或单位效果的成本之间的比较。成本效果分析虽简单易行,但缺乏对社会影响和临床操作者满意度的评价。而成本效用分析是在成本效果分析基础上,从社会和个人感受角度对医疗器械进行经济学评价,是成本效果分析的进一步深化和发展。当同类医疗器械的临床效果有显著差异时,可以采用成本效益分析。成本效益分析的结果清晰直观,是决策制定者合理分配有限卫生资源的常用手段。各级医疗机构都应该依据实际情况,选择适宜的经济学评价方法对医疗器械进行评价。

三、医疗器械技术评价任务

医疗器械全生命周期可分为研制定型、上市审批和临床应用三个阶段。研制定型阶段的主要任务是需求设计、概念设计、原型机研制(可靠性试验)、临床前研究,上市审批阶段的主要任务是检测检验、临床评价(动物试验、临床试验)、上市前审批和生产制造等,临床应用阶段的主要任务是采购评估、临床应用评价、计量检测评价、人机工效学评价、不良事件监测评价和维修报废评价等。

（一）研制定型阶段评价的主要任务

1. 需求设计评价　医疗器械需求来源于临床,来源于疾病诊断、治疗和康复的内在需要,医院临床环境和专家资源是其设计灵感和技术创新的源泉。需求设计评价的主要内容有:文献调研的充分性,临床需求定义、分析和描述的准确性,市场同类型、相似产品或替代技术的论证比对,最终临床需求设计和产品定位的科学性、合理性等。

2. 概念设计评价　基于医疗器械的需求设计,完成原理样机的概念设计和原型技术方案。概念设计评价的主要内容有:采用的技术原理是否符合临床需求,技术原理的科学性和文献证据或试验证据等,新材料、新技术和新工艺的应用,面向上市前审批各环节的基本文件要求、可靠性试验项目、可生产性设计方面的经验和考量,原理样机和测试样机的实施方案、技术指标和工作计划等。

3. 性能测试与可靠性试验评价　对一定数量的测试样机进行性能测试和可靠性试验,依据国家相关标准对医疗器械或设备系统设计的安全性、计量特性和可靠性进行评价。性能测试包括通用电气安全、电磁兼容性、计量特性和人机工效学特性等。可靠性试验包括低气压试验、高温试验、低温试验、湿度试验、温度冲击试验、振动试验、淋雨试验、太阳辐射试验、盐雾试验、霉菌试验,以及该类医疗设备或医用材料可靠性评价所需要的专门试验方案等。

4. 生物安全性和生物相容性评价　医用植入性材料是指种植、埋藏、固定于宿主受损或病变部位,支持、修复、替代其功能的一类特殊消耗性材料,是一类具有特殊性能和特种功能,用于人工器官再造、外科修复、理疗康复、疾病诊断及治疗,对人体组织、血液无不良影响的材料。在开发、研究和评价生物材料时,首先要了解材料的物理和化学方面的性能和特征等,还要进一步研究该种材料替换组织和器官后的生物安全性和相容性,其评价标准是 GB/T 14233《医疗器械生物安全性评价》和 GB/T 16886《医疗器械生物学评价》,主要内容包括细胞毒性试验、致敏性实验、内反应测试、系统毒性和动物热源测试、植入试验、基因毒性测试、眼部刺激试验、血液相容性试验等。

（二）市场准入阶段评价的主要任务

1. 注册检验　国家授权的医疗器械检测机构或有资质的第三方检测机构负责医疗器械上市前的检验工作。企业填写《注册检验申请表》,提交申请表和企业产品标准等资料,提交一定数量的样品(包装、标签和说明书),进行技术审核。技术审核完毕,确认样品资料是否符合注册检验要求,最后确定检验项目。检测机构依据国家标准、行业标准和企业标准及相关的检测技术规范实施检测和检验,检验完毕,发放检验报告书。

2. 临床评价　临床评价尤其是临床试验是医疗器械产品注册过程中最关键的环节之一,大多数医疗器械必须通过临床试验(列入《免于临床试验的医疗器械目录》的产品除外)的具体实施来验证产品的安全性和有效性,整个过程周期长,专业化要求高。对于在中国境内进行临床试验的医疗器械,其临床试验应在取得资质的临床试验机构内,按照医疗器械临床试验质量管理规范的要求开展。临床评价程序:注册申请人申报并提交临床试验方案和临床试验报告;临床试验机构进行 GCP 审核、确认研究科室,召开伦理委员会;伦理委员会通过后,签署临床试验研究协议;启动临床试验,对临床试验过程进行质量控制,并做好临床记录(长期保存,以备核查);结合文献资料、临床经验总结和临床试验数据的核查、统计分析,完成临床试验报告;签署和移交资料。

3. 生产制造环节的质量管理体系 医疗器械生产企业要通过 ISO 13485《医疗器械质量管理体系 用于法规的要求》标准的评审和认证。该标准由 ISO 的 SCA/TC221 医疗器械质量管理和通用要求标准化技术委员会制定,是以 ISO 9001:2000 为基础的独立标准,自1996 年发布以来,得到全世界广泛的实施和应用,新版 ISO 13485 标准于 2003 年 7 月 3 日正式发布,是适用于法规环境下的管理标准。医疗器械不只是一般的上市商品,它还要受到国家和地区法律、法规的监督管理,标准必须受到法律约束,且在法规环境下运行,同时还必须充分考虑医疗器械产品的风险,要求在医疗器械产品实现全过程中实施风险管理,包括从业人员、设备、设施与环境、生产过程与方法、记录(可追溯性)、质量文件和技术文件的管理等,设备不仅仅是生产加工设备,还包括生产线各环节的计量标准和质量检测仪器及其溯源性管理等。

(三)临床应用阶段评价的主要任务

医疗器械临床应用阶段是其功效发挥、价值实现和各种矛盾交织与特性集中体现的关键时期,也是医疗器械真正考验的开始,决定了其全生命周期的长短和市场价值,前期所有的努力都是为了在这一阶段价值得以体现。与其相对应的技术评价也进入了新阶段,不仅可以采用前期的各种评价方法,还可以采用流行病学调查、个案追踪、失效分析和同类型多品牌产品比对等,为技术改进、更新换代、技术淘汰和医院运营管理等提供更加丰富多彩的决策支持信息。因此临床应用阶段的医疗器械评价也叫临床应用评价。临床应用评价是在临床实际环境中的一种自然状态下的评价,其评价的病种广、样本大、维度多、时间长,方法也灵活多样,具有很强的研究性。临床应用评价的主要任务:一是对上市后的医疗器械不良事件进行监测、报告、分析和再评价,以消除产品缺陷,责令厂商召回或停止销售产品,以保护公众安全;二是利用循证医学和证据评价的步骤和方法,基于科学文献开展系统评价,基于临床实践开展观察性研究,基于医疗器械周期检测结果、故障失效分析和临床使用问题记录等进行评价,或基于问卷调查和专家临床经验做出具有可比性的评价等;三是用现代信息技术收集大量的临床应用信息(如安全性、有效性、可用性、可靠性、经济性、可维修性等相关数据),对上市后医疗器械进行再评价、跟踪研究、经济学评价等。通过临床应用评价,可以产生丰富的临床实践、临床试验和文献资料数据,这些数据对于医疗器械科学监管、临床评价、注册评审、品质持续提升和管理决策都具有重要价值。

(曹德森)

本章小结

本章介绍了医疗器械技术评价的基本概念、基本方法和基本任务。首先,介绍了医疗器械技术评价的国内外现状与发展;其次,介绍了医疗器械的计量特性、电气安全性、电磁兼容性、可靠性、维修性、生物安全性、生物相容性、临床安全性、临床有效性等基本概念;然后,简要介绍了计量评价、可靠性试验、临床评价、人机工效学评价、经济学特性评价和不良事件监测与评价的基本方法;最后,简要概述了医疗器械研制定型、上市审批、临床应用三个阶段评价的基本任务。

思考题

1. 什么是医疗器械评价?
2. 简述医疗器械工程评价的基本方法。
3. 简述医疗器械临床评价的基本方法。
4. 医疗器械全生命周期分哪几个阶段,各阶段的主要评价任务是什么?

第二章

医疗器械计量学评价

国家质量基础（national quality infrastructure，NQI）由计量、标准、合格评定共同构成。 NQI 支撑并服务于国民经济各领域，具有公共产品属性，被国际公认为是提升质量竞争能力的基石。 产业计量是研究量值传递技术和产业关键领域参数的测量、测试技术、研究服务于产品全生命周期的计量技术，构建国家产业计量服务体系。 对医疗器械而言，计量学评价是其全生命周期质量管理的重要技术基础。 首先，医疗器械的理化特性是其发挥功效的物质基础，这些特性是能够定性比较和定量区分的，无论是其研发、制造，还是使用和监管，都离不开对计量特性的测量分析与评价。 学习本章的目的是掌握医疗器械计量学评价的基本概念、理论和常用技术手段。

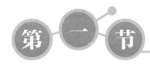

计量学评价基础知识

计量学知识是科学评价的重要理论来源和知识基础,科学评价主要对被评对象的质和量进行评价,而计量学知识则是完成科学评价量化分析的基础。量和单位是人类最早认识客观世界的一种意识形态和重要工具。

一、量和单位

1. 量 量是现象、物体或物质的特性,其大小可用一个数和一个参照对象表示。

量可指一般概念的量或特定量。参照对象可以是一个测量单位、测量程序、标准物质或其组合。

医疗器械可观测量是指可以定性区别和定量测量的一个或一组属性。例如,物理量温度反映了物体冷热程度,医疗领域使用体温计测量患者体温的高低,那么温度这个量就是可以度量人体特性的一个量或属性。

2. 量制 量制是指"彼此间由非矛盾方程联系起来的一组量"。

量制通常以基本量符号的组合作为特定量制的缩写名称,如基本量为长度(l)、质量(m)和时间(t)的力学量制的缩写名称为 l、m、t 量制。

3. 基本量 基本量是指"在给定量制中约定选取的一组不能用其他量表示的量"。

基本量可认为是相互独立的量,因其不能表示为其他基本量的幂的乘积。例如在国际单位制中,基本量有 7 个,即长度、质量、时间、电流、热力学温度、物质的量和发光强度。

4. 导出量 导出量是指"量制中由基本量定义的量"。

导出量是通过基本量的相乘或相除得到的量。如国际单位制中的质量密度是导出量,定义为质量除以体积(长度的三次方)所得的商。

5. 计量单位 计量单位简称单位。

计量单位是"根据约定定义和采用的标量,任何其他同类量可与其比较使两个量之比用一个数表示"。

计量单位的符号是表示测量单位的约定符号。例如,m 是米的符号;A 是安培的符号。

6. 单位制 单位制又称计量单位制,是对于给定量制的一组基本单位、导出单位、其倍数单位和分数单位及使用这些单位的规则。

7. 法定计量单位 法定计量单位是国家法律、法规规定使用的计量单位。

《中华人民共和国计量法》规定,我国的法定计量单位由国际单位制计量单位和国家选定的其他计量单位构成。

国际单位制单位是由国际计量大会(General Conference of Weights&Measures,CGPM)

批准采用的基于国际量制的单位制,包括单位名称和符号、词头名称和符号及其使用规则。

国际制单位建立在 ISQ 的 7 个基本量的基础上,基本量和相应基本单位的名称和符号见表 2-1。倍数单位和分数单位的 SI 词头见表 2-2。

表 2-1　国际单位制基本单位

基本量	基本单位	
	名称	符号
长度	米	m
质量	千克（公斤）	kg
时间	秒	s
电流	安［培］	A
热力学温度	开［尔文］	K
物质的量	摩［尔］	mol
发光强度	坎［德拉］	cd

表 2-2　SI 词头

因子	词头	
	名称	符号
10^{24}	尧［它］	Y
10^{21}	泽［它］	Z
10^{18}	艾［可萨］	E
10^{15}	拍［它］	P
10^{12}	太［拉］	T
10^{9}	吉［咖］	G
10^{6}	兆	M
10^{3}	千	k
10^{2}	百	h
10^{1}	十	da
10^{-1}	分	d
10^{-2}	厘	c
10^{-3}	毫	m
10^{-6}	微	μ
10^{-9}	纳［诺］	n
10^{-12}	皮［可］	p

续表

因子	词头	
	名称	符号
10^{-15}	飞［母托］	f
10^{-18}	阿［托］	a
10^{-21}	仄［普托］	z
10^{-24}	幺［科托］	y

8. 量值　量值是用数和参照对象一起表示的量的大小。

一个量的大小可以用量值来表示。例如 3m、15kg 等。其中，3、15 为数值，m（米）、kg（千克）为计量单位。

量值应该正确表达，如 18℃ ~ 20℃ 或（18 ~ 20）℃、180V ~ 240V 或（180 ~ 240）V，但不能表示为 18 ~ 20℃、180 ~ 240V。因为 18 和 180 是数字，不能与量值等同使用。

9. 量的真值　量的真值是与量的定义一致的量值。

在描述关于测量的"误差方法"中，认为真值是唯一的，实际上是不可知的。

在"不确定度方法"中认为，由于定义本身细节不完善，不存在单一真值，只存在与定义一致的一组真值。然而，从原理和实际上，这一组值是不可知的。

当被测量的定义的不确定度与测量不确定度其他分量相比可忽略时，认为被测量具有一个"基本唯一"的真值。这就是（guide to the expression of uncertaining in measurement）和相关文件采用的方法，其中"真"字被认为是多余的。

10. 约定量值　约定量值是对于给定目的，由协议赋予某量的量值。

有时约定量值是真值的一个估计值。约定量值通常被认为具有适当小（可能为零）的测量不确定度。

二、测量和测量结果

（一）测量

1. 测量　测量是通过实验获得并可合理赋予某量一个或多个量值的过程。

测量原理是用作计量基础的现象。现象可以是物理现象、化学现象或生物现象。

测量方法是对计量过程中使用的操作所给出的逻辑性安排的一般性描述。测量方法可用不同方式表述，如替代计量法、直接计量法、间接计量法等。

测量程序是根据一种或多种计量原理及给定的计量方法，在计量模型和获得计量结果所需计算的基础上，对计量所做的详细描述。测量程序通常被写成充分而详尽的文件，以便操作者能进行计量。

2. 计量　计量是实现单位统一、量值准确可靠的活动。

计量学是测量及其应用的科学。

3. 被测量　被测量是拟测量的量。

测量包括测量系统和实施测量的条件,它可能会改变研究中的现象、物体或物质,使被测量的量可能不同于定义的被测量。在这种情况下,需要进行必要的修正。

4. 影响量　在直接测量中不影响实际被测的量、但会影响示值与测量结果之间关系的量。

5. 比对　在规定条件下,对相同准确度等级或指定不确定度范围的同种测量仪器复现的量值之间比较的过程。

6. 计量溯源性　通过文件规定的不间断的校准链,测量结果与参照对象联系起来的特性,校准链中的每项校准均会引入测量不确定度。

计量溯源性要求建立校准等级序列。

(二)测量结果

1. 测量结果　测量结果是与其他有用的相关信息一起赋予被测量的一组量值。

测量结果通常表示为单个测得的量值和一个测量不确定度。对某些用途,如果认为测量不确定度可忽略不计,则测量结果可表示为单个测得的量值。在许多领域中这是表示测量结果的常用方式。

2. 测量误差　测量误差是测得的量值减去参考量值。

系统测量误差是在重复测量中保持不变或按可预见方式变化的测量误差的分量。随机测量误差是在重复测量中按不可预见方式变化的测量误差的分量。

系统测量误差的参考量值是真值,或是测量不确定度可忽略不计的测量标准的测得值,或是约定量值。系统测量误差等于测量误差减随机测量误差。

系统测量误差及其来源可以是已知的或未知的。对于已知的系统测量误差可采用修正补偿。

修正是对估计的系统误差的补偿。修正值的大小等于系统误差估计值,但符号与系统误差估计值的符号相反。

3. 测量准确度　被测量的测得值与其真值间的一致程度。

测量准确度有时被理解为赋予被测量的测得值之间的一致程度。

4. 测量精密度　在规定条件下,对同一或类似被测对象重复测量所得示值或测得值间的一致程度。

5. 测量重复性　测量重复性是在一组重复性测量条件下的测量精密度。

重复性测量条件是在相同测量程序、相同操作者、相同测量系统、相同操作条件和相同地点,并在短时间内对同一或类似被测对象重复测量的一组测量条件。

医疗器械的重复性一般用实验标准偏差来表示。

实验标准偏差是对同一被测量进行 n 次测量,表征测量结果分散性的量。用符号 s 表示。

n 次测量中某单个测得值 x_k 的实验标准偏差 $s(x_k)$ 可按贝塞尔公式（2-1）计算。

$$s(x_k) = \sqrt{\frac{\sum_{i=1}^{n}(x_i - \bar{x})^2}{n-1}} \tag{2-1}$$

式中：x_i——第 i 次测量的测得值；

    n——测量次数；

    $\bar{x}$——n 次测量所得一组测得值的算术平均值。

n 次测量的算术平均值 $\bar{x}$ 的实验标准偏差 $s(\bar{x})$ 按式（2-2）计算：

$$s(\bar{x}) = s(x_k)/\sqrt{n} \tag{2-2}$$

6. 测量复现性   测量复现性是在复现性测量条件下的测量精密度。

复现性测量条件是在不同地点、不同操作者、不同测量系统，对同一或类似被测对象重复测量的一组测量条件。

不同的测量系统可采用不同的测量程序。

在给出复现性时应说明改变和未变的条件及实际改变到什么程度。

7. 测量不确定度   测量不确定度是根据所用到的信息，表征赋予被测量量值分散性的非负参数。

测量不确定度包括由系统影响引起的分量，如与修正值和测量标准所赋量值有关的分量及定义的不确定度。有时对估计的系统影响未作修正，而是当做不确定度分量处理。

此参数可以是诸如称为标准测量不确定度的标准偏差（或其特定倍数），或是说明了包含概率的区间半宽度。

测量不确定度一般由若干分量组成。其中一些分量可根据一系列测量值的统计分布，按测量不确定度的 A 类评定进行评定，并可用标准偏差表征。而另一些分量则可根据基于经验或其他信息所获得的概率密度函数，按测量不确定度的 B 类评定进行评定，也用标准偏差表征。

通常，对于一组给定的信息，测量不确定度是相应于所赋予被测量的值的。该值的改变将导致相应的不确定度的改变。

8. 标准测量不确定度   以标准偏差表示的测量不确定度。

9. 测量不确定度的 A 类评定   对在规定测量条件下测得的量值用统计分析的方法进行的测量不确定度分量的评定。

10. 测量不确定度的 B 类评定   用不同于测量不确定度 A 类评定的方法对测量不确定度分量进行的评定。

11. 合成标准不确定度   合成标准不确定度是由在一个测量模型中各输入量的标准测量不确定度获得的输出量的标准测量不确定度。

在数学模型中的输入量相关的情况下，当计算合成标准不确定度时必须考虑协方差。

12. 扩展不确定度   扩展不确定度是合成标准不确定度与一个大于 1 的数字因子的乘积。

该因子取决于测量模型中输出量的概率分布类型及所选取的包含概率。

"因子"指包含因子。包含因子是为获得扩展不确定度,对合成标准不确定度所乘的大于1的数。包含因子通常用符号 k 表示。

包含概率是在规定的包含区间内包含被测量的一组值的概率。

13. 测量结果的计量可比性 对于可计量溯源到相同参照对象的某类量,其测量结果间可比较的特性。

计量结果的可比性不必要求被比较的测得值及其测量不确定度在同一数量级上。

14. 测量结果的计量兼容性 规定的被测量的一组测量结果的特性,该特性为两个不同测量结果的任何一对测得值之差的绝对值小于该差值的标准不确定度的某个选定倍数。

用测量结果的兼容性作为判断两个测量结果是否归诸于同一被测量的判据。如果在认为被测量不变的一组测量中,一个测量结果与其他结果不兼容,既可能是测量不准确(如其评定的测量不确定度太小),也可能是在测量期间被测量发生变化。

测量间的相关性影响测量结果的计量兼容性,若测量完全不相关,则该差值的标准不确定度等于其各自标准不确定度的均方根值;当协方差为正时,小于此值;当协方差为负时,大于此值。

(三)测量结果的处理

1. 异常值的剔除 在对被测量的一系列观测值中,个别值明显地超出在规定条件下预期值的范围,称为异常值。异常值一般是由于疏忽、失误或突然产生的不该发生的原因造成的。如读错记错、仪器指示值突然跳动、突然震动、操作失误等。如果一系列测量值中混有异常值,必然会歪曲测量结果。因此应该将异常值剔除,但如果误把离散大的值当作异常值剔除,也会造成测量结果不符合客观情况。因此,正确判别异常值是很重要的。只有在异常值被判别并剔除后才能计算测量结果并进行测量不确定度分析。

判别异常值的方法主要有物理判别法、统计判别法。

(1)物理判别法:在测量过程中出现异常现象或发现因疏忽、失误造成的异常数据,应该当时就剔除,但要在原始数据上注明剔除的原因。没有能明确说明的客观原因时,不能凭主观随意剔除。对异常值剔除不是把数据涂掉或把该页记录撕掉,而是在记录的数据上作划改并作明显标注,该数据不再计入测量结果之内。

(2)统计判别法:统计判别法有多种,基本方法是给定一个置信水平,找出相应的区间,凡在这个区间以外的数据,就判定为异常值,并予以剔除。根据多年实用的经验,这里推荐使用格拉布斯判别准则,对其他判别方法可参阅有关资料。

2. 格拉布斯准则 对被测量 X 进行 n 次独立重复测量,得到一系列数据:$x_1, x_2, \cdots, x_d, \cdots, x_n$

(1)计算平均值,按式(2-3)计算

$$\bar{x} = \frac{1}{n} \sum_{i=1}^{n} x_i \tag{2-3}$$

（2）按式（2-1）计算实验标准偏差 $s(x)$

（3）找出可疑的测量值 x_d（通常将测量值从小到大排列后，以最小值或最大值为可疑值）求可疑值的残差，按式（2-4）计算：

$$\nu_d = x_d - \bar{x} \tag{2-4}$$

（4）若 $|\nu_d| > g \cdot s(x)$

则为异常值，予以剔除。

式中，g 值由格拉布斯准则表中查得（表2-3）。它是测量次数 n 及置信水平 P 的函数。

（5）剔除异常值后应重新计算 $\bar{x}$ 和 $s(x)$，重新判别有无其他异常值，直到无异常值。

表2-3　格拉布斯准则 g 值表（摘录）

n	$P=95\%$	$P=99\%$	n	$P=95\%$	$P=99\%$
3	1.15	1.16	10	2.18	2.41
4	1.46	1.49	15	2.41	2.71
5	1.67	1.75	20	2.56	2.88
6	1.82	1.94	30	2.74	3.10
7	1.94	2.10	40	2.87	3.24
8	2.03	2.22	50	2.96	3.34
9	2.11	2.32	100	3.21	3.59

3. 数据修约

（1）有效数字：量值的从其第一个不是零的数字起到最末一位数的全部数字就称为有效数字。值得注意的是，数字左边的 0 不是有效数字，数字中间和右边的 0 是有效数字。如 3.8600 为五位有效数字，0.0038 为两位有效数字，1002 为四位有效数字。

测量结果 y 及其合成标准不确定度 $u_c(y)$ 或扩展不确定度 U 的数值不应该给出过多的位数。通常，$u_c(y)$ 和 U 只需要一位到两位有效数字，因为过多的位数已失去意义。

为了在连续计算中避免舍入引入不确定度，输入估计值 x_i 的标准不确定度 $u(x_i)$ 可以多保留几位数字。

（2）数据修约的规则：通用的修约规则：以保留数字的末位为单位，

1）末位后的数大于 0.5 者，末位进一；

2）末位后的数小于 0.5 者，末位不变；

3）末位后的数恰为 0.5 者，使末位为偶数。即当末位为奇数时，末位进一而成偶数；当末位为偶数时，末位不变。

我们可以简捷地记成："四舍六入，逢五取偶"。

注意不可连续修约，如 7.691 499，取 4 位有效数字，应修约为 7.691。而采取 7.691 499→7.6915→7.692 是不对的。

最终报告测量不确定度 u_c 或 U 时，除一般情况下用通用的舍入规则外，为了保险起见,也可将不确定度末位后的数都进位。

例如,$u_c = 10.47\text{m}\Omega$,报告时取两位有效数字,为保险起见,可取为 $u_c(y) = 11\text{m}\Omega$,而不用 $u_c(y) = 10\text{m}\Omega$。

(3)计算过程中的有效位数:在计算过程中,为避免因舍入而引入不确定度,应多保留几位数字,运算的规则为:

1)加减运算:加减运算中,应先运算后修约。最后结果的有效数字位数应与被加(减)数中小数点后面位数最少的那一项相同。

例:$10.2838 + 15.01 + 8.695\,72 = 33.989\,52$ 修约后为 33.99

2)乘除运算:乘除运算时,其计算结果的有效数字位数应与参与运算的有效位数最少的那一项相同。

例:$517.43 \times 0.279 / 4.082 = 35.4$

3)乘方及开方运算:乘方及开方运算结果的有效数字可与原数据有效数字相同。

例:

$$(1.369)^2 = 1.874$$

4)对数运算:对数运算结果的有效数字位数应与原数据有效数字位数相同。

例:

$$\lg 2.00 = 0.301$$
$$\ln 106 = 4.66$$

5)测量结果的位数:测量结果的末位应修约到与它们的不确定度的末位相对齐。

例如,

$$\overline{X} = 6.3250\text{g}, u_c = 0.25\text{g}, 应写成 \overline{X} = 6.32\text{g}$$

$$\overline{X} = 1039.56\text{mV}, U = 10\text{mV}, 应写成 \overline{X} = 1040\text{mV}$$

$$\overline{X} = 1.500\,05\text{ms}, U = 10\,015\text{ns}, 应写成 \overline{X} = 1500\mu\text{s}, U = 10\mu\text{s}$$

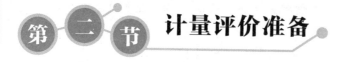

第二节 计量评价准备

一、标准器选择

一般选用测量标准对医疗器械进行计量检测和评价。测量标准应当根据国家检定系统表、检定规程、校准规范、标准等进行选择。

测量标准一般应满足以下要求:

(1)配套齐全,符合依据的检定规程或校准规程的要求。

(2)能覆盖被测量医疗器械的参数和测量范围。

（3）应比被测量医疗器械具有更高的准确度,测量设备用于合格判定时,测量设备最大允许误差绝对值不得大于被测医疗器械最大允许误差绝对值的1/4。

（4）在溯源周期内的稳定性满足要求。

（5）重复性、线性度、分辨力、灵敏度、动态特性等其他计量特性满足要求。

（6）测量设备安全可靠,安装、运输、使用、维护方便,电磁兼容及环境适应性等其他技术性能满足要求。

（7）对影响其功能和性能的主要测量参数设置检测接口,满足测试性要求。

（8）软件应经过验证。

（9）兼顾经济合理性,包括测量设备费用及设备使用、校准、维护和修理等费用。

（一）测量标准的性能

测量标准的性能是指整套测量标准的校准能力主要包括参数、测量范围以及测量标准的不确定度、准确度等级或最大允许误差。如果测量标准包含多个参数,则应分别给出每个参数的测量范围及不确定度、准确度等级或最大允许误差。一般按照以下原则给出测量标准的不确定度、准确度等级或最大允许误差:

（1）测量标准仅为实物量具或具有明确的准确度等级规定的测量仪器,直接给出准确度等级及相应的最大允许误差或不确定度。

（2）测量标准由单台测量仪器构成,被测量由其直接测得,且测量仪器技术指标中给出最大允许误差,测量标准所实现的量值的不确定度主要由测量仪器的最大允许误差决定时,直接给出最大允许误差。

（3）测量标准仅是一次性使用标准物质时,直接给出最大允许误差或不确定度。

（4）其他情况,评定并给出测量标准的不确定度。包括:被测量由多台测量仪器组成的测量标准测得,或由单台测量仪器间接测得,或使用测量标准的校准值等情况。

（二）构成测量标准的主标准器及配套设备

选择配置测量标准的主标准器和配套设备,应符合以下要求:

（1）配套齐全,符合依据的检定规程或校准规程的要求。

（2）能覆盖被保障对象的参数和测量范围。

（3）应比被保障对象具有更高的准确度,测量标准用于进行合格判定时,测试不确定度比一般不得低于4:1,某些专业的要求高于4:1时,应按照相应的专业规定执行,对于达不到4:1的专业或领域,应论证并提出合理的解决方案。

（4）在校准间隔内的稳定性满足要求。

（5）重复性、线性度、分辨力、灵敏度、动态特性等其他计量特性满足要求。

（6）仪器设备安全可靠,安装、运输、使用、维护方便,电磁兼容性及环境适应性等其他技术性能满足要求。

（7）自研设备应对影响其功能和性能的主要测量参数设置检测接口,满足测试性要求。

（8）开发的软件应经过验证。

（9）兼顾经济合理性，包括测量标准的设备费用及使用、校准、维护和修理等相关费用。

（三）计量溯源性

测量标准应通过不间断的溯源链，与相应的最高测量标准链接，以实现其对国际单位制测量单位的计量溯源性。有计量特性要求的主标准器及配套设备，应按照准确度等级或测量不确定度比的要求，选择有资质的计量技术机构进行溯源，并在有效期内使用。

无测量标准可溯源时，可溯源到有证标准物质、约定的方法或有关方同意的协议标准等。尚无法溯源或部分测量范围无法溯源的，应通过比对证明其量值的可信度。

测量标准应编制量值溯源与传递等级关系图，经审批后使用。量值溯源与传递等级关系图应说明该测量标准的量值向上溯源和向下传递的链接情况，编制要求如下：

（1）包括上级测量标准、本级测量标准及下级测量标准或检测设备等三个层次及各级之间的量值传递关系。

（2）每个层次的栏目应包括名称、参数、测量范围及不确定度、准确度等级或最大允许误差等信息。

（3）相邻等级之间的测试不确定度比应满足要求。上级测量标准的测量范围一般应覆盖下级测量标准的测量范围。

（4）测量标准包含多个参数时，应包括所有参数的量值等级关系。

（四）测量标准的重复性测试

测量标准的重复性，通常用该测量标准在重复性测量条件下，对某一重复性好的测量仪器进行重复测量，用所得测量值的实验标准偏差 $s(x)$ 来定量表征。

应尽可能选择一个准确度相当、分辨力足够和重复性良好的测量仪器，对测量标准的重复性进行测试。选择的测量仪器，应能反映出测量标准的特性。

在重复性测量条件下，用测量标准重复测量被选择的测量仪器 n 次，得到 n 个测量值，测量次数 $n \geqslant 6$，按式（2-1）计算实验标准偏差 $s(x)$。

测量标准包括多个参数时，应分别对每个参数的重复性进行测试。

测量标准有较宽的测量范围时，一般应对测量范围内的典型量值点（至少包括高、中、低三点）的重复性进行测试，同时应包括测量标准的不确定度评定的量值点。

应详细记录重复性测试时的条件及数据。测量标准的重复性应作为测量标准的不确定度的一个分量。

（五）测量标准的稳定性考核

新建测量标准的稳定性，通常用该测量标准在规定的一段时间内，对某一稳定性好的测量仪器进行测量，用所的测量结果的实验标准偏差 s_m 来定量表征。

应尽可能选择一个稳定的、分辨力足够的测量仪器，对测量标准的稳定性进行考核。

选择的测量仪器,应能反映出测量标准的特性。

每隔一段时间(至少 1 个月),用测量标准对所选择的测量仪器进行一组 n 次的重复测量,取其算术平均值作为该组的测量结果。共测量 m 组,至少考核 4 个月,$n \geqslant 6$,$m \geqslant 4$。s_m 按下列方法计算:

(1)当 $m<6$ 时,按极差法计算,如式(2-5)所示。

$$s_m = \frac{x_{max} - x_{min}}{d_m} \tag{2-5}$$

式中:x_{max}——m 组测量结果中的最大值;

x_{min}——m 组测量结果中的最小值;

d_m——与测量组数有关的常数,$d_4 = 2.06$,$d_5 = 2.33$。

(2)$m \geqslant 6$ 时,按照贝塞尔公式法计算,如式(2-6)所示。

$$s_m(x) = \sqrt{\frac{\sum\limits_{j=1}^{m} (\overline{x_j} - \overline{x_m})^2}{m-1}} \tag{2-6}$$

式中:$\overline{x_j}$——第 j 组测量值的算术平均值;

$\overline{x_m}$——m 组测量结果的算术平均值;

m——测量组数。

测量标准包含多个参数时,应分别对每个参数的稳定性进行考核。

测量标准有较宽的测量范围时,一般应对测量范围内的典型量值点(至少包括高、中、低三点)的稳定性进行考核,同时应包括测量标准的不确定度评定的量值点。

测量标准能用最大允许误差表述时,测量标准的稳定性应小于测量标准的最大允许误差的绝对值;用扩展不确定度表示时,测量标准的稳定性应小于测量标准的扩展不确定度。

新建测量标准仅由实物量具组成,而被测对象为非实物量具的测量仪器,实物量具的稳定性远优于被测对象时,或测量标准仅是一次性使用的标准物质时,可不进行稳定性考核。

(六)测量标准性能的验证

测量标准性能由评定得到的不确定度表示时,选用下列方法之一进行验证:

1. 传递比较法 用高一级测量标准和被验证测量标准测量同一个分辨力足够且稳定的被测对象,在包含因子相同的前提下,应满足式(2-7)。

$$|y - y_0| \leqslant \sqrt{U^2 + U_0^2} \tag{2-7}$$

当被验证测量标准与高一级测量标准的测量不确定度比大于或等于 4∶1 时,应满足式(2-8)。

$$|y - y_0| \leqslant U \tag{2-8}$$

上式中：

y——被验证测量标准给出的测量结果；

y_0——高一级测量标准给出的测量结果；

U——被验证测量标准的扩展不确定度；

U_0——高一级测量标准的扩展不确定度。

2. 多台比对法　用三台以上（含三台）同等水平的测量标准，对同一个分辨力足够且稳定的被测对象进行测量，在包含因子相同的前提下，应满足式(2-9)。

$$|y-\bar{y}| \leqslant \sqrt{\frac{N-1}{N}}U \tag{2-9}$$

式中：y——被验证测量标准给出的测量结果；

$\bar{y}$——所有测量标准给出测量结果的平均值；

N——参加比对的测量标准台数；

U——被验证测量标准的扩展不确定度。

3. 两台比对法　当无法实现上述验证方法时，可用两台不确定度相当的测量标准，对同一个分辨力足够且稳定的被测对象，在包含因子相同的前提下，应满足式(2-10)。

$$|y_1-y_2| \leqslant \sqrt{U_1^2+U_2^2} \tag{2-10}$$

式中：y_1、y_2——分别为两台测量标准给出的测量结果；

U_1、U_2——分别为两台测量标准的扩展不确定度。

测量标准性能由最大允许误差表示时，采用检定（校准）法进行验证：用高一级测量标准对被验证测量标准进行检定（校准），检定结论或检定（校准）结果应符合测量标准性能的要求。

二、建立测量标准

（一）测量标准命名

测量标准的命名应简明、扼要，能表征其功能和特点。

1. 标准装置

(1)以测量标准复现的参数名称命名。例如同轴小功率标准装置。

(2)以标准装置中主标准器名称命名。

适用于同一测量标准可开展多项检定或校准项目的场合，或测量标准中主标准器与被测对象名称一致的场合。例如 E_2 等级砝码标准装置。

2. 检定装置（或校准装置）　以被测对象名称命名。适用于同一被测对象参数较多、需要多种测量仪器组成测量标准，或测量标准中主标准器与被测对象名称不一致的场合。例如信号发生器检定装置。

3. 标准器（或标准器组） 以实物量具名称命名。适用于测量标准仅由实物量具构成、可检定或校准多种设备的场合。例如氦氖激光标准器、一等量块标准器组。

4. 检定标准器组 以实物量具检定的对象名称命名。适用于检定或校准同一项目、需要多种标准器配合检定的场合。例如检定游标量具标准器组。

5. 专用校准系统 以被检定或校准的装备或专用检测系统名称命名。

（二）建立测量标准

建立测量标准包括分析需求,确定测量标准的性能要求和组成,选择配置主标准器及配套设备,选择检定规程或校准规范,完善环境条件,准备人员和相关的技术文件、材料,建立测量标准技术档案等。

1. 检定规程或校准规范选择 用测量标准开展量值传递或计量检定时,应采用与所开展的检定、校准项目相适应的国家检定规程、校准规范或自编方法,并确保使用其现行有效版本。

2. 设施和环境条件准备 检定、校准场所可以是固定的、机动的或临时的,应配有与测量标准所开展项目的的要求相适应的设施及监控、记录设备,包括电源、接地、照明、空调、屏蔽室、消声室等。

使用和保持测量标准的环境条件应满足检定规程或校准规程等计量技术文件的要求,还应满足维持测量标准计量特性的要求。环境条件一般包括:供电、温度、湿度、电磁干扰、振动、噪声、静电、洁净度及光照度等。

应对检定、校准场所内相互影响的相邻区域进行有效隔离,防止相互影响。

3. 人员准备 每项测量标准应配备足够的(至少两名)满足检定、校准任务要求的人员。从事检定、校准工作的人员必须经过培训考核合格、取得相应参数的计量检定员证。

每项测量标准应确定负责人。测量标准负责人应熟悉测量标准的组成、工作原理和主要性能,掌握相应的检定、校准方法,具有对测量标准的不确定度和测量结果的测量不确定度进行分析评定的能力,熟悉使用、维护、溯源和核查等程序,并对测量标准技术档案中数据的完整性和真实性负责。

4. 测量标准的不确定度评定 进行测量标准不确定度评定。评定过程一般包括:

(1)根据被测量定义、测量原理和测量方法,建立被测量的数学模型。

(2)分析并列出与测量标准有关的不确定度来源。

(3)定量评定各标准不确定度分量,包括 A 类评定和 B 类评定。

(4)计算合成标准不确定度。

(5)确定扩展不确定度。

分析不确定度来源时,应充分考虑各项因素的影响,尽可能不遗漏和不重复。当测量标准由多台测量仪器及配套设备组成时,应对各部分引入的标准不确定度分量进行评定。

在测量标准的不确定度评定中,一般不包括被测对象引入的不确定度分量。

确定扩展不确定度时,一般包含因子 k 值取 2 或 3。可以根据概率分布确定给定置信

水平的包含因子 k_p，并说明其来源。

测量标准包含多个参数时，应分别对每个参数进行不确定度评定。

当测量标准在测量范围内的不确定度不同时，应根据具体情况，选用下列方式之一评定不确定度：

（1）在测量范围内分段进行评定，给出各段内的最大不确定度。

（2）评定并给出整个测量范围内的最小不确定度和最大不确定度，同时注明典型量值点的不确定度。

（3）评定并给出与测量范围有关的公式来表示其不确定度。

（4）如果测量标准仅用于对有限的测量点进行检定、校准，则可以在这些量值点上评定并给出其不确定度。

5. 测量结果的不确定度评定 评定测量标准开展检定、校准时所的测量结果的测量不确定度。对于不同参数，应分别进行评定。

对于测量标准开展检定、校准项目的每类典型被测件，应编制测量结果的测量不确定度评定实例，作为报告测量结果时不确定度评定的范例。

测量标准的不确定度只是测量结果的测量不确定度的一个分量，一般不应直接引用作为测量结果的测量不确定度。

6.《计量测量标准技术报告》的编制 建立测量标准，应编写《计量测量标准技术报告》，并采用 A4 幅面纸张打印。内容包括：封面、说明、目次、建立测量标准的目的、测量标准的组成和工作原理、测量标准性能、构成测量标准的主标准器及配套设备、量值溯源与传递等级关系图、检定人员、环境条件、测量标准的重复性、测量标准的稳定性、测量标准的不确定度评定、测量标准性能的验证、测量结果的测量不确定度评定、结论、附录。

报告内容应完整正确、表述清晰。报告中术语、量、单位和符号的表述应符合有关国家标准的要求。

《计量测量标准技术报告》一般由测量标准负责人编写，经审核、批准后在报告封面上加盖申报单位的公章。

7. 测量标准技术档案的建立 测量标准应建立完整的技术档案，一般包括以下内容：技术档案目录、《计量测量标准证书》、《计量测量标准考核表》、《计量测量标准技术报告》、量值溯源与传递等级关系图、检定规程或校准规范等计量技术文件、自编的作业指导书、构成测量标准的主标准器及配套设备的说明书、自研设备的研制报告和鉴定证书、测量标准历年的检定证书、校准证书、能力测试报告和实验室间比对报告（必要时）等报告、测量标准的重复性测试记录、稳定性考核记录和核查记录、测量标准履历书、测量标准更换申请表、测量标准封存/启封申报表或测量标准撤销申报表（必要时）。

自编的作业指导书一般包括开展检定或校准工作的操作规程、测量标准核查方案、测量结果的测量不确定度评定实例等。凡自编的作业指导书应经过审批。

检定或校准操作规程应依据选用的检定规程或校准规程,组合测量标准设备的实际情况,针对每类被检定、校准对象进行编写。一般应包括:检定或校准系统的组成,环境条件的要求和控制,检定或校准前的准备,检定或校准的参数和量值点,详细的检定或校准步骤,数据处理方法、记录格式及注意事项等。

测量标准核查方案一般应包括:选择的核查方法,选用的核查标准或被测件,核查频度和时机,选择的核查参数和量值点,核查步骤和测量次数,核查数据处理方法,核查记录的形式(数据表格、控制图、数据库等),核查结果和异常情况的处理措施等。

测量结果的测量不确定度评定实例一般应包括:测量标准对每类典型被测件进行检定或校准所得测量结果的测量不确定度的来源分析,不同参数、不同测量范围的测量不确定度的详细评定过程,并给出各不确定度分量的详细列表。

测量标准履历书应清晰全面地反映测量标准的基本信息和重要方面的基本信息和重要方面的历史记录。测量标准日常使用和维护记录可随设备保存。基本信息一般应包括:考核、复查、溯源、核查、能力测试、试验室间比对、修理调整等情况记录,及设备、规程、检定员、测量标准负责人等变更记录。

测量标准技术档案应保存到测量标准报废后两年。

(三)测量标准的考核

1. 测量标准考核的申请 在完成测量标准建立的准备工作后,应向相应的计量管理机构提交考核申请资料。包括:

(1)《计量测量标准考核表》一式两份。

(2)《计量测量标准技术报告》一份。

(3)构成测量标准的主标准器及配套设备有效期内的检定证书或校准证书复印件一套;无法溯源的测量标准应提交比对报告等证明其量值可信的文件复印件一套。

(4)申请开展检定、校准项目的原始记录复印件及相应的模拟检定证书或校准证书原件两套。

(5)检定或校准方法复印件一份(当采用国家军用标准、国家标准、国家计量检定规程或校准规范以外的方法时)。

《计量测量标准考核表》应采用 A4 幅面的纸张打印。内容包括:封面、测量标准概况、开展的检定或校准项目、测量标准变更情况说明、检定人员、环境条件、申请单位意见、考核意见、审批意见。

2. 测量标准考核的实施 测量标准的考核由相应的计量管理机构授权有资格的计量主考员进行。

测量标准考核一般分为资料审查和现场审查。

测量标准的考核内容一般包括:

(1)测量标准命名的正确性。

(2)主标准器及配套设备的配置齐全性、计量特性合理性、技术状态完好性。

（3）测量标准量值溯源及传递等级的合理性及其量值的溯源性。

（4）检定规程或校准规范等技术文件的有效性和适宜性。

（5）设施和环境条件与开展的校准、检定项目的复合型。

（6）检定、校准人员的资格和能力情况。

（7）测量结果的测量不确定度评定的合理性。

（8）原始记录及出具的检定证书或校准证书的正确性及规范性。

（9）测量标准技术档案的完整性和规范性。

主考员按要求并对照《计量测量标准考核检查表》的内容逐项进行审查。对于存在不符合项或缺陷项的测量标准，将有关情况和整改要求填写在《计量测量标准考核整改工作表》中，并与申请单位交流确认。对于考核合格或整改后考核合格的测量标准，主考员填写《计量测量标准证书预填表》。考核完毕后，主考员在《计量测量标准考核表》中相应栏目签署考核意见。

考核合格的测量标准，由相应的计量管理机构审批并颁发《计量测量标准证书》。

三、测量标准的保持

（一）测量标准的使用和维护

测量标准应由有资格的人员在满足环境条件要求的场所、按照操作规程使用。原始记录和出具的检定证书或校准证书应格式规范、信息真实全面、数据处理正确、结论准确。当对测量标准性能产生怀疑时，应立即停止使用并核查验证。

测量标准的修理、调整应由有资格的机构承担。修理、调整后应重新检定或校准，满足要求方可投入使用。

测量标准应按照管理制度和规定的程序进行维护，同时应考虑生产厂商推荐的方法及使用的频度和环境条件。

当需要携带测量标准到现场进行检定、校准、计量评价时，应采取相应的安全措施，并在每次外出前和返回后核查其技术状态。

测量标准在机动或临时场所使用时，应采取有效措施保证环境条件满足要求。当测量标准需要到现场进行计量保障且无法满足规定的环境条件时，应进行实验验证，必要时给出偏离规定条件下的修正值或修正曲线。

（二）测量标准的溯源

测量标准应依据量值溯源与传递等级关系图向上进行溯源，并粘贴相应的计量状态标识。测量标准主标准器及配套设备的检定证书、校准证书作为测量标准的溯源性证明文件。

测量标准主标准器及配套设备的检定、校准周期应符合相应的检定规程或校准规范的要求。特殊情况下,可综合考虑其性能状态、使用频度和环境条件等因素,经计量管理机构批准后进行调整。拟延长周期时,应有核查数据证明其在拟采用的周期内技术状态受控、稳定性满足要求。

无测量标准可溯源时应定期进行比对。比对周期应综合考虑其性能状态、使用频度和环境条件等因素来确定。比对报告作为证明其量值可信的文件。

(三)测量标准的核查

计量机构应采用适当的方法对测量标准进行核查,以保证测量结果的可信度。测量标准包含多个参数时,应分别对每个参数进行核查。

应编制测量标准核查方案,经审批后执行。

核查方法一般包括:

1. 用核查标准进行统计控制　对测量过程进行控制,确保测量标准始终处于受控状态,是保证标准和测量结果质量的有效措施。依据 GB/T 4091《常规控制图》绘制平均控制图、实验标准偏差控制图,进行测量过程测量过程系统影响和随机影响的控制。

2. 用有证标准物质或有校准值的核查标准进行核查　使用需要核查的测量标准对有证标准物质或经上一级测量标准校准过的核查标准进行一组重复测量,当满足式(2-11)、式(2-12)时,可判断该测量标准校准状态受控,否则为失控。

$$|\bar{x_j}-A_s| \leqslant \sqrt{U_x^2+U_s^2} \qquad (2\text{-}11)$$

$$\frac{U_s}{U_x} \leqslant \frac{1}{4}时, |\bar{x_j}-A_s| \leqslant \triangle \qquad (2\text{-}12)$$

式中:$\bar{x_j}$——某次核查测量值的平均值;

　　U_x——$\bar{x_j}$的扩展不确定度;

　　A_s——核查标准的值;

　　U_s——A_s的扩展不确定度;

　　$\triangle$——被核查测量标准的最大允许误差的绝对值。

　　U_x与U_s具有相同的包含因子。

3. 对保留的被测件再测试　这种方法可以核查校准和测试结果的可信度和可靠性。保留的被测件应具有较好稳定性,必要时应具有较好的分辨力,使用及存储环境友好,使用的频度较低。当核查数据满足式(2-13)时,则可以保持对校准、检定和测试结果的可信度。

$$|y-y_s| \leqslant \sqrt{2} U_{ys} \qquad (2\text{-}13)$$

式中:y——本次核查测量结果的值;

　　y_s——参考值,溯源后尽快用实验室的测量标准对保留的被校件进行重复测量得到的算术平均值;

　　U_{ys}——y_s的扩展不确定度。

4. 用相同或不同的方法进行重复测试　用不同的方法重复测试,两种方法测量结果之差的绝对值满足式(2-14)时,判定测量结果是计量兼容的。

$$|y_1-y_2| \leqslant \sqrt{U_{y_1}^2 + U_{y_2}^2} \tag{2-14}$$

式中:y_1——第一种方法的测量结果;

y_2——第二种方法的测量结果;

U_{y_1}——y_1的扩展不确定度;

U_{y_2}——y_2的扩展不确定度;

U_{y_1}与U_{y_2}具有相同的包含因子。

5. 比较被测件不同特性测量结果的相关性 某些被测件的几个计量特性间存在原理上的相关性,通过一个特性测量结果可以推断出另一个特性测量结果的可信度,可利用这种相关性来核查和分析测量结果的正确性。

6. 参加实验室间比对 按式(2-15)计算。

$$E_n = \frac{Y_{ji} - Y_{ri}}{k \cdot u_i} \tag{2-15}$$

式中:j——对参考值有贡献的第j台比对测量设备;

i——比对的第i个测量点;

n——对参考值有贡献的测量设备数量;

E_n——归一化偏差,等效度与其不确定度之比;

Y_{ji}——比对测量标准第i个测量点上的测量结果;

Y_{ri}——被核查测量标准第i个测量点的参考值;

k——覆盖因子,一般情况$k=2$;

u_i——第i个测量点上$Y_{ji}-Y_{ri}$的标准不确定度。

$|E_n| \leqslant 1$,参加比对测量标准的测量结果与参考值之差在合理的预期之内,比对结果可接受。

$|E_n| > 1$,参加比对测量标准的测量结果与参考值之差没有达到合理的预期,应分析原因。

计量技术机构对准确度较高且重要的参考测量标准的核查一般应采用核查标准进行统计控制。核查标准应与被核查的测量标准相适应,应具有良好的稳定性,必要时还应具有足够的分辨力和良好的重复性,其参数和测量范围应满足测量标准的核查要求。采用该方法所做的核查可以作为测量标准的稳定性考核。

应选择适当的核查时机和频度。在测量标准建立初期、使用频度较高或发现性能有下降趋势时,应适当提高核查频度。在核查数据始终受控的情况下,可适当降低频度,但每年至少核查一次。核查时机选择原则:

(1)核查计划规定的时间。

(2)开展一批或重要的检定、校准前或结束后。

(3)到使用现场开展检定、校准前或返回后。

（4）测量标准发生过载或怀疑有问题时。

（5）测量标准负责人发生变动后。

（6）测量标准存放地点发生变动后。

（7）测量标准溯源后及两次溯源中期。

（8）其他必要情况。

应记录核查数据，记录方式应易于看出其变化趋势。适用时，应画出控制图。

如果发现核查数据有可能超差的趋势，应及时进行原因分析，采取预防措施。如果发现核查数据个别点超出控制极限，应增加核查次数或使用其他核查方法，验证测量标准是否出现异常。在确认核查数据超出控制极限时，应停止检定或校准工作，查找原因、采取纠正措施、追溯前期工作并建立新的测量过程控制等。

（三）测量标准的复查

测量标准有效期满后仍需要继续开展量值传递的，应在有效期满前 6 个月提交测量标准复查申请材料。包括：

（1）《计量测量标准证书》原件。

（2）《计量测量标准考核表》一式两份。

（3）《计量测量标准技术报告》一份。

（4）测量标准有效期内主标准器及主要配套设备连续的检定证书或校准证书等证明文件复印件一套。

（5）测量标准近期开展检定、校准的原始记录及出具的检定证书或校准证书复印件两套。

（6）实验室间比对和能力测试报告复印件（必要时）。

（7）测量标准更换申请表、测量标准封存/启封申报表（必要时）。

测量标准复查时，应重新编制《计量测量标准技术报告》。其中，测量标准的重复性数据应是近期测试的；测量标准的稳定性数据可以是测量标准证书有效期内历年的检定或校准数据，也可以是历年用核查标准进行统计所做的核查数据，相邻两年数据之差的绝对值作为该时间段内测量标准的稳定性，应满足要求。

测量标准复查与新建测量标准考核的形式和程序相同，内容增加了对测量标准保持期间使用、维护、溯源及核查等情况的审查。

四、计量评价方法选择

医疗器械的计量评价工作应使用适当的方法和程序。这些方法和程序包括被检测、被校准的医疗器械抽样、处置、运输、储存和准备，检测、校准方法，必要时还包括测量不确定度的评定以及测试、校准或检定数据的统计分析等。

（一）方法的选择

医疗器械计量评价应采用满足需要的与所开展的工作相适应的测试、校准或检定方法。当未规定医疗器械计量评价所用的方法时，应优先使用国家标准、国家军用标准、行业标准、部门军用标准、国际标准、跨国区域标准、检定规程、校准规范等规定的公认的方法。应确保使用的方法是标准的最新版本。必要时应附加实施细则，以保证使用的一致性。当无公认的方法可选择时，也可以选择权威组织发布的，或在有关的科技文献、期刊中发表的，或由制造厂规定的方法。还可使用自定的或适用于预期用途并证明是有效的方法。在开展计量评价的测试、校准或检定工作前，应确定能正确使用所选定的方法。如果标准的方法有变更，则应重新确认。

（二）自定义方法

医疗器械计量评价需自定测试或校准方法时，应该拟定编制计划，将编制工作委派给有资格的人员并配备足够的资源。计划应随方法制定的进展情况适时调整，并保证所有相关人员之间的有效沟通。在方法制定过程中，应进行评审，以证实需求得到满足。

（三）非标准方法

国家军用标准、国家标准、部门军用标准、行业标准、国际标准、跨国区域标准中没有规定的方法就是非标准方法。如果采用非标准方法进行医疗器械计量评价的测试、校准工作，采用的非标准方法应该在使用前经过确认。

编制医疗器械测试、校准方法一般包含如下内容：

1. 方法的名称。

2. 适用范围。

3. 被测件、被校件或被检件的类型说明。

4. 测量参数、量值和范围。

5. 所需的测试设备及其技术性能要求。

6. 所需的参照标准及标准物质。

7. 所需的环境条件及稳定周期。

8. 工作程序的说明包括：

（1）被测件、被校件的标识、处置、运输、储存和准备工作。

（2）工作前的检查。

（3）所需设备的功能检查。必要时，在每次使用前对设备进行校准或调整。

（4）测试、校准方法。

（5）观测和结果的记录方法。

（6）要采取的安全措施。

（四）方法的确认

对非标准方法、自定方法、超出规定适用范围的标准方法以及扩充和修改过的标准方法均需进行确认。方法的确认应包括对要求的说明、方法性能的确定、对使用方法能否满足要求的核实及有关确认结果的说明。确认应尽可能全面,以满足预期用途或应用领域的需要。对已确认的非标准方法改动时,应对这些改动造成的影响进行评审并重新确认。

可用下列方法之一或其组合来确认非标准方法的性能:

(1)使用参照标准或标准物质进行校准。

(2)与其他方法所得的结果进行比较。

(3)实验室间比对。

(4)对影响结果的因素作系统性的评定。

(5)依据对方法原理的科学理解和实践经验,对所得结果的测量不确定度进行评定。

确认程序还可以包括对抽样、处置和运输等方法的确认。

应记录所确认的结果、所使用的确认程序以及是否适合预期用途的说明。

确认的方法中规定的测量范围及技术指标应与需求相适应。

确认始终是成本、风险和技术可能性之间的一种权衡。在很多情况下,由于缺乏信息,只能以简单的方式给出测量范围和测量不确定度。

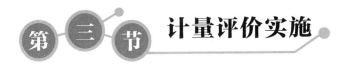

第三节　计量评价实施

一、评价原始记录

在医疗器械的寿命周期中,计量评价是一个反复迭代的过程。计量评价原始记录是一种结构化的、标准化的而又灵活方便地汇集计量评价工作所需数据的方法。为了有效地完成规定的计量评价工作项目,必须在医疗器械的研制早期就开始编制计量评价原始记录,并不断进行更新,以反映出在硬件设计和计量方案方面的更改。必须根据确定的计量评价项目,裁剪计量评价记录数据,以满足综合计量评价要求。

计量评价适用于医疗器械的全寿命周期的各个阶段。应根据医疗器械的寿命周期阶段、研制与生产的类型和研制进度、剪裁计量工作项目,对计量评价原始记录要求进行剪裁,以便在有限的经费及进度要求的前提下影响医疗器械设计,并可降低使用和计量费用及提高医疗器械性能完好性和持续工作的能力。

（一）评价原始记录应用

1. 论证阶段　计量评价始于医疗器械研制的早期论证阶段,并在医疗器械研制的全过程中不断反复进行。在该阶段,应完成对历史数据的分析、使用研究、比较分析等。计量评价主要确定如下内容:计量性能及与计量性能有关的设计因素的指标要求及约束条件;寿命周期费用(life cycle cost,LCC)的约束条件;潜在的计量风险;计量资源约束条件等。计量评价工作的结果要记入计量评价原始记录中,在进入方案阶段之前,医疗器械的决策需要这些结果。在论证阶段通常由使用方提供有限数量的计量评价记录数据,用以确定医疗器械的要求。

2. 方案阶段 对于新研医疗器械,主要的计量评价工作是在方案阶段,所产生的计量评价数据与规定的分析工作有关。由于计量评价工作始于早期阶段,所以使用方可以更加了解医疗器械的要求和可能的缺陷,从而能更好地检查控制系统后续的研制工作。由于有了对医疗器械的了解,使用方可以要求厂家说明对原来的方案所作的任何变更或修改的理由。厂家应充分利用相似医疗器械的计量评价数据,对医疗器械在各等级上编制计量要求文件,并用这些数据来验证较低层次上组件或零件生成的数据。反之,较低层次上组件或零件生成的数据也可用来验证医疗器械的数据。

在此阶段,计量评价工作的重点之一是通过改进和更新与计量有关的设计准则及通过对采用不必要的昂贵的计量要求提出疑问的方式来影响医疗器械设计。重点之二是更新在论证阶段和方案阶段制定的计量计划方面的数据。这一阶段形成的计量评价资料应有助于进一步确定计量方案、进行费用估算、确定潜在的计量问题、推动技术改进或确定改进设计和提出测试要求等。

3. 工程研制与定型阶段 工程研制与定型阶段的计量评价工作是方案阶段所进行的计量评价工作的继续。按照在硬件约定层次方面适用的计量评价原始记录,应用所得出的数据制定出计量方案及确定计量资源方面的要求。

4. 生产阶段和使用阶段 生产阶段和使用阶段仍保留在工程研制阶段制定的计量评价记录数据,以保证由于工程更改而需要进行的计量评价工作。另外,还需用这些数据评估该医疗器械使用后的计量性,以便对该医疗设备的改型或修正计量要求提供数据。

(二)评价原始记录的裁剪

计量评价所需的输入和输出方面的信息以及由此所需的费用,每个医疗器械是不相同的,这主要取决于使用方对计量评价的要求、所处的寿命周期阶段、硬件的复杂程度、医疗器械特点(如新研、改型、非研制性等)、各使用场合特点与要求编制的文件与数据要求。必须对计量评价记录进行剪裁,既要去掉不必要的数据要求,还要标明确实需要的全部数据要求,以保证计量评价工作正常进行。数据要求选择的不合适或过少,会给后续的医疗器械计量工作带来困难或造成不必要的反复。计量评价记录的剪裁要考虑以下三个方面的问题。

1. 评价项目的选择 剪裁计量评价记录的第一步是确定与剪裁已确认计量评价方法中要进行的计量评价项目,从而确定出计量评价工作项目与子工作项目。某些计量评价工作项目的选定将直接是计量评价原始记录的输入数据,从其他工作项目的输出也可能是后续分析的输入。

2. 与其他工程专业的接口与协调　剪裁计量评价记录的第二步是标识出与计量评价工作相联系的并与计量评价记录数据有输入输出关系的各工程专业。某些计量评价所需的数据,可从其他有关各工程专业的分析结果中得到,因此促使各工程专业的协调和联系,能最大限度地利用各工程专业设计与评价分析的数据,可实现评价分析的经济性并避免保障资源之间的不协调。与计量评价有关的各工程专业包括:医疗器械设计、可靠性、维修性、人机工程、标准化、元器件及零件控制、安全性、包装/装卸/储存及运输性、初始备件供应、测试性、生存性、技术资料、训练及训练设备、保障设施、保障设备、试验与评价、寿命周期费用。

在由其他各工程专业输入要求的数据时,利用计量评价记录的数据储存和处理功能,可充分协调和提高可用数据的利用效率。同时,由计量评价记录产生的评价报告也可为其他各相关工程专业分析时使用。

（三）评价原始记录编制

参照确认的计量评价方法,制作医疗器械的计量评价原始记录。

计量评价原始记录应尽可能全面反映医疗器械评价活动的过程和结果,为医疗器械质量管理和质量控制提供足够的信息,并可追溯。

医疗器械计量评价记录一般包括以下信息:

(1)原始记录编号、流水号、评价报告编号。

(2)医疗器械送评单位。

(3)拟评价医疗器械的型号规格、制造厂家、编号。

(4)标准器型号、编号、溯源有效期。

(5)环境温度、湿度、工作电压、电磁干扰、振动等情况的记录。

(6)计量评价依据方法。

(7)计量评价项目及其允许误差或不确定度。

(8)原始观测记录、导出数据、校核数据。

(9)计量评价结果。

(10)计量评价人员标识及评价日期。

(11)计量评价原始记录审核人员标识及审核日期。

二、样品处置

医疗器械计量评价方应制定被评价医疗器械运输、接收、处置、保护、存储和处理的程序,包括保护其完整性和评价方、委托方利益所必需的措施。

医疗器械计量评价方应制定被评价件的标识制度。该标识制度应保证被评价医疗器械在实物上、在相应的记录或文件中都不会混淆,必要时,还应能适用于被评价医疗器械的分组以及在实验室内外的传递。

医疗器械计量评价方在接收被评价医疗器械时,应记录异常现象或者对计量评价方法所要求状态的偏离情况。当怀疑被评价医疗器械不适于计量评价时,或者与所提供的说明不符时,或者所需的评价规定不够详细时,医疗器械评价方应在工作开始前向委托方提出进一步说明的要求,并记录有关内容。

医疗器械评价方应有程序和相应的设施,以避免被评价医疗器械在储存、准备或处置期间变质、丢失或损坏,并应按照被评价医疗器械所附说明书的要求进行处置。如果被评价医疗器械必须在特定的环境条件下储存或处置,则应对环境条件予以保持、监控和记录。如果被评价医疗器械或者其中一部分有安全保护要求时,医疗器械评价方应采取相应的安全保护措施。

如果被评价医疗器械在评价后需要重新投入使用,医疗器械评价方应特别注意确保在处置、测试、储存、待测过程中被评价医疗器械不会被破坏或损伤。

医疗器械评价方应向负责抽样和运送被评价医疗器械的人员提供有关样品储存和运输的资料,包括可能影响测试、校准结果的抽样要求的资料。

安全保护被评价医疗器械是出于记录的复现要求、安全要求或是由于价值昂贵,以及为了以后补充测试、校准等原因。

(一)查验

1. 外观检测 通过检查医疗器械外包装是否破损、有无碰撞的痕迹,是否缺少附件等,与委托方提供的信息和规定的条件相比较。

2. 状态检测 确认医疗器械实际状态是否与委托方描述一致,即委托方提供或补充的实物和信息是否能够符合计量评价方法的要求。

如果出现异常现象和偏离情况,技术人员应该在工作开始之前对于所发现的问题与委托方交涉,针对具体问题交换意见,并请委托方补充或进一步明确其要求,商定双方都满意的实施方案。

(二)设施和环境控制

评价方用于测试、校准或检定的设施,包括(但不限于)能源、照明和环境条件等设施,应满足评价方法中规定的测试、校准或检定工作的要求;

评价方应确保环境条件不会影响到所要求的测量工作的质量。在评价方固定设施以外的场所进行测试、校准或检定时,应特别加以注意。对影响测试、校准或检定结果的设施和环境条件的技术要求,应制定成文件。

如果相关的规范、方法、程序对环境条件有要求时,或者环境条件对评价结果的质量有影响,评价方应对环境条件进行监测、控制和记录。对诸如霉菌、灰尘、电磁干扰、辐射、湿度、电源、静电、温度、噪声及振动等应加以注意,并使之与有关的技术活动相适应。当环境条件影响到测试、校准或检定的结果时,应停止测试、校准或检定工作。

相邻区域的活动相互影响时应进行有效隔离,采取措施防止交叉污染。

评价方应对进入和使用影响测试、校准和检定工作质量的区域加以控制,并根据具体情况确定控制范围。

评价方应采取措施确保良好的内务管理,必要时制定专门程序。

三、数据获取

（一）计量评价基本原则

1. 计量评价依据　评价医疗器械计量性能的项目、技术要求和方法,必须依据相应的检定规程、校准规范、技术标准、仪器说明书以及其他相应的技术文件。当评价依据没有给出具体规定时,可依据相关规范制订。必须考虑到测量结果不确定度对评价结果的影响。

2. 计量评价的形式　对医疗器械计量性能的评价,一般采用型式评价、检定及校准三种形式。

3. 型式评价　型式评价是由计量行政部门指定的技术机构,依据型式评价大纲,对医疗器械新产品和进口医疗器械进行全性能试验,对其技术资料进行全面的审查,出具型式评价报告,以确定测量仪器是否符合型式批准的计量法规管理要求和技术要求。

型式评价的全性能试验是指除了对医疗器械进行一般性检查、标准及额定条件下的计量性能进行评价外,还进行安全性、可靠性与寿命试验,以及电磁干扰、模拟贮存、运输等环境下的适应性试验。

4. 检定　检定是依照检定规程的要求,通过具体的操作,确定医疗器械的计量性能,确定其是否符合法定要求,并出具证书或加盖印记以判定其是否合格。

按照我国计量法的规定,计量检定分为强制检定和非强制检定两类,都属于法治检定。

5. 校准　校准是依据校准规范或校准方法,为确定医疗器械所指示的量值与对应的由标准复现的量值之间关系的一组操作。校准的结果记录在校准证书或校准报告中,也可用校准因数或校准曲线等形式表示。

校准证书或校准报告一般要给出测量不确定度。

（二）医疗器械计量评价的通用方法

下列内容是医疗器械计量评价的通用方法,具体医疗器械计量性能的评价项目,可能并不包括下列内容给出的所有特性,也可能不限于下列内容给出的特性和评价方法。

1. 误差

(1)医疗器械示值误差的评定方法

1)比较法:在规定的条件下,由提供约定真值的测量标准对被评定的医疗器械进行一定次数的计量或比较,有的情况下则是被评定医疗器械对给定的测量标准进行一定次数的计量。被评定医疗器械示值与测量标准提供的约定真值之差为示值误差。

2）分步法：根据被评定医疗器械的测量原理、结构，通过分析和试验得到影响医疗器械示值误差的参量。再对各个参量进行评定并加以综合，得出被评定医疗器械示值误差的控制范围。

通常在不具备上级计量标准的情况下采用分部计量法。

由于认识的局限性，对被评定医疗器械影响参量的分析可能不全面和不彻底。

3）组合法：把被评定一台或多台医疗器械的多个示值，用不同方式组合起来，得到被评定量之间以及被评定量与给定的约定真值之间的函数关系，并列成若干方程式，然后用最小二乘法求出仪器示值的实际值或测量误差。

在这里，约定真值是高等级或同等级测量标准复现的量值，也可以是物理常量。

（2）医疗器械的示值误差表示的三种主要形式

1）绝对误差：示值误差可用绝对误差表示，按式（2-16）计算：

$$\Delta = x - x_s \tag{2-16}$$

式中：Δ——用绝对误差表示的医疗器械示值误差；

x——被评定医疗器械的示值；

x_s——测量标准复现的量值，即约定真值。

2）相对误差：示值误差可用相对误差表示，按式（2-17）计算：

$$\delta = \frac{\Delta}{x_s} \times 100\% \tag{2-17}$$

式中：δ——用相对误差表示的医疗器械示值误差。

3）引用误差：示值误差可用引用误差表示，按式（2-18）计算：

$$\gamma = \frac{\Delta}{x_N} \times 100\% \tag{2-18}$$

式中：γ——用相对误差表示的医疗器械示值误差；

x_N——引用值，一般为被评定医疗器械标称范围的上限或量程。

（3）偏差：实物量具的偏差为实物量具的实际值减去标称值，实物量具的偏差等于负的示值误差。

（4）零值误差：在示值为零值（或零刻度值）处，评定得到的医疗器械示值误差为零值误差。

（5）基值误差：在规定的示值或规定的被测量值处，评定得到的医疗器械示值误差为基值误差。

有时除规定的示值或被测量值外，还规定某些影响量的值，此时评定得到的医疗器械示值误差称为基本误差。

2. 重复性

（1）医疗器械重复性评价的基本方法：在重复性测量条件下，由被评价医疗器械对给定的约定真值或稳定的被测量进行连续多次的测量或比较，有的情况下则是由提供约定真值的测量仪器对被评价医疗器械进行连续多次的测量，用实验标准差来表示被评价医疗器械的重复性。

实验标准偏差一般用贝塞尔公式表示。

用贝塞尔公式计算得到的实验标准偏差 s 是有不确定度的，其相对标准不确定度可表示为式（2-19）：

$$u_{rel}(s) = \frac{u(s)}{s} = \frac{1}{\sqrt{2(n-1)}} \qquad (2-19)$$

式中：$u(s)$——实验标准偏差 s 的标准不确定度。

测量次数越多，实验标准差的不确定度越小，实验标准差越可靠。

（2）医疗器械重复性评价的其他方法

1）最大残差法：由每个观测值与算术平均值之差得到残差，从残差中找出最大残差值，按式（2-20）计算实验标准差：

$$s = c_n |\nu_{imax}| \qquad (2-20)$$

式中：ν_{imax}——最大残差值；

　　　c_n——最大残差系数。

c_n 的值根据测量次数 n 从表 2-4 中查得。

表 2-4　最大残差系数 c_n

n	2	3	4	5	6	7	8	9	10	15	20
c_n	1.77	1.02	0.83	0.74	0.68	0.64	0.61	0.59	0.57	0.51	0.48

2）极差法：找出观测值中的最大值和最小值，两值之差为极差，按式（2-21）计算实验标准差。

$$s = \frac{x_{max} - x_{min}}{d_n} \qquad (2-21)$$

式中：x_{max}——观测值中的最大值；

　　　x_{min}——观测值中的最小值；

　　　d_n——极差系数。

d_n 的值根据测量次数 n 从表 2-5 中查得。

表 2-5　极差系数 d_n

n	2	3	4	5	6	7	8	9	10	12	15
d_n	1.13	1.69	2.06	2.33	2.53	2.70	2.85	2.97	3.08	3.26	3.47

在测量次数较少时，一般也可采用极差法。

用最大残差法或极差法算得的实验标准偏差的不确定度，大于用贝塞尔公式计算得的实验标准偏差的不确定度。最大残差法或极差法只适用于呈正态分布的观测数据，当分布偏离正态分布较大时，应采用贝塞尔公式法计算。

3. 响应特性

（1）在确定条件下，在医疗器械测量范围中不同测量点输入信号，并测量输出信号，当输入信号和输出信号不随时间变化时，记下被评价医疗器械对于不同激励输入时的输出值，列成表格、画出曲线或得出输入输出量的函数关系式，即为医疗器械静态测量下的响应特性。

输入输出量的函数关系式有时可以从理论推导得出。

（2）当输入信号和输出信号按时间的函数变化时，由响应的拉普拉斯变换除以输入的拉普拉斯变换，得出的传递函数为医疗器械动态测量情况下的响应特性。

4. 灵敏度
对被评定医疗器械，在规定的某激励值上通过一个小小的激励变化 Δx，得到相应的响应变化 Δy，则比值 $s = \dfrac{\Delta y}{\Delta x}$ 即为医疗器械在该激励值处的灵敏度。

5. 鉴别力［阈］
对被评定医疗器械，在一定的激励输入和输出响应下，通过缓慢单方向地逐步改变激励输入，观察其输出响应。使医疗器械产生未察觉的响应变化的最大激励变化，就是该医疗器械的鉴别力［阈］。

6. 分辨力
对医疗器械分辨力的评定，可以通过医疗器械的显示装置或读数装置能有效辨别的最小示值差来评定。

带数字显示装置的测量仪器分辨力，为最低位数字显示变化一个步进量时的示值差。

用标尺作为读数装置（包括带有光学机构的读数装置）的医疗器械分辨力，为标尺上任何两个相邻标记之间即最小分度值的一半。

医疗器械标称范围内的所包含的分辨力数目 $\left(\text{即}\dfrac{x_{\max}-x_{\min}}{d}，d\text{为分辨力}\right)$ 是衡量医疗器械性能的指标之一。

7. 稳定性
对医疗器械保持其计量特性恒定能力的评定，通常可用下述几种方法。

（1）评定方法一：通过测量标准观测被评定医疗器械计量特性的变化，当变化达到某规定值时，其变化量与所经过时间间隔之比即为被评定医疗器械的稳定性。

（2）评定方法二：通过测量标准定期观测被评定医疗器械计量特性随时间的变化，用所记录的被评定医疗器械计量特性在观测期间的变化幅度除以其变化所经过的时间间隔，即为该被评定医疗器械的稳定性。

（3）评定方法三：频率源的稳定性用阿仑方差的正平方根值评定，称为频率稳定度。

（4）当稳定性不是对时间而是对其他量而言时，应根据检定规程、技术规范或仪器说明书等其他有关技术文件规定的方法进行评定。

8. 漂移

（1）用测量标准在一定时间内（根据技术规范要求）观测被评价医疗器械计量特性随时间的慢变化，记录前后的变化值或画出观测值随时间变化的漂移曲线。

（2）当医疗器械计量性能随时间呈线性变化时，漂移曲线为直线，该直线的斜率即漂移率。在测得随时间变化的一系列观测值后，可以用最小二乘法拟合得到最佳直线，并计算出漂移率。

9. 响应时间　对被评价医疗器械输入瞬间突变的激励,记录输出响应随时间变化的曲线。计算输出响应达到并保持其最终稳定值在某一个规定极限内的瞬间,与输入激励间的时间间隔。该时间间隔即为医疗器械相应于规定极限的响应时间。

四、结果评价

（一）测量不确定度评定

1. GUM 法评定测量结果不确定度

（1）建立被测量的数学模型

1）当被测量 Y 由 N 个其他量 $X_1, X_2, \cdots, X_N$ 的函数关系确定时,被测量的数学模型见式（2-22）:

$$Y=f(X_1, X_2, \cdots, X_N) \tag{2-22}$$

被测量的测量结果就是被测量 Y 的估计值 y,它是由各输入量 X_i 的估计值或测量值 x_i 按数学模型确定的函数关系计算得到,见式（2-23）。

$$y=f(x_1, x_2, \cdots, x_n) \tag{2-23}$$

2）当被测量 X 由直接测量得到,且各影响量的影响写不出函数关系时,一般可不建立被测量与各影响量关系的数学模型。测量结果通常为 n 个测量值的算术平均值 $\bar{x}$,按式（2-3）计算测量结果。

（2）分析不确定度的来源:进行不确定度分析,应根据实际情况分析对测量结果有明显影响的不确定度来源。通常测量不确定度来源可以从以下因素考虑:

1）被测量的定义不完整。

2）被测量的定义值的复现不理想。

3）被测量的样本不能完全代表定义的被测量。

4）环境条件的不完善或测量过程受对环境条件影响认识不足。

5）使用模拟式仪表时,人员的读数偏差。

6）测量仪器的计量性能（如最大允许误差、灵敏度、鉴别力、分辨力、死区及稳定性等）的局限性,即导致仪器的不确定度。

7）测量标准、标准物质等给出值的不准确。

8）数据处理时所引用的常数或其他参数的不准确。

9）测量系统、测量方法、测量程序的不完善。

10）在相同条件下,被测量重复观测值的随机变化。

11）修正的不完善。

（3）标准不确定度的 A 类评定:评定测量不确定度之前,应根据有关准则判断并剔除测量数据中可能存在的异常值。

标准不确定度的 A 类评定可按测量数据处理的任何一种统计计算方法进行,用计算得到的实验标准偏差表征。

1)实验标准偏差的计算

Ⅰ. 贝塞尔法。

Ⅱ. 极差法。

Ⅲ. 最大残差法。

Ⅳ. 较差法:当被测量随时间变化,贝塞尔法不适用时,推荐采用较差法计算实验标准偏差,见式(2-24)。

$$s(x) = \sqrt{\frac{1}{2(n-1)} \sum_{i=1}^{n-1} (x_i - x_{i+1})^2} \tag{2-24}$$

式中,$x_i - x_{i+1}$ 为相邻两个测量值之差。

Ⅴ. 最小二乘法预期值的实验标准偏差:由最小二乘法拟合的最佳直线见式(2-25):

$$y_j = a + bx_j \tag{2-25}$$

则预期值的实验标准偏差计算见式(2-26):

$$s_y = \sqrt{s_a^2 + x_j^2 s_b^2 + b^2 s_x^2 + 2x_j r(a,b) s_a b_b} \tag{2-26}$$

式中,$r(a,b)$ 为 a 和 b 的相关系数。

Ⅵ. 测量过程的实验标准偏差:采用核查标准和控制图方法控制测量过程时,测量过程的实验标准偏差是测量过程各组内标准偏差的统计平均值,称为合并标准偏差,见式(2-27)。

$$s(x) = s_p = \sqrt{\left(\sum_{i=1}^{m} \nu_i s_i^2 \right) \Big/ \sum_{i=1}^{m} \nu_i} \tag{2-27}$$

式中,s_p——合并标准偏差;

s_i——第 i 次核查时的实验标准偏差;

ν_i——第 i 次核查的自由度;

m——核查次数。

2)确定 A 类评定的标准不确定度:用单次测量值作为测量结果时,由测量重复性引入的测量不确定度按式(2-28)计算。

$$u_A = s(x) \tag{2-28}$$

用算术平均值作为测量结果时,用式(2-29)计算 A 类评定的标准不确定度。

$$u_A = s(\bar{x}) = s(x) / \sqrt{n} \tag{2-29}$$

式中,n 为获得测量结果 $\bar{x}$ 的重复观测次数。

(4)标准不确定度的 B 类评定

1)评定方法:标准不确定度分量的 B 类评定,是借助于一切可利用的有关信息进行科学判断,得到估计的标准偏差。通常是根据有关信息或经验,判断被测量的可能值区间 $(-a, a)$,假设被测量值的概率分布,根据概率分布和要求的置信水平 P 估计置信因子 k,则

B 类标准不确定度 u_b,可由式(2-30)计算得到。

$$u_b = \frac{a}{k} \qquad (2\text{-}30)$$

式中, a——被测量可能值区间的半宽度;

　　　　k——置信因子。

2)区间半宽度 a 的确定:区间半宽度 a 值根据有关的信息确定,一般情况下,可利用的信息包括:①以前测量的数据;②对有关技术资料和测量仪器特性的了解和经验;③生产厂的技术说明书;④校准证书、检定证书、测试报告或其他文件提供的数据;⑤手册或某些参考资料给出的参考数据;⑥检定规程、校准规范或测试标准中给出的数据;⑦其他有用的信息。

例如:

①制造厂的说明书给出的测量器具的允许误差极限为±Δ,并经计量部门检定合格,则区间半宽度 a 计算见式(2-31):

$$a = \Delta \qquad (2\text{-}31)$$

②校准证书、检定证书、测试报告或其他提供数据的文件给出了扩展不确定度 U 时,计算见式(2-32):

$$a = U \qquad (2\text{-}32)$$

③所用的参数值由手册查得时,应同时查出该参数的最小可能值 b_- 和最大可能值 b_+,则可对该参数加以修正,修正后的参数为 $\frac{1}{2}(b_+ + b_-)$,具有对称区间,区间半宽度计算见式(2-33):

$$a = \frac{1}{2}(b_+ - b_-) \qquad (2\text{-}33)$$

④数字显示器的分辨力为 1 个数字所代表的量值 δ,则一般计算见式(2-34):

$$a = \frac{\delta}{2} \qquad (2\text{-}34)$$

如果指示器的分辨力为±δ_0,则计算见式(2-35):

$$a = \delta_0 \qquad (2\text{-}35)$$

⑤必要及可能时,用实验方法来估计可能的区间。

3)置信因子 k 值的确定:①已知扩展不确定度是合成标准不确定度的若干倍时,则该倍数即为 k 值;②假设为正态分布时,根据要求的置信水平 P 查表 2-6 得到 k 值;③假设为非正态分布时,根据概率分布查表 2-7 得到 k 值。

表 2-6　正态分布的置信因子 k 与概率 P 的关系

P	0.90	0.95	0.99	0.9973
k	1.64	1.96	2.58	3

表2-7　几种概率分布的置信因子 k 值

概率分布	均匀	反正弦	三角	梯形
$k(P=1.00)$	$\sqrt{3}$	$\sqrt{2}$	$\sqrt{6}$	$\sqrt{6}(1+\beta^2)$

注：β 为梯形上底半宽度与下底半宽度之比，$0<\beta<1$

4）概率分布的假设：①当被测量受许多影响量的影响，当它们各自的效应同等量级时，不论各影响量的概率分布是什么形式，被测量的随机变化近似正态分布；②如果由证书或报告给出的不确定度是具有包含概率为 0.95、0.99 的扩展不确定度（即给出 $U_{0.95}$，$U_{0.99}$），此时除非另有说明，可按正态分布来评定；③当利用有关信息或经验估计出被测量的可能值区间的上限和下限，其值在区间外的可能几乎为零时，若被测量值落在该区间内任意值处的可能性相同，则可假设为均匀分布（或称矩形分布、等概率分布）；若被测量值落在该区间的中心的可能性最大，则假设为三角分布；若落在该区间中心的可能性最小，而落在上限和下限处的可能性最大，则假设为反正弦分布；④已知被测量的分布是两个不同大小的均匀分布合成时，则可假设为梯形分布；⑤对被测量的可能值落在可能值区间内的情况缺乏具体了解时，一般假设为均匀分布；⑥实际工作中，可依据同行专家的研究和经验假设概率分布。

（5）合成标准不确定度的计算：合成标准不确定度是由各标准不确定度分量的平方及各分量间的协方差合成得到，不论各标准不确定度分量是 A 类评定还是 B 类评定得到的。当各分量独立不相关时，合成标准不确定度由各标准不确定度分量平方和的正平方根值确定。

1）直接测量：被测量由测量设备直接测得，测量结果的不确定度包含 N 个标准不确定度分量，且各分量相互独立不相关，合成标准不确定度 u_c 可按式（2-36）计算。

$$u_c = \sqrt{\sum_{i=1}^{N} u_i^2} \tag{2-36}$$

式中，u_i——第 i 个标准不确定度分量；

$\qquad N$——标准不确定度分量的数量。

2）间接测量：被测量 Y 的测量结果 y 是通过测量各输入量后，由式（2-23）的函数关系计算得到，测量结果 y 的合成标准不确定度 $u_c(y)$ 按式（2-37）计算。式（2-37）称为不确定度传递律。

$$u_c(y) = \sqrt{\sum_{i=1}^{N}\left[\frac{\partial f}{\partial x_i}\right]^2 u^2(x_i) + 2\sum_{i=1}^{N-1}\sum_{j=i+1}^{N}\frac{\partial f}{\partial x_i}\cdot\frac{\partial f}{\partial x_j}r(x_i,x_j)u(x_i)u(x_j)} \tag{2-37}$$

式中：　x_i——输入量 X_i 的测量值；

$\qquad x_j$——输入量 X_j 的测量值，且 $j\neq i$；

$\qquad \dfrac{\partial f}{\partial x_i}$——$X_i$ 的灵敏系数；

$\qquad \dfrac{\partial f}{\partial x_j}$——$X_j$ 的灵敏系数；

$u(x_i)$——x_i的标准不确定度;

$u(x_j)$——x_j的标准不确定度,且$j \neq i$;

$u(x_i, x_j)$——x_i、x_j协方差的估计值,$j \neq i$;

$r(x_i, x_j)$——x_i、x_j相关系数的估计值,$j \neq i$。

① 各输入量独立不相关时,即$r(x_i, x_j) = 0$时,$u_c(y)$计算见式(2-38):

$$u_c(y) = \sqrt{\sum_{i=1}^{N} \left[\frac{\partial f}{\partial x_i}\right]^2 u^2(x_i)} \tag{2-38}$$

式中,$\dfrac{\partial f}{\partial x_i}u(x_i)$为被测量$y$的标准不确定度分量$u_i(y)$,因此,式(2-38)可以表示成式(2-39):

$$u_c(y) = \sqrt{\sum_{i=1}^{N} u_i^2(y)} \tag{2-39}$$

②当被测量的函数形式为$Y = A_1 X_1 + A_2 X_2 + \cdots + A_N X_N$,且各输入量间不相关时,合成标准不确定度$u_c(y)$计算见式(2-40):

$$u_c(y) = \sqrt{\sum_{i=1}^{N} A_i^2 u^2(x_i)} \tag{2-40}$$

③当被测量的函数形式为$Y = A(X_1^{p_1} \cdot X_2^{p_2} \cdots X_N^{p_N})$,且各输入量间不相关时,合成标准不确定度$u_c(y)$计算见式(2-41):

$$\frac{u_c(y)}{y} = \sqrt{\sum_{i=1}^{N} \left[P_i u(x_i)/x_i\right]^2} \tag{2-41}$$

④若所有输入量都相关,且相关系数为1时,合成标准不确定度计算见式(2-42):

$$u_c(y) = \left| \sum_{i=1}^{N} \frac{\partial f}{\partial x_i} u(x_i) \right| \tag{2-42}$$

如果灵敏系数为1,则计算见式(2-43):

$$u_c(y) = \sum_{i=1}^{N} u(x_i) \tag{2-43}$$

(6)扩展不确定度的确定:扩展不确定度分为U和U_p两种。在给出测量结果时,一般情况下报告扩展不确定度U。

1)扩展不确定度U:扩展不确定度由合成标准不确定度乘包含因子k得到,按式(2-44)计算。

$$U = k u_c \tag{2-44}$$

y是被测量Y的估计值,被测量Y的可能值以较高的包含概率落在$[y-U, y+U]$区间内。被测量的值落在包含区间内的包含概率取决于所取的包含因子k的值,k值一般取2或3。

当y和$u_c(y)$所表征的概率分布近似为正态分布时,且u_c的有效自由度较大情况下,若$k = 2$,则由$U = 2u_c$所确定的区间具有的包含概率约为95%。若$k = 3$,则由$U = 3u_c$所确定的区间具有的包含概率约为 99%。

在通常的测量中，一般取 $k=2$。当取其他值时，应说明其来源。当给出扩展不确定度 U 时，一般应注明所取的 k 值。若未注明 k 值，则 $k=2$。

2）扩展不确定度 U_p：当要求扩展不确定度所确定的区间具有接近于规定的包含概率是 p 时，扩展不确定度用 U_p 表示。当 p 为 0.95 或 0.99 时，分别表示为 U_{95} 和 U_{99}。

U_p 由式（2-45）获得：

$$U_p = k_p u_c \tag{2-45}$$

在给出 U_p 时，应同时给出有效自由度 ν_{eff}。ν_{eff} 的计算可查阅 JJF 1059.1-2012 进行。

2. 蒙特卡洛法（Monte Carlo method，MCM）评定测量标准不确定度　在以下三种情况下，按 JJF 1059.1《测量不确定评定与表示》确定的输出量估计值及其标准不确定度可能变得不可靠，或可能会导致对包含区间或扩展不确定度的估计不切实际。

（1）测量模型明显呈非线性。

（2）输入量的概率密度函数明显非对称。

（3）输出量的概率密度函数较大程度地偏离正态分布或 t 分布，尤其分布明显非对称的场合。

这时候，就需要依据 JJF 1059.2《用蒙特卡洛法评定测量不确定》，采用蒙特卡洛法进行测量不确定度的评定。

（二）测量结果的最终表达形式

被测量 Y 的测量结果为 y，测量结果及其不确定度完整表达形式有以下几种：

（1）$Y = y \pm U$　（k 的值）。

示例：$m_s = (100.021 \pm 0.072)g$　（$k=2$）。

（2）测量结果为 y，扩展不确定度为 U　（k 的值）。

示例：$m_s = 100.021g$，$U = 0.072g$　（$k=2$）。

（3）测量结果为 y，扩展不确定度为 u_c。

示例：$m_s = 100.021g$，$u_c = 0.036g$。

（4）合成标准不确定度直接写在测量结果 y 的后面并用括号分开，此事对括号中的数值必须说明；

示例：$m_s = 100.021(0.036)g$，括号中的数是合成标准不确定度 u_c 的数值，其单位与测量结果的单位一致。

（三）结果的评定

（1）医疗器械示值误差符合性评定的基本要求：对医疗器械计量性能进行符合性评定时，若评定示值误差的不确定度满足下面情况，则可不考虑示值误差评定的测量不确定度的影响。

评定示值误差的不确定度 U_{95} 与被评定医疗器械的最大允许误差的绝对值 MPEV 之

比,应小于或等于 1:3,见式(2-46):

$$U_{95} \leqslant \frac{1}{3} \cdot \text{MPEV} \qquad\qquad (2\text{-}46)$$

被评定医疗器械的示值误差超出其最大允许误差时,可判为不合格。

对于型式评价和仲裁检定,必要时 U_{95} 与 MPEV 之比也可小于或等于 1:5。

在一定情况下,评定示值误差的不确定度 U_{95},可取包含因子 $k=2$ 的扩展不确定度 U 代替。

(2)依据计量检定规程对医疗器械进行评价,由于规程对评价方法、计量标准、环境条件等已作出规定,并满足检定系统表量值传递的要求,当被评价医疗器械处于正常状态时,对示值误差评定的测量不确定度将处于一个合理的范围内,医疗器械的示值误差判为符合该准确度级别的要求,不需要考虑示值误差评定的测量不确定度的影响。

(3)依据计量检定规程以外的技术规范对医疗器械示值误差进行评定,并且需要对示值误差是否符合某一最大允许误差做出符合性判定时,必须采用合适的方法,计量标准和环境条件进行评定。选取有效覆盖被评定医疗器械测量范围的足够多点,如果各个点均不超出最大允许误差的要求。则得出被评定医疗器械整个测量范围符合要求。同时考虑对示值误差评定的测量不确定度影响。如示值误差的测量不确定度不符合(1)的要求,必须考虑下面判据:

1)合格判据:被评定医疗器械的示值误差 Δ 的绝对值小于或等于其最大允许误差的绝对值 MPEV 与示值误差的扩展不确定度 U_{95} 之差时可判为合格,计算见式(2-47):

$$|\Delta| \leqslant \text{MPEV} - U_{95} \qquad\qquad (2\text{-}47)$$

为合格。

2)不合格判据:被评定医疗器械的示值误差 Δ 的绝对值大于或等于其最大允许误差的绝对值 MPEV 与示值误差的扩展不确定度 U_{95} 之和时,可判为不合格,计算见式(2-48):

$$|\Delta| \geqslant \text{MPEV} + U_{95} \qquad\qquad (2\text{-}48)$$

为不合格。

3)待定区:当被评定医疗器械的示值误差既不符合合格判据又不符合不合格判据时,为处于待定区。这时不能下合格或不合格的结论,计算见式(2-49):

$$\text{MPEV} - U_{95} \leqslant |\Delta| \leqslant \text{MPEV} + U_{95} \qquad\qquad (2\text{-}49)$$

为待定区。

当医疗器械示值误差的判定处在不能作出符合性判定时,可以通过采用准确度更高的测量标准、改善环境条件、增加测量次数和改变测量方法等措施,以降低测量不确定度评定的不确定度 U_{95},使满足与最大允许误差绝对值 MPEV 之比小于或等于 1:3 的要求,然后对医疗器械的示值误差重新进行评定。

(4)对那些只具有不对称或单侧允许误差限的被评定医疗器械,仍可按照上述原则进行符合性评定。

(曹德森)

本章小结

本章叙述了计量评价在医疗器械技术评价中的作用,介绍了医疗器械计量评价中的量和单位、测量和测量结果、测量误差与测量不确定度等基础知识,介绍了人员、测量器具、设施和环境、检测方法、检测实施等对医疗器械计量评价的影响。并在章节最后对用 GUM 法、蒙特卡洛法(MCM)进行医疗器械计量性能评价进行了介绍。

思考题

1. 什么叫量、量值和计量单位?
2. 什么叫测量不确定度,测量标准不确定度如何计算?
3. 简述测量器具、设施和环境、检测方法、检测实施等对医疗器械计量评价的影响。
4. 简述如何用 GUM 法或 MCM 法进行输出量估计值的评价。

第三章

医疗器械
安全性评价

安全性评价（safety evaluation）也称作危险评价或风险评价（risk evaluation），它是以实现安全为目的，采用安全系统工程原理和方法，辨识和分析工程、系统、生产管理和应用活动中的危险、有害因素，预测发生事故或造成职业危害的可能性及其严重程度，提出科学、合理、可行的安全对策措施建议，并做出评价结论的活动。医疗器械安全性是指其不发生事故的能力。安全性评价目的是在系统寿命周期内用及时、经济、有效的方法满足安全性要求，提高其使用效能。医疗器械安全性评价时，应与质量管理、可靠性、维修性、人因工程、健康保障等工作综合权衡与协调，以达到最佳的费用效益。

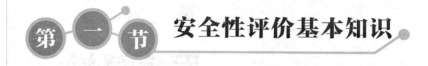

第一节　安全性评价基本知识

一、医疗器械安全性要求

（一）医疗器械安全目标

国家监管部门将医疗器械分为第一类、第二类、第三类,其分类标准是基于医疗器械的安全性监管要求。第一类医疗器械是指风险程度低,实行常规管理可以保证其安全、有效的医疗器械,如基础外科用刀、医用放大镜、棉签、氧气袋、轮椅等。第二类医疗器械是指具有中度风险,需要严格控制管理以保证其安全、有效的医疗器械,如无创监护仪、心电图机、便携式 B 超等无创式医疗仪器,以及显微镜、培养箱等设备。第三类医疗器械是指具有较高风险,需要采取特别措施严格管理以保证其安全、有效的医疗器械,如有创监护仪、台式超声、呼吸机、CT、磁共振等,及各种含药的医疗器械。医疗器械安全性体现在研发、生产、质量认证、应用、管理等各个环节,安全性的目标主要包括:

1. 确保应用对象安全　保证医疗器械的应用对象特别是患者的绝对安全,这是临床诊断、治疗的基础。当医疗器械的使用可能对患者带来创伤时,必须确保这种创伤导致的副作用显著小于患者使用该医疗器械可得到的益处。在患者安全性方面,需充分考虑医疗器械在极端条件下使用可能存在的故障,并确保其在单一故障状态下也能满足安全要求。

由于医疗器械的应用对象(患者)抵御安全性风险的能力弱于正常人,特别是存在如下情况时,必须进一步提高对医疗器械安全性的要求:

(1)对危重患者、手术麻醉中的患者、瘫痪、卧床等正常行动受限的患者,以及婴幼儿患者,其抵御安全风险的能力显著差于正常人,且其往往难以正常感受医疗器械带来的刺激与损伤。

(2)对维持人体基本生命体征的仪器设备,如心脏起搏器、呼吸机等,其安全性、可靠性关乎患者生命,必须无条件确保其在使用过程的每个时刻都能正常工作。

(3)医疗器械的使用可能导致患者难以察觉的潜在风险或损伤,如 X 线、CT 等影像设备,以及医用放疗设备等存在电离辐射,医学磁共振影像设备存在强磁场等,故必须对其使用场所、频次、应用对象、应用部位等加以明确限定(如植入心脏起搏器、血管支架的患者不能接受磁共振扫描),并将可能存在的风险与损伤告知患者及其家属。

(4)患者接受输液、穿刺、介入等有创治疗时,其皮肤阻抗显著降低,因此其受到电击的风险显著增加。此时往往要提高所使用医疗器械的安全等级,特别是电气安全与介入材料生物安全的等级。

（5）患者同时与多台医疗设备相连接时，不同设备间可能存在潜在的漏电回路，这也是其电气安全风险的重要来源。尤其是上述医疗设备中存在大功率设备时，该风险会进一步增加。因此在手术室、监护室等场合，必须以高标准明确限定接地、隔离等安全措施的技术参数。

（6）在手术室等特殊环境下，特别是使用高频电刀等设备时，患者吸入的氧气、N_2O、麻醉剂混合气体可能引起火灾或爆炸，这一隐患也是必须要考虑的因素。

2. 确保操作人员安全　在严格保证患者安全的同时，也要保证操作者的人身安全，包括常规操作者（如医生、护士等）与可能的、潜在的操作者（如患者本人、患者家属、护工等）的人身安全。这方面必须要充分考虑操作者具备的基础知识、操作经验，接受技术培训的程度等因素。对通常由患者或其家属操作的医疗器械，更需重点考虑其受教育水平，确保其能正常操作，并能正常解读医疗器械所提供或显示的信息或检测结果。

3. 确保应用环境安全　医疗器械在使用中，必须确保对周围环境的电离辐射、电磁干扰、噪声、化学泄漏、生物泄漏等指标低于容许值上限，尤其是要确保上述问题不会对患者、操作者及其他相关人员带来伤害。

4. 确保设备自身安全　医疗器械的安全性还体现在使用过程中确保仪器设备自身的安全，以及周围其他正在运行的医疗设备或附属设施、设备的安全。

医疗器械的安全要求是法规性要求，满足要求的基本途径是制造商在市场准入前能提供证明申报产品具备安全有效性的支撑性注册文件，在批准上市后能提供其质量管理体系符合法规要求运转的证明文件，且确保一旦发生不良事件时可被立即召回。在我国，为确保医疗器械达到安全要求，制造商应严格遵循《医疗器械风险管理对医疗器械的应用标准》（YY/T 0316/ISO14971），《医疗器械质量管理体系用于法规的要求》（YY/T 0287/ISO3485），以及该医疗器械相应的国际标准、国家标准、行业标准等。对影响医疗器械安全有效性的风险，应通过风险管理的方法将其控制在可接受的范围内。

（二）医疗器械安全措施

医疗器械安全工作应采取有效的途径或措施予以确保其安全目标的实现。

（1）根据任务要求及时地采取经济有效的方法开展安全性设计。

（2）在医疗器械的寿命周期内，识别、跟踪、评价和消除医疗器械中的危险，或将其风险降低到使用方可接受的水平。

（3）考虑并应用历史的安全及安全性资料，包括其他医疗器械的经验教训。

（4）在接受和采用新技术、新材料或新设计和新的生产、试验和使用技术时，寻求最小风险。

（5）将消除危险或将风险降低到使用方可接受水平所采取的措施形成文件。

（6）在医疗器械的论证、研制和订购过程中及时地考虑各种安全特性，以尽量减少在使用中为改善安全性进行的改装。

（7）在设计、技术状态或任务要求更改时，应使风险保持在使用方可接受的水平。

（8）在寿命周期的早期应考虑医疗器械的安全性以及与系统有关的任何危险器材的处置（如便于报废处理）。应采取措施以最低限度地使用危险器材，进而使与危险器材有关的风险与寿命周期费用最低。

（9）重要的安全及安全性资料应作为经验教训形成资料，并存入数据库，或作为更改建议纳入有关的设计手册和规范中。

（三）医疗器械全寿命周期各阶段的安全工作

1. 论证阶段　在论证阶段，安全工作包括下列几个方面：

（1）根据相似医疗器械的经验，新研制医疗器械的特点确定其安全要求。

（2）如果可能，应进行初步危险分析（preliminary hazard analysis，PHA），以确定各备选方案中的风险。

（3）评价安全考虑的专门方面，例如，系统限制条件、风险和人员技术等级要求等。

（4）确定在医疗器械寿命周期中可能要放弃的某些安全要求。

（5）确定医疗器械安全分析和安全性设计、试验、验证和评价的要求。

（6）编写在该阶段所进行的医疗器械安全工作结果的汇总报告，以支持正确的决策。

2. 方案阶段　在方案阶段，医疗器械安全工作的目标是论证并确认医疗器械的设计方案能否达到并保持满意的安全性水平。为了实现这一目标，首先要制定、评审、修改和完善医疗器械安全工作计划。在该阶段的医疗器械安全性评价工作包括危险分析，例如PHA、分系统危险分析（subsystem hazard analysis，SSHA）等。通过这些分析确认医疗器械达到了所要求的安全性。在完成这些分析后，必须采取适当的危险纠正措施，并通过危险报告、分析和纠正措施跟踪制度来保证这些措施的实施。

本阶段中应从医疗器械安全的角度评审试验规程，确保试验规程不会引入新的危险。此外，也必须从医疗器械安全的角度评价培训计划、使用和保障计划等。最后，必须将本阶段的工作结果纳入《研制任务书》，以确保在以后的阶段中包括了这些要求。其最低限度是在规定的费用限度内，确保实现医疗器械安全目标。

方案阶段的具体医疗器械安全评价工作如下：

（1）制定医疗器械安全工作计划，明确在寿命周期各阶段要进行的安全工作。

（2）对考虑采用而在寿命周期内会影响安全的所有器材、设计特点和生产工艺、使用、维修方案以及环境进行评价，考虑整个系统、部件或含有危险材料的专用保障设备在报废处置时可能遇到的危险。

（3）参加综合权衡研究，以评价设计对安全性的影响，并根据研究结果提出对医疗器械设计的改进建议，以确保达到符合性能和医疗器械其他要求的最佳安全性水平。

（4）确定可能有的安全性接口问题，包括与软件控制的医疗器械功能有关的问题。

（5）分析相似医疗器械的成功设计经验。

（6）进行PHA或修改完善论证阶段进行的PHA，以评价要进行试验的技术状态，并根据计划的试验环境和试验方法,编写受试医疗器械的系统危险分析(system hazard analysis, SHA)报告。

(7)确定医疗器械设计的安全性要求和验证这些要求的判据,并将其纳入规范。

(8)对设计进行详细的危险分析(SSHA 或 SHA),以评价医疗器械硬件或软件试验中的风险。对于试验中要采用的设备以及所有接口和辅助设备,要获得其风险评价结果,并将此作为详细危险分析的一部分。确定评价医疗器械安全功能所需要的专门试验要求。

(9)确定可能影响安全性的关键零件、组件、材料、生产技术、组装程序、设施、试验和检查要求,并确保:

1)在生产线的规划和布局中包括了足够的安全措施,以确定在生产过程和使用中控制安全性的方法。

2)在设备生产的质量控制所采用的检查、试验、规程和检查表包括了足够的安全措施,使得在生产中能保持所设计的安全性。

3)生产和制造控制资料中包括所需的警告、注意事项和专门的安全规程。

4)尽早进行试验和评价,以便尽早发现和纠正安全性缺陷。

5)在采用新的设计、材料以及生产与试验技术中所涉及的风险最小。

(10)确定使用医疗器械时的安全问题,确定对制造商所提供的设备的分析、检查和试验要求,以便在采用前确认这些设备是否满足医疗器械安全要求。

(11)对每次试验进行使用和保障危险分析(operation and system hazard analaysis, O&SHA),并评价所有的试验计划和程序。评价医疗器械在组装、检验、运行、可预见的紧急情况和(或)分解过程中与人员、保障设备、专用试验设备、试验设施和试验环境的借口。确保消除由分析和试验确定的危险,并将风险降低到可接受的水平。确定评价试验安全所需的专门试验要求。

(12)建立危险报告、分析和纠正措施跟踪制度。

(13)评审培训大纲和培训计划,以确保充分考虑了系统安全要求。

(14)如果可能,评价在方案阶段中所进行的安全性试验、故障分析和事故调查的结果,并提出更改设计或其他纠正措施的建议(此方法不适用于设施的方案阶段)。

(15)确保将医疗器械安全要求纳入到按最新的医疗器械安全分析、安全性研究和试验修改的研制规范或设计文件中。

(16)编写在该阶段所进行的医疗器械安全工作结果的报告,以支持正确的决策。

3. 工程研制阶段和设计定型阶段　工程研制阶段和设计定型阶段的安全性评价的医疗器械安全工作,大多是前阶段系统安全工作的继续。首先是评审和修订医疗器械安全工作计划。必须对设计进行评审,以确保满足了安全性的要求,并确保已纠正了以前已确定出的危险。在此阶段,医疗器械的研制已具体化,应分析实际的硬件和软件产品,考察整个医疗器械实际的接口,并修改各种危险分析。

必须对所有试验进行评审,以确保不会引入新的危险。此外,还应考察生产设施和各项使用维修保障资源,确定是否可安全使用。最后,必须将本阶段中进行的医疗器械安全工作记录成文。

医疗器械研制阶段与设计定型阶段具体的系统安全工作如下:

(1)修改完善系统安全工作计划。

(2)进行设计评审,以确保达到了安全性的要求,并消除了以前所确定的危险,或其风险已降低到可接受的水平。

(3)修改研制规范或设计文件中的安全性要求。

(4)在进行设计或试验工作的同时,进行或修改 SSHA、SHA、O&SHA 以及安全性研究,提交 SSHA、SHA、O&SHA 的结果,以确定设计及使用和保障中的危险,并提出所需的设计更改建议。

(5)对每次试验进行 O&SHA,并评审所有的试验计划和程序。评价受试医疗器械在组装、检验、运行、可预见的紧急情况和(或)分解过程中与人员、保障设备、专用试验设备、试验设施和试验环境的接口。确保消除由分析和试验确定的危险,或将风险降低到可接受水平。确定评价试验安全所需的专门试验要求。

(6)确定和评估贮存、包装、运输、装卸、试验、使用和维修对医疗器械及其部件的安全性的影响。

(7)对安全性试验、其他系统试验、故障分析和事故调查的结果进行分析,提出更改设计或其他纠正措施建议。

(8)评审有关的工程文件及图样以及使用和维修手册等出版物,确保充分考虑了医疗器械安全问题,标示了安全关键的产品,并确保包括适当的职业健康和安全方面的要求。

(9)验证安全和告警装置、生命保障设备和人员防护设备的充分程度。

(10)确定医疗器械安全培训要求并进行培训。

(11)对试生产和批生产及部署规划提供系统安全监控和保障,确定将会影响安全性的关键零件和组件、材料、生产技术、组装规程、设施、试验和检查要求,并确保:

1)在生产线的规划和布局中包括了足够的安全措施,以确定在生产过程和使用中控制安全性的方法。

2)在设备生产的质量控制所采用的检查、检验、规程和检查表包括了足够的安全措施,使得在生产中能保持所设计的安全性。

3)生产和制造控制资料包括所需的警告、注意事项和专门的安全程序。

4)尽早进行试验和评价,以便尽早发现和纠正安全性缺陷。

5)在使用新的设计、材料以及生产与试验技术中所涉及的风险最小。

(12)对使用和保障中所有问题,其中包括选用的器材和设备、操作规程、环境要求等详细的评审,以消除可能的危险,或将风险降低到可接受水平。

(13)确保为医疗器械试验、使用、维修和保障制定的规程中规定了消耗性危险材料的安全处置方法。

(14)编写在该阶段所进行的医疗器械安全工作结果的报告,以支持正确的决策。

4. 生产定型阶段和生产阶段 生产定型阶段和生产阶段,医疗器械安全工作的主要目的是确保按批准的规范和设计文件生产满足安全性要求的系统。首先应修改系统安全工作计划以反映本阶段的要求。在该阶段必须对生产过程进行安全性控制和检查,评审所提出的各种工程建议对安全性的影响。

生产定型阶段和生产阶段,医疗器械具体的安全工作如下:

(1)修改完善系统安全工作计划,以反映生产定型阶段和生产阶段的医疗器械安全要求。

(2)确定可能影响安全性的关键零件、组件、材料、生产技术、组装规程、设施、试验和检查要求,并确保:

1)在生产线的规划和布局中包括了足够的安全措施,以确定在生产过程和使用中控制安全性的方法。

2)在设备生产的质量控制所采用的检查、试验、规程和检查表包括了足够的安全措施,使得在生产中能保持所设计的安全性。

3)生产技术手册或制造规程中包括了所需的警告、注意事项和专用的规程。

4)在采用新的设计、材料以及生产和试验技术中所涉及的风险最小。

(3)对早期生产的硬件进行试验和评价,以便尽早发现和纠正安全性缺陷。

(4)对每次试验进行 O&SHA,并评价所有的试验计划和程序。评价被评医疗器械在组装、检验、运行、可预见的紧急情况和(或)分解过程中与人员、保障设备、专用试验设备、试验设施和试验环境的接口。确保消除由分析和试验确定的危险,或将风险降低到可接受水平。

(5)评价技术材料中由 O&SHA 为安全使用、维修、贮存、包装、装卸和运输确定的警告、注意事项和专门规程。

(6)评价故障分析和事故调查的结果,提出纠正措施的建议。

(7)进行或修改危险分析,以确定由设计更改可能引入的新的危险。确保在所有的技术状态控制措施中考虑了设计更改对安全性的影响。

(8)对系统进行监控,以确定设计和使用、维修以及应急规程是否恰当。

(9)对新提出的或更改的使用和维修规程进行安全性评审,以确保这些规程、警告和注意事项是恰当的,不会降低固有安全性。这些评审应记录成文,作为 O&SHA 的补充或修改。

(10)记录危险状态和系统缺陷,以便确保对新系统或改型系统的后续安全性工作。

(11)修改有关文件,如设计手册、标准和规范等,以反映安全性的经验教训。

(12)评价安全与告警装置、生命保障设备和人员防护设备的充分程度。

5. 使用阶段 使用阶段的医疗器械安全工作主要是保证医疗器械的安全使用,并收集处理使用中的危险、事故信息。

医疗器械使用阶段,作为使用方的医疗机构要做的具体安全工作为:

(1)保证医疗器械按规定的程序(包括警告和注意事项)使用和维护。

(2)保证报告医疗器械的缺陷、安全性问题或事故的渠道畅通。

(3)向厂家通告医疗器械的事故、事故征候、缺陷等安全性方面的信息。

(4)定期进行安全性评审,确定已发现的问题的范围(是否在所有的现役医疗器械中都存在)和发生的频度。

(5)对医疗器械进行监控,以确定设计和使用、维修以及应急程序是否恰当。

医疗器械生产企业根据使用方提供的医疗器械使用信息,进行以下工作:

(1)综合分析使用方提供的安全信息,并将分析结果和必要的改进措施提供给使用方和其他使用单位。

(2)进行事故分析,必要时修改设计。

(3)为改进产品的研究或建议提供安全性输入信息。

(4)进行或协调使用方评审医疗器械大修或改造中的安全性。

(5)重新评价或更新安全退役和处置方面的数据。

(6)对技术手册等资料作必要的更新。

(7)了解或协调使用方进行持续的培训。

6. 报废阶段 报废是医疗器械寿命周期的最后一个阶段,医疗器械安全评价内容主要包括有潜在危险的零部件的安全处置措施,并应考虑职业健康、污染和回收能力等。

医疗器械报废处置需重点考虑的是安全和防止环境污染的问题。具有爆炸物、化学品或有放射性物质的医疗器械在处置时应考虑特殊的安全和环境问题。机械设备,诸如强力弹簧、液压装置和高压瓶等在处置时存在危险。对于危险材料的处理,必须在有关专家的协助下进行。

医疗器械报废时有关安全的评价工作如下:

(1)确定分系统、组件和部件的伤害能力。

(2)确定需要装卸和处置的设备及其专用规程。

(3)确定器材或其组成部分是否可再次安全地使用。

(4)确定危险器材的特性和数量。

(5)确定在处置中应采取的安全措施。

(6)确定拆毁应符合的有关文件规定的要求。

(7)确定处置时是否有社会影响,例如运输经过居民区和对环境的影响等。

(8)确定是否有危险器材(如放射性物质)的处置场所。

二、安全性评价准则

(一)可接受与不可接受状态

医疗器械的设计与制造应当使其在预定条件下和为预期目的使用时,依靠预期使用者的技术知识、经验、教育或培训,不会损害患者的临床条件或安全性、或使用者的安全与健康,或其他人员的安全与健康,在权衡患者受益与高水平的健康与安全保障相一致时,任何与器械使用有关的风险都必须是可以接受的。

1. 可接受状态 医疗器械下述状态认为是可接受的：

（1）对非关键指令和控制功能，只有在两个以上独立故障，或两个以上独立人为差错，或独立的故障和人为差错组合发生，医疗器械才会造成灾难性或严重事故。

（2）对关键的指令和控制功能，只能在至少三个独立故障或三次人为差错，或三个独立故障和人为差错组合发生，医疗器械才会造成灾难性或严重事故。

（3）医疗器械能有效地防止损坏从一个部件向另一个部件扩散，或者防止可能造成事故的大量的能量传输。

（4）对动作、相互作用或动作顺序规定的限制可避免事故的发生。

（5）采取有效的安全系数或规定的设计容差，能把结构故障的可能性或足以造成事故的能量释放限制在可接受的水平。

（6）控制了可能造成事故的能量聚集（如采用保险、电气防爆装置和安全活门等）。

（7）可容许暂时出现部件故障（由于医疗器械具有剩余强度或备用工作通道），而系统仍能继续工作，只是安全裕度降低到可接受的水平。

（8）对危险状态能有效地向操作人员发出警告，使操作人员有能力对危险状态作出反应。

（9）限制或控制了危险材料的应用。

2. 不可接受状态 下述安全状态认为是不可接受的，制造商应采取有效措施将风险降低到使用方可接受的水平，并针对所采取措施的成效进行验证。

（1）可能造成灾难性或严重事故的单个部件故障、单个共模故障、单次人为差错。

（2）可能造成灾难性或严重事故的两个部件独立故障、两次人为差错，或一个部件故障和一次人为差错的组合，同时涉及关键指令和控制功能的情况。

（3）存在电离或非电离辐射或能量危险，而未对人员及敏感设备采取防护措施。

（4）可能造成事故的包装及搬运，而未对人员及敏感设备采取有效保护措施。

（5）使用者认为其危险等级不可接受。

（二）安全性评价原则

1. 合法性原则 安全评价必须以国家法律、法规、政策、标准等为依据，针对医疗器械研发、生产和应用及管理中存在的问题，从研发规范、安全生产、技术与操作培训、使用环境、管理与维护规章等方面开展全面、细致、深入的剖析。承担医疗器械安全评价的单位和人员，以及评价的流程规范必须接受国家医疗器械监管部门的指导和监督。

2. 科学性原则 安全评价必须依据科学的方法、程序，以严谨的态度全面、准确、客观地工作，作出科学的结论，并提出科学、有效的改进措施。要根据相关领域的内在规律，深入具体分析医疗器械面临风险因素的种类、程度、产生原因及可能出现的危害性后果。目前已有的评价方法均有局限性，因此需要全面、科学地分析各种评价方法的原理、特点、适用范围和条件,必要时还应采用多种评价方法进行综合评价,互为补充、互相验证,以提升评价结果的客观性。

3. 公正性原则　对安全评价全过程的每一项工作都要做到客观、公正,既要防止评价人员主观因素的影响,也要排除外界因素的干扰,安全评价的结论和建议要明确,不能模棱两可。

4. 针对性原则　一是要针对被评价医疗器械的实际特点,收集有关资料并进行全面分析;二是要对多种风险因素进行筛选,并针对其中主要的风险因素进行重点分析和评价;三是要针对性地选择评价方法;四是要从医疗器械研发、生产、应用、管理的实际出发,提出有针对性的操作性强的改进措施和方法。

（三）安全性评价依据

医疗器械安全评价通常的程序为:物理与化学性能评价→生物性能评价→临床研究与试验。物理与化学性能评价主要针对医疗器械的电气安全性能、辐射剂量、激光能量、超声能量、机械强度、耐疲劳性等指标,生物性能评价则主要针对医疗器械所用材料(特别是与人体接触的材料)的生物相容性、毒性、降解性、局部反应等指标。

各类安全标准是医疗器械安全性评价的关键依据。ISO 和国际电工委员会(International Electrotechnical Commission,IEC)制定了一系列切实可行的标准,广泛应用于世界各国包括医疗器械在内的各类仪器的性能评价。以 IEC 为例,其 TC62 技术委员会(technical committee)专门针对医用电子仪器安全,该委员会又下属 4 个专业委员会,分别针对:

（1）IEC/SC62A:医用电气设备通用内容

（2）IEC/SC62B:医用诊断成像设备

（3）IEC/SC62C:医用放射治疗、核医学设备和辐射剂量设备

（4）IEC/SC62D:医用电子设备

其中 SC62A 专业委员会于 1988 年制定了《医用电器设备 第 1 部分:安全通用要求(IEC601-1)》,其他专业委员会在此基础上制定了数十个专用的安全标准,并在应用实践中曾多次修订。中国参照 IEC 的医疗器械系列标准,于 1995 年制定了医用电气设备安全通用标准(GB9706.1-1995),并于 1996 年 12 月 1 日起正式实施,2007 年又对通用安全标准进行了修订,在此基础上还等效转化了数十个专用安全标准,主要针对血液透析、医用 X 射线、高频手术、超声、激光等设备。

三、采取安全措施的优先顺序

为满足系统安全要求和纠正已判定的危险,应按如下优先顺序采取纠正措施:

1. 最小风险设计　首先在设计上消除危险,若不能消除已判定的危险,应通过设计方案的选择将其风险降低到使用方可接受的水平。

2. 采用安全装置　若不能通过设计消除已判定的危险或者通过设计方案选择不能充

分降低其有关的风险,则应通过采用永久的、自动的或其他装置,使风险降低到使用方可接受的水平。可能时,应规定对安全装置做定期的功能检查。

3. 采用告警装置 若设计和安全装置都不能有效地消除已判定的危险,或者不能充分降低其有关的风险,则应采用告警装置来检测危险状态,并向有关人员发出适当的告警信号。告警装置的设计应使有关人员对告警信号作出错误反映的可能性最小,而且在同类系统内应实现标准化。

4. 制定专门规程和进行培训 若通过设计方案选择不能消除危险,或采用安全装置和告警装置不能充分降低其有关的风险,则应制定专用规程和进行培训。对严重性等级为Ⅰ或Ⅱ级的危险绝对不能仅采用警告、注意事项或其他形式的提醒作为唯一的降低风险的方法。专用规程应包括人员防护设备的使用方法。

四、医疗器械风险评价

风险评价指的是按危险严重性和危险可能性划分等级,对危险的风险进行评价,并根据有关风险的评价决定对已判定的危险提出处理的方法。由于采取措施的首要优先顺序是通过设计来消除危险,所以在设计阶段的早期,仅根据危险严重性进行风险评价一般是足够的。但是,当在设计阶段的早期不能消除危险时,则应根据危险严重性、危险可能性和风险影响进行风险评价,确定对危险采取纠正措施的优先顺序。

(一)危险严重等级

危险严重性为由人为差错、环境条件、设计缺陷、规程缺陷、系统及分系统或部件故障等引起的事故提供了定性度量,通常划分为灾难的(Ⅰ级)、严重的(Ⅱ级)、轻度的(Ⅲ级)和轻微的(Ⅳ级)4个等级,详见表3-1。

表3-1　危险严重性等级

等级	等级说明	事故后果说明
Ⅰ	灾难的	人员死亡或系统报废
Ⅱ	严重的	人员严重受伤、严重职业病或系统严重损坏
Ⅲ	轻度的	人员轻度受伤、轻度职业病或系统轻度损伤
Ⅳ	轻微的	人员受伤和系统损坏轻于Ⅲ级的损伤

对具体的系统来说,危害严重性等级的划分,应由制造商和使用方共同商定,对系统报废、系统严重损坏或轻度损坏,以及严重与轻度受伤及职业病等的定义,双方取得共同的理解。

(二)危险可能性等级

在医疗器械寿命期内造成危险的可能性可用单位时间(或事件、活动等)可能发生的事故来描述。在设计初期,定量的危险概率数据不可能获得,一般可通过分析、相似系统的安全性信息获得。危险可能性通常分为频繁发生(A 级)、很可能发生(B 级)、有时发生(C 级)、极少发生(D 级)和不可能发生(E 级)5 个级别,详见表 3-2。

表 3-2　危险可能性等级

等级	等级说明	个体发生情况	总体发生情况
A	频繁	频繁发生	连续发生
B	很可能	在寿命期内会发生若干次	经常发生
C	有时	在寿命期内可能有时发生	发生若干次
D	极少	在寿命期内不易发生,但有可能发生	不易发生,但有理由预期可能发生
E	不可能	很不容易发生,以至于可以认为不会发生	不易发生,但有可能发生

(三)风险影响

风险影响包括任务能力和社会、经济、政治因素考虑某些风险的费用及影响。例如少量反射性的释放,不会造成直接的人体损害或设备损坏,及可能造成极大的社会及政治损坏。在必要时,应对风险影响进行评价,以区分各种具有相同风险指数的危险。

1. 风险管理基本要求

(1)风险管理过程:制造商应建立和保持与医疗器械有关的危害、估计和评价相关的风险、控制这些风险并监视上述控制过程的有效性。此过程应当形成文件,文件应包括风险分析、风险评价、风险控制和生产后的信息。

在有形成文件的产品设计、开发过程中,该过程应包括风险管理过程的适当部分。

形成文件的产品设计、开发过程可用于系统地处理安全问题,特别是能够在复杂系统和环境下,对危害进行早期判断。

(2)风险管理职责

1)在考虑相关国际标准、国家和地方法规的情况下,规定可接受风险的决策方法。

2)确保提供适当的资源。

3)确保给管理、实施工作和评定活动分配经过培训的人员。

4)定期评审风险管理过程的结果,以确保风险管理过程的持续适宜性和有效性。

5)确保风险管理工作者应具有与其任务相适应的知识和经验。适当时,应包括医疗器械及其应用的知识和经验,以及风险管理技术。

(3)风险管理计划:对于所考虑的特定的医疗器械和附件,应按照风险管理过程,准备一项风险管理计划。风险管理计划应是风险管理文档的一部分。

此项计划包括:

1）计划的范围,判定和描述适用于计划的医疗器械和寿命周期阶段。

2）验证计划。

3）职责的分配。

4）风险管理活动的评审要求。

5）风险的可接受准则。

如果在医疗器械的寿命周期内计划有更改,更改的记录应保持在风险管理文档中。

（4）风险管理文档:对医疗器械和附件的全部风险管理活动计划、职责、执行过程和结果应予以记录,并保存在风险管理文档中。

2. 风险分析

（1）医疗器械预期用途、预期目的和与安全性有关的特征的判定:对于拟评价的医疗器械,制造商应描述预期用途、预期目的以及任何合理可预见的误用。制造商应将所有可能影响医疗器械安全性的定性和定量特征列出清单,适当时,规定界限。上述文献应保存在风险管理文档中。

（2）判定已知或可预见的危害:制造商应编写在正常和故障两种条件下与医疗器械有关的已知或可预见的危害清单。事先已认知的危害应加以识别。上述清单应在风险管理文档中予以保持。在危害处境中产生事件的可预见的后果应予以考虑和记录。

（3）估计每种危害的一个或多个风险:对每一个判定的危害,都应利用可得的资料或数据估计在正常和故障两种条件下的一个或多个风险。对于其损害发生概率不能加以估计的危害,应编写一个危害的可能后果的清单。风险的估计应在风险管理文档中加以记录。

任何用以概率估计或严重度水平的定性或定量分类的体系都应在风险管理文档中加以记录。

3. 风险评价

对每个已判定的危害,制造商应使用风险管理计划中规定的准则,决定其估计的一个或多个风险是否低到不需要再予以降低的程度。

4. 风险控制

（1）降低风险:当需要降低风险时,制造商应按照规定的程序控制一个或多个风险,以便使与每个危害相关的一个或多个剩余风险被判断为是可接受的。

（2）方案分析:制造商应识别风险控制措施,以使其把风险降低到可接受的水平。风险控制应是一个综合的方法,制造商应按下列顺序,依次使用一个或多种方法:

1）通过设计取得的固有安全性。

2）医疗器械本身或在生产过程中的防护措施。

3）告知安全信息。

所选择的风险控制措施应记入风险管理文档。

如果在方案分析中,制造商确定:进一步降低风险是不实际的,制造商应进行剩余风险的风险、受益分析;否则,制造商应着手实施所选择的风险控制措施。

（3）风险控制措施的实施

1）效果最明显的措施是通过不同的设计方案消除医疗器械产品的危害,其可降低潜在损害的严重程度,降低风险发生频率,并提升产品固有的安全性。

2）对不能限制和降低的使用风险,可采取安全报警装置或警告标记等补救措施,将风险发生的概率降低至最小。

3）直接采用国家标准、行业标准作为医疗器械的注册标准,或在注册产品标准中执行与申报注册医疗器械相关的国家标准、行业标准,以此降低注册产品标准缺陷引起的风险。

4）采用符合 ISO 13485《医疗器械质量管理体系用于法规的要求》的质量体系,控制产品风险。

5）在随机文件中提供详尽的安全性信息,包括禁忌证、警示、注意事项等。

6）必要时对使用者开展操作技能培训,使其达到合格要求。

用于控制风险的措施应记入风险管理文档。风险控制措施的有效性应予以验证,并且验证结果应记入风险管理文档。风险控制措施的实施应予以验证。此项验证也应记入风险管理文档。

（4）剩余风险评价:在采取风险控制措施后遗留的任何剩余风险,都应使用风险管理计划中规定的准则进行评价。如果剩余风险是不可接受的,则采取进一步的风险控制措施。如果剩余风险被认为是可接受的,则所有为说明一个或多个剩余风险所需要的相关信息,都应写入由制造商适当随附文件中,见表3-3。

表3-3　医疗器械风险评价表

设备	已知或可预见的危害	危害发生条件		原因	风险评价			风险控制措施	剩余风险评价		
		正常状态	故障状态		严重程度	发生概率	风险区域		严重程度	发生概率	风险区域

（5）风险、受益分析:如果使用风险管理计划中建立的准则,判断剩余风险是不可接受的,而进一步的采取风险控制又不实际,制造商应收集和评审有关预期用途、预期目的的医疗受益的资料和文献,以便决定受益是否超过剩余风险。如果受益大于风险,则该剩余风险可接受,否则不可接受。对不可接受的剩余风险,则进行"（6）产生的其他危害"。为说明剩余风险所必需的资料应列入制造商提供的适当随附文件中。评价结果应记入风险管理文档中。

（6）产生的其他危害:应对其风险控制措施进行评价,以判断其是否会引入新的危害或风险。如是,则应评价相关的一个或多个风险。

（7）风险评价的完整性:制造商需确保所有已判定危害的一个或多个风险已经得到评价。这些评价的结果应记入风险管理文档。

5. 全部剩余风险的评价　在所有的风险控制措施已经实施并验证后,制造商应该利用风险管理计划中的准则,决定是否全部由医疗器械造成的剩余风险都是可以接受的。如果应用风险管理计划中的准则,判断全部剩余风险是不可接受的,制造商应收集和评审有关预期用途、预期目的的医疗受益的资料和文献,以便决定是否受益超过全部剩余风险。如果上述证据不支持医疗受益超过全部剩余风险的结论,则剩余的风险是不可接受的。全部剩余风险的评价结果应记入风险管理文档。

6. 风险管理报告　风险管理过程的结果应记入风险管理报告。风险管理报告应对每个危害提供风险分析、风险评价、风险控制措施的实施与验证,以及剩余风险的可接受性评价的全部可追溯性。风险管理报告应作为风险管理文档的一部分。

7. 生产后的信息收集与再评价　制造商应建立和一个系统的程序,以便评审在生产后的阶段中得到的医疗器械或类似器械的信息。应对信息中可能与安全性有关的问题进行评价,特别是下列各方面:

(1)是否有事先未认知的危害出现。

(2)是否有某项危害造成的已被评估的一个或多个风险不再是可接受的。

(3)初始的风险评价是否失效。

如果满足上述任一条件,则评价结果应作为风险管理过程的输入予以反馈。根据这些与安全有关的信息,应考虑对医疗器械风险管理过程的适当阶段进行评审。如果一个或多个剩余风险或其可接受性已有潜在的变化,应对已实施的风险控制措施的影响进行评价。

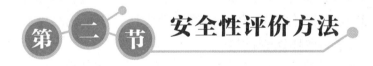

第二节　安全性评价方法

一、故障模式、影响及危害性评价

（一）概述

故障模式、影响及危害性分析(failure mode, effects and criticality analysis,简记为 FMECA)是分析系统中每一产品所有可能产生的故障模式及其对系统造成的所有可能影响,并按每一个故障模式的严重程度、检测难易程度以及发生频度予以分类的一种归纳分析方法,是属于单因素的分析方法。FMECA 是产品可靠性分析重要内容,也是开展维修性分析、安全性分析、测试性分析和保障性分析的基础。

在产品寿命周期各阶段,采用 FMECA 的方法与目的略有不同(表3-4)。虽然各个阶段 FMECA 的形式不同,但根本目的均是从不同角度发现产品的各种缺陷与薄弱环节,并采取有效的改进和补偿措施以提高其可靠性水平。

表 3-4 在产品寿命周期各阶段的 FMECA 方法

阶段	方法	目的
论证、方案阶段	功能 FMECA	分析研究产品功能设计的缺陷与薄弱环节,为产品功能设计的改进和方案的权衡提供依据
工程研制与定型阶段	功能 FMECA 硬件 FMECA 软件 FMECA 损坏模式及影响分析(damage mode effects analysis,DMEA) 过程 FMECA	分析研究产品使用过程中可能或实际发生的故障、原因及其影响,为提高产品使用可靠性,进行产品的改进、改型或新产品的研制以及使用维修决策等提供依据
生产阶段	过程 FMECA	分析研究产品的生产工艺的缺陷和薄弱环节,为产品生产工艺的改进提供依据
使用阶段	硬件 FMECA 软件 FMECA DMEA 过程 FMECA	分析研究产品使用过程中可能或实际发生的故障、原因及其影响,为提高产品使用可靠性,进行产品的改进、改型或新产品的研制以及使用维修决策等提供依据

产品的设计 FMECA 工作应与产品的设计同步进行。产品在论证与方案阶段、工程研制阶段的早期主要考虑产品的功能组成,对其进行功能 FMECA;当产品在功能研制阶段、定型阶段,主要是采用硬件(含 DMEA)、软件的 FMECA。随着产品设计形态的变化,应不断更新 FMECA,以及时发现设计中的薄弱环节并加以改进。

过程 FMECA 是产品生产工艺中运用 FMECA 方法的分析工作,它应与工艺设计同步进行,以及时发现工艺实施过程中可能存在的薄弱环节并加以改进。

在产品使用阶段,利用使用中的故障信息进行 FMECA,以及时发现使用中的薄弱环节并加以纠正。

(二)FMECA 分析方法及步骤

FMECA 通常由分系统或系统的设计工程师来实施,也可由有丰富分系统或系统设计经验的可靠性工程师或系统安全技术人员来实施。为了保证能够确定所有的潜在故障模式以及评价这些模式对分系统和系统的安全性的影响,FMECA 采用系统性的、结构化的分析方法。为了使分析简单、易操作,通常采用列表分析法。FMECA 的分析步骤及顺序见图 3-1。

1. 功能及硬件 FMECA

(1)功能及硬件 FMECA 的目的:功能及硬件 FMECA 的目的是找出产品在功能及硬件设计中所有可能的故障模式、原因及影响,并针对其薄弱环节,提出设计改进和使用补偿措施。

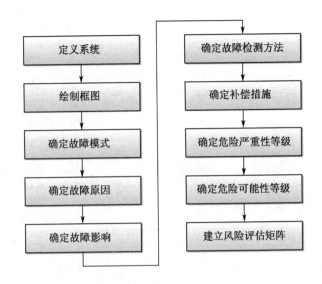

图3-1 FMECA的分析流程

（2）功能及硬件FMECA的步骤：FMECA是由故障模式与影响分析（failure mode and effects analysis，FMEA）和危害性分析（CA）组成。CA是对FMEA的补充和扩展，只有先进行FMEA，才能进行CA。

功能及硬件FMECA分析方法的综合比较如表3-5所示。

表3-5 功能及硬件FMECA分析方法的综合比较

序号	项目	功能FMECA	硬件FMECA
1	内涵	根据产品的每个功能故障模式，对各种可能导致该功能故障模式的原因及其影响进行分析。使用该方法时，应将输出功能一一列出	根据产品的每个故障模式，对各种可能导致该硬件故障模式的原因及其影响进行分析
2	使用条件及时机	产品的构成尚不确定或不完全确定时，采用功能FMECA。一般用于产品的论证、方案或工程调试研制阶段早期	产品设计图纸及其他工程设计资料已确定。一般用于产品的工程研制阶段
3	适用范围	一般从"初试约定层次"产品向下分析，即自上而下的分析，也可从产品任一功能级开始向任一方向进行分析	一般从元器件级直至装配级，即自下而上的分析，也可从任一层次产品开始向任一方向进行分析
4	分析人员需掌握的资料	产品及功能的故障的定义 产品功能框图 产品工作原理 产品边界条件及假设	产品的全部原理及其相关资料（例如原理图、装配图等） 产品的层次定义 产品的构成清单及元器件、零组件、材料明细表，等等

续表

序号	项目		功能 FMECA	硬件 FMECA
5	特点	相似点	其结果可获得"产品严酷度类功能故障模式清单""关键功能项目清单"等	其结果可获得"产品严酷度类功能故障模式清单""可靠性关键重要产品清单"
		优点	分析相对比较简单	分析比较严格,应用比较广泛
		缺点	可能忽略某些功能故障模式	须有产品设计图及其他设计资料

功能及硬件 FMECA 的步骤如图 3-2 所示。

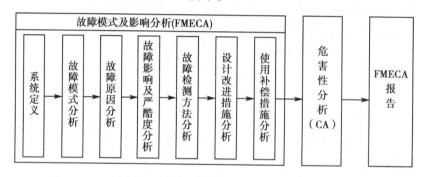

图 3-2　功能及硬件 FMECA 的步骤

2. 软件 FMECA（SFMECA）　软件 FMECA 主要是在软件开发阶段的早期,通过识别软件故障模式,研究分析各种故障模式产生的原因及其造成的后果,寻找消除和减少其有害后果的方法,以尽早发现潜在的问题,并采取相应的措施,从而提高软件的可靠性和安全性。

软件根据其特性可分为嵌入式软件和非嵌入式软件。嵌入式软件是指嵌入式计算机系统用的软件。嵌入式计算机系统是指归结在一个其主要目的不是进行计算的较大系统中成为其完整不可分开部分的计算机系统。该系统的硬件和软件均按规定功能要求进行配置,在可靠性与安全性等方面相互联系与制约,并同步进行设计,具有智能化的实时控制的特征,且有重量轻、使用与安装方便等特点,在医疗器械上得到广泛应用。

本书中,软件 FMECA 仅指嵌入式软件 FMECA。

（1）嵌入式软件 FMECA 的目的:嵌入式软件 FMECA 的目的是找出嵌入式软件所有可能存在的危害软/硬件综合系统可靠安全运行的故障模式,分析其产生的软件或硬件的故障原因、影响及后果,并在设计上采取相应的改进措施,以保证嵌入式软/硬件综合系统可靠安全地运行。

SFMECA 主要用于嵌入式软件开发阶段的早期,即需求分析阶段、概要设计阶段,也可用于嵌入式软件开发的其他阶段,以及产品定型后嵌入式软件的可靠性、安全性等分析。

（2）SFMECA 的步骤:SFMECA 的步骤与"功能与硬件 FMECA"的步骤相似,见图 3-3。

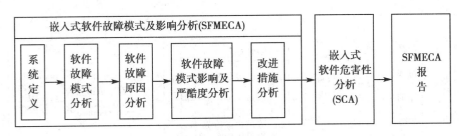

图 3-3　SFMECA 的步骤

3. DMEA

(1) DMEA 的目的：DMEA 的目的是为医疗器械的生存力和易损性的评估提供依据。DMEA 是确定损伤所造成的损坏程度，以提供因威胁机制所引起的损坏模式对医疗器械执行任务功能的影响，进而有针对性地提出设计、维修、操作等方面的改进措施。

DMEA 也适用于产品论证、方案、工程研制与定型、生产和使用阶段，DMEA 和 FMEA 一样，应在产品研制阶段的早期进行，以提供产品可能承受规定的威胁能力有关的信息。这有利于提高医疗器械的生存力，加快研制进度，减少寿命周期费用。

(2) DMEA 的步骤：DMEA 的步骤见图 3-4。

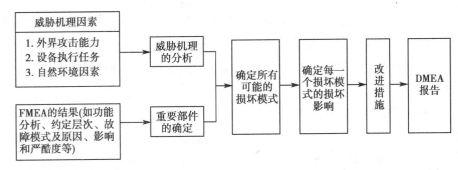

图 3-4　DMEA 的步骤

4. 过程 FMECA

过程 FMECA 可应用于产品生产过程、使用操作过程、维修过程、管理过程等。应用较多和比较成熟的是产品加工过程的工艺 FMECA。

(1) 工艺 FMECA 的目的：工艺 FMECA 的目的是在假定产品设计满足要求的前提下，针对产品在生产过程中每个工艺步骤可能发生的故障模式、原因及其对产品造成的所有影响，按故障模式的风险优先数(RPN)值的大小，对工艺薄弱环节制定改进措施，并预测或跟踪采取改进措施后减少 RPN 值的有效性，使 RPN 达到可接受的水平，进而提高产品的质量和可靠性。

(2) 工艺 FMECA 的步骤：工艺 FMECA 的步骤见图 3-5。

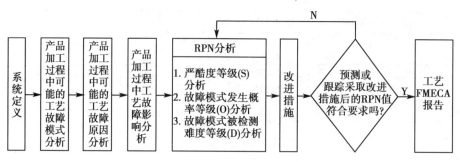

图 3-5　工艺 FMECA 的步骤

二、故障危险评价

（一）评价目的

故障危险分析（fanlt hazard analysis, FHA）用于确定系统和分系统各部件的危险状态及其发生的原因，以及对系统和分系统及其使用的影响。它不仅用于分析设备故障，还用于分析人为差错、危险特性和不利的环境影响。主要用于分析：

（1）由于部件故障、危险的系统和分系统操作特性、不利的环境条件和任何会导致事故发生的人为差错或维修差错引起的所有系统和分系统故障。

（2）系统和分系统故障的潜在影响、尽量减少故障的措施以及能够控制或消除不利影响的安全措施。

（3）可能导致或诱发故障发生的条件及事件。

FHA 是一种定性分析，因为它所考虑的有关危险特性和环境影响方面的概率数据以及有关操作人员差错的信息很难获得。

一般来说，在系统安全大纲制定后就应尽快开始进行 FHA，以弥补 FMECA 在安全性分析中的不足之处。它是在 PHA 之后进行的，以提供更详细的和更新的系统和分系统及部件方面潜在故障的信息。它可作为故障树分析（fault tree analysis, FTA）等其他分析方法的辅助分析工具。

（二）分析格式

FHA 的格式与 PHA 很相似，主要取决于被分析的具体系统。通常主要采用的分析格式是列表格式。FHA 的表格与 PHA 表格的内容很相似，其主要差别有：

（1）当用于 SSHA 时，PHA 表中的"对系统的影响"改为"对分系统影响"。

（2）FHA 表应当包括来自前端和后端影响的信息栏。这些栏的信息有利于进行 FTA。

（3）在 FHA 中，有的表格还包括环境因素、故障率、故障模式等信息。

表 3-6 与表 3-7 给出了两种典型的 FHA 的表格示例, 表格中表头栏目可根据具体 SSHA 的需要进行剪裁。

表 3-6　故障危险分析

产品号	主要部件	部件故障模式	部件故障率（主要的）	系统工作模式	主要部件故障对分系统影响	引起部件二次故障的因素	可能决定不希望事件的前端部件或输入	危险等级

表 3-7　故障危险分析

故障危险分析

分析号 No＿＿＿＿　修改号 No

页号＿＿＿共＿＿页

合同号 No＿＿＿　承制方＿＿＿　日期

分系统＿＿＿＿＿　　　　制表者＿＿＿　日期

系　统＿＿＿＿＿　　　　审查者＿＿＿　日期

图样号＿＿＿＿＿　　　　批准者＿＿＿　日期

一般说明					危险原因及影响		纠正措施	
功能序号	故障模式	故障率	系统工作模式	原因	影响		危险等级	防护与控制措施
					对分系统	对系统		

（三）分析方法

FHA 是一种由特殊到一般的归纳推理分析方法。为进行这种分析, 分析人员应当:

（1）确定系统、所有分系统和部件的功能。

（2）确定由某具体部件发生的故障可能引起的人员受伤或设备损坏, 并确定系统或分系统使用过程中何时会发生这类故障。

（3）评价故障的原因, 是正常工作条件下部件的故障、或是由于来自前端的事件（如过载的部件、电路或分系统）所造成的"受控"的故障。

（4）确定和评价可能"控制某一故障的前端事件"。

（5）确定和评价可能由于部件、电路或分系统的故障引起的和诱发的人员受伤或设备损坏的后端影响。

（6）列出能最大限度地减少或限制故障发生或故障可能造成的影响的措施。

三、故障树分析

（一）分析目的

FTA 是一种自上而下的分析方法,它对导致不希望事件发生的故障进行并行和有序的综合分析,研究每种故障及其原因,以给出不希望事件在给定环境条件下可能发生的概率。FTA 通过对与顶事件有关的故障模式的剪裁,使得仅对那些与顶事件有关的故障进行分析。FTA 克服了 FMECA、PHA 和 FHA 等分析存在的缺点和限制,可以分析与部件的硬件故障、人为差错有关的故障事件,以及导致不希望发生的其他相关事件。它既可用于定性分析也可用于定量分析。在定量分析中,故障树将指出所有产品层次所需的可靠性数据,直到单个零件,这些数据用于确定故障概率和风险评价。

（二）分析方法与步骤

FTA 是一个渐进的过程,在对每个事件或条件的分析后,逐步展开,越来越深入地分析导致或诱发顶事件发生的事件或条件,其分析步骤如下:

(1)确定顶事件。不希望发生的影响系统或分系统安全性的故障事件可能不止一个,在充分熟悉资料和了解系统的基础上,系统地列出所有重大事故的事件,必要时可应用 FMEA,然后再根据分析的目的和故障判据确定被分析的顶事件。

(2)确定能够单独或综合导致顶事件发生的附加事件和条件。

(3)确定这些事件或条件是单独发生、同时发生,还是所有的事件或条件以不同组合方式发生而导致顶事件的发生,然后运用适当的逻辑符号和规则用图解方式将这些信息表达出来。

(4)确定能够导致每一个附加事件或条件发生的事件和条件。重复这一过程,一直到获得基本信息,如零部件故障、人为差错、危险特性或不利环境条件等。

(5)如果需要,分析人员对故障树中的每一个故障部件进行 FMEA。

(6)检查故障树和每一个割集,以确定是否存在单点故障。

(7)确定如何使故障树的每一个底事件的数量最少,然后采取纠正措施使事件或条件发生的可能性为最低。

(8)如果要进行定量分析,并且故障树不大,便可列出布尔等式并进行简化。如果故障树较大,进行定量分析必须采用计算机辅助设计。

(9)把已有的、所要求的可靠性及其概率数据代入布尔方程。

(10)确定顶事件发生的概率。在需要时,可以计算沿着每一个割集的顶事件发生的概率以确定最关键的通道。

四、潜在通路分析

（一）产生潜在通路的原因

潜在通路指的是在产品产品部件无故障的情况下，导致系统内可能出现不希望的功能或抑制所需要的功能的信号或电路。它一般不是硬件故障的结果，而是由于设计疏忽所造成的。在一定的条件下，它可能使系统发生故障而造成事故。

潜在通路分析（sneak circuit analysis，SCA）是在产品所有组成部分均正常工作的条件下，确定能抑制正常功能或诱发不正常功能的潜在通路的一种分析技术。它是一种格式化、系统化的分析方法。应当强调的是，尽管由于部件的故障可能导致潜在通路的产生，但是 SCA 的大量历史经验表明，下面各项是产生潜在通路的主要原因：

1. 设计更改　对原设计的更改可能导致潜在通路产生。

2. 设计疏忽　对于大型复杂系统的设计，设计人员可能没有意识到或考虑到在试验中或工作中产生问题的条件，而造成潜在通路。

3. 设计不兼容　由不同的设计师或设计单位完成的部件或组件设计，当把这些部件或组件组装成系统时，可能导致不兼容性。

4. 修理　产品试验期间发现的故障，虽然现场修理能直接解决某些问题，但也可能造成不能马上发现的潜在通路问题。

5. 人为差错　人的误动作可能引起潜在通路出现。例如，未能按照规程及规定顺序进行手工操作，可能会使潜在通路出现。

（二）潜在通路的类型

由于上述各种原因造成的潜在通路包括如下 4 种基本类型：

1. 潜在电路　它是一种产生不希望的功能或抑制所需功能的电路。例如，由供电系统交叉馈线，未预料到地面转换动作等造成的电路。

2. 潜在定时　它是一种在不希望的时刻产生或抑制所需功能的能量、数据或逻辑流。例如，错误的点火定时信号可能会损坏汽车发动机。

3. 潜在指示　它是一种错误的或不明确的状态和数据显示，可能导致操作人员采取不希望的动作。例如，指示灯在其监控的负载还没有通电时就发光。

4. 潜在标志　它是一种含糊不清、或错误的名称或功能标志，可能造成操作人员向系统施加错误的激励。例如，操作台或控制器上的名称或说明不准确而使操作人员出现差错。

（三）分析方法及步骤

1. 分析假设　为了确定分析的界限，使分析范围保持在经济有效的界限内，一般作如下假设：

（1）潜在通路与部件或电路的故障无关。

（2）分析所用的数据库代表所构成的系统技术状态。

（3）参数计算仅进行到为了了解电路使用所需要的程度。

（4）在分析中一般不考虑环境影响。

（5）除非另有说明，否则认为超出分析范围的信号对被分析电路来说，在电压、极性和时间方面是正确的。

2. 分析步骤　正式的 SCA 一般包括下列步骤：①构建网络树；②识别拓扑图；③应用已知线索确定潜在通路；④评价潜在通路对系统性能的影响；⑤建立接收和拒收的判据。其中，前三项是 SCA 的关键。

（1）构建网络树：构建网络树是 SCA 的首要任务。在确定潜在通路时，必须满足的首要条件是保证用于分析的数据能代表实际组成的系统电路。因此，SCA 一般是以详细生产图样及安装图样为基础，而不用系统图或功能图，因为前者能够代表设计目的或计划的系统设计方案。然而，直接利用详细制造图样和安装图样是比较困难的，这些图样包含着大量的细节和不明显的联结关系。这可能使分析人员陷入迷宫。因此，SCA 的首要任务就是把这些具体的、准确的信息转变成便于分析用的形式，即把详细的生产或安装图变换成网络树图。

在构建网络树时，采用了不同于一般电器原理线路中的表示方法，即采用了拓扑图符号来构造网络树，网络树表示了电路、电源、接地点和元器件（负载、二极管和开关等）等要素的关系。网络树可以利用计算机控制的绘图仪自动绘制，或利用计算机输出数据用手工绘制。

（2）识别拓扑图：构建网络树之后，下一步的分析任务就是识别每个树种的基本拓扑图。SCA 就是建立在所有网络树都是由基本拓扑图组成的假设基础上的。用于 SCA 的基本拓扑图有单线（无节点）、接地拱形、电力拱形、组合拱形和"H"形 5 种形式。任何网络树均可由这 5 种图形的一种或几种组合构成。尽管实际使用的电路是很复杂的，但仔细观察就会发现它是由这些基本图形组合而成的。电路可以分解成 5 个基本图形这一事实便允许采用一系列线索来确定可能存在的潜在通路。

（3）线索应用：所谓线索是分析人员对电路询问的一些基本问题，以帮助确定与各种潜在通路有关的控制器和负载的组合。它是由各个公司根据以往应用 SCA 的经验编制一种标准化的问题清单。它帮助分析人员确定已知电路图产生潜在状态的不同方式。例如，对单线拓扑图来说，它的线索为：

1）电源及接地是否来自同一电源？

2）电源与负载是否匹配？即交流、直流、信号、极性和量值等是否一致？

3）当需要负载 L1 时，开关 S1 是否断开？

4）当不需要负载 L1 时，开关 S1 是否闭合？

5）开关 S1 是否需要？

6)开关 S1 的标号与负载 L1 的功能是否匹配?

其中,S1 为通用开关(如断路器、熔断器等),L1 为一般的负载(如逻辑门输出、继电器线圈等)。

实际上,潜在通路中很少出现这种简单的拓扑图,因为它太简单了。线索也是随着技术的发展而不断增加和修改的。目前所识别的关键潜在通路近一半可归结为"H"形。"H"形潜在通路最通用的线索是其横条(由 S3、L3 和 S4 组成)中电流的反向。

五、区域安全性评价

(一)概述

区域安全性分析(zonal safety analysis,ZSA)通过区域划分的方法对组成系统的分系统或设备及其接口的安装位置进行系统分析和连续检查,评价在故障和无故障情况下各分系统或设备潜在的相互影响以及其安装存在的固有危险的严重程度。

ZSA 是一种定性的分析方法,主要用于:

(1)评价各分系统和各设备之间的相容性。

(2)确定系统各区域及整个系统存在的危险并评价其严重程度。

ZSA 一般应在设计早期,继分系统和设备的 FMECA 之后进行,以便尽早发现问题,及时采取设计改进措施。但是 ZSA 可适用于对系统研制阶段的设计图样、样机及真实系统进行区域性分析检查。

(二)分析程序

ZSA 的分析程序见图 3-6。

1. 划分分析区域 按照系统的组成界面,考虑分析检查及维修要求对分析区域进行划分,区域划分时应符合以下原则:

(1)区域划分应简明,尽量将故障相关的相邻部位划分在同一个区内。

(2)各区域应尽可能按实际有形的边界划分。

(3)区域的大小应以能在区域内做仔细的、全面的分析检查,判定其故障影响为准。

(4)区域图或图表应清楚地指明区域的边界,包括对区域边界的具体说明。

(5)区域边界应包括相关结构的侧壁。

(6)对整个复杂系统进行 ZSA 时,为使分析按次序进行且不遗漏,应对各个区域按顺序进行编号。

2. 列出各区域内分系统和设备清单 为了使分析检查时具有针对性,不遗漏分析项目,应列出各区域内分系统和设备清单,清单的内容及形式可根据具体情况而定。例表如表 3-8 所示。

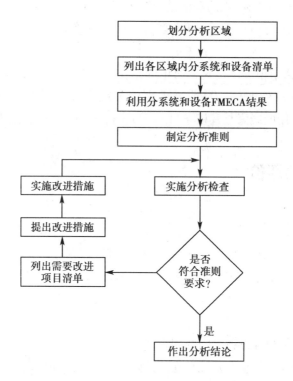

图 3-6 ZSA 流程图

表 3-8 分系统和设备在各区域内分布情况统计表

分析时机:	填表:	校对:	审核:
分析区域编号	分系统和设备名称	分系统和设备型号（图号）	备注

3. 利用分系统和设备的 FMECA 结果 ZSA 是在分系统和设备 FMEA 或 FMECA 之后进行，它必须了解系统和设备的单个故障，综合利用 FMEA 或 FMECA 的分析结果，对关键的故障模式进行全面和深入的分析，以确定潜在的危险及其严重程度。

4. 制定分析准则 分析准则是进行 ZSA 的依据，在系统设计初期应根据设计要求，以往的设计和使用经验等制定分析准则。分析准则包括通用准则和专用准则，通用准则规定了分系统和设备的安装、相互影响、维修及环境等方面，在每个划分的区域内每个分系统和设备均应满足的要求；专用规则以分系统和设备为对象，规定了在其所经过的各个区域内应满足的有关具体要求，包括分系统和设备与其他分系统和设备之间在安装、相互影响、维修、环境和分系统功能等方面。为了便于分析检查记录，应将分析准则制成表格形式，表3-9是一种"系统 ZSA 记录表"。

表 3-9　系统 ZSA 记录表

分析时机:	区域编号:	分系统名称:		填表:	校对:
	区域名称:	分系统代号（图号）:		审核:	审定:
准则号	通用准则或专用准则		分析结论		备注

5. 实施分析检查和评价　在设计阶段，ZSA 一般应由设计人员按系统设计图样、总体协调图对照分析准则进行分析检查；在样机和实际系统上，可由质量检查人员结合质量审查对每区域作分析检查，其分析结果应记录在表 3-9"系统 ZSA 记录表"中。

分析准则是必须达到的设计、制造和安装要求，当发现不能满足规定要求并可能出现危险时，应采取必要的纠正措施，并及时填入"系统 ZSA 记录表"中。

每次分析检查之后，应对结果做出评价，若不能达到分析准则要求则应列出需要改进的项目清单，提出并实施改进措施。

6. 作出分析结论　经过 ZSA 并对所发现的重大问题采取了改进措施后，应进行复查并作出分析结论，写出分析报告。该报告是系统、分系统安全性评价的组成部分。分析报告的内容一般应包括：分析目的、分析时机、分析发现的危险以及为消除或减少危险所采取的措施，如果没有采取纠正措施或部分地采取纠正措施，则应评价危险发生的可能性。

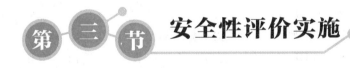

第三节　安全性评价实施

一、初步危险表

（一）初步危险表的基本概念

初步危险表（preliminary hazard list，PHL）是一项用来识别和列出系统中可能存在的潜在风险和事故的定性分析技术，通常在方案设计阶段或初步设计阶段开展，也是开展后续危险分析的基础。PHL 表技术与头脑风暴（brain storm）类似，设定出危险并经整理列入表格中，主要用于确认危险并开始识别导致危险的因素、风险以及消减方法。在获得更多的系统设计信息后，应当对 PHL 表识别出的危险进行更深入的分析和评估。

PHL 表过程将设计知识、危险信息与已有的经验教训进行对比，以确定方案设计中是否涉及潜在的危险因素，其输出结果主要是危险清单。

（二）PHL 的基本过程与分析方法

PHL 实施过程的基本步骤包括：

1. 定义系统 明确系统的范围与边界,明确任务、任务阶段和任务环境,了解系统设计、使用方案以及主要的系统部件。

2. 制定 PHL 工作计划 确定 PHL 的目的、定义、工作分解结构、日程安排和流程,确定系统中分析的单元和功能。

3. 组建团队 挑选所有要参与 PHL 分析的成员,并明确其责任,充分发挥团队成员在设计、试验、制造等不同领域内的专长。

4. 收集资料 收集所有分析必需的设计、使用和过程资料,包括设备清单、功能框图和使用方案等,制成危险检查表。危险检查表即为已知危险或会产生潜在危险的设计或状态的通用项目清单,包括能源、危险的功能、危险的操作、危险部件、危险材料、相似类型系统的经验教训、不期望的事故,以及考虑的故障模式与故障状态等。

5. 实施 PHL PHL 的实施主要包括:

(1)列出系统硬件部件和系统功能的清单。

(2)评价方案设计中系统的硬件,并与危险检查表比对。

(3)评价系统使用时的功能,并与危险检查表比对。

(4)识别和评价系统中使用的能源,并与能量危险检查表比对。

(5)评价系统中软件的功能,并与危险检查表比对。

(6)评价可能的故障状态。

6. 制定危险清单 列出识别到的和可能存在的系统危险及潜在系统事故,如可能,还应根据可用信息识别安全关键功能和顶层事故。

7. 提出纠正措施 提出安全性设计准则和能够消除或减少危险的安全性设计方法。

8. 形成 PHL 文档 记录下整个 PHL 的分析过程和分析工作表,并应给出结论和建议。

PHL 通常用分析表开展分析,表 3-10 给出了典型的 PHL 分析表:

表 3-10　PHL 分析表

系统单元类型:

危险序号	系统项目	危险	危险影响	备注

(1)系统单元类型:指所分析的系统项目所属的类型,如系统硬件、系统软件、系统功能、能源等。

(2)系统项目:是在系统单元类型中填写关注的系统项目。

(3)危险:是指系统项目所表明的具体危险,这里一般要记录下所有的潜在危险。

(4)危险影响:已识别危险的影响,如系统错误运行、损毁、伤害、死亡等。

(5)备注:本栏一般记录经分析得出的重要信息、假设、建议等,如可填写安全关键功能、顶层事故或系统的安全性设计准则。

建立 PHL 分析表时,需遵循如下基本准则:

(1)明确初步分析表的分析目的是识别系统危险和事故。

(2)最好从调查系统硬件项目、系统功能和系统能源入手。

(3)利用危险检查表和先前的经验教训,进行危险识别。

(4)危险的记录应当是可以理解的,但不必详细描述。

二、初步危险分析

PHA 属于定性分析法,是分系统或系统在寿命周期内进行系统安全分析的第一种技术,是进行其他分析的基础。这种分析最好在系统或设备研制的初期就进行。如果可能的话,在论证阶段应开始。随着设计及研制工作的进展,这种分析应不断改进。当然,根据需要 PHA 可在系统或设备研制的任何阶段开始。但是,在系统研制阶段的后期才开始 PHA,可能的设计更改将受到限制,而且不可能通过这种分析来确定初步的安全性要求。若分系统的设计已达到可进行详细的 SSHA,则应终止 PHA。对于现有的医疗器械系统或设备,也可采用 PHA 以初步了解其安全性。

(一)分析目的

PHA 的主要目的如下:

1. 识别威胁,确定安全关键部位　通过 PHA 来全面识别各种危险状态及危险因素,确定它们可能产生的潜在影响。在论证阶段,用这种分析考查系统各种备选方案的安全性,可向设计师、主管人员及系统安全技术人员和有关人员提供每种备选方案的潜在危险及危险原因以及安全关键的部位,以便通过设计来消除或尽量减少这些危险及危险原因。

2. 评价各种危险的风险　应对各种危险及危险原因进行初始风险评价,以便在方案选择中考虑安全性问题,并根据相似系统或设备的数据及经验对所选择的设计方案有关的各种危险严重性、可能性及使用约束进行评价。

3. 确定安全型准则,提出消除或控制危险的措施　通过 PHA,应确定将要采用的安全性准则,并提出为消除危险或将其风险减少到使用方可接受水平所需的安全性措施和替换方案。例如,是否采用联锁、警告和过程指示等设计特性来避免会导致事故的人为差错。

此外,PHA 得到的信息还可用于下列初步的系统安全工作:

(1)为制(修)订系统安全性工作计划提供信息。

(2)为系统安全大纲的管理提供有关人力费用的初步信息。

(3)确定系统安全工作安排的优先顺序。

(4)确定进行安全性试验的范围。

(5)确定进行进一步分析的范围,特别是为 FTA 确定不希望发生的事件。

(6)编写 PHA 报告,作为分析结果的书面记录。

(7)确定系统或设备的安全性要求。

（二）分析内容

由于 PHA 从寿命周期的早期阶段开始,因此,分析中的信息仅是一般性的,不会太详细。然而,这些初步信息一般应能指出潜在的危险及其影响,以提醒设计师们通过设计加以纠正。这种分析至少应包括以下内容:

(1)审查相应的系统安全资料。因为任何新研制的系统或设备都有相当的比例沿用老系统或设备的部件、材料或制造技术。因此,这些现成部件、材料及制造技术的有关系统安全信息对进行 PHA 是很有用的。

(2)列出主要能源的类型,并调查各种能源,确定其控制措施。因为任何系统或设备的运行都离不开能源,一旦能源失控,发生异常的逸散,就会发生事故。因此,在进行 PHA 时,要特别注意与能源有关的设备或部件。

(3)确定系统或设备必须遵循有关的人员安全、环境安全和有毒物质的安全要求及其他有关的规定。

(4)提出纠正措施的建议。在完成识别危险、评价危险的严重程度及可能性之后,还应提出如何控制危险的建议。

（三）分析范围

参考 GJB 900,为了能全面地识别和评价潜在的危险,分析中必须考虑下列内容。虽然并非所有的内容会与所分析的系统或设备有关,但是在进行这种分析时,必须考虑所有的内容,以防疏忽或遗漏。

(1)危险品,例如:染料、激光、炸药、有毒物、有危险的建筑材料、压力系统、放射性物质等。

(2)系统部件间接口的安全性,例如:材料相容性、电磁干扰、意外触发、火灾或爆炸的发生和蔓延、硬件和软件控制等,包括软件对系统或分系统安全可能产生的影响。

(3)确定控制安全的关键软件命令和响应,例如:错误命令、不适时的命令或响应或由使用方指定的不希望事件等的安全性设计准则,采取适当的措施并将其纳入软件和相关的硬件要求中。

(4)与安全有关的设备、保险装置和可能的备选方法,例如:联锁装置、冗余技术、硬件或软件的故障-安全设计、分系统保护、灭火系统、人员防护设备、通风装置、噪声或辐射屏蔽等。

(5)包括使用环境在内的环境约束条件,例如:坠落、冲击、振动、极限温度、噪声、接触有毒物质、有害健康的环境、火灾、静电放电、雷击、电磁环境影响,包括激光辐射在内的电离和非电离辐射等。

(6)操作、试验、维修和应急规程,例如:人机工程、操作人员的作用、任务要求等的人为差错分析;设备布置、照明要求、可能外露的有毒物质等因素的影响,噪声或辐射对人的能力的影响;载人系统中生命保障要求及其他安全问题,如坠落安全、应急出口、应急、救生等。

(7)设施、保障设备,例如:用于含有危险物质的系统或组件的贮存、组装、检查、检验等方面的设备,射线或噪声发射器,电源等。

(四)分析所需的信息

进行 PHA 需要如下信息:

(1)系统和分系统部件的设计图样和资料。

(2)在系统预期的寿命期内,系统各组成部分的活动、功能和工作顺序的功能流程图及有关资料。

(3)在预期的试验、制造、贮存、修理及使用的场所和以前类似系统或活动中与安全性要求有关的背景资料。

(五)分析格式

进行 PHA 所采用的格式和方法在很大程度上取决于所分析的系统或设备的复杂性、时间与费用的约束、可用信息的种类、分析的深度,以及分析人员的习惯及经验。

目前用于 PHA 的格式有列表格式和叙述性格式两种,分析人员可根据需要选择其中一种或者两种格式组合。

1. 列表格式 通过列表进行 PHA 是最常用的一种分析格式,也是一种最经济有效的分析格式。这种格式用于系统地查找和记录被分析系统或设备中的危险,使用方便、简单、便于管理人员发现问题。

列表的形式及内容随着被分析系统或设备和分析人员的不同而有变化。PHA 表格种类很多,但其大部分内容很相似。表头的各项要求及简要说明如下:

(1)产品号:该栏填写所有被分析产品的标识号码。

(2)系统、分系统或设备:该栏说明与分析有关的部分。每个 PHA 报告都要表明被分析系统及分系统的名称,但标明的方式不同。

(3)系统的事件阶段:该栏说明事件发生时系统所处的状态,例如:执行任务、维护、修理、运输和贮存等。有些状态还可能有分状态。

(4)危险说明:该栏说明由于分系统和设备故障引起的危险特性,包括危险可能变成事故的各种方式。

(5)对系统的影响:该栏说明由于危险造成的各种有害影响。应说明在没有采取安全措施的情况下会对人员及系统造成的伤害程度。

(6)风险评价:该栏目说明进行风险评价的内容。风险评价包括确定危险严重性和危险可能性等级,以便采取纠正措施。在系统或设备设计开始之前进行 PHA 只要求确定危险严重性;若设计初期未能消除危险,则应确定危险严重性和危险可能性,确定纠正措施和解决已判定的危险,并建立控制并尽量减少危险的工作优先顺序。

(7)建议的措施:该栏说明对消除或控制危险应采取措施的建议。它应包括现有医疗器械所用的安全措施,以及某些标准文件所建议的或要求的安全措施。

(8)建议措施的影响:该栏用以记录采用上一栏建议的措施后,风险评价结果改进的情况。

(9)备注:该栏用以记录分析人员有关的而未包括在其他栏内的任何信息,如适用的文件、相似系统的故障数据和有关负责人的意见等。

(10)状况:该栏记录执行所建议的危险控制的状况。

此外,根据分析人员的需要还可适当增加如下栏目:

(1)序号:通常作为表格的第一栏,表示产品的号码,作为参照系统。

(2)参考资料:包括试验报告、规范等。

(3)经验教训:与被分析系统某一危险有关的安全性信息,包括事故、事故征候和故障等信息。

(4)进一步分析:对某一具体危险作进一步分析的建议,如 PHA 发现某一部件或分系统会发生事故,则在该栏内可填入建议进行 FMEA 的内容。

(5)职责:用以记录具体人员或组织对采取消除或减少某危险的职责。

2. 叙述性格式 叙述性格式是一种较为灵活但不太严格和全面的分析格式,它通常用于采用列表格式不方便或不适用的场合。

叙述性格式应使每一部分只分析讨论一个主要的安全问题,其中的小节讨论该主题所属的有关问题。例如,用叙述性格式详细评价某一火灾的发生。PHA 的第一部分应分析火灾本身。而第一部分所述的 3 个小节可分别讨论引起火灾的 3 个要素,即染料、氧化剂和热。第二、第三和第四部分可分别讨论防火方法、火灾装置和灭火设备等等。

在下述情况下,可以选用叙述性格式进行 PHA:

(1)保证对识别和评价危险必须考虑的内容进行全面考虑,对每项内容作出危险的风险评价。

(2)为满足使用方的要求对有关问题进行详细讨论,例如,解释因任务或其他要求而需要接受某些风险,或者解释所建议的方案如何才能避免现用医疗器械相似系统存在的安全问题。

(3)列表格式不适用的场合,例如,列表格式可指出被分析系统着火是一种可能的危险,但它也许不能提供全部的细节。

(4)讨论被分析系统或设备的相对安全性,叙述性格式更适于讨论所选用的设计是否采用安全措施的问题。

(5)为了对被分析系统或设备进行详细说明,以便使技术人员更容易了解可能引起危险的因素和危险可能造成的影响。

在某些情况下,可并用列表格式和叙述性格式进行 PHA。列表格式用于提供概要的信息,而叙述性格式用于提供对概要信息的展开讨论。但应注意使每个叙述部分应与表格部分的序号相对应。

(六)分析方法

为了避免在 PHA 中遗漏或忽略任何危险、设备、状态或事件,应采用系统性的分析方法。常用的 PHA 方法有自上而下分析、基本危险分析和辅助分析。

1. 自上而下分析　这是一种常用的分析技术。分析从系统级开始,接着是分系统级,再到设备级,逐步自上而下进行分析。所分析的最低层次取决于可以获得信息的最低产品层次。当系统或设备的设计完成或接近完成时,分析可进展到最低的产品层次,并可进一步发展为 FHA。对被分析的最低层次的产品进行全面研究以识别它可能产生的或可能遭受的所有危险。

2. 基本危险分析　由于设备的技术特性造成的那些危险称之为基本危险。这种分析要求分析人员通过分析确定被分析的系统或设备是否存在这类危险。每种系统或设备都存在着设计的、能源的或能量应用中的固有危险。例如,在使用流体压力装置时可能会发生着火、污染和爆炸等危险,这些危险取决于流体的性质、种类和工作压力。在标准和系统规范中所规定的对某些潜在危险采取的措施,或者在现用医疗器械中已发生事故的经验教训等都为新系统设计提供了类似危险的启示。具有多个潜在危险的系统或设备,应从最严重的危险(即会引起最大损害的危险)开始分析研究。

3. 辅助分析　辅助分析可为 PHA 提供输入。当仅仅靠设计资料不足以使系统安全技术人员能够正确评价可疑的危险时,则要求进行辅助分析,它包括任务分析、危险标示和实体模型 3 种技术。

(1)任务分析:任务分析包括对系统必须完成的工作,系统的使用方式和使用环境的研究。对任务说明和使用方案的研究可确定系统完成任务必须实施的工作;对各项工作的研究可确定其中的危险和消除或控制危险的方法;分析中必须考虑系统工作中的所有环境,因为危险可能随着环境的不同而变化。

(2)危险标示:危险标示是 PHA 中确定危险状态的一种方法,它标明危险部位或含有危险材料的零件的位置,以便通过分析确定存在的危险和消除或降低危险的方法。此外,在 PHA 中,危险标示还可用于:

1)标明激光和微波设备发生危险辐射的限度。

2)指出噪声水平的等高线以确定具体的设备是否需要隔音。

3)标示机械部件相对于其他部件或人员的活动范围等。

(3)实体模型:实体模型通常用于直观地表示人员与设备所占的空间及两者相互间的关系。它可使系统安全技术人员在寿命周期的早期识别与操作维修空间及位置有关的危险,以便于设计更改。在 PHA 中,模型还可有效地用于确定:

1)操作人员是否有足够的活动空间来操作医疗器械,当穿上防护服后,是否有足够的空间来操纵停止按钮。

2)应急开关是否方便操作人员操作。

3)医疗器械的开口是否适于穿戴防护服的人员操作活动。

4)医疗器械的应急出口是否便于穿戴防护服的人员和设备应急脱离。

5)维修人员是否能看见和接触到需要进行维修的部件。

三、分系统危险分析

（一）目的及内容

SSHA 实际上是 PHA 的扩展,前者比后者更复杂。这种分析包括定性和定量分析,它通常在设计阶段进行。当分系统设计可获得详细的信息时,便可立即进行这种分析,随着分系统设计的进展,这种分析也应不断修改。

SSHA 用于确定与分系统设计有关的危险(包括部件的故障模式、关键的人为差错输入)和组成分系统的部件(或设备)之间的功能关系所导致的危险;确定与分系统部件的工作或故障有关的危险及其对系统安全的影响。

SSHA 应确定因其性能下降、功能故障或意外动作等可能导致危险的、或其设计不满足合理要求的所有部件(包括软件),这种分析的目的是:

(1)确定分系统部件的各种故障模式(除单点故障外还包括人为差错)及其对安全性的影响。

(2)确定软件事件、故障和偶然事件(如定时不当)对分系统的安全性的可能影响。

(3)确定软件规划说明中的安全性设计准则已得到满足。

(4)确定软件设计需求及纠正措施的实现方法不影响或降低分系统的安全性或引入新危险。

（二）分析报告的内容

SSHA 的结果必须编写成分析报告。在分析报告中,除了概括说明分析结果外还必须说明下列内容:

1. **部件故障模式**　描述所有可能引起危险的故障模式。

2. **系统事件阶段**　说明发生危险时系统所处的任务阶段。

3. **危险说明**　对危险作出全面说明。

4. **对分系统和（或）系统的影响**　描述危险对分系统和系统的影响。

5. **风险评价**　对每项危险进行风险评价。

6. **建议措施**　提出消除或减少危险应采取的措施,并讨论在什么情况下采取什么形式的措施。

7. **建议措施的影响**　讨论所建议的措施对风险评价结果带来的变化。

8. **备注**　列出参考资料、相似系统的信息等在分析报告中未包括的所有信息。

（三）分析方法及步骤

1. **分析方法**　目前具体用于分系统及其组成单元的 SSHA 方法主要有以下 4 种:

(1)FMECA

（2）FHA

（3）FTA

（4）SCA

这些分析方法还可用来确定是操作疏忽、功能故障还是其他故障可能造成事故发生。

2. 分析方法的选择　为了进行 SSHA，通常必须根据经费预算、时间和被分析设备可用信息的状态选择最经济有效的方法，主要考虑的问题如下：

（1）只规定基本的定量结果。

（2）把分析所涉及的设备约定层次限制在所需的最低数量。

（3）故障影响只限于满足分析目的所需的那些设备。

（4）如果对主要故障模式的分析能够达到分析目的，那么就不必对所有可能发生的故障模式都进行分析，也就是应区分哪些故障模式是希望进行分析的，而哪些又是必须进行分析的。

（5）FTA 只用于极严重的故障影响和危险分析中。

3. 分析步骤　进行 SSHA 必须根据所分析的分系统的特性选择分析的方法及途径。目前虽然还没有统一的固定的格式和规定程序，但是不管选用哪一种方法，均可参照下述步骤进行分析：

（1）对系统或硬件及其要求进行定义。

（2）确定进行分析的基本规则和前提，如规定故障判据。

（3）建立框图或事件发生顺序。

（4）评价每种故障模式的危害性。

（5）提出所需的纠正措施，并评价纠正措施的有效性。

（6）编写分析文件，对那些不可能采取纠正措施的产品提出处理建议，通过适当的维修保持固有的安全性。

4. 分析的界限　SSHA 的范围，即分析所考虑的产品层次，包括从单个零件到整个产品及其输入和输出端。故障发生的可能性越大，需要详细分析的层次越多，分析的费用越高，时间越长。选择分析界限是很重要的，外部界限决定着分析的全面性，内部界限决定着分析的详细程度。在系统寿命周期的不同阶段，通常规定不同的分析界限，例如，在论证阶段，不要求进行详细的分析，例如不进行 FMECA 和 SCA 等。

四、系统危险分析

（一）分析目的

SHA 用于确定整个系统设计中有关安全性问题的部位，包括安全关键的人为差错，特别是分系统间接口的危险，并评价其风险。SHA 主要用于审查如下有关各分系统相互关系的问题。

（1）符合系统或分系统文件规定的安全性设计准则。

（2）独立的、相关的和同时发生的危险，包括安全装置的故障或产生危险的共同原因。

（3）由于某分系统的正常使用导致其他分系统或整个系统的安全性下降。

（4）设计更改对分系统的影响。

（5）人为差错的影响。

（6）软件事件、故障和偶然事件（如定时不当）对系统安全性的可能影响。

（7）软件规格说明中的安全性设计准则是否已得到满足。

（8）软件设计需求及纠正措施的实现方法不影响或降低系统的安全性或引入新的危险。

在初步设计评审后应开始 SHA，在设计完成之前应不断修改；当设计更改时，应评价这些更改对系统及分系统安全性的影响；SHA 应提出消除或降低已判定的危险及其风险的纠正措施。

（二）分析内容

SHA 的重点在于各分系统间的接口，因此考虑各部件或分系统间的各接口关系成为 SHA 中的一项重要工作。各接口间的关系主要可分为物理的、功能的和能量流的关系。

1. 物理关系 指各分系统几何尺寸及机械结构的相互关系。每个分系统的设计及制造本身是良好的，而且单独试验时能够按要求正常工作。然而，当把各分系统组装成一个系统时，由于尺寸不匹配或其他结构问题，可能产生各种危险。例如，因零件间的间隙过小而导致维修时损坏其他零部件；由于设计不当造成误接各种接头或连接器而导致危险；分系统或零部件的安装位置不合理而造成系统的潜在危险等。

2. 功能关系 各分系统的输入与输出之间的相互影响。一个分系统的输出可能作为相接分系统的输入，或者可能控制某接口分系统的输出。若某分系统的输出异常或产生错误就可能损坏接口分系统或构成系统的潜在危险。例如，某个分系统的零输出、输出不足、过高的输出、不稳定的输出和错误输出等都可能导致接口分系统或整个系统损坏或人员伤亡。

3. 能量流关系 各分系统间的电、机械、热、核、化学或其他形式的能量的相互关系。当系统中这些能量失控时便会损坏设备、伤害人员。例如，各分系统或部件间用于传输各种能量的接头或者管道（导线）故障或损坏，便会产生潜在的危险，设置造成灾难性的事件。电力传输线的短路将会产生火灾；燃油管道在高压下破裂或泄漏会引起火灾或爆炸；有毒流体管道破裂或泄漏会造成人员伤亡；发动机燃料管道泄漏会使染料溅到热的排气管上而造成火灾等等。因此，SHA 必须考虑系统中每种流体的所有有害特性。

（三）分析格式及方法

在 SHA 中，不仅限于分析各独立分系统的危险，而且必须考虑各分系统的相互作用和作为系统整体而工作所存在的危险。

在进行 SHA 时,所选择的格式及方法取决于可用的系统信息量、系统的研制周期和 SHA 的应用。工程项目负责人用的 SHA 和系统安全技术人员为获得定量信息所用的 SHA 的分析格式和方法都可能不同。

SHA 可利用 PHA 和 SSHA 所得到的信息。随着系统设计的进展,可能会出现新的不希望的事件,因此 SHA 也要不断修改。

1. 分析格式　SHA 格式应与分析方法相匹配,按具体分析的系统进行选择。SHA 所采用的基本分析格式包括叙述性格式、列表格式和图形格式,每种格式都有其主要的应用范围、目的、优点和限制。

(1)叙述性格式:这种格式主要适用于早期设计的 SHA。它通常用于协助制定设计准则和指出有问题的部位。

(2)列表格式:这是一种与 FHA 相似的格式。它可以有效地表明系统设计中所有已识别的危险,并提供每个危险的信息。列表格式的 SHA 的灵活性大、可通过更改表头栏目的内容进行不同要求及不同目的的分析。利用相关的设计资料快速进行定性分析,随后有了详细的设计资料(如故障概率值),列表格式 SHA 可按需要更改。它可向其他分析提供输入。同时,它还可用于比较不同备选方案并提供每种方案的故障种类和数目的说明。它特别适用于现用医疗器械改型的系统安全分析,因为现有医疗器械有足够的信息来进行 SHA,定性表明哪些更改将会影响安全性。

(3)图形格式:FTA 就是一种图形格式的分析方法。它以图的形式描述有害的顶事件和引起顶事件的各种因素,通过确定故障树最底层零件的故障概率值便可逐层计算确定不希望的顶事件的概率。这种分析技术不仅能够确定风险,利用图形还可表明系统不同部分对总的风险评价的影响;确定产生故障的关键路径和更改对安全性的影响,向管理部门提供信息以评价选择具体设计时会发生不希望事件的风险。

2. 分析方法　SHA 所用的方法有 FMECA、FHA、FTA、标示法和人为差错分析等。这些分析方法与 SSHA 所采用的方法大部分是一样的。虽然它们方法相同,但 SHA 的重点在系统上,而不是分系统。

(1)FMECA、FHA 和 FTA:FMECA 最适用于分析故障模式和故障率已确定的硬件。在进行 SHA 时,FMECA 主要分析对象是会导致系统故障的部件和分系统的故障。系统安全技术人员可利用可靠性大纲中 FMECA 的信息评价故障模式对系统的安全性的影响。例如,利用在 FMECA 中已确定故障概率来进行 FTA,对安全关键部件做专门研究;利用 FMECA 的 CA 信息确定存在危险的关键产品,确定在生产中需要特别保证安全性不恶化的产品,对安全措施、防护设备、监控装置及告警装置提出要求。

FHA 与 FMECA 所不同的是,FHA 考虑会因具体硬件设计而产生的人为差错。它通过详细地对系统分析研究来确定故障模式、原因及对系统工作的影响。FHA 可能是进行 SHA 最有用的工具,是目前广泛应用于系统安全分析的重要工具。它通过对系统使用、试验、维修时可能发生的所有主要危险事件建树,从系统(顶层)开始,以逻辑的方式表示受影响的各分系统间的接口、部件、人员和环境。故障树还可指出关键的顺序、定时及单点故障。

（2）危险标示法：标示法用来表示由于装置和管道的位置或周围或主系统外部的问题所引起的危险，把问题标明在图上说明存在的潜在危险的相互关系。

（3）人为差错分析：人为差错定义为与正常行为特征不一致的人员活动或与规定程序不同的任何活动。人为差错是造成系统事故的主要原因。根据1091件事故的统计数据表明，由于人为差错造成的事故占总数的38.6%。人为差错对系统的影响随系统的不同而不同，因此在研究时必须对人为差错的特点、类型及后果进行分析，给出定量的发生概率。

人为差错可按以下几种方式分类：

1）按作业要求分类：①不是否能完成必须做的工作（执行性）；②遗漏了必须做的工作（疏忽性）；③做了不需要做的工作（多余性）；④操作顺序出错（次序性）；⑤不能在规定的时间内完成工作（时间性）；⑥操作错误（错误性）。

2）按工作类型分类：①设计差错；②操作差错；③装配差错；④检查差错；⑤安装差错；⑥维修保养差错。

3）按人的因素分类：①感知与确认失误；②判断与记忆失误；③动作与操作失误。

造成人为差错或降低人-机接口安全性的因素很多，归纳起来有：①操作人员缺少应有的知识和能力；②训练不足、经验缺乏；③操作说明书、手册和指南不完备；④工作单调、缺乏新鲜感；⑤超过人员能力的操作要求；⑥存在外界信号的干扰；⑦不舒适、不协调的作业环境；⑧控制器、显示器布置不合理；⑨设施或信息不足。

大量的事故是由于人为差错引起的，人为差错所占的比例远高于设备故障所占的比例。因此需要从使用和维修两方面来理解和预计人为差错对系统安全的影响，进行 SHA 必须结合所有其他故障模式分析人为差错。

在人为差错分析中，人为差错率预计技术（technique for human error rate prediction, THERP）是应用较广的人为差错分析技术。它可预计由人为差错造成的整个系统或分系统的故障率。这种分析把系统划分成为一系列的人—设备功能单元。被分析的系统用功能流程图来描述，对每个人—设备功能单元分析预计数据，利用计算机程序来计算工作完成的可靠性和完成的时间，并考虑到完成工作中的非独立的和冗余的关系。进行这种分析的步骤如下：

1）确定系统故障及影响后果，每次处理一个故障。

2）列出并分析与每个故障有关的人的动作（工作分析）。

3）估算相应的差错概率。

4）估算人为差错对系统故障的影响，在分析中应考虑硬件的特性。

5）提出对人—设备系统（被分析系统）的更改建议再回到第3）步。

人为差错分析中主要问题是缺少有效的数据。人为差错概率估计值主要是根据专家意见的主观数据或按需要补充以主观判断的客观数据。

认为差错分析的结果可以用叙述格式、列表格式或逻辑树等形式表示，这取决于所提供的人为差错信息和 SHA 的要求。

五、使用和保障危险分析

（一）分析目的

O&SHA 是为了确定和评价系统在试验、安装、改装、维修、保障、运输、地面保养、贮存、使用、应急脱离、训练、报废和处理等过程中与环境、人员、规程和设备有关的危险；确定为消除已判定的危险或将其风险减少到有关规定或合同规定的可接受水平所需的安全性要求或被选方案。

O&SHA 主要用于：

（1）把危险工作状态与其他的活动、区域和人员隔离开来。

（2）提供控制措施以防故障对系统造成不利影响或引起人员伤亡或设备损坏。

（3）设计及安装部件使操作人员在使用、维护、修理或调整期间远离危险（如电击、有毒气和尖利刀口等）。

（4）使操作人员免受不必要的生理和心理压力，进而避免可能导致差错而伤害人员。

（5）保护操作人员，在危险部件、设备等处安装有效的标准警告系统。

（二）分析内容

O&SHA 应确定如下各项内容：

（1）在危险条件下进行的各项工作及其时间，以及在这些工作中及其时间内尽量减少风险所需采取的各种措施。

（2）为消除危险或减少有关风险所需的系统硬件或软件、设施、或保障和设备在功能或设计要求上的更改。

（3）对安全装置和设备的要求，包括人员安全和生命保障设备。

（4）告警、注意事项及特别应急措施，如应急出口、营救、脱离、安全动作、放弃等。

（5）危险器材的装卸、使用、贮存、运输、维修和处置要求。

在进行 O&SHA 时应考虑如下各项：

（1）每个工作阶段计划的系统配置和（或）状态。

（2）设施的接口。

（3）计划的环境。

（4）保障工具或其他设备，包括由软件控制的自动测试设备或规定使用的设备。

（5）操作或工作的顺序，同时进行工作的影响及限制。

（6）人机接口关系。

（7）有关规定的人员安全和健康要求。

（8）可能的非计划事件，包括由于人为差错产生的危险。

（三）分析时机、所需信息和分析类型

为了向系统设计提供有效的输入信息,应尽量早地进行 O&SHA,一般应在系统试验和使用前进行。在系统设计更改前也应进行这种分析,评价工程更改建议。

当系统的设计或使用条件变化时,应修改 O&SHA。此外,在医疗器械的订购中也可有选择地应用这种分析,以保证使用和维修手册中含有合理的安全性和健康要求。

O&SHA 需要以下信息:

(1)系统、保障设备和设施的说明。

(2)各种规程和操作手册草案。

(3)PHA、SSHA 和 SHA 的分析报告。

(4)有关的要求、约束条件和人员能力。

(5)人机工程资料和报告。

(6)经验教训,包括由人为差错引起灾难事故的历史资料。

O&SHA 可分为规程分析和意外事件分析两类。规程分析是对各种操作规程的正确性进行评价;意外事件分析是对可能演变为事故的使用情况和防止事故发生的方法进行研究。

（四）规程分析

规程指的是为使用、组装、维护、修理、校准、测试、运输、装卸、安装或拆卸某一产品所采取的一组按顺序安排的动作。规程分析是对这些动作及为完成这些动作所提供的任何说明文件的审查。

一个完整的规程分析包括两个阶段的分析工作。第一阶段分析的目的是为了证实设计人员制定的操作和保障规程使操作人员伤亡和设备损坏的概率最小。第二阶段分析是研究由于操作人员偏离设计人员制定的规程可能导致意外的灾难性事故,控制任何可能产生的危险行动。

1. 第一阶段分析　第一阶段的分析包括对如下问题的分析研究:

(1)设计人员提出如何操作一台具体设备的方案。

(2)当按设计师的方案操作设备时,操作人员或其他人员是否会遇到危险。

(3)在执行使用和保障规程期间,设备故障或人为差错可能导致的后果。

在这一阶段应用的分析是对系统的使用、维修、试验、运输、装卸和贮存等活动进行充分评价。如果分析是在使用和保障规程已制定完毕后进行,则第一阶段的规程分析较简单明了,否则就应在设计人员的帮助下完成。不管分析用的信息来自何处,必须采用下述简单的系统综合方法:

(1)分析某一具体作业时,首先把它分为几个基本步骤,简要描述每个步骤或活动要做什么工作并记录成文。运用相同顺序执行这些步骤。

(2)检查每个步骤,以确定由于完成该步骤可能引起的危险或潜在事故源。

(3)提出消除或控制危险的解决方案。

2. 第二阶段分析　第二阶段分析的重点是对设计人员规定的规程的评价,并与对操作人员可能选用的未经批准的其他规程的研究相结合。这种方法考虑了各种偏离规定动作可能发生的概率、影响及减少其风险的方法。具体分析方法如下:

(1)列出设计人员希望操作人员遵循的规程中的每一步骤,同一个步骤中可能包括多项动作,必须对每个动作分别检查。

(2)列出操作人员可能偏离设计人员规定的动作,而采用别的替代动作的方式。

(3)若采取了其他动作,列出可能导致的潜在危险。

(4)如果其他的动作可能造成或诱发意外的灾难性事故,那么应列出任何可用于设计或规程的措施,以消除或降低产生其他动作的概率。

(5)假如不能消除其他动作的发生,则应列出可能采取的措施,以避免或尽量减少可能发生意外事故的不利影响。

(6)在备注栏中包括该规程中遗漏之处、不清楚的地方或其他缺陷,以及历史的经验和教训等其他适用的信息。

(7)可能在一个栏中列出应当写入手册、说明书或设备标签上的任何警告、提示或其他注意事项。

(五)意外事件分析

假如某系统处于不正常的工作状态,而且没有及时采取纠正措施,便可能发生事故,则称之为意外事件。例如,易燃燃料泄漏就是意外事件,若不立即采取措施便可能发生火灾。"意外事件"不同于"紧急事件",前者发生时尚未发生事故;而后者发生时可能已发生事故了。

意外事件分析可用于任何可能引发事故的产品,从部件到复杂的系统。通过意外事件分析可提出小的设计更改、建议修改操作规程和制定紧急规程。大型系统的意外事件可能会引起更严重的后果,通过意外事件分析可制定合适的紧急规程,确定抑制设备的需要及程序,确定脱离和营救设备的需要和程序,确定专门的训练及技术等级的要求。如果其他系统安全分析已完成,则意外事件分析就可证实在系统中不存在操作规程的安全性缺陷;若系统的操作规程存在安全性缺陷,则意外事件分析将指出必要的更改。

1. 分析步骤　意外事件分析可应用来自使用部门现场经验、事故数据和以前完成的安全性分析等的信息,其分析步骤如下:

(1)选择意外事件并进行评价,以确定利用现有的紧急规程控制意外事件是否能达到令人满意的效果,若其效果不能令人满意,便把该意外事件作为不希望出现的顶事件。

(2)确定导致不希望出现的顶事件发生的各种条件和事件,然后,应用 FTA 确定可能引起那些输入条件和事件的因素。

(3)确定导致意外事件发生的输入事件的组合。

(4)指出如何才能识别意外事件或导致意外事件发生的每一条件。例如,采用压力表或温度计对压力和温度进行测量。当对常规指示装置的指示正确性产生怀疑时,还要确定备用指示器以验证是否存在意外事件。例如,压力表读出压力下降,这可以通过流量表指示流量降低或通过目视记录输出来证实。

(5)列出控制危险应采取的措施。这包括消除问题的纠正措施,或确保意外事件不演变为事故的预防措施。

(6)列出意外事件发生时应采取的任何其他预防措施。

2. 附加信息 分析人员还可利用下列附加信息:

(1)无法挽回点:在意外事件发生时,通常希望指出,到哪种地步挽救设备的工作才告失败,而且工作人员应当放弃挽救,而寻找安全场所。

(2)可利用的时间:估计意外事件演变成事故所需要的时间。

(3)意外事件防护设备:列出可以用于控制由意外事件诱发的危险的各种人员防护设备及其安放的位置。

(4)外部辅助设备:列出可能需要的或十分有用的外部辅助设备的信息。

(5)概率评估:分别列出意外事件可能发生以及可能演变成事故的概率。

六、职业健康危险分析

1. 分析目的及内容 职业健康危险分析(occupational health hazard assessment, OHHA)用于确定有害健康的危险并提出保护措施,以便将有关风险减少到使用方可接受的水平。

在进行职业健康危险分析时应考虑与系统及其保障有关的因素,这些因素如下:

(1)有毒物质,例如:致癌物、一般毒品、窒息物、对呼吸器官有刺激的物品等。

(2)物理因素,例如:噪声、热应力或冷应力、电离辐射或非电离辐射、压力、振动等。

(3)有毒物质或物理因素的使用及释放,产生的危险废物,意外接触的可能性,以及有毒物质的装卸、输送与运输要求。

(4)为保证使用和维修安全,对系统、设施和人员防护装置的设计要求(如通风、噪声衰减、隔离、密封和辐射屏蔽等)。

(5)防护服或保护设备的要求。

(6)使用及维修操作规程。

(7)定量确定人员所处环境的暴露水平所需的检测设备。

(8)可能处于危险中的人数。

此外,应根据对化学物理因素接触极限的有关规定,或与生物环境工程部门(或医务部门)协商,确定健康危险的可接受水平。

2. 常见的职业健康危险 所谓职业健康危险指的是产品的使用、维修、贮存或废弃处理可能导致人员死亡、受伤、急性或慢性病,或者残存的那些存在的或可能的状态。常见的职业健康危险有温度(冷与热)危险、压力危险、毒性危险、振动危险、噪声危险、辐射危险、电气危险、机械危险等。

3. 分析步骤及方法　职业健康危险分析的实施步骤如下：

(1)确定与系统及其保障有关的潜在有毒物质数量或物理因素的量级。

(2)分析这些物质或物理因素与系统及其保障的关系,根据这些有毒物质或物理因素的量级、类型以及与系统及其保障的关系及评价人员可能接触的场合、方式及接触频度。

(3)在系统及其保障设备或设施的设计中,采用经济有效的控制措施,将人员与有毒物质或物理因素的接触度降低到可接受水平,若控制措施的寿命周期费用很高,则需要考虑更改系统设计方案。

七、职业健康危险及其控制

(一)热危险

热危险可能来自于不受控制的热流、高温、低温或者温度变化。这些危险本身可能对人及设备造成伤害或损伤,也可能诱发其他有害的效应。

1. 危险源及危险的原因及影响　由高温、低温或温度变化引起的影响系统的危险存在于自然环境中,也可由设备及人员产生。在热带、沙漠和山区可以遇到来自太阳能的巨大能量。在封闭空间里如果没有自然冷却或机械冷却,里面的热量会成倍增加,人也会产生附件的热量。人的代谢过程不仅提高温度,也增加湿度,一直到湿度和温度结合起来变得无法忍受。这种情况不仅出现在封闭的医学诊疗设备中,在医护人员等的密闭服装中也会发生。自然环境中的低温常产生于极地气候、山区、沙漠以及寒冬季节将大量热能反射到空中的其他开敞地面。在诱发环境中,制冷设备能产生中等低温;低温冷却设备能产生很低的温度。在有空气运动的任何地方,风冷作用可能是一个值得注意的因素,而不一定是在开敞环境中。

2. 人的耐受力和安全暴露极限　热危险以两种方式对人体造成直接伤害:组织的热损伤和正常生理功能受到干扰。烧伤按组织损坏的程度分为一度、二度和三度。三度烧伤最严重。

足以造成一度烧伤的热辐射可能是由明火或者极热表面产生的。温度或热传递越厉害,造成伤害所需时间越短。暴露于能造成烧伤的高温时间愈长,烧伤的程度愈严重。一度烧伤的主要后果是不舒适和工作效率下降。

高温直接影响人的另一种方式是破坏人体生物平衡。

高温即使不造成疾病和伤害,也会使人的工作能力下降。温度和湿度相结合时对于人完成任务的能力是重要的限制性因素。在任何给定温度下,能工作和不能工作之间的差别仅仅是在相对湿度上相差几个百分点的变化。人的工作能力下降的门限值取决于温度、时间、湿度、劳累、体力与脑力情况、对气候的适应以及来自其他方面的应力。

与暑热相反的极端寒冷同样是危险的。从人机工程准则和人机工程指南可获得关于人对暑热和温度的耐受力的资料。人机工程还可提供对于寒冷问题的设计指导。

3. 危险控制技术　控制热危险的最好办法是将温度控制在温和的范围内并控制热流。如果自然环境或设备两者都产生过多的热量,就应使用冷却系统。热流的控制是通过控制热传递的三种方式(辐射、传导、对流)实现的。减少传导热流的方法是将导体冷却,或在热流路径上插进一种非传导材料,或者使用散热装置。减少对流热的方法是在对流区和主体或客体之间设置一个热屏障——例如隔热服装、盖子或罩子。

对于敏感的电子仪器,必须防止温度超出设计极限。需要在大于设备正常设计温度下完成特殊操作作业时,在设计上可采取两种方法。第一,可给设备增加附加的热保护装置(如反射板或辐射器)以冷却设备;第二,可用设计上改进的相似设备代替放热较差的设备。

(1)供暖:在小型活动性室内,人员需做精细的工作或需长时间作业时,在寒冷的季节必须供暖,使室内干球(dry ball,DB)温度保持在10℃以上。在永久或半永久性设施里,除因工作负荷或着特殊服装而另有规定外,应提供能维持不低于18℃有效温度(effective temperature,ET)的设备。温度、湿度、风速应符合GJB 898中的相应要求。供暖系统的设计,不应使热气流直接对着人。

(2)通风:任何有人的封闭环境,为保持空气新鲜,都应提供足够的通风。如果环境容积小于或等于人均4.25m³,则至少应向该部位提供人均0.85m³/min的通风,其中室外新鲜空气应占三分之二左右。对容积较大的封闭环境,人均供气量应按规定提供。气流在经过人身边时,其速度应不大于60m/min。在需要手册或活页文件的部位,气流速度不应大于30m/min,最好不大于20m/min,以免吹乱文件。在核、生物、化学条件下,通风应按相应规范进行。通风系统的入口应设置在尽可能远离排气管出口或废气源的地方。

(3)冷却:在需持续进行精细作业的室内,根据不同季节,温度应符合GJB 898中的相应要求。冷却系统的设计不应使冷风直接对着人体。

(4)湿度:工作室在21℃条件下,应提供大约45%的相对湿度。随着温度的上升,湿度值可有所下降,但为防止眼睛、皮肤和呼吸道干燥脱水,相对湿度应保持在15%以上。

(5)温度均匀性:地板至头部水平面的温差应不大于5℃。

(6)个人装具热控制:需要穿着特殊防护服或个人装具时(如全部或部分压力服、燃料管理人员防护服、温度调节服等),理想适宜的微气候范围为温度20℃、环境水蒸气分压1866Pa至温度35℃、水蒸气分压400Pa。有条件时应设置热交换系统加以维持。

(7)热容限和舒适区:工作室温度环境舒适要求各参数、热/冷容限值、允许的作业时间和劳动强度均应符合GJB 898要求。

在需要作2小时以上重体力劳动的地方,应提供湿球综合温度指数不超过25℃的环境条件。若需穿着防护服时,该标准还应降低,防护服隔热值每大于相应季节服装值0.077 45cm²/W时,则气温应下降3℃,同时风速可提高0.25m/s。在一般情况下,当湿球综合温度大于25℃时,不能适应环境的人的活动就受到了限制。

（二）压力危险

在所有的压力水平上都存在危险,而且正压或负压都可构成危险。内含压力的介质一旦失效,即使压力不大也可能造成灾难性的损害。任何承受动压的设备在进行安全性分析时都要考虑正负压力危险。此外,应将任何产品中的压力都限制在完成任务所必需的最小值。

1. 危险源及危险的原因和影响　每当气体被封闭起来而其压力增加到环境大气压力之上,或者液体被封闭起来而对它施加力的作用时,就有压力危险存在。

直接的压力危险源是:

(1)受压的液体或气体。

(2)受热的封闭的液体或气体分系统。

(3)受到流体静压的封闭液体系统。

(4)受到流体静压的敞开液体系统。

(5)可能接受了从外界传来的热量的封闭容器中的低温液体。

间接的压力危险源是:

(1)可燃的,或腐蚀性的,或有毒的,或放射性的,或滑溜的流体泄漏。

(2)冷却气体或液体耗尽。

(3)润滑剂耗尽,致使其他机械系统失效。

(4)作为动力传输媒介的液体或气体耗尽,只是液压刹车之类的组件不能工作。

(5)逃逸的气体或液体喷射的碎屑和污染物。

(6)泄漏出的惰性气体置换了大气中的氧。

(7)破碎容器的碎片的高速冲击力。

(8)高速逃逸的气体或液体推动其他物体所造成的撞击。

2. 人的耐受力和安全暴露极限　自然环境的大气压力如果与标准海平面大气压力相差很大,对人几乎都是危险的。这些不正常环境对人都有不同程度的影响。需要了解人对这些环境的耐受力和安全暴露极限方面的知识。

在水中,随着人潜入深度的增加,外压也逐渐增加,肺、器官和其他组织中的气体压力相应增加;向水面上升时压力减小。压力先增加然后减小,会对身体造成显著的影响,如:

(1)由于内耳受扰动而产生眩晕。

(2)携带配套的水下呼吸器的潜水员由于呼吸了密度较大的空气而过分费力,造成呼吸系统疲惫和整个身体疲劳。

(3)上升时由于肺内气体膨胀使肺部过分胀大。

(4)上升时由于空气压力迅速减小而造成栓塞病(血管内有空气泡)和潜水病(减压病)。

3. 危险控制技术　为了避免压力系统所产生的问题,最有效的手段之一是在保证系统能完成其预定任务的前提下将使用压力尽可能降低,这样有助于降低导致部件破裂或泄漏的应力,从而避免或减少高压分系统的许多其他危险。另外,在设计一个含有压力分系统的系统时,必须考虑压力媒介和环境温度的影响。一般而言,采用液压系统比气压系统安全。

压力容器破裂是最常见的压力危险事件之一。压力容器的研制应符合国家有关标准,应通过压力试验予以验证。在验证试验中,对容器施加的压力应比最大预期工作压力大,但低于容器的屈服点。因此,做过这种试验的容器仍可以使用。使用中的容器可以通过压力验证试验来确定是否仍然安全。

容器承受"爆破压力"试验时一直加压到开始泄漏为止,此时应力可能已超过材料的屈服点。容器经过这样的试验后只能舍弃。在通常情况下,一批容器只抽一个样件进行爆破试验以确定实际爆破压力和容器爆破方式。

压力管道应该尽可能短,隔适当距离予以固定,而且如果不是绝对必要不要用软管。

(三)毒性危险

毒性只对人员构成危险,而不影响设备。如果少量的某种材料能对一般的正常成年人造成伤害的后果,就认为那种材料是有毒的。这一定义明确不考虑个人对一种特定物质(过敏原)的特殊的、非普遍性易感性(过敏症)的可能性。毒性材料有几种分类方法。按它们对身体的有害效应分类,即影响身体的毒素、窒息剂和刺激剂。在每一类中毒物质的物理形式分为:颗粒状物质、液体或气体。气体毒物是最危险的。

1. 危险源及危险的原因及影响 随着医疗系统的不断复杂化,毒性危险源成倍地增长了。有些比较次要但设计和分析人员仍必须考虑的危险源,包括但不限于下列一些物质和用法:

(1)用于清洗各种设备的溶剂。

(2)激光器所用的化学反应剂。

(3)电池所用的酸和碱。

(4)冷却系统所用的制冷剂和冷却剂。

(5)高温装置所用的铍。

(6)有毒性的燃料和推进剂。

2. 危险控制技术 在一切医疗设备中,要使通风进口尽量远离废气排放出口。设备的位置应尽可能有利于顺风把废气带走,并远离操作人员。操作人员如果是在关闭的隔间里,则应设法关闭外部空气的进口,利于供空气或供氧的呼吸器可以确实保护操作人员。

一般而言,一种毒物如果不能消除,则可以利用通风设备来降低毒性水平。凡是有空调的隔间,通风是特别重要的。通风口或空调的空气进口不应该靠近污染源。如不可能在设备设计上解决问题,就需要使用防毒面具或呼吸装置。

保护性面罩在防御"烟雾"(二氧化碳或四氧化氮等)的有效性方面,受烟雾浓度和暴露时间的影响,因而防护面罩可能满足不了要求。因此,在人员可能长时间暴露于高浓度的这种烟雾中的紧急情况下,应配备供应空气或氧气的呼吸器。如果有同时暴露于燃料和氧化剂蒸汽的危险时,也不能使用保护面罩,因为面罩的滤毒罐中有可能发生危险的反应。

在分析与推进剂和装药等有关的危险时,首先应对产物的定性组成做一般性的预测。然后,应该在实际使用条件下进行详细的研究,以便对人员暴露于该产品中时影响其健康的危险种类和程度进行分析,并在需要时研究适当的保护措施。应考虑药物等的化学成分所起的作用。将性能要求与在可能的实际条件下有毒产物的有害效应综合考虑。在某些情况下,对危险进行分析后发现操作人员需要有呼吸系统保护。

(四)振动危险

振动会对人的生理和心理产生不良的影响,还会使设备性能下降或工作无效。振动对人造成的一种常见危害是雷诺现象。如果手和臂长时间暴露于某些频率在每分钟 2000~3000Hz 范围内的振动时,手将失去知觉或感觉发冷,皮肤发白,即所谓的雷诺现象。

医疗设备振动的原因有不平衡、未对准、松动、共振、拍频、底座故障、弯轴、皮带打滑、润滑油起泡等。振动还可由环境因素造成,如大风、地面不平等。高速通过管道的流体冲击管道内壁或者由于阀门关闭(水击)而忽然停止流动,都会造成振动。

为了减少振动危险所采取的设计策略可分为三类:

(1)消除振动。

(2)对人员、其他部件或其他设备进行隔振。

(3)在振源处控制(减小)振动。

设计人员必须时刻注意振源的存在并避免采用产生这些振源的设计方案。这在机器设计时很难做到。因为振源是旋转速度、摆动速度或者联结部分速度,而大多数机器至少产生这些速度之一。

如果无法消除振动,就必须通过仔细控制设备的设计和安装予以隔离。可以从设计中消除尽可能多的运动部件。密切控制摆动部件的制造并仔细考虑质量分布等等,这将减小很多振动。再仔细地选择安装架和阻尼器将减少或消除剩余的振动。

如果一个特殊部件的振动无法消除,则必须尽量将其隔离起来,以防止振动传播到其他部件或主设备。如果做不到这一点,其他关键部件应与主结构的振动相隔离。运动部件之间接口应首先选择流体连接,其次是气动连接;再次是精确对准、万向可弯的机械连接,必要时应使用阻尼器,但只是作为最后的办法。

操作人员的位置应该与有振动的设备相隔离。振动机械与其控制器的连接可用液压式、气动式或电气式,而不是机械式。以机械方式连接的控制器应该采用隔振措施,例如阻尼缆索或阻尼杆。

如果仪器的安装位置无法离开振动的设备,则应采用隔振安装或加阻尼。此外,应将这些仪器设计成在高振动环境下也能提供所需的信息。在这种仪器中,可加大数字之间指针的增量,或者采用数字读数。如果不需要递增式的读数,可以使用灯光来指示极限值。

为了避免在高振动环境下进行精细调节,应考虑使用自动化系统。这样可以取消操纵机构,例如自动传动系统可以省去变速杆。还可以设计控制器来提高振动环境下的操作容易。复合式控制器可使操作人员调节几种功能而不需将手从一个控制器移到另一个控制器。

（五）噪声危险

1. 噪声源及危险的原因和影响 噪声一般是振动的结果，发出声音的振动原因与产生机械振动的原因是一样的。此外，冲击式噪声可由爆炸产生。旋转式设备的略微不平衡、电刷的摩擦和弹跳、疏松的磁性叠层材料，以及空气导管的振动都能产生不同频率和使人难受的噪声。活动设备的安装架也会增加分系统的噪声。

2. 人的耐受力和安全暴露极限 人员不用听力保护而能够经受的最大脉冲声级一般为 140dB。除非操作人员配备了噪声衰减装置，人员每天暴露 8 小时的噪声环境一般限制在 85dB（A）。连续环境噪声下，每减少 4dB（A），允许暴露时间一般增加一倍。

3. 噪声控制技术 从设计上消除噪声的工作必须从对可能的噪声源作出仔细分析开始。如果设计的产品中包括有运动的气体或液体，或者有产生各种频率的电气设备，则分析人员应寻找可能产生噪声的根源。一些设备中即使非动态的电子部件也会产生显著的噪声。补救的办法有：

（1）改变微波部件和高压电源所含磁性材料的质量或质量分布。

（2）磁性材料叠层和所有联接零件应接触均匀联接牢靠。

（3）确保一切旋转设备的平衡。

（4）控制旋转设备中冷却叶片和开孔的数量及相对位置，以消除"笛声"的效应。

（5）选择噪声小的电刷材料。

（6）注意动力部件的安装方式，以减少振动的传输。

（7）消除气流通道上能产生噪声的"发音簧片"。

为了控制噪声危险而采用的设计方法可以分为消除或控制噪声以及保护人员不受到噪音危险两种。如果不能在发源处将噪声消除，就应对人员加以保护。人员保护有两类措施：隔离；采用个人保护装置。

隔离的方法有：

（1）使用隔音罩或隔音舱把人员与噪声分开。

（2）在人员与高噪声环境之间使用吸音墙和隔音板。

（3）在设备设计中把墙壁、地板和隔板与振动源隔离，以确保他们不传递噪声。

（4）确保通气管或输液管不把噪声传过隔音罩。

（5）个人保护装置有耳塞或耳罩。

（六）辐射危险

电磁辐射按其发出的频率分为若干类型。一般来说，电磁辐射的频率越高（即电磁波长越短），在一定辐照时间内所造成的危险和伤害就越严重。辐射是能量的一种形式，这种能量除极少数外无法通过视觉、感觉、听觉或味觉来发现它的存在。

辐射一般分为两类：电离辐射和非电离辐射。这两类辐射都会造成危害。电离辐射是 X 射线、γ 射线、α 和 β 粒子、中子和其他核粒子。高频电离辐射因改变细胞功能而在生物体内产生有害的影响。非电离辐射不具有足以使组织电离的能量,但会产生其他不良影响,例如中枢神经紊乱、眼睛和组织烧伤以及暂时性致盲等。紫外、红外、可见光辐射和微波辐射都属于非电离辐射。

非电离辐射因其能量较低而处于电磁波谱的低频段和中频段。这段频谱范围从低频区的无线电波和微波一直延伸到较高的频率区的光学辐射—红外、可见光和紫外辐射。电离辐射始于远紫外(超高频),延伸到位于电磁频谱高频段的软 X 射线、硬 X 射线和 γ 射线辐射。

1. 辐射危险源及影响   一般而言,任何能引起人体组织的物理变化、化学变化,或者置换出固态结晶物质中的原子而使设备失效的电磁辐射都是潜在的危险源。

γ 射线和 X 射线具有穿透致密材料的能力。正是这一特性使这两种辐射能穿透人体,造成组织损伤和皮肤损伤。γ 射线由人造的或自然的放射性物质发射,X 射线是由高速电子打击到金属靶上产生的。当 15 000V 以上的电位差使电子撞击在适当的金属表面时,无意中也能产生 X 射线。

α 粒子是在放射性衰变中辐射出来的,一般不会穿透皮肤。然而,如果由于吞咽、吸入或通过皮肤擦伤而使足够数量的 α 粒子辐射源进入人体,就可能会造成严重后果。钍是一种在工业等设备中广泛应用的一种 α 粒子辐射源,它用于光学涂层和镁合金中以提高强度,还用于含钍钨焊条中。钍合金在机械加工、磨削或焊接时会生成尘粉或烟尘,这种形式的钍是最危险的。放射性材料造成的伤害常是由于对这类材料进行锉削、磨削或焊接加工人员的粗心大意,或者这些材料长时间同人体接触。

β 粒子像电子一样高速穿行,其速度取决于 β 粒子源。高能 β 粒子能穿透皮肤外层,然而,与 β 粒子有关的主要危险来自咽入或吸入的材料或同皮肤直接接触的材料。

紫外辐射产生热伤害或光化学伤害,太阳光是最常见的紫外辐射源;主要的人工紫外辐射源是电焊,其他还有紫外(晒黑)灯、汞蒸汽型路灯和等离子焊炬(用电弧焊接)。

微波、通信系统、报警系统和信号发生器会产生微波辐射。调速管、磁控管和高频固态设备也都是微波源。某种构型的电线或金属件能起天线作用,把无线电频率引入。这些部件能产生足够高的电压,能产生电弧或电火花,构成点火源。

所有物体都放射出红外射线,但是最危险的红外源是激光。根据类型不同,激光器能在频谱的红外、可见光和紫外区发出激光。

激光辐射可产生与任何其他红外辐射或紫外辐射同样类型的伤害,即热伤害或电化学伤害。较严重的皮肤穿透发生在 1080nm 附近。激光器的伤害不只限于所发射光束的辐射效应。与激光器系统有关的设备,包括靶标在内,也是危险源。这些危险源有:①高电压充电电容器带来的电击和(或)烧伤危险;②从激光器功率源用的高电压真空管中或者从放电激光器中所产生的 X 射线;③由激光研究实验室内使用的高毒性、高腐蚀性材料所带来的化学烧伤、毒性和腐蚀危险;④由于靶标汽化所产生的毒性气体;⑤由激光器系统带来的或引起的其他机械危险、火灾危险和噪声危险;⑥冷却激光器用的超低温流体。

2. 辐射危险控制技术   对许多辐射危险的控制应符合规定的对危险进行控制的优先

顺序。例如:保持电压低于10 000V;或者避免在用高压时,使用像铅或钨这一类高原子序数的屏蔽材料,这样能避免无意中产生X射线。可行时应使用铝质屏蔽。当X射线为专门用途所必需时,应使辐照强度和持续时间保持在最低。在辐照强度达到伤害性级别时,应在系统中配置挡板和联锁装置,并为使用X射线的设备制定安全规程。

控制电离辐射危险的有效方法是屏蔽。α粒子较β粒子更容易被屏蔽,薄纸就能挡住绝大部分α粒子。薄金属箔能挡住很大部分β粒子,衣服也能提供显著的保护。然而,为了使高能β粒子撞击金属靶产生X射线的可能性减到最小,应仔细选择金属箔。这种情况下,质量轻、密度小的屏蔽材料,如铝或有机玻璃,比铅或铁产生的X射线更少。

从理论上讲,γ和X射线不会由屏蔽完全消除,但可衰减到一个安全使用水平。重金属如铁和铅因其高密度而可形成良好的屏蔽。对能量更高的γ射线需要增加材料厚度。

中子因其中性电荷和高能量,能穿透物质而使屏蔽更加困难。中子屏蔽的一种并发现象是在中子衰减过程中产生γ射线。因此,在屏蔽结构中必须有足够的衰减γ射线的材料。考虑到中子和γ射线的散射作用,有效的防护方法是必须能在所有方向上提供屏蔽保护。一般而言,混凝土或湿土是一种较好地兼顾了中子屏蔽和γ射线屏蔽的材料,但需要湿土的厚度比混凝土的厚度加厚50%以上。使用一种"重型"混凝土,即在混凝土中加入大比例的铁矿石和钢铁屑一类的小铁片制成,可提高对核辐射的吸收率。另一种办法是把钡的一种化合物重晶石矿物质加入到混凝土中。加入铁或钡这类重金属可以提高任一给定厚度(或容积)的材料对中子和γ射线的屏蔽能力。将总的中子通量衰减到1/10大约需要178mm厚的这种重型混凝土。在中子屏蔽物中添加硼或硼化物也有一定效果。

对于各种非电离辐射危险分别采用下列防护方法:

对紫外辐射的防护容易实现。适当的防晒膏或任何不透明的覆盖物(即使很薄)都能吸收紫外辐射。应该用防护镜保护眼睛,用防晒膏保护暴露的脸部和颈部,或者用面罩和防护服保护人体的其余部分。采用油漆涂料(白漆防护效果最好),用不透明材料覆盖或用染料浸染聚合物材料,可以防止材料遭受紫外辐射的不良影响。在可能之处,应确定出紫外辐射的主要波长,应装设对这种波长的紫外辐射具有最大防护能力的屏蔽。系统中在紫外辐射下会变质的橡胶件或塑料件应定期更换。用含环氧树脂粘结剂的复合材料制造的外露设备应涂油漆保护。

对微波辐射最有效和最实用的屏蔽材料是用导电材料制成,各种致密的导电材料箔片能用来封闭微波源或受微波辐射敏感的装置。在屏蔽不可行时,可采用联锁装置来防止微波辐射器的无意中启动。在封闭区内做试验时应利用仿真负载来吸收微波能。辐射微波能的设备和辐射区都应该用警示牌标明。

为保证能安全使用激光器,在设计过程中应考虑各种安全保护措施,如连锁、屏蔽、设置警告装置和标牌等,使激光器的固有危险减少到最低程度。此外,任何使用和维护激光器及其设备的人员必须首先接受适当培训,了解并熟悉激光器的危险和安全规程。可行时,激光器应在受控环境中使用,以防止偶尔辐射到人员身上。必须依照有关的安全规程控制激光发射和辐射区。

总之,由于有害的辐射一般看不见,只是偶尔能感受到,所以人不应依赖自身来实现保护。必要时警告装置是必不可少的。另外,工作在 10MHz 以上的系统、激光器和其他高强度光源必须由有关部门审查和批准,确保有安全的设计和操作规程。任何可能发出危险辐射的产品都应该用标牌标明。此外,可能受到有害辐射的人员区应张贴警告标志,并进行控制以防止人员在设备发出辐射时进入。虽然这项要求主要是提醒负责操作的人员的,但仍必须向操作者提供说明危险区域范围的资料。还可能要求设计师装设联锁的警告灯或声频信息,以便向人员发出警告——设备正在发出危险的辐射。可以安装用来防止因疏忽而使辐射装置运转的安全联锁装置。同类型的逻辑功能也可用于任何一种电控设备,以防止疏忽大意的危险操作。

（七）污染危险

污染是在合乎需要的材料或特定环境中出现任何不希望有的气体、液体或细粒物质,从而会造成伤害、破坏或功能损坏的情况。

1. 污染源及危险的原因和影响　有各种不同的污染源,如环境本身、化学反应、人员活动、生产工艺过程以及所需物质中的异物和杂质。污染源可能以固体、液体或气体的形式存在,也可以表现为固体、液体或气体的任意组合方式。

大量危险如发生故障、化学反应或损伤等都可能是由于污染所造成的。

2. 污染控制技术　首先确定出污染的可能来源,然后针对其采取相应的措施。对于因不洁净的外界环境的引入、溢出或泄漏、化学反应(主要是腐蚀)及过滤设备故障而导致的污染,其最佳防止办法是保证设备清洁,选用合适的过滤器、过滤工艺和方法,并在设计过程中采取措施防止溢出或泄漏。

在一个完全密闭的医疗系统中,内部过程同样可产生污染。内部的污染可能产生于聚合反应、化合物(如聚合物)的分解、微生物或霉菌的生长(生物试剂)、活动触电金属表面的耗损或者液体与容器内的物质之间的化学反应。这类污染的预防措施只能在设计过程中采用。

（八）电气危险

电气危险可按很多方法分类,可分成七个主要类别:电击;引燃易燃物品;发热与过热;疏忽大意造成的起动事故;未按要求操作;电爆;静电。此七类还可交叉重叠。例如,静电也可给电爆装置带来意外起爆或引燃易燃物品。电气危险差不多均是人为的。

1. 危险源及危险的原因及影响　电气危险和安全保护取决于频率、电压、电流及其他因素。这些因素包括:

(1)电击:是人体神经系统遭到电流突然的意外刺激作用。几乎所有电气设备都有电击危险。根据有关规定,不应接触 30V 以上电压。一些设备的电路内含有在高于 30V 的电压下贮存电荷用的电容器;这些电容器甚至在电路切断电源时也能产生严重电击。另一电击危险是导体的绝缘不良。绝缘体可能由于质量恶化、损坏或无意中被磨损而有缺陷。

击穿绝缘体的原因主要有:高温、低温、湿度、氧化、辐射、机械损伤、高电压、生物因素、压力等。

(2)引燃易燃品:易燃物品一般会被电火花或电弧所引燃。热表面有时也是引火源,但不如电弧或电火花那样普遍。

(3)发热与过热:通电过热的主要后果是火灾事故。过热会使其他物质碳化、汽化或燃烧,也可能对电气设备造成损坏。如果发热非常迅速以致不能很快地散热,则可能会产生猛烈的爆炸。

(4)意外起动:在意外起动设备或向设备通电时,按设备类型的不同会造成严重的伤害或死亡事故。一般采用闭锁或联锁装置来防止疏忽大意所造成的起动事件。电动机或其他旋转设备的起动常常是自动的。如果设备在调整、维护或维修之前未适当锁定的话,则这些设备有可能意外起动,给处于易受伤位置上的人员造成威胁。

(5)未按要求操作:在大多数情况下,电气设备的故障使其处于安全的、被动状态。但这种被动状态在某些情况下并不安全。例如,烟雾检测器、旋转指示灯、警示灯等,在它们应当工作时,却可能不工作。再如,在某些情况下一系列事件应按预定的程序发生,以完成最后的动作。任何一步发生故障会给下一步带来危险。因此,重要的是要确保在一系列事件的一个或多个步骤未发生时,不会产生危险。

(6)电爆:电爆通常是由于过大的电流流过电气装置而引起的。电流过大会引起迅速的升温和升压,常常使电气装置损坏。充足电的电池,如果短路,造成大电流,从而引起快速发热,就能电爆。如果电解质容器反极性安装并通电,或者虽安装正确但在高于设计值的电压下通电,则能使它剧烈电爆。大型变压器(和某些电容器)可能过热并爆炸。在特定的情况下,设置电阻器都会出乎意料地剧烈爆炸。

(7)静电:静电是一种常见的现象。由静电带来的危险与任何其他的电弧或电火花带来的危险是相同的。但是,静电荷一般只出现一次,除非静电荷发生器(源)处于连续运行的状态。静电火花能容易地点燃许多溶剂的蒸汽。因此,加注燃料箱可能是危险的作业。由流体中静电引起的其他危险包括:

1)由染料或其他液体化学品流过加注管路而产生的电火花引起火灾。

2)在用软管供水冲洗贮箱时,水流产生流动电流使之形成一定的电位,继而产生可引燃贮箱中蒸汽的电火花,结果导致燃料箱的爆炸和破坏。

3)若医疗器械机身上积聚了电荷,如果不借助静电放电装置把所产生的静电放电电流做细微的分流,则这种放电电流就会干扰通信和其他电子设备。

4)若医疗器械机身上积聚了电荷,如果医疗器械未接地,当人接触到医疗器械或连接它的导线时,会遭到剧烈的电击。

5)油漆之类易燃物品的喷漆工艺会产生电荷。当液滴脱离喷嘴穿过空气沉淀在被喷涂物表面上时,会引起电荷聚积。如有机会放电,则所形成的电火花会在可燃性喷雾中引起爆炸和火灾。

6)闪电是自然界最大规模的、具有高电压、大电流的静电放电。雷击对人的危害一般是烧伤或者立即身亡;对设备的破坏通常是严重的:线路损坏或者由于起火而爆炸而损坏设备。电器设备也可能因闪电放电在导体上感应出电流而损坏。

12V 或 24V 的低电压系统一般不会对人造成电击危险,但是也可能产生其他危险。常见的一个例子是,当连接接线端时,断开电池电缆时或断开跨接电缆的鳄鱼夹时,12V 电池组产生电火花。此时所产生的电火花足够点燃可能存在的氢气或其他可燃混合气。别的低电压系统也能传输产生大量热量的大电流,这样形成的热表面能烧伤人体或引燃易燃物品。这样高的热量也能使其他零件性能降低与失效。进一步说,低电压系统有时包含充电到高能级的大容量电容器。当短路时,这些电容器成为极低电阻的能源,从而增加了低电压的危险。极低电压电池组的意外短路会形成快速热反应、压力升高、接着发生电池爆炸(外壳破裂)。可见,低电压系统并不是因为在低电压下使用就是固有安全的。所有的电气系统都应认为是可能的危险源。

2. 人的耐受力和安全暴露极限　(20~100)Hz 的交流电(alternating current,AC)是最危险的。一般而言,1mA 电流会使人惊慌,但对人不会有伤害。因此,有关技术规范规定,对超过 5mA 的电流必须采取防护措施。

因为测量电流比测量电压困难得多。因此有些标准已确定将 30V 电压作为必须开始防护的水平。一般认为,30V 电压是 5mA 电流流过正常人体时克服人体电阻所需的电压。但在某些情况下,如人在出大汗、站在水中或浸入水中、处于受伤或进行手术的状态等,此时皮肤不再完整无缺,人体电阻要比正常小得多,因此,流过人体的电流会大很多,更易于通过导电体更大内部细胞组织。所以,要特别注意避免此类情况的发生。

3. 电气危险控制技术

(1)对绝缘体的保护措施:绝缘体性能下降是造成电气危险的一个重要原因。因此,应对其加以防护,以防其性能下降。进而降低对短路及电击的防护能力。所选择的供应体应适合所遇到的环境条件。应对电气设备进性冷却或通风,以排除其过多的发热量。设计一个系统时,应设计一个防蒸汽保护层或外罩和(或)排水口。应对辐射加以抑制,不允许达到和损害绝缘体。

对电绝缘体的机械损伤应是设计考虑的一个因素。最常见的原因之一是由于疏忽了振动的影响;另一原因是地面和医疗器械中的人员活动(包括正常的出入)。因此,保护电线束和电气设备免收人员引起的机械损伤,必须作为电气安装设计的一个重要特点。

(2)防电击措施:为防止电击而采取的主要措施是采用适当的接地装置。接地装置应设计和安装在系统内,否则就会出现意外接地。如果设置一条永久性线路供电流回流,使电流只流过设计的接地装置而不流过人体,则会减少电击事件。在进行设备的接地(和搭铁)设计时,常有人误解为,只要导电的外壳全部接地,则设备的接地就合格了。这种想法未必正确。如果接地通路和返回到电源的回路有不同的阻抗,则电流可能流过几条回路"回路"返回电源。这种情况对人和设备均不安全。

在确定正确的接地方法之前,应首先弄清楚下列术语的定义:

接地电极导线——此导线把设备和系统或把两者连接到它们周围的物体上,即地面、导电建筑物和(或)导电管道。

设备搭接线——这种导线把几个导电外壳和设备连接在一起,但不一定接地。

系统搭接片——此导体把系统导体连接到设备搭接线上,但不一定接地。

当上面三种导线如图 3-7 所示方法安装,只要接地回路的阻抗小(0.25Ω 以下)并保持此低阻抗值,则此系统在电学上就是安全的。图 3-7 比设计人员会遇到的绝大多数设备简单些。复杂情况包括处于危险地点的设备、(对电磁感应或静电感应)灵敏的设备、带许多外壳或在一个外壳内有多个独立组件的设备和多相而未接地的系统。

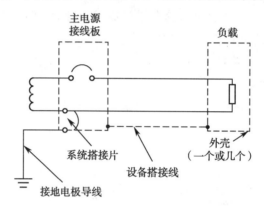

图 3-7 标准的接地形式与安装

此外,为保护人身免遭电击,应运用正确的电气设计原理,其实施指南如下:

1)联锁:每当电气设备的外罩或其他挡板取下时,联锁装置就切断电源。

2)隔离:封闭高电压设备,并使之远离操作人员可能无意中接触到它的位置。

3)标志:设置警告标牌或其他警告危险的标志,或规定安全指示或程序,使危险减至最少。

4)警告装置:配备光、声报警信号或可见指示器,以便使操作人员注意:电路已经接通。

5)接地电路故障中断器(ground fault circuit interrupter,GFCI):这是一种监测来自电源的电流和回流电流的装置。如果存在差异(当电源流过人体到地面时就会出现差异),GFCI 检测到此差异(小到 5mA),电源就会被快速切断。

6)挡板:在对地电压在 30V 以上的所有电气接线或外露导线都配备挡板或保护板,以防手指无意中触及。

(3)防止电弧或电火花点燃附近可燃气的措施:无论在何种情况下,最好不要把能产生电弧或电火花的设备安装在可能成为可燃性的环境中。如果必须把设备置于此种环境中时,则可把电气设备密封在充填有介电液体、惰性气体或一个固体的容器内。如果充填物是固体,则可将电子设备嵌入(放入模子)或封装(密封入中空容器)。用惰性气体密封通常比用固体封装具有更好的热性能,这是因为封装用的固体一般是不良导热体。液体具有吸热性和优良的介电强度,有助于防止起电弧或电火花。防止电弧或电火花点燃附近的可燃混合气的另一种方法是采用防爆设备和防爆线路。对防爆设备需要特别注意。主要应考虑的问题是,由于各种爆炸性燃料的闪点、爆炸压力和点火温度都各不相同,所以必须限定防爆设备只能用于规定的燃气或蒸汽。应规定容器设计需要了解焰密接头和外壳压力要求等原则。火焰不会通过一条其长度比宽度或直径大得多的通路蔓延下去。如果使用螺纹接头,它们必须啮合至少 5 个满扣的精细加工螺纹,而且拧紧到规定容差之内,以防受振而松动。应对各种防爆灯具作出标记,表示出要用的照明灯的最大瓦数;实际使用时不允许超过这个最大瓦数。可代替有效的防爆设备的另一种方法是,在危险地点的电气设备上采用增压系统。高于周围大气压的增压空气或惰性气体可防止可燃性气体进入电气设备的外壳内。如果采用洁净空气,则应在设备外壳内至少保持 25Pa 等效压力的正压头。洁净空气可把系统中的污染气体吹除。如果用惰性气体给设备外壳增压,则可以清除维持可燃物质燃烧所需要的氧化剂。无论是使用惰性气体还是空气,系统电源的压力开关联锁装置将保证该系统在外壳内的压力增高之前或在外壳内增压失效时不通电。增压后的设备外壳提供更正常的大气压力,可防止在高空低气压的情况下产生电晕放电和起弧放电。此外,增压还可防止可燃蒸汽和污染气体进入设备外壳内。

(4)设备过热防护措施:设备过热问题可以采用各种防护装置来解决。保险丝和熔断器可起到这种作用,另外还可使用温度传感器来监测电气设备的温度,一旦超过预定温度可将设备关闭。这种保护装置同样适用于热源位于电气设备的外部的情况。电流或热流的强迫冷却也可与散热器或其他散热装置一起使用。对正常工作中的发热设备进行冷却,可延长其使用寿命(提高可靠性)并防止过热危险。

(5)防止设备意外起动事件的措施:应保护设备受因偶然压下按钮、碰撞开关或其他动作所造成的意外起动事故。预防措施包括采用联锁装置、凹槽式按钮、带保护装置的开关和双刀串联接线开关或使几个按钮的位置距离适当远,防止一人同时启动两个按钮。设备意外起动事故也可能是由开关、控制器的标记错误或标牌丢失而引起的。解决的办法是,要保证全部开关和控制器的标记正确。对用于操纵危险设备、可移动设备和高电压设备的控制器,应使用告警标牌。有时意外起动事故是由电气系统其他部件的故障引起的。设计、分析人员可以通过适当的分系统分析,确定在何种情况下会由于误差、故障或不利环境条件而产生意外起动事件。

对影响安全的故障可采取的安全措施包括采用冗余系统、报警装置、具有极低故障率的零件等。

(6)防止静电危险的措施:防止静电危险可采用防止电荷聚集、排除或安全中和累积电荷两种方式。防止电荷聚集的最简单的和最好的方法是,选用不产生或不贮存静电荷的导电材料。对由人所产生的静电荷应使用接地装置和穿戴能防止静电荷产生的合适衣服加以消除,如:应穿棉织品的衣服而不穿毛织的、尼龙的或其他合成纤维的衣服。其表面可喷涂导电涂料,使静电荷不能聚集或很快流出。适当的搭接线和接地线也提供了排除或安全中和聚集静电荷的有效途径。中和聚集静电荷的防静电装置有四种:

1)放射性中和器:使用放射源像镭(Ra)或钋(Po)发射出的带正电荷的 α 粒子与物体上已有的负电荷相中和。放射源有危险,使用时必须小心谨慎。

2）高电压中和器：在贴近待中和表面的空气中产生极高的电压,导致空气电离,产生的正离子与带电物体的电子结合,使静电荷中和。这种中和气的高电压容易产生电击危险。

3）感应中和器：通过产生与带电物体的电位极性相反的电位来起到中和作用。感应中和器可用在因尺寸、安全、工作条件或其他限制因素而难以应用高电压中和器的地方。

4）增加湿度：增加湿度能使电荷快速互换与中和,因而不会聚集也会很快消散。湿度在 65% 以上,电荷会流出而不会聚集。当可以控制环境同时增加湿度不会对其他设备产生有害作用时,这种预防静电荷的方法很有效。

（7）防雷电措施：从系统设计开始就应考虑设备的雷电防护。将电器设备接地是用来防止雷电因直接放电和感应电荷而引起破坏的一种有效方法。过载防护还用来防止因雷电感应的大量电荷损坏电路。对可移动设备的一般良好的避雷特性包括：

1）全部电子设备都配有导电特性强的外壳。

2）遵循良好的设计惯例,即在设备的全部组件及其在车辆上的安装要用搭接线。

3）选择硬导线的线路,使得由雷电放电电流所形成的电磁场不会在线路中由于感应而"产生"高电压或高电流(为防护得更好,也许需要屏蔽线路)。

4）选用不可燃材料。

上述防雷击方法只能由基本设计技术提供,故显然从系统设计一开始必须考虑这些要求。

（九）机械危险

机械设备中的危险可能是所有的危险中最常见的,每一台设备都可能呈现至少一种机械危险。

1. 危险源及危险的原因及影响　一切机械设备都可能有危险。常见的如尖角、锐边、笨重的物体以及能卡住人体某部分的危险处等问题。运动设备的危险尤为普遍。当两个运动表面汇合在一起,或一个表面靠着一固定表面运动时,产生"咬点"或"挤点";两个表面靠得很近时,也足以使卡在其中的东西受到相当的损伤。具有这些"挤点"或"卷入点"的设备有：啮合齿轮、皮带轮上运转的皮带,压紧辊,链条和链轮,绞车卷盘上的钢缆等等。还有可能引起损伤和破坏的另一种机械危险就是设备故障。常见的例子是吊装用的链条或钢丝绳失效,可能会使重物跌落下来,这样不仅会损坏吊装的重物,还可能使下面的操作人员受到伤害,甚至死亡。伴随钢丝绳突然折断而发生的甩打作用也能对人造成严重伤害。

2. 人的耐受力和安全暴露极限　为了减少由锐边带来的伤害,通常要求将外露的锐边打圆到最小半径为 1mm。重量极限是指一个人能举起的最大重量,便携式产品的重量极限如表 3-11 所示,不能大于 0.38m 长或 0.3m 高,并配有适用的手柄或抓握区。表 3-11 中的重量极限值不适用于重复举起或要求携带产品走多于几步的情况。该重量极限的两倍可用作两人抬起的最大重量。

表 3-11　设计重量极限（一人举起）

距地举起高度/m	产品最大重量/kg
1.5	16
1.2	23
0.9	29
0.6	36
0.3	38

3. 机械危险控制技术　很多医疗器械是大型的、体积庞大而且还可能极其笨重。一般而言,必须在设计早期就考虑重量和重心位置,以便尽量减少由此产生的问题。如果异常的重量和重心条件不可避免,则应在设备上标出这类信息,指出重心位置,并标出起吊点或连接点。如果作为最后的手段,已经确定运输、安装和维修必须使用专用的搬运设备,则该专用设备的设计工作应与主设备同时进行,以免延误时间和产生过高的费用。但是,在决定采用特殊的搬运设备之前,需要注意实际的使用和维修情况,特别是在外场情况下。

通过在机器的活动机件上使用防护装置可以控制机械性危险。如果活动机件要设计成全封闭式的,则某些其他因素(如温度升高、振动和截留湿气)也应考虑。防护装置也应防止操作人员偶然接触活动机件或外来物进入活动机件。在某些情况下,如果不会导致设备的使用性能下降,可以采用更换材料的办法使设备更安全。例如,用橡胶风扇叶片代替金属风扇叶片,可减少伤害的可能性。有些转动机械可采用打滑式安全离合器作为附加的防护装置。在人体的某部分容易被活动机件夹住的场合,设置安全探测装置也是一种有效的防护方法,其功能是检测进入机器的外来物或者负载的增加,并使运转着的设备停止工作。

保护与安全装置必须具有如下特性:

(1)必须在一切条件下都是安全的。如它们有故障就停止工作,或者像大多数情况那样,如果它们断开,则机器应立即自动停机。

(2)在设备运转时必须能够阻止人员进入危险区。

(3)不应给人强加限制、不便或困难。

(4)必须是会自动移位就位或固定在位。

(5)必须是专为某种设备、某种工作型式和现有的危险而设计的。

(6)不应要求在使用时精调或很容易就失调。

(7)不能在未停用设备时就被操作者旁路或停用。

(8)应要求维修量最少。

(9)它们自身不应构成危险。

有各种不同形式的隔板和防护装置。有些是固定的和全封闭式的,不容许接近或接触活动部件;有些防护装置或隔板开有小口,其大小一般不足以插入手指或手掌;还有一些是带有可调入口的固定式装置,这种形式使开口尺寸可随要通过的各种物品的大小而变化;其他的保护装置装有可移动的隔板,可在维修和使用过程中很快接近活动部件。

可用安全装置和传感器来检测外来物的进入,或者将其组成联锁装置以防止未经许可的进入。有许多不同形式的安全装置用于防止在偶然掉进外来物时所发生的危险。光学传感器可用来测定是否有外物存在于活动机件的路径上。这些传感器通常是光源与光电管靶子组合构成。当二者之间存在干扰时,传感器就发出指示。超声波传感器所覆盖的区域比光电传感器的宽些,但由于声音易衰减,因而限制了其作用距离。联锁装置能在掩护罩和隔离板打开或去掉时断电,这也是一种防止进入运转设备区的有效方法。

下列预防措施对所有机械设备的使用和维修是通用的:

(1)应对机械设备的全部操作人员进行培训,使其熟悉具体设备在使用中可能出现的危险性,并了解一切已装设的安全装置以及出现紧急情况时所应采取的行动。

(2)每个操作者应了解机械设备上的"停止"或"紧急断开"按钮或开关的位置和作用。应定期试验按钮,以确保其能正确工作。

(3)应对使用任何形式的防护装置或其他安全装置的设备做定期检验,以确保安全装置安装在位,而且可正常运转使用。

(4)应告诫每位操作者不得拆除、停用或企图旁路任何防护或安全装置。

(5)需要拆移防护装置或安全装置才能进行的修理、调整或维护工作,只应由经培训过的和被批准的操作人员来完成。

(6)对能卷入工作服的设备,操作人员应穿紧身工作服和扣袖扣的衬衣或短袖衬衣。不应戴珠宝,包括戒指和手表。操作时不应戴手套,女性长发不允许外露等等。

(腾轶超　魏　岚)

本章小结

本章先介绍了医疗器械安全性要求、安全性评价准则、采取安全措施的优先顺序、医疗器械风险评价等基础知识。接着介绍了医疗器械安全性评价方法,如 FMECA、FHA、FTA、SCA、ZSA 等。本章最后,介绍了安全性评价实施方法。

思考题

1. 国家食品药品监督总局依据安全性监管要求将医疗器械分为三类,试分别阐述并举例说明。

2. 生产定型阶段医疗器械的安全性工作主要包括哪些?

3. 医疗机构在医疗器械使用阶段所要做的安全性工作包括哪些?

4. 简述安全性评价原则。

5. 安全性评价主要包括哪几种方法?

第四章
医疗器械可靠性评价

　　国际上医疗器械可靠性是在 20 世纪 60 年代末开始研究，最初从军事和宇航领域内借鉴了一些设备可靠性概念应用到医疗器械领域。医疗器械可靠性工程是为了确定和达到医疗器械的可靠性要求所进行的一系列技术与管理活动。它反映在医疗器械设计、试制、检验、注册、生产、使用、存储、维修和管理等环节。可靠性试验是为了解、评价、分析和提高医疗器械的可靠性而进行的各种试验的总称，其目的是发现医疗器械在设计、材料和工艺等方面的缺陷，经分析和改进，使医疗器械可靠性逐步得到增长，最终达到预期使用目的和要求。学习本章的目的是掌握医疗器械可靠性试验的基本概念、原理和常用试验方法。

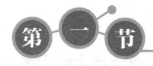 **医疗器械可靠性基础知识**

一、可靠性与可靠性试验基本概念

（一）可靠性基本概念

1. 可靠性 可靠性是指医疗器械在规定的条件下和规定的时间内完成规定功能的能力。规定时间是广义的，根据医疗器械的不同可为小时、年、次数等。

基本可靠性是医疗器械在规定的条件下无故障的持续时间或概率。

任务可靠性是医疗器械在规定的任务剖面内完成规定功能的能力。任务剖面是指医疗器械在完成规定任务的时间内所经历的事件和环境的时序描述。

2. 可靠度 医疗器械在规定条件下和规定时间内完成规定功能的概率，一般记作 R。它是时间的函数，故也记作 $R(t)$，称为可靠度函数，其数学表达式为：

$$R(t) = p(\theta > t) \tag{4-1}$$

式中，θ 表示平均寿命；

t 为规定时间，当 $t=0$ 时，$R(0)=1$；当 $t=\infty$ 时，$R(\infty)=0$。

3. 失效 医疗器械丧失规定的功能，表现其不确定度超过允许值或功能失常（对可修复医疗器械，也称故障）。

4. 寿命 医疗器械的持续使用期，医疗器械的寿命是一个随机变量。

5. 平均故障间隔时间 对可修复的医疗器械，平均故障间隔时间（mean time between failures, MTBF）是指两次故障间隔时间的平均值。有时也称为平均无故障工作时间。

6. 平均失效前时间 对不可修复的医疗器械，平均失效前时间（mean time to failure, MTTF）是指从开始投入工作至失效前时间的平均值。有时也称平均失效时间。

7. 平均寿命 θ 在可靠性分析评估与可靠性试验中，常用 θ 来表示平均寿命，此时视医疗器械特点不同可代表 MTBF 或 MTTF。

8. 失效分布函数 $F(t)$ 医疗器械在规定的条件下，其出现失效的概率随时间变化的函数，记作 $F(t)$。

$$F(t) = p(\theta \leqslant t) \tag{4-2}$$

式中，t 为规定时间，当 $t=0$ 时，$F(0)=0$；当 $t=\infty$ 时，$F(\infty)=1$。

9. 瞬时失效率函数 $\lambda(t)$ 工作到某时刻 t 尚未发生失效的医疗器械，在该时刻后单位时间内发生失效的概率。简称失效率。

$$\lambda(t) = \lim_{\Delta t \to 0} \frac{F(t+\Delta t) - F(t)}{R(t)\Delta t} = \frac{dF(t)}{dt} \frac{1}{R(t)} \tag{4-3}$$

当医疗器械的寿命分布规律服从指数分布时,可以得到:

$$F(t) = 1 - e^{-\lambda t}$$

$$f(t) = \lambda e^{-\lambda t}$$

$$R(t) = e^{-\lambda t}$$

$$\lambda(t) = \lambda\,(常数)$$

$$\theta = \frac{1}{\lambda}$$

式中,$f(t)$为失效分布密度。

医疗器械失效率浴盆曲线如图 4-1。

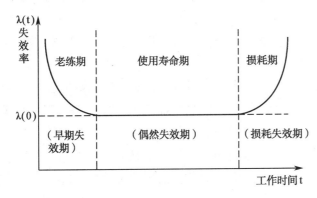

图 4-1 医疗器械失效率浴盆曲线

(二)可靠性试验基本概念

1. **可靠性试验** 可靠性试验(reliability test)是为了解、评价、分析和提高产品的可靠性而进行的各种试验的总称。通常包括环境适应性试验、环境应力筛选、可靠性研制试验、可靠性增长试验、可靠性鉴定试验、可靠性验收试验和寿命试验等。

2. **环境适应性试验** 环境适应性试验(environmental worthiness test)是利用各种试验设备模拟医疗器械在贮存、运输和使用等过程中的各类环境条件,测试医疗器械及其部件、材料的可靠性,目的是验证医疗器械是否达到研发、设计、制造中预期的可靠性目标。环境条件包括低气压、高温、低温、湿度、温度冲击(气态及液态)、淋雨、太阳辐射、霉菌、盐雾腐蚀和振动等。

3. **环境应力筛选** 环境应力筛选(environmental stress screening,ESS)是在医疗器械上施加随机振动及温度循环应力,以鉴别和剔除产品工艺和元件引起的早期故障的一种工序和方法。

4. **可靠性研制试验** 可靠性研制试验(reliability development test,RDT)指通过对产品施加一定的环境应力和/或工作载荷,寻找产品中的设计缺陷,以进一步改进设计,提高产品固有可靠性的一系列实验。

5. **可靠性增长试验** 可靠性增长试验(reliability growth test),是对产品施加模拟实际使用环境的综合环境应力,暴露产品的潜在缺陷,并采取纠正措施,使产品的可靠性达到规定要求的一种试验。

6. 可靠性鉴定试验 可靠性鉴定试验(reliability testing for qualification)是对产品的可靠性水平进行评价时所做的试验,验证医疗器械的设计是否达到了规定的可靠性要求。它是由订购方认可的单位按选定的抽样方案,抽取有代表性的产品在规定的条件下所进行的试验。

7. 可靠性验收试验 可靠性验收试验(reliability testing for production acceptance)是验证生产医疗器械的可靠性是否保持在规定的水平的试验。

8. 寿命试验 寿命试验(life test)是为了验证产品在规定条件下的使用寿命和储存寿命进行的一种试验。

截尾寿命试验是指达到规定的时间或失效样本数就停止试验,分为定时截尾试验和定数截尾试验两种。

定时截尾试验是按规定的抽样方案抽取一定数量的试验样品来进行可靠性试验,当累积试验时间达到规定的时间(t)时截止试验,统计样品的累计故障数,根据截止试验时间和累计故障数来评估医疗器械的可靠性特征量。

定数截尾试验是按规定的抽样方案抽取一定数量的试验样品进行可靠性试验,当累积故障数达到规定值(r)时截止试验,统计样品的累计时间,根据故障数和总试验时间来评估医疗器械的可靠性特征量。

9. 使用可靠性评估 通过有计划地收集医疗器械使用期间的各项有关数据,为医疗器械使用可靠性评估与改进、完善与促进临床使用与维修工作以及新立项研究医疗器械的论证与研制等提供信息。

二、可靠性工作目标及其基本原则

1. 可靠性工作目标 开展可靠性工作的目标是确保新研和改型的医疗器械达到规定的可靠性要求,保持和提高现有医疗器械的可靠性水平,以满足系统完好性和任务成功性要求,降低对保障资源的要求、减少寿命周期费用。

2. 可靠性工作的基本原则

(1)可靠性要求源于系统性能完好性、任务成功性并与维修性、保障系统及其资源等要求相协调,确保可靠性要求合理、科学并可实现;

(2)可靠性工作必须遵循预防为主、早期投入的方针,应把预防、发现和纠正设计、制造、元器件及原材料等方面的缺陷和消除单点故障作为可靠性工作的重点;

(3)在研制阶段,可靠性工作必须纳入医疗器械的研制工作,统一规划,协调进行。并行工程是实现综合协调的有效工程途径;

(4)必须遵循采用成熟设计的可靠性设计原则,控制新技术在新研医疗器械中所占的比例,并分析已有类似产品在使用可靠性方面的缺陷,采取有效的改进措施,以提高其可

靠性;

(5)软件的开发必须符合软件工程的要求,对关键软件应有可靠性要求并规定其验证方法;

(6)应采用有效的方法和控制程序,以减少制造过程对可靠性带来的不利影响,如利用统计过程控制(statistical process control,SPC)、FMEA 和环境应力筛选等方法来保持设计的可靠性水平;

(7)尽可能通过规范化的工程途径,利用有关标准或有效的工程经验,开展各项可靠性工作,其实施结果应形成报告;

(8)必须加强对研制和生产过程中可靠性工作的监督和控制,严格进行可靠性评审,为转阶段决策提供依据;

(9)应充分重视使用阶段的可靠性工作,尤其是初始使用期间的使用可靠性评估和使用可靠性改进工作,以尽快达到使用可靠性的目标值;

(10)在选择可靠性工作项目时,应根据产品所处阶段、复杂和关键程度、使用(贮存)环境、新技术含量、费用、进度以及产品数量等因素对工作项目的适用性和有效性进行分析,以选择效费比高的工作项目。

三、可靠性要求

1. 可靠性定性要求　可靠性定性要求是为了获得可靠的产品,对产品设计、工艺、软件等提出非量化的要求,如采用成熟技术、简化、冗余和模块化等设计要求、有关元器件使用、降额和热设计方面的要求等。

2. 可靠性定量要求

(1)可靠性定量要求的范围:可靠性定量要求通常应包括任务可靠性要求和基本可靠性要求,可靠性定量要求还包括贮存可靠性和耐久性方面的要求。

任务可靠性和基本可靠性要求又可分为反映使用要求的可靠性使用要求和用于医疗器械设计和质量监控的可靠性合同要求。

(2)可靠性参数分为以下四类:

1)基本可靠性参数,如反映使用要求的平均维修间隔时间(mean time between maintenance,MTBM)、用于设计的 MTBF 等;

2)任务可靠性参数,如平均致命性故障间隔时间(mean time between critical failures,MTBCF)、任务可靠度 R(t)等;

3)耐久性参数,如使用寿命(首次翻修期、翻修间隔期限)、储存寿命等;

4)储存可靠性参数,如储存可靠度等。

(3)确定可靠性定量要求的原则:

1)在确定可靠性要求时,应全面考虑使用要求、费用、进度、技术水平及相似产品的可靠性水平等因素;

2）在选择可靠性参数时，应全面考虑医疗器械的工作任务、类型特点、复杂程度及参数是否能且便于度量等因素；

3）在满足系统性能完好性和任务成功性要求的前提下，选择的可靠性参数数量应尽可能最少且参数之间相互协调；

4）基本可靠性要求应由系统完好性要求导出，协调权衡确定可靠性、维修性和保障系统及其资源等要求；

5）任务可靠性要求应由医疗器械的任务成功性要求导出；

6）在确定可靠性要求的过程中，应充分权衡基本可靠性和任务可靠性要求，以最终满足系统性能完好性和任务成功性要求；

7）在确定可靠性要求时，必须同时明确故障判据和验证方法；

8）使用方可以单独提出关键分系统和设备的可靠性要求，对于使用方没有明确规定的较低层次产品的可靠性要求，由生产厂家通过可靠性分配的方法确定。

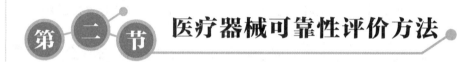

第二节 医疗器械可靠性评价方法

可靠性是医疗器械最重要的性能之一，它是用户最为关心的性能，关系到患者生命安全，也关系到使用成本、效率和效益，可靠性差，会直接影响产品的销售。可靠性与设计技术、全面质量管理、原材料和协作件质量的控制等密切相关。可靠性提高了，就意味着该医疗器械技术水平提高了，因此，可靠性试验是一项必不可少的重要试验。

可靠性试验是为了解、评价、分析和提高产品的可靠性而进行的各种试验的总称。可靠性试验的目的是：发现产品在设计、材料和工艺等方面的各种缺陷，经分析和改进，使产品可靠性逐步得到增长，最终达到预定的可靠性水平；为改善产品的性能、提高任务成功率、减少维修保障费用提供信息；确认是否符合规定的可靠性定量要求。

一、环境适应性试验

环境参数对医疗器械的主要影响有：腐蚀、开裂、脆化、潮气的吸附或吸收、氧化等。这些影响可导致材料的物理或化学性质的变化。

环境参数对医疗器械的主要影响如表 4-1 所示。

表 4-1　环境参数对医疗器械的主要影响

环境参数	主要影响		举例
高温	可能改变构成医疗器械的材料的物理性能和电气性能	热效应（氧化、开裂和化学反应）、软化、融化、膨胀	不同材料膨胀不一致使得零部件相互咬死；材料尺寸全部或局部地改变；固定电阻阻值改变；温度梯度不同和不同材料的胀差使电子线路的稳定性发生变化；变压器和机电部分过热；继电器及磁作动或热作动装置的吸合/释放范围变化；有机材料褪色、裂解或龟裂纹。
低温		脆化、结冰、机械强度减弱、物理性收缩	材料的硬化和脆化；不同材料收缩不一致使得零部件相互咬死；电子器件（电阻、电容等）性能改变；破裂和开裂、脆裂、冲击强度改变，强度降低。
湿热	可能改变构成医疗器械的材料的物理性能、电气性能和化学性能；温度和湿度的变化还能在医疗器械中引起凝露	表面影响	金属的氧化和/或电蚀；加速化学反应；表面有机涂层和无机涂层的化学或电化学破坏；表面潮气与外来附着物相互作用，产生腐蚀层。
		材料特性的变化	材料膨胀；物理强度降低；电气绝缘和隔热特性变化。
		凝露和游离水	电气短路；光学气象表面模糊；热传导特性变化。
低气压	可能产生物理/化学效应	膨胀、空气的电气强度降低，冷却速度降低。	密封容器的变形、破损或破裂；低密度材料的物理和化学性能发生变化；热传导降低引起设备过热；密封失效。
	可能产生电效应	电晕和臭氧的形成	电弧或电晕放电造成设备故障或工作不稳定。
太阳辐射	可能产生加热效应	材料不同速率膨胀收缩	活动部件卡死或松动；焊接或胶接部件强度降低；强度和弹性发生变化；联动装置准确度下降或失灵；电气或电子部件性能发生变化；电触点过早动作；涂层、合成材料气泡、剥落；压力变化。
	可能产生光化学效应		织物和塑料褪色；涂层龟裂、粉化和褪色。

续表

环境参数	主要影响		举例
盐雾	可能产生腐蚀影响		电化学反应引起的腐蚀、加速应力腐蚀、盐在水中电离后形成的酸/碱溶液。
	可能产生电气影响		由于盐沉积引起电子设备的损坏；导电层的产生；绝缘材料和金属的腐蚀。
	可能产生物理影响		机械部件和组件的活动部分的阻塞或粘结；由电解作用导致漆层起泡。
霉菌	霉菌生长的影响	对材料的影响	对材料产生直接侵蚀与间接侵蚀。
		对电气系统或电子系统的物理影响	直接与间接侵蚀均可导致电气或电子系统的损坏。霉菌生长能越过绝缘材料形成不希望有的电气通路。
		对光学系统的物理影响	光学系统的损坏主要由间接侵蚀引起。长霉能影响光线通过光学系统的传输，阻塞精密活动件，并将不潮湿的表面变为潮湿表面而导致性能下降。
淋雨	在大气中的影响		干扰或破坏无线电通信。
	雨扑击的影响		会侵蚀表面。
	积雨和（或）渗透后的影响		某些材料强度降低/泡胀；腐蚀可能性增大，侵蚀或霉菌滋长；使电气或电子设备不能工作或不安全；电气设备失效。
冲击	可能对整个医疗器械的结构和功能完整性产生有害影响。当冲击的持续时间与医疗器械的固有频率一致和/或输入冲击环境波形的主要频率部分与医疗器械固有频率一致时，对医疗器械结构和功能完整性的有害影响都将放大。		零件之间摩擦力的增加或减少、或相互干涉而引起的医疗器械失效。 绝缘强度改变，绝缘电阻下降，磁场和静电场强度变化。 医疗器械电路板失灵，电路板损坏，电接头失效；由于医疗器械结构和非结构元件过应力引起医疗器械永久机械变形；由于超过强度极限导致医疗器械机械零件破坏；材料加速疲劳；由于晶体、陶瓷、环氧树脂或玻璃封装破碎引起设备失效。

　　环境适应性试验是利用各种试验设备模拟医疗器械在贮存、运输和使用等过程中的各类环境气候条件，验证医疗器械及其部件、材料的可靠性，目的是验证医疗器械是否达到在研发、设计、制造中预期的可靠性目标。它是验证医疗器械在未来使用环境中可靠性的重要手段。环境可靠性应按各种标准或用户要求，进行低气压、高温、低温、湿度、温度冲击

(气态及液态)、淋雨、太阳辐射、霉菌、盐雾腐蚀和振动等试验。

医疗器械按使用条件和运输流通条件分为以下 4 个基本组别：

Ⅰ组：环境温度和湿度控制在规定的范围内，通常指具有空调设备的可控环境。

Ⅱ组：仅将环境温度控制在规定的范围内，通常指具有一般保温保暖及通风的室内环境。

Ⅲ组：环境温度和湿度都不受控制，通常指无保温供暖及通风的室内环境。

Ⅳ组：环境温度和湿度都不受控制的较恶劣环境，通常指有遮蔽或无遮蔽的室外环境。

(一)低气压试验

本试验适应于评价医疗器械在高海拔低气压和气压变化环境条件下使用的适用性。

1. 试验条件

(1)对试验设备的要求：试验箱(室)应能提供表 4-2 给出的气压条件。

在恢复气压至正常时，应避免由于辅助装置导入不清洁的空气而使箱(室)内空气发生污染。

(2)低气压试验的气压条件：低气压条件见表 4-2。

表 4-2　气压条件

气压		试验气压允差		近似海拔高度/m
kPa	mbar	kPa	mbar	
55	550	±2	±20	4850
70	700			3000
84	840			——

注：84kPa 适用于医疗器械要求在标准气压值较低的试验。

(3)气压变化试验的条件：按产品标准规定。

(4)试验持续时间：从下列时间中选取：10 分钟、2 小时、4 小时。

在无规定时，恒定低气压试验持续时间为 2 小时。气压变化试验持续时间为 10 分钟。

2. 试验程序

(1)预处理：将仪器放置在正常(或按标准规定)的环境条件下，使之达到温度平衡。

(2)初始检测：按有关标准规定对医疗器械进行检测。

(3)条件试验：将经预处理的医疗器械，在不通电、"准备使用"状态，按正常位置放入试验箱(室)内，此时，该试验箱(室)的温度与医疗器械的温度一致。

将试验箱(室)的气压降低到规定值，压力平均变化速率应不大于 10kPa/min。气压达到规定值后，启动医疗器械并保持规定的试验持续时间。

做气压变化试验时，医疗器械放入试验箱(室)后立即启动，气压上升(下降)到规定值后，分别保持规定的试验持续时间，再按有关要求检测。

(4)中间检测：在试验持续时间到达后，立即按有关标准规定进行性能检测。

（5）恢复：检测结束后，关闭医疗器械，停止工作，试验箱（室）内的压力平均变化速率以不大于 10kPa/min 恢复至正常气压，恢复时间为 1~2 小时。

（6）最后检测：按有关标准规定对医疗器械进行检测。

（二）高温试验

此试验适用于评价医疗器械在高温环境条件下使用的适用性。

1. 试验分组　试验分组见表 4-3。

表 4-3　高温分组

试验温度	组别		
	II组	III组	IV组
高温（℃）	35	40	55

2. 试验条件

（1）对试验设备的要求：试验箱（室）工作空间内，应能提供表 4-2 所规定的温度条件，允许误差为 ±2℃，可以用强迫空气循环来保持温度均匀。

为限制辐射影响，试验箱（室）内壁各部分温度与规定试验温度之差不应超过 3%[按开尔文（K）温度计算]，医疗器械不应受到不符合上述要求的任何加热与冷却元件的直接辐射。

绝对湿度不应超过 20g/m³ 水汽（相当于 35℃ 时 50% 的相对湿度），当试验温度低于 35℃ 时，相对湿度不应超过 50%。

试验箱（室）的容积应大于仪器体积的 3 倍。

（2）对仪器的要求：在试验箱（室）的工作空间不足以做整机试验时，若医疗器械允许，可按分机形式分别进行试验。

（3）试验持续时间：医疗器械试验的持续时间从下列时间中选取：2 小时、4 小时、8 小时、16 小时。

3. 试验程序

（1）预处理：将医疗器械放置在正常（或参比）的环境条件下，使之达到温度平衡。

（2）初始检测：按有关标准规定对医疗器械进行检测。

（3）条件试验：将经预处理的医疗器械，在不通电、"准备使用"状态，按正常位置放入试验箱（室）内，此时，该试验箱（室）的温度与医疗器械的温度一致。

将试验箱（室）的温度以不大于 1℃/min 的变化速率（不超过 5 分钟的平均值）升温至规定值。此时，医疗器械接通电源，并保持规定的试验持续时间。

（4）中间检测：在试验持续时间到达后，立即按有关标准规定进行性能检测。

（5）恢复：检测结束后，关闭医疗器械，停止工作，试验箱（室）内的温度以不大于 1℃/min 的变化速率降温至预处理时的医疗器械环境温度，达到温度后，恢复 1~2 小时。

（6）最后检测：按有关标准规定对医疗器械进行检测。

（三）低温试验

此方法适用于评价医疗器械在低温环境条件下使用的适用性。

1. 试验分组　试验分组见表4-4。

表4-4　低温分组

试验温度	组别		
	Ⅱ组	Ⅲ组	Ⅳ组
低温（℃）	5	5　　　0	−10

2. 试验条件

（1）对试验设备的要求：试验箱（室）工作空间内，应能提供表4-3所规定的温度条件，允许误差为±2℃，可以用强迫空气循环来保持温度均匀。

为限制辐射影响，试验箱（室）内壁各部分温度与规定试验温度之差不应超过8%（按开尔文（K）温度计算），医疗器械不应受到不符合上述要求的任何加热与冷却元件的直接辐射。

试验箱（室）的容积应大于仪器体积的3倍。

（2）对仪器的要求：在试验箱（室）的工作空间不足以做整机试验时，若医疗器械允许，可按分机形式分别进行试验。

（3）试验持续时间：医疗器械试验的持续时间从下列时间中选取：2小时、4小时、8小时、16小时。

3. 试验程序

（1）预处理：将医疗器械放置在正常（或参比）的环境条件下，使之达到温度平衡。

（2）初始检测：按有关标准规定对医疗器械进行检测。

（3）条件试验：将经预处理的医疗器械，在不通电、"准备使用"状态，按正常位置放入试验箱（室）内，此时，该试验箱（室）的温度与医疗器械的温度一致。

将试验箱（室）的温度以不大于1℃/min的变化速率（不超过5分钟的平均值）降温至规定值。此时，医疗器械接通电源，并保持规定的试验持续时间。

（4）中间检测：在试验持续时间到达后，立即按有关标准规定进行性能检测。

（5）恢复：检测结束后，关闭医疗器械，停止工作，试验箱（室）内的温度以不大于1℃/min的变化速率升温至预处理时的医疗器械环境温度，达到温度后，恢复1~2小时。

（6）最后检测：按有关标准规定对医疗器械进行检测。

（四）湿度试验

本方法适用于评价医疗器械在恒定湿热条件下使用和贮存的适用性。

1. 试验分组 试验分组见表4-5。

表4-5 恒定湿热分组

试验温度	组别	
	III组	IV组
相对湿度（%）	93	
低温（℃）	40	

2. 试验条件

（1）对试验设备的要求：试验箱（室）工作空间内温度、湿度由安装在工作空间的传感器来监测。

试验箱（室）工作空间内的温度、湿度要求恒定在表4-5所规定的标称值，温度允许误差为±2℃，相对湿度允许误差为±3%。凝结水要连续排出箱（室）外，经净化后才能使用。试验箱（室）内壁和顶部的凝结水不能滴落到试验医疗器械上。保持箱内湿度用水的电导率不大于$20\mu S/cm$（相当于电阻率不小于$500\Omega \cdot m$）。医疗器械不应受到来自试验箱（室）内加热元件的直接辐射。试验箱（室）的容积应大于仪器体积的3倍。

（2）对仪器的要求：在试验箱（室）的工作空间不足以做整机试验时，若医疗器械允许，可按分机形式分别进行试验。

（3）试验持续时间：医疗器械试验的持续时间从下列时间中选取：4小时、8小时、12小时。

3. 试验程序

（1）预处理：将医疗器械放置在正常（或参比）的环境条件下，使之达到温度、湿度平衡。

（2）初始检测：按有关标准规定对医疗器械进行检测。

（3）条件试验：将经预处理的医疗器械，在不通电、"准备使用"状态，按正常位置放入试验箱（室）内，此时，该试验箱（室）的温度、湿度与医疗器械的温度、湿度一致。

将试验箱（室）的温度以不大于1℃/min的变化速率（不超过5分钟的平均值）降温至规定值，以对仪器进行预热，待温度稳定后，再加湿，在2小时内至规定值，以免医疗器械产生凝露。待温度、湿度稳定后，保持试验持续时间。

（4）中间检测：在试验持续时间到达后，立即按有关标准规定进行性能检测。

（5）恢复：检测结束后，关闭医疗器械，将试验箱（室）内的湿度在2小时内降至初始值。再按上述温度变化速率降至初始值。试验结束，医疗器械应留在试验箱（室）内恢复1~2小时后取出。

（6）最后检测：按有关标准规定对医疗器械进行检测。

（五）温度冲击试验

本方法适用于评价在恶劣环境条件下工作的医疗器械，在环境温度变化期间使用的适用性。

1. 试验分组 试验分组见表4-6。

表4-6 温度变化分组

试验温度	组别		
	III 组		IV 组
低温（℃）	5	0	−10
高温（℃）	40		55

2. 试验条件

（1）对试验设备的要求：试验箱（室）工作空间内，应能提供表4-6所规定的温度条件，允许误差为±2℃，且能进行温度循环，即由低温到高温或由高温到低温的变化过程，能按试验所要求的变化速率进行。

箱（室）内空气的绝对湿度应不超过 20g/m³ 水气。

为限制辐射影响，试验箱（室）内壁各部分温度与规定试验温度之差不应超过下列值：高温时3%，低温时8%（按开尔文（K）温度计算），医疗器械不应受到不符合上述要求的任何加热与冷却元件的直接辐射。

试验箱（室）内空气应充分流通。可以用强迫空气循环来保持温度均匀。

试验箱（室）的容积应大于仪器体积的3倍。

（2）对仪器的要求：在试验箱（室）的工作空间不足以做整机试验时，若医疗器械允许，可按分机形式分别进行试验。

（3）试验持续时间：医疗器械两个温度的持续时间应从下列时间中选取：1小时、2小时、3小时。

3. 试验程序

（1）预处理：将医疗器械放置在正常（或参比）的环境条件下，使之达到温度平衡。

（2）初始检测：按有关标准规定对医疗器械进行检测。

（3）条件试验：将经预处理的医疗器械按正常位置放入试验箱（室）内，此时，该试验箱（室）的温度与医疗器械的温度一致。

启动医疗器械，待工作正常后，将试验箱（室）的温度以不大于1℃/min的变化速率（不超过5分钟的平均值）降温至规定值 T_A，温度达到稳定后，保持试验持续时间 t_1，立即在该温度下按有关标准规定对医疗器械进行性能检测。然后将温度按上述变化速率升温至规定值 T_B，温度达到稳定后，保持试验持续时间 t_1，立即在该温度下按有关标准规定进行检测。

然后将试验箱（室）的温度按规定变化速率降至预处理温度，并达到稳定，同时关闭医疗器械。这个程序构成一个循环。

（4）恢复：医疗器械在试验箱（室）内恢复1~2小时后取出。

（5）最后检测：按有关标准规定对医疗器械进行检测。

（六）淋雨试验

本试验的目的在于确定下列淋雨、水喷淋和滴水有关的环境影响：

（1）防止水渗入医疗器械的保护罩、壳体和密封垫圈的有效性；

（2）医疗器械暴露于水中时以及暴露之后满足其性能要求的能力；

（3）由于淋雨造成医疗器械的任何物理损坏；

（4）任何除水装置的有效性；

（5）检验医疗器械包装的有效性。

本试验适用于评价在贮存、运输/工作期间可能暴露于淋雨、水喷淋或滴水下的医疗器械。

本试验包含三个试验程序：程序Ⅰ——降雨和吹雨、程序Ⅱ——强化和程序Ⅲ——滴水。

1. 试验条件

（1）对试验设备的要求

1）程序Ⅰ：使用能以规定的速率产生降雨的淋雨设备。当雨水分配器产生降雨时，该装置产生雨滴直径范围应在(0.5~4.5)mm 之间。当伴有规定风速的风时，应确保该降雨喷洒到整个试件上，可在雨水中加入荧光素一类的水溶性染料，以帮助定位和分析水渗漏。对稳态雨可采用喷嘴等装置，水分配器位置要足够高，采用的滴水高度应确保水滴的最终速度均为 9m/s。

根据试件来布置风源位置，以使雨水具有水平方向到 45°的变化，并均匀地扑打在试件一侧面。水平风速应不小于 18m/s，在试件放入试验装置前于试件处测量。

2）程序Ⅱ：所有喷嘴应产生水压约为 276kPa、雨滴尺寸在(0.5~4.5)mm 范围内的方格喷淋网阵或其他形式的交错水网阵，以达到最大的表面覆盖。在每 0.56m² 接受淋雨的表面范围内，且在距试件表面 48mm 处至少有一个喷嘴。必要时可调整此距离以达到喷淋网的交叠。雨水中可加入荧光素一类的水溶性染料，以帮助定位和分析任何水渗漏。

3）程序Ⅲ：使用的试验装置应能提供大于 280L/(m² · h)的滴水量，水从分配器中滴出，但不能聚成水流。分配器上有以 20~25.4mm 间隔点阵分布的滴水孔。采用的滴水高度应确保水滴的最终速度约为 9m/s。同时采用的水分配器应有足够大的面，以覆盖试件的整个上表面。雨水中可加入荧光素一类的水溶性染料，以帮助定位和分析水渗漏。

（2）试验控制

试验控制包括：

1）对程序Ⅰ和程序Ⅱ，每次试验前均应检查降雨强度及喷嘴喷雾散布面和喷水压力；

2）对程序Ⅰ，每次试验前要检查风速；

3）对程序Ⅰ和程序Ⅱ，每次试验前要检查喷嘴喷淋方式和压力；

4）对程序Ⅲ，每次试验前后检查滴水量，以保证试验中的允差符合要求，保证水从分配器中流出的水滴是间断的；

5）除另有规定外，淋雨试验所用水可以是当地水源的水。

2. 试验过程

（1）试验准备

1）试验前准备：试验开始前，根据有关文件确定程序变量、试件的技术状态/方向、循环次数、持续时间、贮存或工作的参数量值、降雨强度和风速等。

2）初始检测：试验前所有试件均应在标准大气压下进行检测，以取得基线数据。

（2）试验程序

1）程序Ⅰ——降雨和吹雨

程序Ⅰ的步骤如下：如水和试件间的温差小于10℃，可加热试件使之高于雨水温度，或降低水温。每个暴露试验周期开始时，使试件的温度稳定在高于水温10℃±2℃的温度上。试验开始前，将试件恢复到正常工作状态。

当试件在试验装置内并处在其正常工作状态时，按技术文件的规定调节降雨强度。按技术文件规定的风速开始通风并保持至少30分钟。若试验期间要求进行检查，可在30分钟淋雨的最后10分钟内进行。转动试件，使其在试验周期内可能会暴露在吹雨中的任何其他表面，都能暴露在降雨和吹雨中。

重复上述步骤，直到试件所有表面均已接受试验。

如有可能，在试验箱内进行试件外观质量检查；否则将试件从试验箱中取出进行外观检查。若水已渗入试件内部，试件工作前必须做出判断。为防止安全事故，有必要排空试件内部的渗水，并测量排出的水量。

2）程序Ⅱ——强化

程序Ⅱ的步骤如下：将试件按正常工作状态放入试验箱中，关闭所有门、窗、入口、通风孔等。

按技术文件的要求定位喷嘴。

用水喷淋试件的所有暴露表面，每面至少40分钟。

每个40分钟的喷淋周期后，检查试件内部是否有游离水的迹象。估计进水量和可能的进水点，并记录。

按技术文件的规定对试件进行工作检查，并记录检查结果。

3）程序Ⅲ——滴水

程序Ⅲ的步骤如下：

将试件按正常工作状态放入试验箱内，并接好所有的连接件和装配件，确保试件和水的温度不小于10℃，必要时可升高试件温度也可降低水温。

使试件工作，并使其以均匀速率承受规定高度不小于1m的降雨15min。该高度是从试件的正面上部测量的，或其他规定位置测量的。试验期间所有试验装置应能保证试件所有上表面同时受到水滴作用。带有玻璃罩仪表的医疗器械应倾斜45°角，刻度朝上。

15分钟暴露结束后，从试验箱中取出试件，并卸下足够的面板和盖板，以便检查内部渗水情况。

目测检查试件的渗水迹象。

对试件内的任何游离水进行测量,并记录结果。

按技术文件中的规定对试件进行工作检查,并记录结果。

(七)太阳辐射试验

本试验的目的:

(1)确定太阳直接辐射对医疗器械产生的热效应;

(2)确定太阳直接辐射对医疗器械产生的光化学效应。

本试验应用于评价寿命期炎热季节直接暴露于太阳辐射环境中的医疗器械耐受太阳辐射产生的热效应或光化学作用的能力。

1. 试验条件

(1)对试验设备的要求

1)基本要求:试验设备由试验箱(室)、辅助测量仪表和太阳辐射灯组成,其要求如下:能保持和监测试验要求的温度、风速和辐照度,并符合标准规定。

应考虑两种程序的风速对试件可能产生的冷却效应。1m/s 的风速就能导致温升减少 20%以上。除另有规定外,应测量并控制试件附近的风速,并使其尽可能小,通常在 0.25~1.5m/s之间。

为最大程度地减少或消除来自试验箱内表面的辐射反射,通常试验箱的容积至少为试件外壳体积的 10 倍。

2)底座:安装试件的底座可以是一个凸起的支架或具有规定特性的底座。

3)太阳辐射灯:太阳辐射灯包括发热的辐射灯(用于程序 I)或模拟太阳光谱的辐射灯(用于程序 II 或程序 I)。

使用 1120W/m²±47W/m² 的最大辐照度,确保试件受到均匀辐射,并且在试件的上表面所测得的辐照度偏差不超过要求值的 10%。当需要评估光化学效应时,应确保辐照在试件表面上的光谱分布与表 4-7 相一致(在给出的允差范围内)。当仅评估热效应时,应至少保证所有光谱的可见光和红外线部分符合表 4-7 的要求。若达不到,可偏离表 4-7 的光谱分布,但应调整辐照度得到与表 4-7 所列光谱相同的加热效应。

表 4-7　光谱能量分布和允差

特性	光谱范围			
	紫外线		可见光	红外线
波长范围（μm）	0.28~0.32	0.32~0.40	0.40~0.78	0.78~3.00
辐照度（W/m²）	5	63	560	492
辐照度允差（%）	±35	±25	±10	±20

注:到达地球表面波长小于 0.3μm 的辐射量是很小的,但对材料的劣化效应可能很显著。 如果医疗器械在自然环境中不会受到波长小于 0.3μm 的短波辐射而在试验中受到这种辐射时,则其材料可能产生不必要的劣化;与此相反,如果医疗器械在自然环境中会受到波长小于 0.3μm 的短波辐射而在试验中没有受到这种辐射时,则会导致本来不合格的材料可能通过试验。 这完全取决于材料的特性及其使用的自然环境条件。

将辐射灯直接对着试件,对试件面向辐射灯的整个表面进行辐射时,1120W/m² 的测量值理论上包括了试件接收的所有辐射,即包括了来自试验箱壁的辐射反射以及箱壁散射的任何长波红外辐射(但波长不超过 0.3μm)。因此辐射测量装置应在足够宽的波长范围内进行校准,以涵盖辐射灯的波长范围和箱壁散射的长波红外辐射波长范围。然而,箱壁反射或散射的辐射一般明显低于辐射灯直接发出的辐射,因此测量范围为 0.285 ~ 2.800μm 的测量装置就足以测量直接和反射的辐射。若试验的目的是测定光化学效应,则使用至少在辐射灯全部波长范围内校准过的辐射测量装置;若试验的目的是测定热效应,则使用具有一定红外测量能力的辐射测量装置,并在其标称的全部波长范围内进行校准。

辐射灯应安置在距离试件表面至少 0.76m 的地方,以防止辐射灯对试件产生不必要的影响(例如由辐射灯组成的灯阵中个别辐射灯产生意外的加热影响)。在灯阵中应避免使用多种类型的辐射灯,以避免灯阵的光谱分布在辐射区域内不均匀。

(2)试验控制

1)温度:按技术文件的规定保持试验箱的空气温度。在试验期间应使试件附近的空气温度与试验区的温度一致,为此在与试件上表面等高的水平面上尽可能靠近试件的某一点或几点处测量空气温度,同时采取适当措施遮蔽传感器以免受到辐射灯的直接照射和来自试件的热辐射影响,并保持适当的风速。这是确保试验箱内试件周围空气温度得到合理控制的一种方法。

用于测量试件热响应的温度传感器也会受到辐射灯直接辐射的影响。当允许时,将这些传感器安装在试件外壳(上表面)的内表面。

2)表面污染物:灰尘和其他表面污染物可显著改变被辐射表面的吸收特性。除另有规定外,试验时应确保试件清洁。但若需要评价表面污染物的影响,在有关技术文件中应包含表面处理的必要说明。

3)测量仪表:使用总辐射表、直接日射表或其他适合的装置测量施加在试件上的总辐射能。使用带有合适滤光器的总辐射表或分光辐射表来测量施加在试件上的辐射光谱分布。只要能满足规定的要求,也可使用其他测量仪表。常用仪表的误差见表 4-8。

表 4-8　仪表误差要求

测量仪表	测量参数	误差
总辐照表/直接日射表	总辐射(直射和散射)	±47W/m²
分光辐射表或滤光总辐照表	光谱辐照度	读数的 ±5%

对于总辐射表的要求如下:

光谱范围:0.280 ~ 2.500μm(3.000μm 更好);

方位响应误差:±1%;

余弦响应误差:±1%;

非线性误差:<1.5%;

倾斜误差:<1.5%;

工作温度:-40~80℃;

灵敏度:±2.0%(-10~40℃)。

(3)试验持续时间

1)程序Ⅰ:至少进行3次循环,最多进行7次循环。每次循环时间为24小时,按技术文件的规定对太阳辐射和干球温度加以控制。

至少进行3次循环的理由是大多数情况下,在其他试验条件确定的情况下,试件经历3次循环就可以达到最高响应温度(即末次循环达到的响应温度峰值与前一次循环达到的响应温度峰值之差在2℃以内)。

若在3次循环期间没有达到最高响应温度,则进行更多次循环,直到试件达到最高响应温度为止。但最多不宜超过7次循环,这是因为对于选定的气候地区高温峰值在极端热的月份大约出现7小时。如需要更精确的模拟,则应查询需要考虑的特殊地区的气象数据,详细说明理由和提出充分证据,以此可调整试验的持续时间。若可能还应说明纬度、海拔、预期暴露月份或其他因素(例如某个产品专门在北方使用或专门在冬天使用)。

在保证每次循环太阳辐射总能量保持不变的前提下,该程序每次循环的上升段和下降段可以分别采用至少4个量值(8个量值更好)来分段或连续改变辐照度。

2)程序Ⅱ:就试件接收到的总能量而言,程序Ⅱ的1次24小时循环提供的能量约为1次24小时自然太阳辐射日循环的2.5倍。程序Ⅱ的每次循环含有4小时无照射期,以使热应力和所谓的"黑暗"过程交替出现。

为了模拟10天的自然暴露,可以进行4次循环。

对于偶然在户外使用医疗器械,如便携式医疗器械等,建议进行10次循环。

对于连续暴露在户外使用的医疗器械,建议至少进行56次循环。

由于有过热危险,不要使辐照度超过规定的量值。目前还无证据表明这种加速试验的结果与医疗器械在自然太阳辐射条件下得到的结果之间的相关性。

2. 试验程序

(1)试验前准备:试验前,根据有关文件确定:

1)试件技术状态;

2)试验程序;

3)采用的日循环;

4)试验持续时间(循环次数);

5)试件表面污染物需去除的程度;

6)试件贮存或工作的参数量值;

7)试验前后的对比信息(例如试验前后是否需要对试件拍照和提取试件的材料样本)。

(2)初始检测:试验前所有试件均需在标准大气压下进行检测,以取得基线数据。检测按以下步骤进行:

1)将试件安装在试验箱内并使它在标准大气条件下稳定。除规定为贮存状态外,应使试件处于模拟实际使用时的状态。试件按以下要求放置：

将试件尽可能放置在试验箱的中心，试件表面距离任一箱壁不小于0.3m，并且当辐射灯调整到试验所需的最近位置时，试件距离辐射灯不小于0.76m；

除另有规定外，在客观条件允许的情况下，试件的取向应使其易损部位朝向辐射灯；

同时试验的几个试件要相互分开，以确保试件不存在相互遮挡或妨碍空气流动，除非这种情况代表了医疗器械实际使用的状态。

2）对试件进行外观检查，特别要注意应力较集中的部位，例如外壳的弯角处，并记录检查结果。

3）按标准及规定的试件技术状态准备试件，并装上测定试件响应温度所需的温度传感器；

4）按技术文件的要求对试件做工作检测，记录结果；

5）若试件工作正常，则按技术文件进行后续的试验步骤；若试件工作不正常，则应解决出现的问题，并重复1）~4），直到试件工作正常为止。

（3）试验程序

1）程序Ⅰ：在无辐照的情况下将试验箱空气温度调节到温度循环的最小值。

按技术文件的规定控制试验箱的辐照度和干球温度，在整个试验期间测量并记录试件温度。当试验装置不能按标准规定的连续曲线进行控制时，只要每次循环的总能量和光谱能量的分布表4-7的分布，则可以在每次循环的上升段和下降段分别采用至少4个量值（8个量值更好）来分段增加和降低太阳辐照度，使其近似于标准规定的连续曲线。从以下循环次数中选取较多次数的循环来做试验：试件的最关键部位在某循环期间达到的响应温度峰值与前一次循环期间达到的响应温度峰值之差在2℃以内所需的最少循环次数（不超过7次）；3次连续循环；技术文件规定的循环次数（不超过7次）。

试件在试验期间是否工作由技术文件规定。若要求试件工作，则在循环温度达到峰值时试件处于工作状态。对于一次性使用的试件，则在试件的关键部位装上温度传感器以确定温度峰值出现的时间和量值，在循环温度达到峰值时使试件工作。对试件进行工作检测，并记录结果。

将试验箱空气温度调节到标准大气压条件并保持，直到试件的温度得到稳定为止。

对试件进行全面的外观检查，并记录结果。为便于试验前后对检查结果进行比较，必要时可对试件拍照并提取试件的材料样本。

对试件进行工作检测。将试验前后的数据进行比较。

2）程序Ⅱ：将试验箱空气温度调节到技术文件规定的温度。

将辐射灯的辐照度调节到$1120W/m^2 \pm 47W/m^2$或产品规范规定的量值。

保持这些条件达20小时，测量并记录试件温度。

关闭辐射灯4小时。若需要，则在每次循环的无辐射期间当试件温度最高时进行工作检测。

按技术文件规定的循环次数重复上述工作。

在最后一次辐射循环结束时,将试件恢复到标准大气条件。

对试件进行外观检查和工作检测,并记录结果。为便于试验前后对检查结果进行比较,必要时可对试件拍照并提取试件的材料样本。

(八)霉菌试验

本方法适用于评价医疗器械在霉菌生长的条件下的长霉程度、由于长霉所引起的表面变化和由此可能产生的性能影响。本方法适用于在霉菌生长场所使用的医疗器械。

1. 试剂和材料

(1)菌种或孢子:试验应使用表4-9中列出的菌种。每种菌种预期的侵蚀性列出作为参考。无论试样的性质如何,所有的菌种、孢子应混合在一起使用。为本试验提供菌种的研究中心应证明提供物符合标准规定。

表4-9　试验菌种名称及侵蚀性

序号	名称	菌株定名人	典型菌种 (仅供参考)	性质
1	黑曲霉 (Aspergillus niger)	V. Tieghem	ATCC, 6275	在多数材料上大量生长,对铜盐有抵抗性
2	土曲霉 (Aspergillus terreus)	Thom	PQMD, 82j	侵蚀塑料
3	山芽短梗霉 (Aureobasidium pullulans)	(De Barry) Arnaud	ATCC, 9348	侵蚀塑料和和蜡克漆
4	宛氏拟青霉 (Paecilomyces Varioti)	Bainier	IAM, 5001	侵蚀塑料与皮革
5	绳状青霉 (Penicillium funiculosum)	Thom	IAM, 7013	侵蚀许多材料,尤其是纺织品
6	赭色青霉 (Penicillium ochrochloron)	Biourge	ATCC, 9112	对铜盐有抵抗性,侵入塑料与纺织品
7	光孢短柄帚霉 (Scopulariopsis brevicaulis)	(Sacc.) Bain Var. Glabra Thom	IAM, 5146	侵蚀橡胶
8	绿色木霉 (Trichoderma viride)	Pers. Ex. Fr	IAM, 5061	侵蚀纤维织物与塑料

经真菌研究中心认可的菌种应放在适当的容器内,并注明接种日期。

菌种和冷冻干孢子应按提供者的建议进行操作和贮存,用户应在接种容器上标明由冷冻干孢子制备成菌种的接种日期。

制备孢子悬浮液的菌种,从接种日期算起,应在室温存放不少于14天,但不超过28天。

不立即使用的菌种应保存在 5~10℃ 的冰箱中,连续保存时间不超过 6 周。用于保存的菌种从接种日期算起,接种后培养时间应在室温放置不少于 14 天,但不超过 28 天。

在制备孢子悬浮液前,不应取下装有菌种的容器塞子。每打开一个菌种容器应只制备一次孢子悬浮液。

(2)孢子悬浮液的制备:应使用加入 0.05% 润湿剂的蒸馏水制备孢子悬浮液。可选用 N—甲基牛磺酸或二辛基硫代丁二酸钠作为润湿剂。它不应含有支持或抑制霉菌生长的物质。

向每个菌管缓慢加入含有润湿剂的水 10ml。将一根接种铂丝或镍铬丝加热至赤红以灭菌并冷却,然后用这根丝轻刮菌种表面以释放出孢子。将液体轻微摇动以分散孢子而不分离菌丝碎片,然后将孢子悬浮液缓慢倒入到锥形瓶内,并用此锥形瓶收集所有孢子悬浮液。

用力振荡锥形瓶以充分混匀 8 种孢子提取物,使成团的孢子分散。放置至少 30 分钟,然后用质量好、滤速快的纤维滤纸过滤,除去菌丝碎片、琼脂片和孢子团。

经离心已过滤的孢子悬浮液,去掉上层清液。用 50ml 蒸馏水使沉淀物悬浮,再离心。用此方法清洗孢子 3 次,然后用 100ml 蒸馏水稀释最后沉淀物。

孢子悬浮液可用蒸馏水或营养稀释液稀释至最大体积 500ml,应在制备的当天使用。

(3)对照条:试验要求的对照条应由纯净白滤纸条或不防水的棉布条制成。

用于制备对照条的营养液应由下列试剂的蒸馏水熔液制成,并应在制备的当天使用。下列试剂的用量为每升蒸馏水的用量。

磷酸二氢钾(KH_2PO_4)	0.7g
磷酸氢二钾(K_2HPO_4)	0.3g
硫酸镁($MgSO_4 \cdot 7H_2O$)	0.5g
硝酸钠($NaNO_3$)	2.0g
氯化钾(KCl)	0.5g
硫酸亚铁($FeSO_4 \cdot 7H_2O$)	0.01g
蔗糖	30.00g

对照条应放入小器皿内,并用营养液浸泡。使用前才将对照条从营养液中取出并滴干。应在做试验的当天制备新鲜的对照条。

2. 试验条件

(1)试验设备要求

1)用于小试样的设备:应使用带紧密盖子的、能安置试样的玻璃或塑料容器。容器的大小与形状应使得在其内部空间的底部具有足够敞露的水表面积,以保持容器内相对湿度大于 90%。安置方式应确保试样不被水触及或溅到。

试验箱内整个工作空间的温度应均匀保持在 28~30℃ 范围内,湿度变化不应大于 1℃/h。

2)用于大试样的设备:用潮湿箱来培养大试样。潮湿箱门要密封,以防止箱内与实验室之间的空气交换。

箱内相对湿度应保持在90%以上,不允许有凝露从箱壁或箱顶滴落在试样上。

箱内整个工作空间的温度应均匀保持在28~30℃范围内。温度变化不应大于1℃/h。

为使箱内温度、湿度达到均匀,可在箱内强迫空气循环,空气流速在试样表面不应超过1m/s。

(2)试验持续时间。试验的持续时间为28天、84天。

3. 试验程序

(1)初始检测:按有关标准规定对试样进行检测。

(2)预处理:如果有关标准规定试样要进行预处理,则允许在试验前对试样的一半用乙醇或含洗涤剂的水清洗,然后用清水清洗。

(3)条件试验

1)应用:对于有关标准只规定试样做霉菌生长的外观检测,只需一组试样,仅做28天。若做性能检测试验需84天,则需两组试样。一组用霉菌孢子接种,然后进行培养(试样);另一组应暴露在潮湿条件下,不接种,然后进行培养。后者试样称为"负对照试样"。

2)接种:根据试样的大小和性质,试样和对照条应用孢子悬浮液以喷雾、涂覆或浸渍方式接种。

在接种前要学习有关的安全预防措施。使用的喷枪应具有足够大的喷嘴以免被菌丝碎片堵塞。在每次使用前容器和喷嘴均应灭菌。

对于小试样,将其浸渍在霉菌孢子悬浮液中是快速和有效的方法。

建议所有的接种方法都应在微生物安全箱(microbiological safety cabinet, MSC)中进行。当将培养容器从MSC中转移到干湿箱培养前,用70%的乙醇擦拭培养容器的外表面。

为了去除最后污染和去除试样表面生长的霉菌,用70%的乙醇进行擦拭或清洗试样。

负对照试样应用蒸馏水喷雾、涂覆或浸渍,并防止被污染。

3)培养:在15分钟内接种。小试样应分组,每组含3个能安置于容器内的对照条。试样和对照条应间隔排列良好,容器应放在培养箱内。

负对照试样应放在与试样相似的单独容器内,然后将容器放在培养箱内。

对于大试样,3个对照条应和试样一起放在潮湿箱内。负对照试样最好放在单独的潮湿箱内。如果是同一个箱,则应在霉菌试验结束经去污后立即放入负对照试样。

除在第一个7天检查对照条以确定接种菌的活力,以及补充氧气的几分钟外,容器盖不应打开或有其他干扰。这种操作每7天重复一次,直到规定的试验时间结束为止。

如果在接种后7天第一次打开检查时,在任何一条对照条上肉眼都看不到霉菌生长,则试验应被认为无效,应重新进行试验。

(4)最后检查

1)外观检查:试样取出后应立即进行检查、检测和照相(按有关标准要求)。

试样经外观检查和评价霉菌的实际生长后,应小心地把表面菌丝洗去,然后用显微镜进行检查,以评价试样上造成物理损害(如蚀刻)的程度和性质。

2)长霉影响:当有关标准要求在潮湿状态下进行检测时,试样周围的相对湿度在检测完成之前不允许过分降低。因此,对于小试样的检测应仍然在水面敞露的带盖容器内进行;对大试样的检测应仍在潮湿箱内进行。

当有关标准规定在试样恢复后进行检测时,则试样应从容器或箱内取出,进行外观检查,然后暴露于规定的条件下恢复24小时。恢复结束后进行检测。

对接种孢子悬浮液的试样和仅接种蒸馏水的试样应进行相同检测。在两组试样之间存在的任何显著差异被认为是由于霉菌生长以及高湿度附加造成的。

检测后试样应取出并进行外观检查。

3)长霉程度。经试验的样品应首先用肉眼检查,如有必要再用显微镜(标称放大倍数约50倍)进行检查。

应按以下等级评价及表述长霉程度:

0——在标称放大约50倍下无明显长霉;

1——肉眼看不到或很难看到长霉,但在显微镜下可见明显长霉;

2——肉眼明显看到长霉,但在试样表面的覆盖面积小于25%;

3——肉眼明显看到长霉,在试样表面的覆盖面积大于25%。

(九)盐雾试验

本方法适用于考核医疗器械用材料及防护层和某些医疗器械抗盐雾腐蚀的能力。

本方法不适用于作为通用的腐蚀试验方法和在含盐分大气中工作的医疗器械。

1.试验条件

(1)对试验设备的要求:用于制造试验设备的材料必须耐盐雾腐蚀和不影响试验结果。试验设备的有效工作空间内的温度为35℃±2℃。

有足够大的容积,并能提供均匀的试验条件,且试验时这些条件不受试样影响。盐雾不得直接喷射到试样上。

试验设备工作空间内的顶部和壁,以及其他部位的冷凝液不得滴落在试样上。试验设备内外气压必须平衡。

(2)试验溶液。试验溶液采用氯化钠(化学纯)和蒸馏水或去离子水制备,其浓度为5%±0.1%(质量分数)。雾化后的收集液,除挡板挡回部分外,不得重复使用。

雾化前试验溶液的pH在6.5~7.2(35℃±2℃)之间。制备试验溶液时,可采用化学纯的稀盐酸或氢氧化钠溶液调节pH,但浓度仍需符合规定。

在工作空间内任一位置,用面积为8.0cm³的漏斗收集连续雾化16小时的盐雾沉降量,平均每小时收集到1.0~2.0ml的溶液。

(3)试验持续时间。试验采用连续雾化,试验持续时间为16小时、24小时、48小时。

2. 试验程序

（1）预处理：按有关标准规定，对即将试验的试样进行清洁处理，其方法应不影响盐雾对试样的作用，应尽量避免用手直接触摸试样表面。

（2）初始检测：试验前，试样必须进行外观检查，还需按有关标准规定进行其他项目的性能检测。试样表面必须干净，无油污，无临时性保护层。

（3）条件试验：试样一般按正常使用状态放置；平板试样需使受试面与垂直方向成30°角。

试样不能相互接触，间隔距离应使盐雾能自由降落到试样上，以及一个试样上的试验溶液不得滴落到其他试样上。

试验持续时间按有关标准选取。

（4）恢复：检测结束后，用流动水轻轻洗去试样表面盐沉积物，再在蒸馏水中漂洗，洗涤水温不得超过35℃，然后在正常环境下恢复1~2小时。或按有关标准规定的其他恢复条件和恢复时间。

（5）最后检测：按有关标准规定对医疗器械进行检测。

二、环境应力筛选

环境应力筛选效果主要取决于施加的环境应力、电应力水平和检测仪表的能力。施加应力的大小决定了能否将潜在缺陷变为故障；检测能力的大小决定了能否将已被应力加速变成故障的潜在缺陷找出来并准确加以排除。因此，环境应力筛选可看作是质量控制检查和测试过程的延伸。

常规筛选是指不要求筛选结果与产品可靠性目标和成本阈值建立定量关系的筛选。筛选所用的方法是凭经验确定的。筛选中不估计产品中引入的缺陷数量，也不知道所有应力强度和检测效率的定量值，对筛选效果好坏和费用是否合理不作定量分析，仅以能筛选出早期故障为目标。筛选后的产品不一定到达其故障率恒定阶段。

定量筛选是指要求筛选的结果与产品的可靠性目标和成本阈值建立定量关系的筛选。定量筛选的主要变量是引入缺陷密度、筛选检出度、析出量或残留缺陷密度。引入缺陷密度取决于制造过程中从元器件和制造工艺两个方面引入产品中的潜在缺陷数量；筛选检出度取决于筛选用的应力把引入的潜在缺陷加速发展成为故障的能力和所用的检测仪表把这些故障检出的能力；残留缺陷密度或析出量则取决于引入缺陷密度和筛选检出度。

定量筛选过程中，通过制造过程中控制所用的元器件的质量和加工质量来控制引入产品的缺陷数；通过选用适当的应力和检测仪表来控制缺陷的析出量，从而使出厂产品中残留的缺陷导致出现的故障的概率达到与产品要求的可靠性相一致的水平。

进行定量筛选前，首先应按可靠性要求确定残留缺陷目标值，而后通过适当的选择筛选应力及其大小、检测方法、筛选所在等级，甚至必要时调整由元器件和加工引入的总缺陷数来设计出一个筛选大纲,使其满足目标值。实施此大纲时,应进行监测和评估,确定总缺陷数、筛选度、残留缺陷密度的观察值,并与设计估计值比较,以采取相应措施,保证实现残留缺陷定量目标,同时又使筛选成本不超过现场故障修理阈值,以使筛选最经济有效。

(一)一般要求

1. 环境应力筛选试验 研制阶段和批生产初期的全部产品均应进行环境应力筛选;批生产中、后期可根据产品批量及质量稳定情况进行抽样筛选。

2. 试验产品的要求 所有试验产品应具有检验合格证明。所有试验产品应去除包装物及减震装置后再进行试验。

3. 试验的大气条件

(1)标准大气条件

温度:15~35℃;

相对湿度:不加控制的室内环境;

大气压力:试验场所的当地气压。

(2)仲裁大气条件

温度:21~25℃;

相对湿度:45%~55%;

大气压力:86~106kPa。

4. 试验条件允差

(1)温度试验允差:除必要的支撑点外,试验产品应完全被温度试验箱内空气包围。箱内温度梯度(靠近试验产品处测得)应小于1℃/m;箱内温度不得超过试验温度±2℃的范围,但总的最大值为2.2℃(试验产品不工作)。

(2)随机振动试验允差:振动试验控制点谱形允差见表4-10。对功率谱计算其允差的分贝数(dB)按式(4-4)计算。

$$dB = 10\lg\frac{W}{W_0} \tag{4-4}$$

式中:

W——为实测的加速度功率谱密度,g^2/Hz;

W_0——为规定的加速度功率谱密度,g^2/Hz。

均方根加速度允差不大于1.5dB,其允差分贝数(dB)按式(4-5)计算。

$$dB = 20\lg\frac{G_{RMS}}{G_{RMS0}} \tag{4-5}$$

式中:

G_{RMS}——实测的均方根加速度,g;

G_{RMS0}——规定的均方根加速度,g。

表 4-10 振动试验控制点谱形允差

频率范围（Hz）	分析带宽（Hz）	允差（dB）
20~200	25	±3[1]
200~500	50	
500~1000		
1000~2000	100	±6[2]

注：1）如有困难时，频率范围在（500~1000）Hz 的允差放宽到-6dB，但累计带宽应在 100Hz 以内

2）如有困难时，允差放宽到-9dB，但累计带宽应在 300Hz 以内

（3）试验时间允差

试验时间的允差为±1%。

5. 试验设备要求

（1）温度循环试验箱。试验箱应满足如下要求：

1）试验产品在箱内安装应保证除必要的支点外，全部暴露在传热介质即空气中；

2）应具有足够的高低温工作范围，温度变化速率（平均值）不小于 5℃/min；

3）试验箱热源的位置布置不应使辐射热直接到达试验产品；

4）用于控制箱温的热电偶或其他形式的温度传感器应置于试验箱内部的循环气流中，并要加以遮护以防辐射影响；

5）高低温循环的气流应适当导引以使试验产品周围的温度场均匀；如果有多个试验产品同时进行试验时，应使试验产品之间及试验产品与试验箱壁之间有适当间隔，以便气流能在试验产品间和试验产品与箱壁间自由循环；

6）箱内空气及制冷系统的冷却介质——空气的温度和湿度应加以控制，使其在试验期间产品上不出现凝霜。

（2）随机振动试验设备：能满足规定的随机振动条件的振动激励装置都可用于振动筛选试验。

（3）振动试验夹具：夹具在规定的功率谱密度频率上限 2000Hz 以内不应有振频率存在，即在 200~2000Hz 范围内沿振轴方向的传递函数必须保持平坦，其不平坦允差不得超过±3dB。如设计不易满足时允许放宽条件，见表 4-11。

表 4-11 振动试验夹具传递函数不平坦允差

频率范围（Hz）	传递函数不平坦允差（dB）
20~500	±3*
500~2000	

注：*如有困难时，频率范围在（500~2000）Hz 的允差放宽到±6dB，但累计带宽应在 300Hz 以内

（4）通用仪表：通用监测仪表应满足如下要求：

1）应具有计量合格证明；

2）测试准确度不应低于试验条件测试参数允差的 1/3。

6. 失效记录、分析和纠正措施

在环境应力筛选期间，应能有效地采集数据、分析和及时记录纠正措施。

应采集的对象为试验件、试验件之间的接口、试验仪器仪表、试验装置、试验程序、试验人员和操作说明。

（二）环境应力筛选条件

1. 温度循环试验条件　温度循环试验产品有两种情况：

1）对无冷却系统的试验产品，在升温和高温保持阶段，试验产品应通电；在降温及低温保持阶段，应断电，见图 4-2（a）；

2）对有冷却系统的试验产品，试验时应同时冷却介质进行高低温循环，见图 4-2（b）。

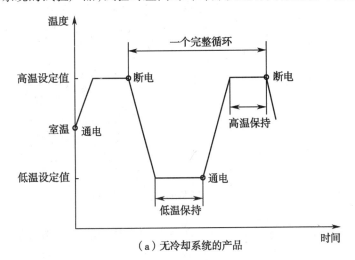

（a）无冷却系统的产品

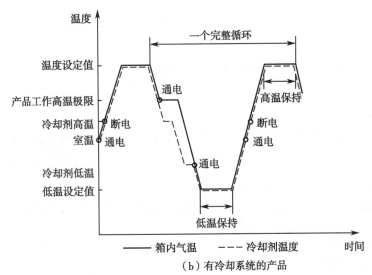

（b）有冷却系统的产品

图 4-2　温度循环图

（1）高低温极限值（高低温设定值）：指试验箱内的空气温度，具体由产品有关技术条件确定。一般取产品的工作极限温度，也可取非工作温度。

（2）高低温保持时间由试验确定。

（3）温度变化速率：5℃/min（整个温度变化幅度内的平均值）。

（4）一次循环时间：3小时20分钟或4小时。

（5）温度循环数及温度循环试验时间：在缺陷剔除试验中，温度循环为10次或12次，相应试验时间为40小时。在无故障检验中则为10~20次或12~24次，时间为40~80小时。

2. 随机振动试验条件　随机振动功率谱密度要求如图4-3所示。

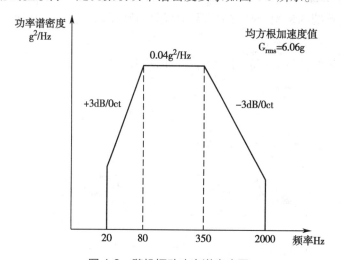

图4-3　随机振动功率谱密度图

3. 施振轴向的确定　施振方向的选择取决于产品的物理结构特点、内部部件布局以及产品对不同方向振动的灵敏度。一般情况只选取一个轴向施振即可有效地完成筛选，必要时也可增加施振轴向以使筛选充分。在筛选试验前应通过产品的振动特性试验，为确定施振轴向提供依据。

4. 施振时间　在缺陷剔除试验阶段为5分钟。无故障检验阶段为5~15分钟。

5. 控制点　控制点应选在夹具或台面上的最接近产品的刚度最大的部位。对大型整机可采用多点平均控制。

6. 监测点　监测点应选在试验产品的关键部位处，使其均方根加速度不得超过设计允许最大值。若超过则应进行谱分析，查出优势频率所在，允许降低该处谱值，以保证不使试验产品关键部位受到过应力作用。

7. 通电监测　在研制阶段及批生产初期的产品，应通电监测性能；在批生产阶段的产品试验时可不通电，或视产品技术条件而定。

（三）筛选程序

环境应力筛选程序由初始性能检测、缺陷剔除试验、无故障检验及最后性能检测等组成。

1. 初始性能检测 试验产品应按有关标准或技术文件进行外观、机械及电气性能检测并记录。凡检测不合格者不能继续进行环境应力筛选试验。

2. 环境应力筛选 它包括缺陷剔除试验和无故障检验试验两个部分。

(1) 缺陷剔除试验:试验产品应施加规定的随机振动和温度循环应力,以激发出尽可能多的故障。在此期间,发现的所有故障都应记录下来并加以修复。

1) 故障处理:在随机振动试验时出现的故障,待随机振动试验结束后排除;在温度循环试验时出现的故障,每次出现故障后,应立即中断试验,排除故障再重新进行试验。

2) 中断处理:试验因故中断后再重新进行试验时,中断前的试验时间应记入试验时间,对温度循环则需扣除中断所在循环内的中断前试验时间。

(2) 无故障检验试验:试验目的在于验证筛选的有效性,应先进行温度循环,后进行随机振动。所施加的应力量级与缺陷剔除试验相同。不同的是温度循环时间增加到最大为80小时;随机振动增加到最长为15分钟。

1) 通过判据:试验过程应对试验产品进行功能监测,在最长80小时内只要连续40小时温度循环期间不出现故障,即可认为产品通过了温度循环应力筛选;在最长15分钟内连续5分钟内不出现故障,则可认为产品通过了随机振动筛选。

2) 故障处理:若在80小时温度循环试验中,在前40小时出现的故障允许设法排除后继续进行无故障检验试验;同样对随机振动试验若10分钟前出现的故障允许排除后继续试验。

3. 最后性能检测 将通过无故障检验的产品在标准大气条件下通电工作,按产品技术条件要求逐项检测并记录其结果,将最后性能与初始测量值比较,对筛选产品根据规定的验收功能极限值进行评价。

三、可靠性研制试验

可靠性研制试验是一个试验—分析—改进(TAAF)的过程。这种试验事先不需要确定可靠性增长模型,不需要确定定量的可靠性增长目标,试验后也不要求对产品的可靠性作出定量评估。它以找出产品的设计、材料与工艺缺陷,和对采用的纠正措施的有效性进行试验验证为主要目的。它对试验样机的技术状态,试验用的环境条件等无严格的要求。产品在研制、生产过程中都可开展可靠性研制试验,但在研制阶段的早期进行更适宜。可靠性研制试验可在实际的、模拟的或加速的环境下进行,试验中所用应力的种类、量值和施加方式可根据受试产品本身特性、预期使用环境的特性和可提供的试验设备的能力等来决定。

可靠性研制试验的主要工作要点有:第一,承制方应尽可能早开展研制试验,通过TAAF过程来提高产品可靠性;第二,它作为产品研制的一部分,应尽可能与产品研制试验结合进行;第三,承制方制定可靠性研制试验方案,并对可靠性关键产品,尤其是新技术含量较高的产品实施可靠性研制试验。必要时可靠性研制试验方案应经使用方认可;第四,可靠性研制试验可采用加速应力进行,以识别薄弱环节并诱发故障或验证设计余量;第五,对试验过程中发生的故障均应纳入故障报告、分析和纠正措施系统(failure reporting, ananlysis and corrective action system,FRACAS)见图4-4,并对试验后产品的可靠性状况作出说明。

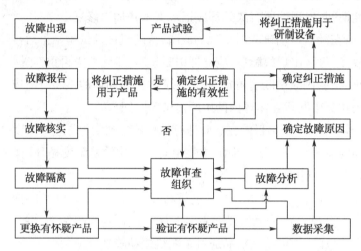

图4-4　故障报告、分析和纠正措施系统

四、可靠性增长试验

可靠性增长试验目的在于有计划地激发故障、分析故障和改进设计并证明改进的有效性。本工作项目主要是为了在研制阶段,通过试验的分析,采取有效的纠正措施,及早解决大多数可靠性问题,提高产品的可靠性。制造商应及早地在研制阶段,通过确认、分析和排除故障,验证纠正措施等有效方法来提高产品的可靠性。为了提高任务可靠性,应把纠正措施集中在对任务有致命影响的故障模式上;为了提高基本可靠性,应把纠正措施的重点放在故障频率最高的故障模式上。为了综合达到任务可靠性和基本可靠性预期的增长要求,应该权衡这两方面的工作。可靠性增长试验应该着重于性能监控、故障检测、故障分析,并强调防止故障再现的设计更改及验证。

(一)受试设备

受试设备应具备规范要求的功能和性能,并已通过了环境试验。受试设备在设计、材料、结构与布局及工艺等方面应能基本反映将来生产的设备。

用有依据的数据对设备进行最新的可靠性预计,只有预计值不小于要求值时才能开始试验。

按FMECA程序对受试设备进行故障模式、影响及危害性分析。FMECA可以指出设计的薄弱部位,并有助于对可靠性增长试验过程中可能发生的故障进行分析。

(二)试验设备及仪器

试验设施和仪器应能保证产生和保持试验所需的综合环境条件,并按照有关规定进行定期核查和检定。

所有试验设施和仪器应满足以下要求:

1. 最大允许误差绝对值不得大于被测参数最大允许误差绝对值的1/3;
2. 其标定应能追溯到国家最高计量标准;
3. 能够适应所测量的环境条件。

(三)详细要求

1. 试验前的处理　可靠性增长试验之前,应先做功能和环境试验。应尽量模拟受试设备的现场使用方式将其安装在试验箱内,当必须使用安装支架时应不影响受试设备的固有特性及其承受应力的情况。

2. 确定试验环境条件　试验期间采用的环境条件及其随时间变化情况应能反映受试设备现场使用和任务环境的特征,即应选用模拟现场的综合环境条件。如果条件不具备,可选择一项或几项环境条件,所选条件应慎重考虑,应选择对设备可靠性影响最大或较大的环境条件。

在应力种类和应力等级确定后,应确定一个试验环境剖面。试验环境剖面是将所选的环境应力及其变化按时间轴进行安排,以利试验时对应力变化进行控制。这种安排应能反映受试设备现场使用时所遇到的工作模式、环境条件及其变化。各种应力的施加时间应按设备寿命周期内预期会遇到的在各种环境条件下任务持续时间的比例确定。

试验环境剖面一般由电、温度、振动和潮湿等应力构成。根据设备的不同用途,还应考虑其他应力。

试验循环是指受试设备按照规定的工作模式施加应力,并经历完整的试验环境剖面一次。

3. 确定试验时间　试验需要的总试验时间决定于可靠性增长模型、工程经验及设备规范的可靠性要求。它是受试设备现阶段可靠性增长到要求值的最长时间,一般取要求的MTBF 的 5~25 倍就足以达到所要求的可靠性增长。

4. 维修　试验过程中的维修只限于修复性维修。预防性维修应仅限于设备规范特别规定的范围;操作人员对其控制机构的调准,不应认为是预防性维修。

5. 故障的处理　受试设备发生故障时应先记录并报告,然后将其撤出试验,撤出时应尽量不影响其他受试设备的连续试验,并不要妨碍数据的连续记录。故障原因调查期间,可以先更换失效的零部件,或临时更换接插件,以便在调查故障原因期间能继续试验。在查找故障过程中发现的所有故障都应纳入 FRACAS。所有的纠正措施引入设备的设计环节之前,都应先验证它的有效性。

6. 试验计划曲线 试验开始前,应先选定增长模型,并根据增长模型绘制一条试验计划曲线,作为监控试验的依据。绘制试验计划曲线应考虑以下原则:

(1)应按以下方法确定试验计划曲线起始点:

1)根据以往类似设备试验信息确定起始点的纵坐标;

2)指定为满足规定的要求必须达到的最低可靠性水平为起始点的纵坐标;

3)对设计和以往某项研制试验的数据作一次工程上的估计定出起始点的纵坐标;

4)以受试设备已有的累积试验时间为横坐标。

应尽量利用与实际起始点有关的信息,若实际信息不足以确定起始点时,可参照以下方法确定。

当预计的 MTBF 值不大于 200h 时,以 100h 试验时间为横坐标,以预计的 MTBF 值的10% 为纵坐标画出起始点;当预计的 MTBF 值大于 200h 时,以预计的 MTBF 值的 50% 为横坐标,以预计的 MTBF 值的 10% 为纵坐标画出起始点。根据设备的可靠性水平和工程经验,纵坐标也可放宽到预计的 MTBF 值的 20%。

(2)增长率的确定应综合考虑研制计划、经费及技术水平等。可靠性增长率 m 的可能范围在 $0.3 \sim 0.6$ 之间。m 在 $0.1 \sim 0.3$ 之间,表明改正措施不太有力;而 m 在 $0.6 \sim 0.7$ 之间表明在实施增长试验大纲过程中,采取了强有力的故障分析和纠正措施,是增长率的极限值。

(3)绘制试验计划曲线的步骤如下:

1)在双对数坐标纸上,按要求的 MTBF 值画一条水平线;

2)从所选的起始点开始,按所选的增长率,画出试验计划曲线,以该曲线作为基准线,根据这条基准线可以在可靠性增长试验过程中评估可靠性增长;

3)试验计划曲线与要求的 MTBF 线的交点的横坐标代表要求的总试验时间的近似值。

7. 试验的监控 试验中应严格控制试验环境条件,应按照所确定的试验环境剖面施加环境应力,并记录实际的试验环境条件。

试验过程中应按照规定的时间对受试设备进行测试,当发现故障时应利用 FRACAS 对其进行处理。

可靠性增长的监控应贯穿整个试验过程。其方法是不断地将观测的 MTBF 值和计划的增长值进行比较,以对增长率和资金进行再分配和控制。监控一般采用以下两种方法。

(1)图分析法:只要在试验过程中不断地努力提高可靠性,就可用杜安模型,将观测的累积 MTBF 点估计值画在双对数坐标纸上,作出拟合曲线并与试验计划曲线相比较。只要实际达到的可靠性增长曲线与试验计划曲线之剑呈现出下列三种特性之一时,就可认为可靠性增长试验是有效果的。

1)所画出的观测的 MTBF 值处于试验计划曲线上或上方;

2)最佳拟合线与试验计划曲线吻合或在试验计划曲线的上方;

3)最佳拟合线前段低于试验计划曲线,但最佳拟合线从试验计划曲线与要求的 MTBF

水平线的交点左侧穿过要求的 MTBF 水平线;

否则,就可认为试验不可能达到计划的可靠性增长。就应制定一个改正措施方案。

应注意不要因为现在或将来的设计变更可以消除过去的故障而对该曲线进行调整。

杜安曲线的缺陷是在综合试验数据时,因前面数据多,临近试验结束的点有被埋没的趋势。平均故障率曲线则可以弥补这个缺陷。

(2)统计分析法:在试验过程中或试验结束时,可利用 AMSAA 模型对增长趋势进行统计分析,对试验中的 MTBF 进行估计。统计分析法分定时截尾和定数截尾两种情况。

8. 试验截尾 当试验进行到规定的总试验时间,利用试验数据估计的 MTBF 值已达到试验要求时,可以结束试验。

如果试验过程中一直没有出现故障,可以假设其寿命服从指数分布而在另外某一时间结束试验。例如,试验时间达到要求的 MTBF 值的 2.3 倍时,故障数为零,则可以以 90% 置信水平确信受试设备的 MTBF 已达到要求值,从而提前结束试验。

当试验进行到规定的总试验时间,而利用试验数据估计的 MTBF 值达不到要求时,应立即停止试验,并及时做好如下工作:

(1)制造商应对纠正措施进行全面的分析,以确定纠正措施的有效性;

(2)组织专家对准备采取的措施方案进行评审;

(3)在征得使用方同意后,进行下一阶段工作。

五、可靠性鉴定试验

(一)综合环境条件

应根据受试产品现场使用和任务环境特征确定可靠性鉴定试验的综合环境条件及其与时间的关系。本工作项目是为了验证产品的设计是否达到了规定的可靠性要求。可靠性鉴定试验的产品,应是用于鉴定或定型的样机,一般应在设备级进行。考虑到费用效益和实际可能,可靠性鉴定试验应尽可能与系统或设备总的鉴定试验(如性能、维修性、安全性等)结合在一起进行。

1. 试验应力的来源及确定准则 使用方规定可靠性验证试验所要施加的应力类型。确定应力的优先次序如下:

(1)实测应力:根据医疗器械在实际使用中执行典型任务剖面时,在受试产品安装位置附近测得的数据,经过分析处理后确定的应力。

(2)估计应力:根据处于相似位置,具有相似用途的产品在执行相似任务剖面时测得的数据,经过分析处理后确定的应力。只有在无法得到实测应力的情况下方可使用估计应力。

（3）参考应力：根据标准给出的应力或按标准提供的数据、公式或方法导出的应力。只有在无法得到实测应力或估计应力的情况下，方可使用参考应力。

2. 综合环境条件确定原则 若使用方无其他规定，则应将以下规定的各种应力综合在一起。

（1）电应力：包括产品的通断电循环、规定的工作模式及工作周期、规定的输入标称电压及其最大允许偏差。

（2）振动应力：振动应力量值和剖面应按产品的现场使用类别、产品的安装位置和预期使用情况确定。在确定实际振动应力时，至少应考虑以下因素：

1）振动类型；

2）频率范围；

3）振动量值；

4）施加振动的方向和方式。

考虑上述因素的目的，是要使受试产品所受到的振动激励，在振动特性、量值大小、频率范围和持续时间等方面，均类似于现场使用环境和任务剖面条件下的振动激励。确定每项试验的振动应力量值时，应考虑机械阻抗效应（受试产品、安装架、辅助机构、和振动台的交互作用）。因为这种效应可能会影响实验室内模拟振动环境的效果。

（3）温度应力：温度应力剖面应真实地模拟受试产品在使用中经历的实际环境。确定温度应力时，至少应考虑以下因素：

1）起始温度（热浸、冷浸）；

2）工作温度（范围、温度变化率和持续时间）；

3）每一任务剖面的温度变化情况；

4）冷却气流（设备功耗、拥挤情况及冷却空气流动情况）。

（4）湿度应力：试验循环期间对湿度一般不加控制。只在需要时（如预计现场使用中会出现冷凝、结霜或结冰等），才在试验循环的适当阶段喷入水蒸气，以模拟使用中经历的环境条件。

（5）产品工作循环：产品工作循环应模拟现场工作情况。

3. 综合环境条件允差 若产品规范中无其他规定，温度、振动和相对湿度应力允差应分别符合以下规定：

（1）温度：±2℃；

（2）对于正弦扫频或定频振动，保持在规定振幅的±10%之内。对于随机振动，应用下述准则：

1）试验控制信号的功率谱密度偏离规定要求不应超过：

500Hz 以下：+3dB，-1.5dB；

500Hz 到 2000Hz 之间：±3dB。

2）在 500Hz 到 2000Hz 之间在最大为 100Hz 的累计带宽上允许偏离达到±6dB。

（3）湿度：±5%RH。

（二）试验设施和仪器

试验设施和仪器应能保证产生和保持试验所需的综合环境条件，并按照有关规定定期核查。所有试验设施和仪器应满足以下要求：

1. 最大允许误差绝对值不得大于被测参数最大允许误差绝对值的1/3；

2. 其标定应能追溯到国家最高计量标准；

3. 能够适应所测量的环境条件。

（三）受试产品

可靠性验证试验前，受试产品应完成环境应力筛选（含电磁兼容试验）。对于能够构成系统进行可靠性验证试验的产品，应尽可能在系统级进行可靠性验证试验。

（四）受试产品在试验设施上的安装和连接

受试产品在试验设施上的安装方式应能反映其典型的现场安装特征，其周围的气流方式应尽量模拟预期的工作环境条件。应配备用以监测试验进展情况（包括试验设施工作情况）的产品，试验期间对受试产品的调整和校准应限制在试验程序规定的范围内。

若没有有效的可用数据，应对夹具进行测定。夹具测定的主要内容包括：

参数的设置：推荐应用正弦扫频方法进行夹具测试，也可应用宽带随机方法。采用这两种方法进行家具测定时，其参数设置应满足如下要求：

（1）正弦扫频方法参数设置：扫描率不大于 1oct/min，定加速度 1g，扫描范围为 10~2000Hz；

（2）宽带随机方法参数设置：平直谱型，PSD = 0.005g^2/Hz，谱线数不小于 4~6 倍振动试验的谱线数，统计自由度不小于 256。

（3）合格判定：整个频率范围内在控制点上测得的振动误差满足规定。

（五）性能参数测量

所需测量的性能参数及测量的时间间隔均应按可靠性验证试验程序的规定。若要求的任一性能参数值超出规定的范围，则应记作一次故障。若不能确定故障发生的准确时间，则应认为故障是上一次记录时发生的。整个试验过程中应在规定的时间间隔点上进行观察和测量，并加以记录。受试产品在任一规定的停机周期后至下一次通电时至少应记录一组测量结果。

（六）故障处理

故障处理应按试验程序的规定进行，一般是：

1. 发生故障时，予以记录；

2. 以尽量不影响仍在继续试验的受试产品的方式从试验中撤出有故障的受试产品;

3. 对撤出产品发生的故障进行分析,确定发生故障的部件,随后对故障部件进行机理分析;

4. 更换所有有故障的零部件,其中包括由其他零部件故障引起应力超出允许额定值的零部件,但不能更换性能虽已恶化但未超出允许误差的零部件;

5. 经修理恢复到可工作状态的受试产品,在证实其修理有效后,以尽量不影响仍在试验的受试产品的方式,重新投入试验;

6. 在取出有故障的受试产品进行修理期间,仍连续记录试验数据;

7. 除已确定为非关联故障外,对故障检测过程中受试产品或其部件出现的故障,若不能明确是由原有故障引起的,则进行分类和记录,并作为与原有故障同时发生的多重关联故障处理;

8. 除事先已规定或经使用方已批准的以外,不应随意更换未出故障的模块或部件;

9. 在故障检测和修理期间,为保证试验的连续性,必要时,经使用方批准,可临时更换插件;

10. 若质量保证和工艺实践证明,在修理过程中拆下的零部件可能会降低产品的可靠性时,则不应将它再装入受试产品。

(七)故障分类

对于试验期间出现的故障,制造商应提出分类意见,并送交使用方批准,对于已划定的责任故障,不应因为采取推荐的纠正措施进行了纠正而列入非责任事故。

(八)总试验时间

总试验时间是指所有受试产品总的工作时间或承受试验应力的累积时间(视具体情况而定),并用所有受试产品试验累积的台实数表示。

(九)合格与否的判决

可靠性鉴定试验合格与否的判决对所有受试产品的故障进行分类后或在其他适当时刻进行。判决的依据是总试验时间和总的责任故障数,以及所有统计方案中的判决标准。

通过试验结果与所用统计方案中的接收或拒收标准相比较来确定可靠性鉴定试验是否合格。

1. **接收判决**　如果根据可靠性鉴定试验的结果作出了接收判决,则就可靠性而言该产品的设计通过了鉴定。只要有一台产品的累计试验时间少于全部受试产品的平均试验时间的一半则不应作出接收判决。

2. **拒收判决**　如果根据可靠性鉴定试验的结果作出了拒收判决,则就可靠性而言该产品的设计未通过鉴定。一旦作出拒收判决,便应对试验期间发生的所有故障制定相应的纠正措施方案。在有关的纠正措施获得批准和实施之后,应采取相同的样本量或经使用方同意的其他样本量重新进行试验。

（十）纠正措施

对试验中出现的故障应进行故障机理分析,当需要采取纠正措施时,制造商应立即通知使用方,并制定相应的纠正措施方案。方案中应推荐所要采取的纠正措施,并说明其对受试产品可靠性的影响,应对有缺陷的零部件和因重新设计而不能再用的零部件提出处理意见,以确保在该产品的生产中不再使用。纠正措施方案应经过评审。

（十一）预防性维修

在可靠性鉴定试验期间,只进行产品使用期间规定的和已列入批准的试验大纲中的预防性维修措施。除应使用方特殊批准的以外,可靠性鉴定试验期间或修理过程中不应采取任何其他的预防性维修措施。

（十二）整修

若使用方无其他规定,则制造商在可靠性鉴定试验结束后应对受试产品进行整修,使其恢复到规定的技术状态。并更换有故障的零部件以及性能虽未超过规定误差但已出现降级的零部件。所有经过整修的产品在交货前均应通过有关的验收试验程序。

（十三）资料项目要求

可靠性鉴定试验大纲、可靠性鉴定试验程序、可靠性鉴定试验报告、受试产品故障摘要和分析报告以及纠正措施方案编写后,用作交付的资料项目。

六、可靠性验收试验

为了确定生产的产品是否符合规定的可靠性要求,应按规定的批量大小和抽样原则从各生产批次中抽取产品在与可靠性鉴定试验相同的综合环境条件下进行可靠性验收试验。这些受试产品在统计规律上应能代表其所属批次的特征。验收统计试验方案一般应从概率比序贯试验方案、定时截尾实验方案和全数试验方案中选取,也可使用其他的经使用方认可的方案。本工作项目是为了验证产品的可靠性不随生产期间工艺、工装、工作流程、零部件质量的变化而降低。

（一）综合环境条件

同可靠性鉴定试验中"综合环境条件"内容。

（二）试验设施和仪器

同可靠性鉴定试验中"试验设施和仪器"内容。

（三）受试产品

同可靠性鉴定试验中"受试产品"内容。

（四）受试产品在试验设施上的安装和连接

同可靠性鉴定试验中"受试产品在试验设施上的安装和连接"内容。

（五）性能参数测量

同可靠性鉴定试验中"性能参数测量"内容。

（六）故障处理

同可靠性鉴定试验中"故障处理"内容。

（七）故障分类

同可靠性鉴定试验中"故障分类"内容。

（八）总试验时间

同可靠性鉴定试验中"总试验时间"内容。

（九）批接收

如果根据规定的统计方案和试验程序对批抽样的产品进行试验,并作出了接收的判决,则应接收该生产批次中的所有产品。进行过可靠性验收试验的受试产品,应重新通过性能验收试验后方能交付。若对受试产品有整修要求,则应进行整修。

（十）全数试验接收

在全数可靠性验收试验过程中,若所有产品在到达试验方案的拒收线之前完成了规定试验,则应接收全部产品。

（十一）批拒收

如果根据规定的统计方案和试验程序对批抽样的产品进行试验,并作出了拒收的判决,则应拒收该生产批次中的所有产品,中止验收和交货工作,并采取相应的纠正措施。

（十二）全数试验拒收

如果全数可靠性验收试验因达到了试验方案规定的拒收线而作出了拒收判决,则应中止验收工作,并采取相应的纠正措施。

（十三）纠正措施

同可靠性鉴定试验中"纠正措施"内容。

（十四）预防性维修

同可靠性鉴定试验中"预防性维修"内容。

（十五）整修

同可靠性鉴定试验中"整修"内容。

（十六）资料项目要求

可靠性验收试验大纲、可靠性验收试验程序、可靠性验收试验报告、受试产品故障摘要和分析报告以及纠正措施方案编写后,用作交付的资料项目。

七、可靠性分析评价

可靠性分析评价目的是通过综合利用与产品有关的各种信息,尤其是可靠性试验数据,评价产品是否满足规定的可靠性要求。

可靠性分析评价的工作要点主要有:

1. 可靠性分析评价应在医疗器械产品设计定型阶段完成;

2. 可靠性分析评价应充分利用相似产品和产品组成部分的各种试验数据和实际使用数据;

3. 制造商应尽早制定可靠性分析评价方案,详细说明所利用的各种数据,采用分析方法(包括仿真方法)和置信水平等。

4. 应对可靠性分析评价的方案和结果进行评审。

八、寿命试验

寿命试验是为了验证产品在规定条件下的使用寿命和储存寿命。对有寿命要求的产品应进行寿命试验。为缩短试验时间,在不改变失效机理条件下可采用加速寿命试验方法。可以利用同类产品的储存数据和低层级产品储存寿命试验数据来评价产品储存寿命。制造商应尽可能早地制定寿命试验方案,说明受试样品的品种和数量、应力水平、测试周期等。

在寿命试验前和试验后必须进行评审。

1. 可靠性寿命试验举例 假设某新研制医疗器械,要求按照规定的可靠性指标值 $\theta_1 =$ 5000 小时进行可靠性鉴定。假设该医疗器械的寿命分布服从 t 分布。已知在设计阶段计算可靠性预计值 θ_0 为 15 000 小时。试验步骤如下:

(1)确定试验类型:属于可靠性验证试验。

(2)选取试验方案:选择定时截尾试验方案;并按表 4-12 取方案 5:7。此时,$\alpha = \beta =$ 0.20,$D_m = 3.0$。

表 4-12　定时定数截尾试验方案

方案编号	方案的特征			截尾时间（θ_0 的倍数）	截尾失效数 r	实际的风险	
	标称值%		D_m			$\theta = \theta_0$	$\theta = \theta_0$
	α	β				α'	β'
5:1	10	10	1.5	30.0	37	12.0	9.9
5:2	10	10	2.0	9.4	14	9.6	10.6
5:3	10	10	3.0	3.1	6	9.4	9.9
5:4	10	10	5.0	1.10	3	10.0	8.8
5:5	20	20	1.5	14.1	18	18.0	21.7
5:6	20	20	2.0	3.9	6	20.0	21.0
5:7	20	20	3.0	1.46	3	18.1	18.8
5:8	30	30	1.5	5.3	7	28.3	32.0
5:9	30	30	2.0	1.84	3	28.0	28.9
5:10	35	40	1.25	6.7	8	35.7	40.2

注:

θ_1:试验的 MTBF 下限。 标准的试验方案只以高概率拒收其真实 MTBF 接近 θ_1 的医疗器械。

θ_0:试验的 MTBF 上限。 等于鉴别比乘以试验的 MTBF 下限（θ_1）。 标准的试验方案以高概率接受其真实 MTBF 接近 θ_0 的医疗器械,该值实际上可以根据以往的经验和掌握的信息来得到。

α:生产方风险。 医疗器械 MTBF 的真值等于 MTBF 试验值的上限值时,被拒收的概率（合格医疗器械被误判为不合格的概率）。 当医疗器械实际的 MTBF 值大于试验值的上限值时,医疗器械被拒收的概率将低于生产方风险。

β:使用方风险。 医疗器械 MTBF 的真值等于 MTBF 试验值的下限值时,被误收的概率（不合格医疗器械被误判为合格的概率）。

D_m:鉴别比。 试验的 MTBF 上限与试验的 MTBF 下限之比,即 $D_m = \theta_0 / \theta_1$。

(3)计算累积试验时间:由方案 5:7 得到总试验时间（即截尾试验）为:

$$T = 1.46\theta_0 = 21\ 900\text{h}$$

(4)计算每台医疗器械的试验时间和受试医疗器械的总台数:如果试验是有替换的,新医疗器械投入批试后的批量在 200 台以上,查表 4-13。

表 4-13　推荐的样品数

批量	最佳样品数
1~3	全部
4~16	3
17~52	5
53~96	8
97~200	13
200 以上	20 以上

取总样品数 n=20 台,则每台试验时间为:

$$t=\frac{T}{n}=\frac{21\,900}{20}=1095h$$

(5)确定判定原则:查表 4-12 得到:

当 $r<3$ 时接收批医疗器械;

当 $r\geq3$ 时拒收批医疗器械。

(6)相关试验时间和相关故障数:若试验过程中记录到的相关故障数和相关试验时间为:

当 $r=1$ 时, $T=2500h$;

当 $r=2$ 时, $T=21\,000h$;

以后到试验结束不再发生其他故障。试验结果已达到其可靠性指标要求,可以接收该批医疗器械。

(7)判定:因为在累积试验时间内仅发生 2 次故障,依据判定原则,该医疗器械验证结果已达到其可靠性指标要求,可以接收该批仪器。

2. 对转入正常批量生产的新研医疗器械的可靠性指标进行验证　若上述例子中的新研制医疗器械已转入正常的批量生产,在正常生产过程中,按规定的时间要对医疗器械可靠性指标进行验证,此时,试验步骤如下:

(1)确定试验类型:属于生产过程中的可靠性验证试验。

(2)选取试验方案:因为该医疗器械可靠性已有基础(如性能很好),在生产过程中进行验证试验,希望尽快作出判断,可选择截尾序贯试验方案;并按表 4-14 取方案 4:7, $\alpha=\beta=0.20,D_m=3.0$ 。

表 4-14　截尾序贯试验方案

方案编号	方案的特征			$\theta=\theta_0$ 时作出判定的期望时间（θ_0 的倍数）	实际的风险	
	标称值%		D_m		$\theta=\theta_0$	$\theta=\theta_0$
	α	β			α'	β'
4:1	10	10	1.5	17.3	11.5	12.5
4:2	10	10	2.0	5.1	12.8	12.8

方案编号	方案的特征			$\theta = \theta_0$ 时作出判定的期望时间（θ_0 的倍数）	实际的风险	
	标称值%		D_m		$\theta = \theta_0$	$\theta = \theta_0$
	α	β			α'	β'
4:3	10	10	3.0	2.0	11.1	10.9
4:4	10	10	5.0	0.6	12.4	13.0
4:5	20	20	1.5	7.6	22.7	23.2
4:6	20	20	2.0	2.4	22.3	22.5
4:7	20	20	3.0	1.1	18.2	19.2
4:8	30	30	1.5	3.4	31.9	32.8
4:9	30	30	2.0	1.3	29.3	29.9
4:10	35	40	1.25	5.0	36.3	39.7

（3）计算累积试验时间：由表4-14方案4:7得 $\theta = \theta_0$ 时作出判定的期望时间为：

$$T = 1.1\theta_0 = 16\,500h$$

查表4-15得最小累积试验时间为：

$$T_{min} = 0.89\theta_0 = 13\,350h$$

最大累积试验时间为

$$T_{min} = 1.5\theta_0 = 22\,500h$$

表4-15　方案4:7合格判定表（$\alpha = \beta = 0.20$，$D_m = 3.0$）

失效数r	累积试验时间（θ_0 的倍数）	
	拒收（等于或小于）	接收（等于或大于）
0	—	0.89
1	—	1.44
2	0.12	1.50
3	1.50	—

（4）相关累积试验时间和相关故障数：若试验过程中记录到的相关故障数和相关试验时间：

当 $r = 1$ 时，$T = 2500h = 0.167\theta_0$；

当 $r = 2$ 时，$T = 21\,000h = 1.4\theta_0$。

（5）判定：根据表4-15，由上述试验数据分析得：

当 $r = 1$ 时，$T = 2500h = 0.167\theta_0$，小于接收要求，处于继续试验区，不能判定，要继续进行试验。

当 $r = 2$ 时，$T = 1.4\theta_0$，仍小于接收要求，还需继续进行试验。

如果试验持续到 $T = 1.5\theta_0$ 时，$r = 2$，则可以判定该医疗器械验证试验结果已达到医疗器械可靠性指标要求,接收批医疗器械。

如果新研制医疗器械很好,在工作到 $T \geq 0.89\theta_0$ 时,故障数为零,则试验可以提早(比定时截尾试验时间短)结束,立即作出接收批医疗器械的判定。

如果新研制的医疗器械很差,在工作到 $T = 0.12\theta_0$ 时已有 2 个故障,则试验也可以立即停止,作出拒收批医疗器械的判定。

3. 医疗器械可靠性特征量的点估计和区间估计　可靠性验证试验合格后,有关部门还需要提供该医疗器械可靠性特征量的点估计和区间估计,此时的估计步骤如下:

(1)确定试验类型:将上述定时截尾试验看作时一个测定试验(determinational test)。

(2)确定置信水平和置信区间:根据医疗器械的研制阶段、成熟程度、生产工艺水平以及使用方的要求选择合适的置信水平。医疗器械是新研制产品,所以取 $\beta = 0.20$,则置信区间为 60%,单侧置信区间水平为 80%。

(3)累积试验时间和累积故障数:由可靠性寿命试验例中的试验数据得到,试验结束时的累积试验时间为 21 900h,累积故障数为 2。

(4)计算 MTBF 的观测值 $\hat{\theta}$

$$\hat{\theta} = \frac{T}{r} = \frac{21\ 900}{2} = 10\ 950(\mathrm{h})$$

(5)MTBF 的区间估计:由累积失效数 2 及置信区间 60%,查表 4-16 得置信限系数:$\mathrm{CL} = 0.467$,$\mathrm{CU} = 2.426$。

表 4-16　MTBF 双侧(或单侧)的置信限系数(定时截尾时计算用)C_L、C_U

累积失效数 r	置信区间							
	40%双侧		60%双侧		80%双侧		90%双侧	
	70%单侧下限	70%单侧上限	80%单侧下限	80%单侧上限	90%单侧下限	90%单侧上限	95%单侧下限	95%单侧上限
1	0.410	2.804	0.334	4.481	0.257	9.491	0.211	19.417
2	0.553	1.803	0.467	2.426	0.376	3.761	0.317	5.658
3	0.630	1.568	0.544	1.955	0.449	2.722	0.387	3.659
4	0.679	1.447	0.595	1.742	0.500	2.293	0.437	2.930
5	0.714	1.376	0.632	1.618	0.539	2.055	0.476	2.534
6	0.740	1.328	0.661	1.537	0.570	1.904	0.507	2.294
7	0.760	1.294	0.684	1.479	0.595	1.797	0.534	2.132
8	0.777	1.267	0.703	1.435	0.616	1.718	0.556	2.008
9	0.790	1.247	0.719	1.400	0.634	1.657	0.573	1.916
10	0.802	1.230	0.733	1.372	0.649	1.607	0.590	1.842
11	0.812	1.215	0.744	1.349	0.663	1.567	0.603	1.783

续表

累积失效数r	置信区间							
	40%双侧		60%双侧		80%双侧		90%双侧	
	70%单侧下限	70%单侧上限	80%单侧下限	80%单侧上限	90%单侧下限	90%单侧上限	95%单侧下限	95%单侧上限
12	0.821	1.203	0.755	1.329	0.675	1.533	0.615	1.733
13	0.828	1.193	0.764	1.312	0.686	1.504	0.627	1.689
14	0.835	1.184	0.772	1.297	0.696	1.478	0.639	1.653
15	0.841	1.176	0.780	1.284	0.705	1.456	0.649	1.623
16	0.847	1.169	0.787	1.272	0.713	1.437	0.659	1.597
17	0.852	1.163	0.793	1.262	0.720	1.419	0.668	1.597
18	0.856	1.157	0.799	1.253	0.727	1.404	0.676	1.548
19	0.861	1.152	0.804	1.244	0.734	1.390	0.683	1.528
20	0.864	1.147	0.809	1.237	0.740	1.377	0.689	1.508
30	0.891	1.115	0.844	1.185	0.783	1.291	0.737	1.389

区间估计为：

$$\theta_L = \hat{\theta}\mathrm{CL} = 10\ 950 \times 0.467 = 5113.7(\mathrm{h})$$

$$\theta_u = \hat{\theta}\mathrm{CU} = 10\ 950 \times 2.426 = 26\ 564.7(\mathrm{h})$$

双侧区间表示为：$\bar{\theta} = 60\%(5113.7\mathrm{h}/26\ 564.7\mathrm{h})$

单侧区间表示为：$\bar{\theta} = 80\%(5113.7\mathrm{h}/\infty)$

（6）结论：根据得到的平均寿命观测值的区间估计，表明该医疗器械 MTBF 落在（5113.7~26 564.7h）区间的概率为60%，同样也表明有80%的概率使该医疗器械 MTBF 大于或等于5113.7h，但也有可能有20%的医疗器械 MTBF 小于5113.7h，需要引起注意。

九、使用可靠性评估

使用可靠性评估和改进包括使用可靠性信息收集、使用可靠性评估和使用可靠性改进三个工作项目。

使用可靠性信息收集通过有计划的收集医疗器械使用期间的各项有关数据，为医疗器械的使用可靠性评估与改进、完善与改进使用与维修工作以及新研医疗器械的论证与研制等提供信息，如工作小时数、故障和维修信息、监测数据、使用环境消息等。可靠性信息收集计划应由使用方组织制定，包括信息收集与分析的部门、单位及人员的职责；信息收集工作的管理与监督要求；信息收集的范围、方法和程序；信息分析、处理、传递的要求和方法；

信息分类与故障判别准则;定期进行信息审核、汇总的安排等。

使用可靠性评估的目的是评估医疗器械在实际使用条件下达到的可靠性水平,验证医疗器械是否满足规定的使用可靠性要求。它包括初始使用可靠性评估和后续使用可靠性评估,应以实际使用条件下收集的各种数据为基础,必要时也可组织专门的试验,以获得所需的信息。使用方组织制定使用可靠性评估计划,计划中要包括评估的对象、评估的参数和模型、评估准则、样本量、统计的时间长度、置信水平及所需的资源。使用可靠性评估一般在医疗器械部署后,人员经过培训,保障资源按要求配备到位的条件下进行,综合利用使用期间的各种信息,最后编制使用可靠性评估报告。

使用可靠性改进是为了对医疗器械使用中暴露的可靠性问题采用改进措施,以提高医疗器械的使用可靠性水平。使用方组织制定使用可靠性改进计划,应包括:改进的项目、改进方案、达到的目标;负责改进的单位、人员以及职责;经费和进度安排;验证要求和方法等。使用可靠性改进的主要途径有设计更改、制造工艺的更改、使用与维修方法的改进、保障系统及保障资源的改进等。

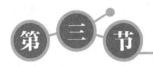

第三节 医疗器械可靠性评价实施

一、可靠性指标的分析和确定

医疗器械的可靠性指标通常规定为 MTBF(或 MTTF)和 $R(t)$。在医疗器械方案论证阶段,可根据用户要求和医疗器械的特点,选择其一或两者作为可靠性指标并确定其高低。

二、建立可靠性模型

为了对医疗器械的可靠性作出定量的分配、预计、评价,以及时对可靠性设计进行分析,应建立可靠性模型。

可靠性模型应在医疗器械设计阶段建立,并在医疗器械设计、技术指标、环境要求、实验数据、工作模式发生改变时及时修改。

1. 一般描述 医疗器械的可靠性模型包括可靠性框图和与之对应的数学模型。可靠性框图是医疗器械组成各单元从任务可靠性角度出发,表现其逻辑关系的方框图,即表示医疗器械在成功完成任务时所有单元之间的相互依赖关系。可靠性框图可用对应的数学模型加以描述。

2. 建立可靠性框图的原则 可靠性框图中每个方框都是能完成某一功能的功能模块,根据医疗器械本身的复杂程度,功能模块可以是一台仪器、一个单元电路、一个部件、一个元器件或一个零件。

可靠性框图中每个方框发生的故障是独立的,即任一方框发生的故障与其他方框是否出现故障无关。

可靠性框图描述的是各单元之间的逻辑关系,不是工作原理图或测量流程图,在图中应表明工作环境的严酷度以及各单元的工作时间(任务时间)。

3. 医疗器械的可靠性数学模型 医疗器械的可靠性模型主要有串联模型、并联模型及混联模型。

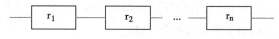

图 4-5 串联模型的可靠性框图

(1)串联模型:是指组成医疗器械的所有单元中任一单元发生故障都会导致整个医疗器械故障的模型,串联系统的可靠性框图就是下属几个单元的串联图,如图 4-5 所示。

设医疗器械下属单元的可靠度分别为 $r_1, r_2, \cdots, r_n$,串联系统的可靠度为 R_s,则医疗器械的可靠度等于各单元的可靠度的乘积,如式(4-6)所示。

$$R_s = r_1 r_2 \cdots r_n = \prod_{i=1}^{n} r_i \qquad (4\text{-}6)$$

若各单元失效服从指数分布,则无冗余或替代工作模式的医疗器械失效也服从指数分布。此时,医疗器械的失效率等于各单元的失效率之和,如式(4-7)所示。

$$\lambda = \sum_{i=1}^{n} \lambda_i \qquad (4\text{-}7)$$

由式(4-6)、(4-7)可知,减少单元数目、降低单元失效率即可提高医疗器械的可靠度。

若各 λ_i 相同,则 $\mathrm{MTBF} = \mathrm{MTBF}_1/n$。

(2)并联模型:是指组成医疗器械的所有单元(或通道)同时工作,只要有一个单元(或通道)不出现故障,医疗器械就不出现故障,并联系统的可靠性框图为 n 个组件的并联图,如图 4-6 所示。

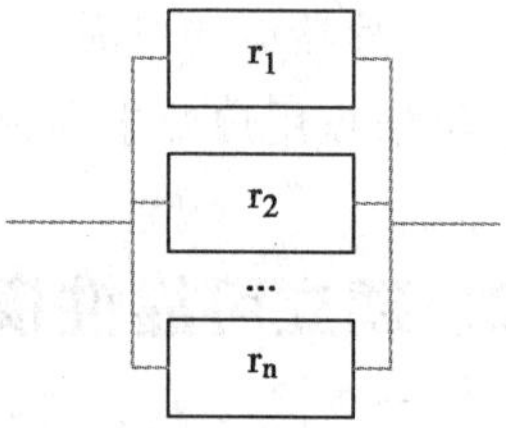

设医疗器械下属组件的可靠度分别为 $r_1, r_2, \cdots, r_n$,并联系统的可靠度为 R_s,则并联系统的可靠度如式(4-8)所示。

$$R_s = 1 - \prod_{i=1}^{n}(1 - r_i) \qquad (4\text{-}8)$$

对于指数分布,若各并联单元的 λ_i 相同,则

$$\mathrm{MTBF} = \mathrm{MTBF}_1\left(1 + \frac{1}{2} + \frac{1}{n}\right)。$$

图 4-6 并联模型的可靠性框图

(3)混联系统:是把若干个串联系统和并联系统组合在一起,医疗器械最简单的混联系统如图 4-7 所示。

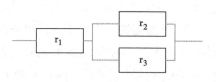

图 4-7 混联系统的可靠性框图

设下属单元的可靠度分别为 r_1, r_2, r_3,混联系统的可靠度为 R_s,则混联系统的可靠度如式(4-9)所示。

$$R_s = r_1[1-(1-r_2)(1-r_3)]\qquad(4\text{-}9)$$

4. 可靠性建模要求　按研制总要求或规定,分别建立基本可靠性模型和任务可靠性模型。前者用以预计和分配基本可靠性要求,即估计医疗器械组成单元故障引起的维修人力与保障费用;后者用以预计和分配任务可靠性要求,即估计医疗器械在执行任务过程中完成规定功能的能力。

适时建立并不断完善可靠性模型。在方案论证阶段,建立医疗器械较粗略的可靠性模型,随着方案的进展,不断修改、完善、细化,进而准确地分配、预计和评价可靠性。

建模时应正确区分可靠性框图和工作原理图。前者表示医疗器械中各组成单元之间的故障逻辑关系,后者表示各单元之间的物理关系。

三、可靠性指标的分配

可靠性指标的分配是指将可靠性指标或预计所能达到指标加以分解,科学合理地分配到规定的仪器单元。可靠性指标的分配应根据可靠性框图进行分配,每一个方框均应有相应的可靠性指标,使医疗器械的可靠性指标得以保证。

1. 比例分配法　符合下列条件之一者,可应用比例分配法来进行可靠性指标分配。医疗器械的结构比较简单、成熟,各功能模块已作过可靠性预计,或有这方面的经验教训;有经长期使用的相似医疗器械,具有一定的历史现场失效率记录,或有这方面的实例;设备主要部分由外购件构成,且这些外购件有较完整的可靠性资料。

当原医疗器械的系统可靠性指标已知,且各分系统的失效率已知时,其分配公式如(4-10)所示。

$$\lambda_{i新} = \lambda_{s新} \times K_i\qquad(4\text{-}10)$$

式中:

$\lambda_{i新}$——分配给第 i 个新的分系统的失效率;

$\lambda_{s新}$——规定的新系统的失效率;

K_i——原系统中第 i 个分系统失效率与原系统的失效率之比。

例:在原医疗器械的基础上进行小型化设计的某医疗器械,已知原医疗器械的可靠性指标为 MTBF = 40h,要求新医疗器械的可靠性指标为 MTBF = 100h。

$$\lambda_{s原} = \frac{1}{40h} = 25 \times 10^{-3}/h\qquad(4\text{-}11)$$

$$\lambda_{s新} = \frac{1}{100h} = 1 \times 10^{-2}/h\qquad(4\text{-}12)$$

原医疗器械的 6 各分系统的失效率指标如表 4-17 所示。以分系统 1 为例:

$$K_1 = \frac{2 \times 10^{-3}}{25 \times 10^{-3}} = 0.08\qquad(4\text{-}13)$$

则分配给分系统 1 的失效率:

$$\lambda_{1新} = \lambda_{s新} \cdot K_1 = 8 \times 10^{-4}/h \tag{4-14}$$

分配给分系统 1 的可靠性指标 $\mathrm{MTBF} = \dfrac{1}{8 \times 10^{-4}}h = 1250h$。

同理,可得其他分系统的可靠性指标,如表 4-17 所示。

表 4-17　某医疗器械的可靠性指标分配表

分系统序号	原失效率/(10^{-3}/h)	K_i	新分配的 失效率/(10^{-3}/h)	新分配的 MTBF
1	2.0	0.08	0.8	1250
2	2.5	0.10	1.0	1000
3	10.5	0.42	4.2	238
4	7.9	0.32	3.2	313
5	0.3	0.01	0.1	10 000
6	1.6	0.06	0.6	1667
总计	24.8		9.9	

2. 综合因子评定法　符合下列条件之一者,可应用综合因子评定法进行可靠性指标分配:①有多台仪器组成系统,对系统进行可靠性指标分配时;②技术比较复杂,工作条件比较恶劣或采用新技术时;③无相似仪器时。

综合因子评定法考虑了各功能块的复杂性、重要性、环境条件、维修性、技术成熟程度、可靠性改进潜力等因素。

每一个因素给出一个定量的评价系数 K,第 i 各单元的第 j 个评价系数记作 K_{ij}。

对于指数分布串联结构的模型,其分配公式如(4-15)所示。

$$\mathrm{MTBF}_j = \frac{\sum\limits_{j=1}^{N} \prod\limits_{i=1}^{n} K_{ij}}{\sum\limits_{i=1}^{n} K_{ij}} \mathrm{MTBF}_s \tag{4-15}$$

式中:

MTBF_j——第 j 个分系统的平均故障间隔时间;

MTBF_s——整机(或系统)的平均故障间隔时间。

K_{ij}——第 j 个分系统的第 i 个分配因子。

例:某医疗器械的可靠性指标为:$\mathrm{MTBF} = 40h$,已知该医疗器械由 6 个分系统构成,以第 1 个分系统的各项分配加权因子为 1,其他各分系统与其相比较的取值如表 4-18 所示,则按可靠性指标分配,按式(4-15)该医疗器械的可靠性指标分配如下:

分系统 1:$\mathrm{MTBF} = 11.44 \div 1 \times 40 \approx 458h$

分系统 2:$\mathrm{MTBF} = 11.44 \div 1.12 \times 40 \approx 408h$

分系统 3:$\mathrm{MTBF} = 11.44 \div 4.80 \times 40 \approx 95h$

分系统 4：MTBF = 11.44÷3.60×40 ≈ 127h

分系统 5：MTBF = 11.44÷0.16×40 ≈ 2860h

分系统 6：MTBF = 11.44÷0.75×40 ≈ 610h

表 4-18　某医疗器械的可靠性指标分配表

项目	分系统1	分系统2	分系统3	分系统4	分系统5	分系统6
复杂因子	1.0	0.5	2.0	3.0	0.2	0.5
重要因子	1.0	1.0	1.0	1.0	1.0	1.0
环境因子	1.0	1.0	2.0	1.0	2.0	1.5
标准因子	1.0	3.0	2.0	2.0	2.0	1.0
维修因子	1.0	0.5	0.6	0.6	0.4	0.5
元器件质量因子	1.0	1.5	1.0	1.0	0.5	2.0
$\prod_{i=1}^{n} K_{ij}$	1.00	1.12	4.80	3.60	0.16	0.75
$\sum_{j=1}^{N} \prod_{i=1}^{n} K_{ij}$	11.44					

四、可靠性预计

可靠性预计是指根据医疗器械的零件、性能、工作环境及其相互关系，推测其将来的可靠性表现的方法。它是医疗器械可靠性从定性考虑转入定量分析的关键。

1. **可靠性预计方法**　在不同阶段，可用不同方法进行可靠性预计。

(1)相似法：相似法适用于初始构思、规划医疗器械的总体论证阶段，通常只能作大体上的估计。其中，相似设备法的预计准确程度取决于现有设备可靠性数据的可信程度，以及现有设备和新设备的相似程度。

(2)元器件计数法：元器件计数法适用于研制阶段的早期，此时已进行初步设计，形成了功能原理框图和电路草图。每种元器件的数量已基本确定，但尚缺应力数据。此法用于判断设计方案是否满足可靠性指标、进行优选并开展可靠性分配。

(3)元器件应力分析法：元器件应力分析法适用于研制阶段的中后期，即在全面开展电路试验之后的样机研制期间，此时已具备详细的电路图、元器件清单及各元器件所承受的应力数据。通过应力分析，发现样机可靠性的薄弱环节并采取相应措施来改进设计。

2. **可靠性预计流程**　医疗器械可靠性预计的一般流程如表 4-19 所示。

表 4-19 医疗器械可靠性预计流程

流程号	流程	医疗器械方案论证阶段	医疗器械设计阶段
1	定义医疗器械	规定其工作方式、特征、性能要求	规定其工作方式、特征、性能要求，指标更具体，理由更充足
2	医疗器械组成部分	进行功能块大致划分	了解结构，划分确定的功能块
3	可靠性框图	简单的串联系统	对并联系统进行简化
4	环境信息	规定对组成部分有影响的环境信息	进一步规定对组成部分有影响的环境信息
5	应力信息	不进行	医疗器械工作时所经受的恶劣条件下，电应力、热应力及其承受的工作方式
6	概率分布	指数分布	指数分布
7	失效率	利用可靠性预计手册或相似医疗器械现场失效率求得	利用可靠性预计手册或相似医疗器械现场失效率求得
8	建立可靠性模型	建立基本可靠性模型	建立基本可靠性模型，必要时，还可建立任务可靠性模型
9	可靠性预计	采用相似设备法、相似电路法	采用元器件计数法、元器件应力分析法
10	编写可靠性预计报告	按规定执行	按规定执行

3. 可靠性预计要求 可靠性预计与分配与医疗器械的研制工作同步进行。普通医疗器械研制合同签订后，一般不进行可靠性分配；但可靠性预计仍要随研制工作的进展，迭代进行。

对于非电子设备，可采用相似法进行可靠性预计

例：采取"元器件计数法"对某新研制的医疗器械进行可靠性预计。

（1）建立可靠性模型，按医疗器械特点及其结构分成三部分，即电源部分、测量部分、显示部分，见图 4-8。

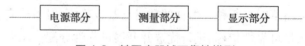

图 4-8 某医疗器械可靠性模型

（2）列出以上各部分的元器件种类及数量、质量等级和应用环境类别。

（3）查出各种元器件在该环境类别下的通用失效率 λ_G 和通用质量系数 π_Q。

（4）将（2）和（3）步骤得到的数据填入规范化的预计表 4-20、表 4-21、表 4-22 中。

（5）按照式 $\lambda_{GS} = \sum_{i=1}^{n} N_i \cdot (\lambda_G \pi_Q)$ 计算各部分的通用失效率。

（6）按可靠性模型计算失效率

$\lambda_s = \lambda_{电源} + \lambda_{测量} + \lambda_{显示} = (3.9316 + 3.6996 + 0.735\ 36) \times 10^{-6}/h = 8.367 \times 10^{-6}/h$ 故该医疗器械的失效率为 $8.367 \times 10^{-6}/h$，MTBF 预计为 $1.195 \times 10^5 h$。

表 4-20　某医疗器械电源模块的可靠性预计表

元器件种类及参数	数量 N	π_Q	$\lambda_G/$ $(10^{-6}/h)$	$\lambda_G \pi_Q/$ $(10^{-6}/h)$	$N_i \cdot (\lambda_G \pi_Q)/$ $(10^{-6}/h)$
CMOS 数字电路，10 门	1	0.25	1.30	0.325	0.325
电源变压器	1	0.70	2.28	1.6	1.6
半导体稳压器	2	0.20	0.65	0.13	0.26
金属膜电阻	4	0.30	0.073	0.022	0.088
铝电解电容	6	0.30	0.62	0.186	1.116
云母电容	4	0.30	0.16	0.048	0.192
圆形连接器	1	0.40	0.44	0.176	0.176
无绕接烙铁焊点	38	1	0.0045	0.0045	0.171
双面印制板，40 个金属化孔	10	1	0.000 36	0.000 36	0.0036

$$\lambda_{电源} = \sum_{i=1}^{n} N_i \cdot (\lambda_G \pi_Q) = 3.9316$$

表 4-21　某医疗器械测量模块的可靠性预计表

元器件种类及参数	数量 N	π_Q	$\lambda_G/$ $(10^{-6}/h)$	$\lambda_G \pi_Q/$ $(10^{-6}/h)$	$N_i \cdot (\lambda_G \pi_Q)/$ $(10^{-6}/h)$
CMOS 数字电路，10 门	10	0.25	1.3	0.325	3.25
圆形连接器	1	0.4	0.44	0.176	0.176
无绕接烙铁焊点	60	1	0.0045	0.0045	0.27
双面印制板，40 个金属化孔	10	1	0.000 36	0.000 36	0.0036

$$\lambda_{测量} = \sum_{i=1}^{n} N_i \cdot (\lambda_G \pi_Q) = 3.6996$$

表 4-22　某医疗器械显示模块的可靠性预计表

元器件种类及参数	数量 N	π_Q	$\lambda_G/$ $(10^{-6}/h)$	$\lambda_G \pi_Q/$ $(10^{-6}/h)$	$N_i \cdot (\lambda_G \pi_Q)/$ $(10^{-6}/h)$
CMOS 数字电路，10 门	1	0.25	1.30	0.325	0.325
2 位数码管	1	0.6	0.24	0.144	0.144
圆形连接器	1	0.4	0.44	0.176	0.176

续表

元器件种类及参数	数量 N	π_Q	$\lambda_G/$ $(10^{-6}/h)$	$\lambda_G\pi_Q/$ $(10^{-6}/h)$	$N_i \cdot (\lambda_G\pi_Q)/$ $(10^{-6}/h)$
无绕接烙铁焊点	20	1	0.0045	0.0045	0.09
双面印制板，40 个金属化孔	1	1	0.000 36	0.000 36	0.00036

$$\lambda_{\text{显示}} = \sum_{i=1}^{n} N_i \cdot (\lambda_G\pi_Q) = 0.735\ 36$$

五、故障模式与影响分析

故障模式与影响分析(fault model and effects analysis,FMEA)是指通过分析医疗器械各组成单元潜在的故障模式及其对医疗器械功能的影响,对改进医疗器械设计提出可能采取的预防措施。如进一步按故障模式发生概率分析其危害性,则为 FMECA。

FMEA 的一般步骤

(1)绘制医疗器械的功能逻辑框图,说明构成医疗器械的各个单元或功能模块之间在功能上的依从关系;

(2)掌握元器件或功能模块的故障模式;

(3)按照故障模式对医疗器械造成的严重程度,划分严酷度等级;

(4)采用网络图分析法来确定故障模式危害度大小;

(5)提出预防措施。

通过 FMEA,应:

鉴别出被分析单元会导致的不可接受或非常严重的故障,确定可能会对预期或所需运行造成致命影响的故障模式,并列出由此引起的从属故障;

决定需另选的元器件、零部件和整件;

保证能识别各种检测手段引起的故障模式;

选择预防或正确维护要点,制定故障检修指南。

FMEA 应从方案论证阶段开始进行,随着设计工作的逐步深入,还需不断修改、补充、完善。

六、故障树分析

FTA 是从所研究的故障现象出发,找出其产生的根源,从果到因或从上到下地研究医疗器械故障的一种方法。它把系统不希望发生的故障状态(顶事件)作为分析目标,找出导致这一故障发生的所有可能的直接原因(中间事件),再追踪找出导致各中间事件发生的所有可能原因,循序渐进,直至找出基本原因(底事件)为止。

FTA 的一般步骤

(1)建造故障树;

(2)化简故障树;

(3)定性分析,即找出最小割集,进行定性比较,确定改进方向;

(4)定量计算,即根据最小割集、底事件概率及数学模型,计算顶事件概率;进行重要度分析,确定采取纠正措施的优先顺序;

(5)提出改进措施。

图 4-9 所示为某医疗器械电机过热的 FTA 图。

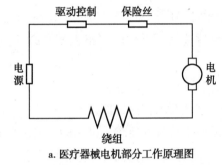

a. 医疗器械电机部分工作原理图

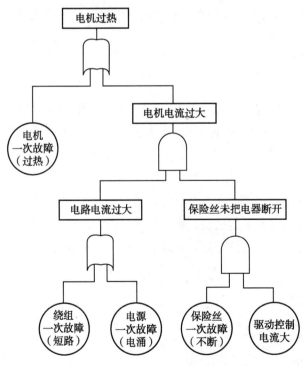

b. "医疗器械电机过热"故障树

图 4-9　FTA 示例

FTA 应与 FMEA 结合进行,即通过 FMEA 找出影响安全及任务完成的关键故障模式,以此为顶事件建立故障树;同时进行多因素分析,找出各种故障模式的组合,为改进设计提供依据。故障树应由设计人员在 FMEA 的基础上建立,并由有关的技术人员审查,以保证其逻辑关系正确。

FTA 应在研制阶段的早期开始进行。随着设计工作的进展,FTA 必须不断补充、修改、完善。

七、容差和漂移分析

容差和允许漂移能力的设计与医疗器械的性能、可靠性、工艺、成本和经济效益等密切相关。若设计范围过窄,将导致选用元器件的严格程度提高,进而增加材料成本或延长制造工时。

容差和漂移分析的方法主要有:

最坏值设计法,适用于可靠性要求甚高的医疗器械;

均方根偏差设计方法,适用于可靠性要求不甚高的一般医疗器械;

概率设计方法,适用于可靠性要求不甚高的一般医疗器械;

蒙特卡洛统计方法,适用于准确度要求较高又可借助计算机进行处理的医疗器械。

八、可靠性评估

在设计方案通过设计评审后,方可试制样机,并进行样机阶段的性能试验和可靠性试验。可靠性试验包括环境试验、寿命试验、筛选试验、现场使用试验和鉴定试验。对于样机试制,一般需要经历环境试验与现场使用试验;对于批量生产的医疗器械,还应增加鉴定试验。

1. 寿命试验　对于在合同、协议中有特殊要求的医疗器械,应进行寿命试验,包括寿命的测定试验和验证试验。测定试验是指确定产品的特性值或性能值的试验;验证试验是指证明产品的特性或性能是否符合规定要求的试验。主要试验内容包括:

试验目的与要求;

试验条件与方法;

试验状态与来源;

试验组织与管理;

试验进度与地点;

试验评审与报告;

试验结束后故障与样品的处理意见。

(1)截尾寿命试验的类型:截尾寿命试验可分为定时截尾试验和定数截尾试验两种。

前者是按规定的抽样方案抽取一定数量的试验样品进行可靠性试验,当累计试验时间达到规定时间(t)时截止试验,统计样品的累计故障数,根据截止试验时间和累计故障数来评估医疗器械的可靠性特征量。后者是按规定的抽样方案抽取一定数量的试验样品进行可靠性试验,当累积故障数达到规定值(r)时截止试验,统计样品的累计时间,根据故障数和总试验时间来评估医疗器械的可靠性特征量。

按照出现故障的医疗器械是否允许替换进行划分,寿命试验又可分为无替换试验和有替换试验。前者是指试验中出现故障的医疗器械不用相同的医疗器械替换;后者是指可用相同的医疗器械替换试验中出现故障的医疗器械或对医疗器械立即修复,然后继续试验。

假定受试医疗器械数为 n,按上述分类,可以组成以下四种类型:

1)取 n 个医疗器械进行无替换定时截尾寿命试验,记为(n,无,t)。

2)取 n 个医疗器械进行无替换定数截尾寿命试验,记为(n,无,r)。

3)取 n 个医疗器械进行有替换定时截尾寿命试验,记为(n,有,t)。

4)取 n 个医疗器械进行有替换定数截尾寿命试验,记为(n,有,r)。

(2)截尾试验的寿命评估:

1)无替换。样品个数 n,故障后无替换,试验结束前测到 r 次故障,得故障时间 $t_1 \leq t_2 \leq \cdots \leq t_r$。

定数截尾:做到 r 个故障停止,则平均寿命估计值

$$\hat{\theta} = \frac{1}{r} \left\{ \sum_{i=1}^{r} t_i r_i + (n - r) t_r \right\} \tag{4-16}$$

定时截尾:试验到时间 t 结束,则平均寿命估计值

$$\hat{\theta} = \frac{1}{r} \left\{ \sum_{i=1}^{r} t_i r_i + (n - r) t \right\} \tag{4-17}$$

例:某医疗器械在无替换定时 $t=20h$ 截尾下,试验 $n=88$ 台,得到的表格如表4-23所示。

表4-23

故障时间/h	故障数 r
0.32	2
0.76	2
1.44	1
2.36	2
4.52	14
9.73	9
19.60	18

于是

$$\hat{\theta} = \{0.32 \times 2 + 0.76 \times 2 + \cdots + 19.60 \times 18 + (88-48) \times 20\}/48 = 27.33h$$

2）有替换。样品个数 n，一旦某个样品发生故障，有好样品替补，试验结束前测到 r 次故障，得故障时间 $t_1 \leqslant t_2 \leqslant \cdots \leqslant t_r$。

定数截尾：做到 r 个故障停止，则平均寿命估计值

$$\hat{\theta} = \frac{1}{r} n t_r \tag{4-18}$$

定时截尾：试验到时间 t 结束，则平均寿命估计值

$$\hat{\theta} = \frac{1}{r} n t \tag{4-19}$$

例：某医疗器械在有替换定时 t = 70h 截尾下试验 7 台，试验结束前测得 8 次故障，则平均寿命估计值为：

$$\hat{\theta} = \frac{1}{8} \times 7 \times 70h = 61.25h \tag{4-20}$$

（3）加速试验寿命的计算：为缩短寿命试验时间，有时可进行加速试验。根据医疗器械的不同，加速应力可选择热应力（温度）或电应力（电流、电压、功率）。当选择热应力时，可用阿仑尼斯方程描述寿命与温度的关系：

$$t = 10^{a + \frac{b}{T}} \tag{4-21}$$

式中：a, b——常数；

　　　T——热力学温度，K。

则

$$\lg t = a + \frac{b}{T} \tag{4-22}$$

按已有 (t_i, T_i) 用代数法或最小二乘法求出 a, b，据此得出正常应力 T_0 下的寿命 t_0。

例：测得某医疗器械在温度 T_i 下的寿命 t_i 如下：

$T_1 = 463K$，　$t_1 = 5900h$

$T_2 = 493K$，　$t_2 = 2600h$

$T_3 = 513K$，　$t_3 = 1600h$

$T_4 = 533K$，　$t_4 = 1040h$

则关系式（4-22）中的常数由最小二乘法计算得到（n 为 i 的个数）

$$b = \frac{\sum \dfrac{\lg t_i}{T_i} - \dfrac{1}{n}\left(\sum \dfrac{1}{T_i}\right)\left(\sum \lg t_i\right)}{\sum \dfrac{1}{T_i^2} - \dfrac{1}{n}\left(\sum \dfrac{1}{T_i}\right)^2} = 2663 \tag{4-23}$$

$$a = \frac{\sum \lg t_i - b\left(\sum \dfrac{1}{T_i}\right)}{n} = 1.98 \tag{4-24}$$

（4）试验记录与报告：寿命试验结束后，生产方和样机试验单位应及时向医疗器械使用方提供可靠性试验报告，其内容除常规试验外，还应包括：

1）试验目的及计划摘要；

2）故障判定标准；

3）试样、应力选择及其说明；

4）试验设备的型号和准确度等级；

5）试验数据处理过程及可靠性指标计算；

6）试验结论。

2. 环境试验　环境试验是指为考核医疗器械的环境适应性，把医疗器械暴露于自然或人工模拟环境中，对其实际遇到的使用、运输和贮存环境条件下的性能给出评价。在环境试验中和试验后，对医疗器械的计量性能要求由相关规范规定。

医疗器械的环境条件试验包括以下四个方面：

1）气候环境试验：医疗器械在不同气候环境条件下的适应性。气候环境条件包括温度、湿度、气压、盐雾、霉菌、空气腐蚀、生物损害、沙尘、淋雨、太阳辐射等。

2）机械环境要求：医疗器械在不同机械环境条件下的适应性。机械环境条件包括振动、冲击、碰撞、跌落等。

3）安全环境要求：医疗器械在防爆、绝缘等方面的安全性能要求。医疗器械因结构类型、使用条件、准确度等的差异，其安全环境要求有所不同。

4）电磁兼容要求：医疗器械在电磁干扰、电源突变等方面的性能要求。

3. 检修期分析

（1）可靠度函数法：确定可靠度函数 $R(t)$ 及平均寿命 θ，由

$$t = \theta\{-\ln R(t)\} \tag{4-25}$$

决定工作时间 t，再根据平均工作时间，决定检修周期。

例：某医疗器械 $\theta = 5000$ 小时，取 $R(t) = 0.95$，得 $t = 256$ 小时，此医疗器械平均工作时间 50 小时/月，则 $256 \div 50 \approx 5$（个月），故取检修周期为 5 个月。

（2）统计计算法：对某类型医疗器械可统计下列之一：

统计同型号任意一台医疗器械性能指标的 T_0 年变化；

若干台仪器性能指标的 T_0 年变化。

若超差的概率等于 0.05（取可靠度 0.95），则 T_0 年为检修周期。

例：某型号医疗器械的某性能指标的年变化量（相对变化量，单位%）如下（$T_0 = 1$，共 20 台）：

0.0，　0.8，　0.0，　-0.2，　0.9，　0.0，　0.2，　0.9，　0.0，　0.1，

0.1，　0.5，　0.4，　0.1，　0.1，　0.3，　0.2，　0.1，　0.1，　1.1

要求允差 $\pm 1.0\%$，则一年超过的概率为 1/20，故检修周期为一年。

4. 可靠性工作项目应用时机　可靠性工作项目在医疗器械研制生产验收使用各阶段的应用时机，如表 4-24 所示。

表 4-24　可靠性工作项目在各个阶段的应用矩阵表

序号	工作项目	论证	设计	生产	型式评价	交付订购方
1	可靠性指标的分析和确定	√	▲	△	资料确认	资料确认
2	建立可靠性模型	√	√	△	资料确认	资料确认
3	可靠性指标的分配	√	√	×	资料确认	资料确认
4	可靠性预计	▲	√	△	资料确认	资料确认
5	FMEA	×	√	▲	资料确认	资料确认
6	FTA	×	√	▲	资料确认	资料确认
7	容差与漂移分析	×	√	▲	资料确认	资料确认
8	可靠性评估试验	×	×	▲	√	资料确认
9	检修期分析[*]	△	√	▲	▲	▲

注：1　√必须开展；▲适用；△有修改时开展；×不适用

　　 2　[*] 计量检定规程已作规定的可不进行

九、使用期间可靠性评价与改进

使用期间使用可靠性信息收集、可靠性评价、可靠性改进是医疗器械在使用期间非常重要的可靠性工作,通过实施这些工作达到以下目的:

(1)利用收集的可靠性信息,评价医疗器械的使用可靠性水平,验证是否满足规定的使用可靠性要求,当不能满足时,提出改进建议和要求;

(2)发现使用过程中的可靠性缺陷,组织进行可靠性改进,提高医疗器械的使用可靠性水平;

(3)发现使用中的可靠性缺陷,组织进行可靠性改进,提高医疗器械的使用可靠性水平;

(4)为医疗器械的使用、维修提供管理信息,为医疗器械的改型和提出新研医疗器械的可靠性要求提供依据等。

使用期间可靠性信息收集、可靠性评价、可靠性改进彼此之间是密切相关的,使用期间可靠性信息收集是可靠性评价和可靠性改进的基础和前提。使用期间可靠性信息收集的内容、分析的方法等应充分考虑可靠性评价与改进对信息的需求。可靠性评价的结果和在评价中发现的问题也是进行可靠性改进的重要依据。应注意三项工作的信息传递、信息共享,减少不必要的重复,使可靠性信息的收集、评价和改进工作协调有效地进行。

使用期间可靠性信息收集、可靠性评价、可靠性改进是医疗器械使用期间医疗器械管理的重要内容,必须与医疗器械的其他管理工作相协调,统一管理。使用期间可靠性信息的收集是医疗器械信息管理的重要组成部分,必须统一纳入医疗器械的信息管理系统。使用可靠性评价是医疗器械性能完好性评价的一部分,应协调进行。可靠性改进也是医疗器械改进的一部分,必须协调权衡。

（一）使用期间可靠性信息收集

应建立严格的信息管理和责任制度。明确规定信息收集与核实、信息分析与处理、信息传递与反馈的部门、单位及其人员的职责。

进行使用期间可靠性信息需求分析,对可靠性评价及其他可靠性工作的信息需求进行分析,确定可靠性信息收集的范围、内容和程序等。

使用期间可靠性信息收集工作应规范化。按标准的规定统一信息分类、信息单元、信息编码,并建立通用的数据库等。

应组成专门的小组,定期对可靠性信息的收集、分析、贮存、传递等工作进行评审,确保信息收集、分析、传递的有效性。

（二）使用可靠性评价

使用可靠性评价的主要目的是对医疗器械的可靠性水平进行评价,验证是否满足医疗机构对医疗器械的可靠性要求,发现医疗器械的可靠性缺陷,以及为医疗器械的改进、改型和新医疗器械的研制提供支持信息。

可靠性评价应尽可能在典型的实际使用条件下进行,这些条件必须能代表实际的使用和保障条件。被评价的医疗器械应具有规定的技术状态,使用与维修人员必须经过正规的训练,各类维修保障资源按规定配备。

医疗器械使用期间可靠性评价在医疗器械安装使用后进行,一般可分为初始使用可靠性评估和后续使用可靠性评估。初始使用可靠性评估在医疗器械初始部署一个基本单元后开始进行,后续使用可靠性评估在医疗器械全面部署后进行。使用可靠性评价应结合医疗器械的性能完好性评价一起进行。

应制定医疗器械使用期间可靠性评价计划,也可包含在现场使用评价计划中。计划中应明确参与评价各方的职责及要评价的内容、方法和程序等。

在整个评价过程中应不断地对收集、分析、处理的数据进行评价,确保获得可信的评价结果及其他有用信息。

（三）使用可靠性改进

确定的可靠性改进项目,应该是那些对提高性能完好性和任务成功性、减少维修工作量和降低寿命周期费用有重要影响和效果的项目。

可靠性改进是医疗器械改进的重要内容,必须与医疗器械的其他改进项目进行充分的协调和权衡,以保证总体的改进效益。

使用可靠性改进应有专门的组织负责管理,其主要职责是:

(1)组织论证并确定可靠性改进项目;

(2)制定可靠性改进计划;

（3）组织对改进项目、改进方案的评审；

（4）对改进的过程进行跟踪；

（5）组织改进项目的验证；

（6）编制维修性改进项目报告等。

（陈　斌　王　晶）

本章小结

本章详细叙述了可靠性基本知识，介绍了可靠性工作目标、原则和可靠性试验，包括环境适应性试验、环境应力筛选、可靠性研制试验、可靠性增长试验、可靠性鉴定试验、可靠性验收试验和寿命试验等。最后，介绍了医疗器械可靠性评价实施步骤和方法。

思考题

1. 简述医疗器械可靠性工作要点？

2. 医疗器械可靠性工作的基本原则是什么？

3. 医疗器械可靠性试验主要包括哪些？

4. 医疗器械寿命试验的分析步骤是什么？

5. 简述医疗器械可靠性评价实施步骤和方法？

第五章

医疗器械维修性评价

　　医疗器械的维修性是指一台医疗器械的维修可简便、经济、安全、准确地进行，并可根据概率或维修所需的资源级别来度量。因此，医疗器械维修性对于医疗器械满足所需性能的能力会产生直接影响。维修就是为保持或恢复医疗器械的这种能力所采取的活动。

　　维修需求会严重影响医疗器械寿命周期费用的高低，因此医疗器械寿命周期的每个阶段都应充分考虑这些问题。这对于最终实现所要求的维修性目标或者所要求的利润范围都是十分关键的。如果没有达到维修性目标，则产品的可用性、经济性会受到严重影响。

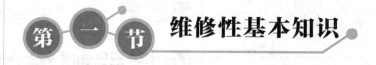

第一节 维修性基本知识

一、医疗器械维修性术语

（一）基本术语

1. 产品

（1）产品：用来泛指元器件、零部件、组件、设备、分系统或系统。可以指硬件、软件或两者的组合。

可修复产品是可通过修复性维修恢复到规定状态并值得修复的产品。否则为不可修复产品。

（2）系统

1）为执行一项规定功能所需的硬件、软件、器材、设施、人员、资料和服务等的有机组合。

2）为执行一项使用功能或为满足某一要求，按功能配置的两个或两个以上相互关联单元的组合。

（3）可更换单元：可在规定的维修级别上整体拆卸和更换的单元。它可以是设备、组件、部件或零件等。按照更换的场所，可分为现场可更换单元、车间可更换单元等。

（4）寿命周期：寿命周期是医疗器械从立项论证到报废所经历的整个时间。它通常包括论证、方案、工程研制与定型、生产、使用与保障以及报废等阶段。寿命单位是对医疗器械使用持续性的度量单位。如工作小时、次数等。

寿命剖面是医疗器械从交付到寿命终结或退出使用这段时间内所经历的全部事件和环境的时序描述。

任务剖面是医疗器械在完成任务这段时间内所经历的事件和环境的时序描述。

2. 维修性和测试性

（1）维修性：维修是指医疗器械在规定的条件下和规定的时间内，按规定的程序和方法进行维修时，保持或恢复到规定状态的能力。

软件维修性是软件在规定的条件下，可被理解、修改、测试和完善的能力。

抢修性是在预定的条件下和规定的时限内，医疗器械损伤后经抢修恢复到能执行某种任务状态的能力。

任务维修性是医疗器械在规定的任务剖面中，经维修能保持或恢复到规定状态的能力。

固有维修性是通过设计或制造赋予医疗器械的，并在理想的使用和保障条件下所呈现的维修性,也称设计维修性。

使用维修性是医疗器械在实际的使用维修中表现出来的维修性,它反映了医疗器械设计、制造、安装和使用环境、维修策略等因素的影响因素。

(2)测试性:医疗器械能及时并准确地确定其状态(可工作、不可工作或性能下降),并隔离其内部故障的能力。

机内测试(built-in test,BIT)是医疗器械自身具有的检测和隔离故障的自动测试能力。

自动测试设备是自动进行功能和(或)参数测试、评价性能下降程度或隔离故障的测试设备。

(3)故障诊断:检测和隔离故障的过程。

(二)维修

1. 维修

(1)维修:维修是使医疗器械保持或恢复到规定状态所进行的全部活动。

预防性维修是通过系统检查、检测和消除产品的故障征兆,使其保持在规定状态所进行的全部活动。包括预先维修、定时维修、视情维修和故障检查等。

修复性维修是医疗器械发生故障后,使其恢复到规定状态所进行的全部活动。它可以包括下述一个或多个步骤:故障定位、故障隔离、分解、更换、组装、调校及检测等。也称修理。

原位维修是医疗器械不拆离原来所在位置而进行的维修。离位维修是被维修医疗器械拆离原来所在位置而进行的维修。

(2)维修级别:根据医疗器械维修时所处的场所或实施维修的机构来划分的等级。

2. 参数

(1)修复率:医疗器械维修性的一种基本参数。其度量方法为:在规定的条件下和规定的期间内,医疗器械在规定的维修级别上被修复的故障总数与在该级别上修复性维修总时间之比。

(2)平均修复时间:医疗器械维修性的一种基本参数,它是一种设计参数。其度量方法为:在规定的条件下和规定的期间内,医疗器械在规定的维修级别上,修复性维修总时间与该级别上被修复医疗器械的故障总数之比。

(3)平均预防性维修时间:对医疗器械进行预防性维修所用时间的平均值。其度量方法为,在规定的条件下和规定的期限内,医疗器械在规定的维修级别上,预防性维修总时间与预防性维修总次数之比。

3. 试验与评价

(1)维修性核查:为有助于实现医疗器械的维修性要求,贯穿于从零部件到系统的整个研制过程的维修性试验与评定工作。

(2)维修性验证:为确定医疗器械是否达到规定的维修性要求,由指定的医疗器械试验机构进行或由使用方与制造商联合进行的试验与评定工作。

(3)维修性评价:医疗器械使用方在制造商配合下,为确定医疗器械在实际使用、维修及保障条件下的维修性所进行的试验与评定工作。

二、医疗器械维修性工作的目标和基本原则

1. 维修性工作的目标 开展维修性工作的目标是确保研制、生产或改型的医疗器械达到规定的维修要求,以提高设备的完好性和任务成功性,减少维修人力及其他维修保障资源要求,降低寿命周期费用,并为医疗器械全寿命管理和维修性持续改进提供必要的信息。

2. 维修性工作的基本原则 医疗器械维修性工作的基本原则主要有:

(1)维修性工作必须遵循预防为主、早期投入的方针,应把预防、发现和纠正医疗器械设计、制造等方面的维修性缺陷作为维修性工作的重点。

(2)医疗器械论证阶段应对维修性的要求充分论证,并与相关特性及资源相协调,保证维修性要求合理、科学并可实现。

(3)维修性工作必须纳入医疗器械的研制工作,统一规划,协调进行。应积极采用并行工程的方法,实现各类工程活动的综合协调。

(4)应根据医疗器械所处阶段、复杂和关键程度、使用(贮存)环境、新技术含量、费用、进度以及医疗器械数量等因素对工作项目的适用性和有效性进行分析,选择效费比高的维修性工作项目。

(5)必须加强对研制和生产过程中维修性的监督与控制,严格进行维修性评审,为转阶段决策提供依据。

(6)应重视收集并分析在用设备,尤其是同类设备的维修性问题,在新研设备中采取有效的措施,避免类似问题重复出现,以提高其维修性。

(7)应充分重视使用期间的维修性工作,尤其是初始使用阶段的维修性评价和维修性改进工作,以最终满足用户对设备维修性的要求。

(8)尽可能利用有关标准或有效的工作经验,通过规范化的工程途径,开展各项维修性工作,其实施结果应形成报告。

(9)设备设计应当充分考虑在使用时对突发故障设备进行快速应急的故障评估和修复的可能性与有效性。

(10)软件的开发必须符合软件工程的要求,对关键软件应有维护性要求并规定其验证方法。

三、医疗器械维修性信息和维修性要求

1. 维修性信息 维修性信息包括设备论证、研制、生产和使用阶段产生的有关维修性数据、报告及文件等。维修性信息工作的主要要求有:

(1)维修性信息应作为医疗器械质量信息的重要内容,并按规定实施统一管理。

(2)应明确医疗器械寿命周期各阶段对维修性信息的要求,并通过利用或完善现有的信息系统,建立维修性数据收集、分析和纠正措施系统(data collection、analysis and corretive action system，DCACAS），有效地收集、记录、分析、处理和反馈维修性信息。

（3）有关维修性信息应按标准的要求，规定信息单元的名称和代码。

（4）订购方和承制方相互提供的维修性信息及其要求均应在相应的合同中明确，其中维修性工作报告的格式应符合标准的规定。

2. 维修性要求

（1）维修性定性要求：维修性定性要求是为使医疗器械维修快速、简便、经济，而对医疗器械设计、工艺、软件及其他方面提出的要求，一般包括可达性、互换性和标准化、防差错及识别标志、维修安全、检测诊断、维修人机工程、零部件可修复性、减少维修内容、降低维修技能要求等方面。

（2）维修性定量要求

1）维修性定量要求的范围：维修性定量要求应反映医疗器械系统完好性、任务成功性、保障费用和维修人力等目标或约束，体现在保养、预防性维修、修复性维修和抢修等诸方面。不同维修级别，维修性定量要求应不同，不指明维修级别时应是集层级的定量要求。

2）维修性参数：维修性参数可分为以下三类：①维修时间参数，如平均修复时间（mean time to repair，MTTR）、系统平均恢复时间（mean time to restore system，MTTRS）、平均预防性维修时间（mean preventive maintenance time，MPMT）等；②维修工时参数，如维修工时率（maintenance ratio，MR）；③测试诊断类参数，如故障检测率（fault detection rate，FDR）、故障隔离率（fault isolation rate，FIR）、虚警率（false alarm rate，FAR）、故障检测隔离时间（fault isolation time，FIT）等。

3）确定维修性定量要求的原则：确定维修性定量要求的主要原则有：①在确定维修性要求时，应全面考虑使用要求、费用、进度、技术水平及相似产品的维修性水平等因素；②在选择维修性参数时，应全面考虑医疗器械的任务使命、类型特点、复杂程度及参数是否便于度量及验证等参数，参数之间应相互协调；③维修性参数要求应由医疗器械性能完好性、任务成功性、维修人力和保障资源等要求导出，在反映维修性目标的前提下，选取最少的维修性参数，协调权衡确定维修性、可靠性、保障系统及其资源等要求；④使用方可以单独提出关键分系统和设备的维修性要求，对于使用方没有明确规定的低层次产品的维修性要求，由制造商通过维修性分配的方法确定。

四、医疗器械寿命周期各阶段的维修性要求

（1）概念和定义阶段：从医疗器械寿命周期最初阶段，即从概念和定义阶段起就考虑维修性，并制定一个清晰的维修方针是十分重要的。医疗器械设计会受到维修需求的强烈影响，在此阶段应考虑以下几个重要方面：

1）可用性要求。

2）医疗器械使用、维修所处的环境条件。

3）预防性维修数量。

4）医疗器械要求的寿命和处置方法。

5）安全要求。

（2）设计和开发阶段：维修性作为医疗器械整体设计的一部分应经过详细考虑。结合可靠性分析开展维修性分析可把使用要求转化成详细的维修性定性和定量指标要求以及设计准则。这些分析工作要特别考虑以下几个方面：

1）维修人员的技术水平。

2）建议的维修梯队。

3）每个维修梯队承担的维修数量和类型。

4）可达性。

5）模块化。

6）产品的功能互换性。

7）MTTR。

8）维修费用。

建议在医疗器械设计工作中采用常规的并已得到验证的维修性标准。

设计和开发阶段同样要考虑维修保障问题，这样才能确保医疗器械在投入使用后能得到全方位的保障。

（3）制造阶段：理论上，应在产品研制和样机或早期研制的标准产品试验期间就已进行功能参数的验证，然而这些结果不能代表整个生产模型达到的标准。另外，测试产品的方法也可能已在研究开发中。但是在制造阶段有些维修性验证试验的结果还是有用的，维修性目标是否已经达到的完全验证应要等到代表性的医疗器械生产生产之后才能进行。

（4）安装阶段：医疗器械的安装可能是对复杂系统或医疗器械维修性特性进行测试的首次机会。此时，可达性、搬运、安装、调准和测试零部件的能力都是十分关键的因素。

（5）使用和维修阶段：医疗器械进入试用阶段后其维修性要通过测量来进行认证。为了估算维修性参数和识别维修问题，应建立一个维修数据收集系统。

（6）处置阶段：做出一个医疗器械处置的决定，部分是由该医疗器械继续完成规定功能的能力、维修性和可靠性水平，以及医疗器械使用成本等因素确定的。而这些因素又取决于备件的持续供应情况、替换产品的保障性和可用性。

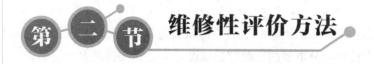

第二节 维修性评价方法

一、维修性设计原则满足评价

医疗器械维修性设计的目的是实现规定的维修性定量与定性要求，特别是减少维修时间的要求。维修性设计要符合维修方案的要求,并满足环境、人的因素等约束条件。维修性设计一般要求如以下各条。

1. 简化产品及维修操作　设计时,要对医疗器械功能进行分析权衡,合并相同或相似功能,消除不必要的功能,以简化医疗器械和维修操作。

设计时,应在满足规定功能要求的条件下,使其构造简单,尽可能减少产品层次和组成单元的数量,并简化零部件的数量。

医疗器械应尽量设计简便而可靠的调整机构,以便于排除因磨损或漂移等原因引起的常见故障。对易发生局部耗损的贵重件,应设计成可调整或可拆卸的组合件,以便于局部更换或修复。避免或减少互相牵连的反复调校。

要合理安排各组成部分的位置,减少连接件、固定件,使其检测、换件等维修操作简单方便,尽可能做到在维修任一部分时,不拆卸、不移动或少拆卸、少移动其他部分,以降低对维修人员技能水平的要求和工作量。

2. 具有良好的可达性　医疗器械的配置应根据其故障率的高低、维修的难易、尺寸和质量的大小以及安装特点等统筹安排,凡需要维修的零部件,都应具有良好的可达性;对故障率高而又需要经常维修的部件及应急开关,应提供最佳的可达性。

为避免医疗器械维修时交叉作业,可采用专舱、专柜或其他适当形式的布局。整套设备的部(附)件应相对集中安装。

医疗器械特别是易损件、常拆件和附加设备的拆装要简便,拆装时零部件进出的路线最好是直线或平缓的曲线。

医疗器械的检查点、测试点、检查窗、润滑点、加注口以及燃油、液压、气动等系统的维护点,都应布置在便于接近的位置上。

为要维修和拆装的医疗器械,其周围要有足够的操作空间。

维修通道口或舱口的设计应使维修操作尽可能简单方便;需要物件出入的通道口盖应尽量采用拉罩式、卡锁式和铰链式等不用工具快速开启的设计。

维修时一般应能看见内部的操作,其通道除了能容纳维修人员的手或臂外,还应留有供观察的适当间隙。

在允许的条件下,可采用无遮盖的观察孔;需遮盖的观察孔应采用透明窗或快速开启的盖板。

大型复杂医疗器械管线系统的布置应避免管线交叉和走向混乱。

3. 提高标准化、互换性程度

(1)优先选用标准化的产品:设计时应优先选用标准化的设备、元器件、零部件和工具等产品,并尽量减少其品种、规格。

(2)提高互换性和通用化程度:在不同的医疗器械中最大限度地采用通用的组件、元器件、零部件、并尽量减少其品种。元器件、零部件及其附件、工具应尽量选用满足或稍加改动即可满足使用要求的通用品。

设计时,必须使故障率高、容易损坏、关键性的零部件或单元具有良好的互换性和通用性。

能安装互换的医疗器械,必须能功能互换。能功能互换的产品,也应实现安装互换,必要时可另采用连接装置来达到安装互换。

采用不同工厂生产的相同型号成品件必须能安装互换和功能互换。

功能相同且对称安装的部、组、零件,应设计成可以互换的。

修改零部件或单元的设计时,不要任意更改安装的结构要素,破坏互换性。

医疗器械需做某些更改或改进时,要尽量做到新老产品之间能够互换使用。

(3)采用模块化设计:医疗器械应按其功能设计成若干个具有互换性的模块(或模件),其数量根据实际需要而定。需要在现场更换的模块更应模块(件)化。

模块(件)从医疗器械上卸下来之后,应便于单独进行测试、调整。在更换模块(件)后一般应不需要进行调整;若必须调整时,应简便易行。

成本低的医疗器械可制成弃件式的模块(件),其内部各件的预期寿命应设计得大致相等,并加标志。

应明确规定弃件式模块报废的维修级别及所用的测试、判别方法和报废标准。

模块(件)的尺寸与质量应便于拆装、携带或搬运。质量超过 4kg 不便握持的模块(件)应设有人力搬运的把手。必须用机械提升的模件,应设有相应的吊孔或吊环。

4. 具有完善的防差错措施及识别标志 设计时,应避免或消除在使用操作和维修时造成人为差错的可能,即使发生差错也应不危及人机安全,并能立即发觉和纠正。

外形相近而功能不同的零部件、重要连接部位和安装时容易发生差错的零部件,应从构造上采取防差错措施或有明显的防止差错识别标志。

医疗器械上应有必要的为防止差错和提高维修效率的标志。

应在医疗器械上规定位置设置标牌或刻制标志。标牌上应有型号、制造工厂、批号、编号、出厂时间等。

测试点和与其他有关设备的连接点均应标明名称或用途以及必要的数据等,也可标明编号或代号。

需要进行注油保养的部位应设置永久性标志,必要时应设置标牌。

对可能发生操作差错的装置应有操作顺序号码和方向的标志。

对间隙较小、周围产品较多且安装定位困难的组合件、零部件等应有定位销、槽或安装位置的标志。

标志应根据产品的特点、使用维修的需要,按照有关标准的规定采用规范化的文字、数字、颜色或光、图案或符号等表示。标志的大小和位置要适当,鲜明醒目,容易看到和辨认。

标牌和标志在医疗器械使用、存放和运输条件下都必须是经久耐用的。

5. 检测诊断准确、迅速、简便

(1)对测试点配置的要求:测试点的种类与数量应适用各级别维修的需要,并考虑到测试技术不断发展的要求。

测试点的布局要便于检测,并尽可能集中或分区集中,且可达性良好。其排列应有利于进行顺序的检测和诊断。

测试点的选配应尽量适应原位检测的需要。产品内部急需修复的可更换单元还应配备适当数量供修理使用的测试点。

测试点和测试基准不应设置在易损坏的部位。

(2)选择检测方式与设备的原则:应尽量采取原位(在线,实时与非实时的)检测方式。重要部位应尽量采用性能监测(视)和故障报警装置。对危险的征兆应能自动显示、自动报警。

对复杂的医疗器械,应采用机内测试、外部自动测试设备、测试软件、人工测试等形成高的综合诊断能力,保证能迅速、准确地判明故障部位。要注意被测单元与测试设备的接口匹配。

在机内测试、外部自动测试与人工测试之间要进行费用效能的综合权衡,使系统诊断能力与费用达到最优化。

测试设备应与主医疗器械同时进行选配或研制、试验、交付使用。研制时应优先选用适用的或通用的测试设备;必要时考虑测试技术的发展,研制新的测试设备。

测试设备要求体积和质量小、在各种环境条件下可靠性高、操作方便、维修简单和通用化、多功能化。

(3)必须在包装条件下进行检测的产品应能在不破坏原包装的情况下进行检测。

6. 符合维修的人机环工程要求　　设计医疗器械时,应按照使用和维修时人员所处的位置、姿势与使用工具的状况,并根据人体量度,提供适当的操作空间,使维修人员有个比较合理的姿势,尽量避免以跪、卧、蹲、趴等容易疲劳或致伤的姿势进行操作。

噪声不允许超过标准的规定;如难避免,对维修人员应有防护措施。

对产品的维修部位应提供自然或人工的适度照明条件。

应采取适当措施,减少医疗器械的振动,避免维修人员在超过 GJB966 等标准规定的振动条件下工作。

设计医疗器械时,应考虑维修人员在举起、推拉、提起及转动物体等操作中人的体力限度。

设计时应考虑使维修人员的工作负荷和难度适当,以保证维修人员的持续工作能力、维修质量和效率。

7. 考虑预防性维修、损伤抢修及不工作状态对维修性的影响　　医疗器械应尽量设计成不需要或很少需要进行预防性维修,避免经常拆卸和维修;若必须进行预防性维修,也应使其简便、迅速、减少维修的内容和频率。

设计时,应当减少和便于在储存、待机等不工作状态下的维修。尽可能采用不工作状态无维修设计的产品;不能实现无维修设计的产品,应减少维修的内容与频率,并便于检测和换件。

设计时,应使产品便于进行抢修。要考虑和提供医疗器械在遭受损伤、缺少维修器材、没有外界动力或能源及恶劣使用环境下,使之能在短时间内恢复全部功能、部分功能或进行自救的应急措施。

8. 保证维修安全　设计时不但应确保使用安全,而且应保证储存、运输和维修时的安全。要把维修安全纳入系统安全性的内容,按照标准规定进行分析、设计。

设计时,应使医疗器械在故障状态或分解状态进行维修是安全的。

在可能发生危险的部位上,应提供醒目的标记、警告灯或声响警告等辅助预防手段。

严重危及安全的组成部分应有自动防护措施。不要将被损坏后容易发生严重后果的组成部分设置在易被损坏的位置。

凡与安装、操作、维修安全有关的地方,都应在技术文件、资料中提出注意事项。

对于盛放高压气体、弹簧和对于带有高压电等储有很大能量且维修时需要拆卸的医疗器械,应设有备用释放能量的结构和安全可靠的拆装设备、工具和防护物。

(1)防机械损伤:运动件应由防护遮盖。对通向运动件的通道口、盖板或机壳,应采取安全措施并作出警告标志。

维修时肢体必须经过的通道、手孔等,不得有尖锐边角。工作舱口的开口或护盖等的边缘都必须制成圆角或覆盖橡胶、纤维等防护物;舱口应有足够的开度,便于人员进出或工作,以防损伤。

维修时需要移动的重物,应设有适当的提把或类似的装置;需要挪动但并不完全卸下的医疗器械,挪动后应处于安全稳定的位置。通道口的铰链根据口盖大小、形状及医疗器械特点确定,通常应安装在下方或设置支撑杆将其固定在开启位置,而不需用手托住。

(2)防静电、防电击、防辐射:设计时,应当减少使用、维修中的静电放电及其危害,确保人员和医疗器械的安全。对可能因静电或电磁辐射而危及人身安全、引起失火或起爆的装置,应有静电消散或防电磁辐射措施。

医疗器械各部分的布局应能防止维修人员接近高压电。带有危险电压的电气系统的机壳、暴露部分均应接地。维修工作灯电压不得超过 36V。

对于高压电路(包括阴极射线管能接触到的表面)与电容器,断电后 2s 以内电压不能降到 36V 以下者,均应提供放电装置。

为防止超载过热而损坏器材或危及人员安全,电源总电路和支电路一般应设置保险装置。

复杂的电气系统,应在便于操作的位置上设置紧急情况下断电、放电的装置。

对电气电子设备、器材产生的可能危害人员与设备的电磁辐射,应采取防护措施,防护值达到有关安全标准。

激光产品应符合国家标准要求,以保证维修人员的安全。

(3)防火、防爆、防毒:设计的产品应使维修人员不会接近高温、有毒性的物质和化学试剂、放射性物质以及处于其他有危害的环境。否则,应设防护与报警装置。

对可能发生火险的器件,应该用防火材料封装。尽量避免采用在工作时或在不利条件下可燃或产生可燃物的材料;必须采用时应与热源、火源隔离。

产品上容易起火的部位,应安装有效的报警器和灭火设备。

二、维修性验证

（一）维修性验证概述

维修性验证目的是验证医疗器械在一定的性能范围内，其定性和定量的维修性要求是否已经达到。包括验证规定的维修活动是否使医疗器械的性能恢复到了规定的性能。验证适应于硬件、软件及维修设施。

维修性验证是一个评价各种维修性研究结果的过程。只要数据和结果可用，评价就能开始，并且贯穿于整个工程，延伸到使用现场。

在进行维修性验证时，保障设施、保障设备、材料保障、维修人员和训练、技术文件和手册、运输/装卸和储存条件等维修性保障因素对维修活动效果具有决定性的影响：

1. 验证方法 维修性验证是一个连续的产生、收集、分析和评价工程各个阶段获得的维修性相关数据，并将结果与规定的维修性要求相比较的过程。

对于不同阶段，维修性验证采用以下不同的方法：

（1）分析与评审：包括分析历史数据，比较设计评审结果和维修性预计结果。包括分析医疗器械寿命周期中的现场数据。

（2）专题研究：概念和定义阶段或者设计和研制阶段针对一般的或者具体的问题所做的研究。例如，易维修性研究、维修任务分析及仿真研究等。

（3）演示验证试验：在医疗器械设计研制阶段末期或生产早期，如果用分析的方法或具体的研究都未能给出足够的证据来表明产品的维修性是否满足了规定的要求时所进行的试验。

（4）操作使用评审：可通过医疗器械的操作使用和对现场数据的评审，也可以在适当的时候结合对历史数据的评审和分析来完成维修性验证。

（5）三维成像仿真：在整个设计过程的适当时候，可以尽心维修动作的三维计算机仿真，来验证所提出的维修顺序、途径和其他工作空间是否达到必需的维修性水平要求。

2. 验证程序 验证程序的步骤如下：

（1）明确维修性数据的来源：在工程早期阶段，仅有以前相似医疗器械的历史数据可用。而设计、制造、试验和最后的现场数据都是可用的。维修性演示验证提供了一种在仿真条件下产生维修数据的专用数据源。

（2）数据的收集和分析：数据的收集和分析包括数据的收集、审查和为了保证数据的适用性而进行的筛选。

（3）评估：用数学模型或检查清单对数据进行处理，以获得产品维修性的定量指针和定性特性。

（4）与要求相比较：将评估的结果与规定的维修性指标和特性相比较，以检查是否满足维修性要求。

此外,作为一个完整的维修性验证,下列信息也是必需的:

(1)医疗器械维修计划:医疗器械维修计划是医疗器械维修方案对该医疗器械的应用,对医疗器械维修计划应加以定义,这样才能对历史数据和其他来源的数据做出正确的解释。维修计划还明确规定了维修性验证过程中应考虑的维修和保障的条件和限制。

(2)可靠性数据:根据对单一维修活动次数的估计和观察,需要采用相关的可靠性指标,如预期的维修活动频度,来计算某些维修性指标。可靠性数据将会影响维修性验证的某些方面,例如,确定验证的顺序,给出评价的先决条件等。如果这些信息是不可得到的或者是不完整的,则宜提出假设。可用信息的质量及所作的假设将影响到验证结果。

3. 条件和限制 在选择与每个维修性要求有关的验证方法时要考虑以下方面:

(1)可利用的资源:如果规定了费用的限额,将会影响验证方法的选择,应考虑验证设施未来的可用性。

(2)接收判据:对每个规定的维修性要求,其接收判据宜与费用和时间进行权衡。

(3)时间限制:在选择不同的验证方法时,要考虑时间方面的要求。维修性验证程序宜与总的工程进度相一致。

(4)三维图像仿真:如没有可用的试验样品或保障设备时,可使用三维图像仿真。

(5)能用于维修性验证的试验样品和(或)保障设备:特别是当实施维修性验证试验时,宜保证试验进度与总的工程进度一致,并且保证验证过程中所要求的试验样品和设备是容易得到的。

(6)维修分析的技能水平和经验:维修性验证是以设计评审或分析为基础的,因此需要技术素质好的和经验丰富的人员去分析图纸和方案。

(7)错误决策带来的风险:应根据医疗器械的复杂性及其质量和数量的历史数据来评估该风险。

(8)具体的保障要求:在计划中的适当时间需要用的,如必须的检测设备、设施和人员资格等。

(9)环境条件或假设的影响:任何与实际操作环境(如维修或检测设备、设施、备件、人员技术水平等)的偏差宜详细地予以估计。

(10)数据收集:在试验和操作使用期间,宜明确规定收集有代表性的维修性数据的要求。这些要求包括格式、代码、数据处理等。

(11)客户和制造商的关系:宜明确规定客户具有的监控、拒收或管理权。

(12)维修性担保:合同中宜规定在没有达到规定性要求或者接收标准的情况下的处理方法。

(13)验证的真实性:维修性验证宜包括具有代表性的实际操作环境和在操作环境中预期的具有代表性的维修技术人员。

4. 定性和定量的验证程序 维修性验证的作用在于提供及时和恰当的有关维修性要求已达到何种程度的信息。由于这些要求可能是定性的也可能是定量的,所以设计维修性验证程序应采用以下方法之一或它们的组合:

——分析和评审；

——设计研究、试验和三维图像仿真；

——通过试验或实际操作。

定性和定量的两种维修性验证方法,可通过选择表5-1所述的方法来实现。

表5-1　定性和定量维修性验证方法

方法的类型		分析和评审	设计研究和试验	演示验证	操作使用
定性论证方法	设计评审	×			
	试验过程评审	×	×	×	
	易维修研究		×		
	维修任务分析的评审	×		×	
	操作过程的评审				×
	三维图像仿真		×	×	
定量验证方法	维修性预计	×	×		
	以实验数据为基础的验证		×	×	
	以现场数据为基础的验证				×

(二)定性的验证程序

1. 设计评审　在医疗器械进行常规的设计评审时,维修性定性验证可以依据一组设计要求和工程标准对设计文件进行评审。

根据工程的不同类型性质,可用一份说明产品各种维修性特性的检查清单,作为验证指导。

这类研究要求对设计的维修性特性做出良好的工程判断并应建立在先前的经验上。为了逐步改进设计,它能作为常规工程实践的一部分应用于设计阶段。处于维修性验证的目的,设计评审通常要与其他一些方法结合起来使用。

2. 试验过程评审　在医疗器械操作使用期间,通常不可能获得维修性数据,或者不可能及时用于维修性验证。因此,这些数据可能需要从工程早期阶段中获得,或者通过接近实际情况的模拟环境下专门的演示验证试验获得。为使这样的试验具有代表性和再现性,应当明确定义试验条件。任何与现实情况的偏差应充分估计,当从工程中或从试验中都能获得维修性数据时,就能发现这些主要偏差。

3. 维修难易度研究　通过针对这些具体问题的维修难易程度的研究,也许可以找到一些典型的维修性问题快速解决的方法。如果有产品的模型或者三维 CAD 可用,可直接开展这些问题的研究。在一些场合,应用虚拟模拟(三维计算机模型)则可以获得更清晰的维修性演示验证的信息。例如:维修工具的使用空间、维修部位的可达性、不同条件下不同任务的持续性、可利用的工作场地、不同小组人员同时进行维修工作的可能性;维修任务的技术复杂性;演示验证目的、要求、目标的可行性;高压、高温部件的安全防护措施等。

4. 维修任务分析评审 维修任务分析是用于明确产品维修所需的资源,通常是维修计划的一部分,并在维修操作前展开。

维修任务分析的评审可用于定性验证。

5. 操作过程评审 产品维修性定性评价可通过观测产品在工作期间的状态来实现,其要点是:

(1)事先规定的维修和保障方案的足够性:是否存在由于实际使用环境而引起的无法预料的困难;是否已存在额外的备件消耗量。

(2)所提供的工具和测试设备的适用性:是否为检测提供了足够的测试点;是否需要额外的工具或测试设备。

(3)实施维修活动人员所需的技术水平:是否存在由于人员缺乏训练或人事管理方面的原因而引起维修方面的问题;所需的技术水平是否恰当。

(4)维修活动的可行性:是否制定了适当的故障诊断和隔离的检测方法;是否可完全接近被更换的单元。

(5)技术手册的齐套性:维修说明书是否完全和易懂。

(6)维修软件的完善性:是否已对维修过程中所需的各种软件,如涉及测试、训练、技术手册等,进行了充分的考虑。

(7)安全预防措施的有效性:维修活动中是否存在任何发生危险情况的可能性。

根据操作实践获得的这类信息和问题,可以对医疗器械维修性定性特征做出真实的评价。但是,它需要长期的跟踪观测和收集处理。

(三)定量的验证程序

1. 维修性预计 维修性预计既可对整个医疗器械进行,也可在较低的维修层次上进行。在设计风险很小,或者用户认为在医疗器械研制期间已获得足够的证据证明维修性要求已得到满足的情况下,维修性预计也可作为一种验证。

2. 基于演示试验的验证 维修性数据可以在相对短的时间里,在模拟环境下,使用样机、模拟或三维仿真系统,从有限的维修性演示验证试验中获得。这是验证是否满足合同的唯一方法。在这种情况下,数据的收集贯穿于整个试验,并且是试验人员日常的工作的一部分,所以数据的收集不成问题。

然而,由于不恰当的环境模拟可能带来与实际运行数据不同的偏差,宜认真审查这些结果。如有可能,应借助修正因子对明显的偏差进行修正。

3. 基于现场数据的验证 在医疗器械操作使用期间收集的维修数据是维修性定量特征的最佳信息来源。为了能从这些数据中得出正确的结论,它们至少应包括如下信息:

——医疗器械、部件、分部件等的标识;

——维修原因;

——实施维修的类型;可以是定期维修(如医疗器械各部分的保养、检查、校准、检修、

更新)或者是不定期维修(如站点维修、拆卸并更换、工厂维修);

——维修耗用的工时;

——维修占用的工时;

——总的维修停工时间(维修主动停工时间、维修延误的时间);

——每个医疗器械的工作时数;

——维修人员数量和技术水平;

——占用的试验/检查设备;

——维修的可达性;

——备件和材料的耗损量。

这些数据是在足够长的时间收集的,其统计计算结果可为定量的维修性验证提供真实的依据。现场数据对以后的工程项目具有指导意义,可以为以后的维修性验证提供可靠的历史数据。

然而,这个过程只能用于医疗器械使用阶段,它需要耗费大量时间和有效的数据收集系统,因此,其结果只能在医疗器械开发过程的后期利用。

(四)演示验证方法

维修性演示验证仅是整个维修性验证过程的一个方面。然而,演示验证结果通常是产品交付前维修性验证的唯一合同依据。因此,演示验证方法的要点概述如下:

1. 演示验证程序　维修性演示验证的步骤主要包括以下几点:

(1)可行性验证:该试验通常是在医疗器械研制期间,在实物模型、工程模型或使用三维仿真程序进行。其目的是为了得到有关维修难易度、安装、维护和修理时间方面的信息。

(2)设计试验:该试验如同初步的审计评审,不能用于正式的产品鉴定,通常客户代表不监控。试验的结果形成文件,并且可用于提高维修性评价的置信度。设计试验可在样机和生产产品上进行。

(3)正式的维修性演示验证:正式的演示验证是医疗器械正式鉴定的一部分,应在预生产或正式生产的产品上进行。它是依据互相认可的条件,并在客户代表监控下进行。

2. 演示验证方案　维修性试验和演示验证方案是维修性大纲的一部分。它将作为基本的计划编制文件,用于所有正式的维修性试验,应包括:

(1)演示验证任务及其费用(包括软件部分)清单,它将根据下面的准则选定:

——预防性维修:应从医疗器械预定的操作使用中选择一些具有代表性的任务;

——修复性维修:选择的任务应能达到总的预计修理时间的具有代表性的百分数。

(2)试验工作组及其职责和权力的说明。试验工作组的组成和职责从以下几方面规定:

——工作团队组织;

——具体职责分配;

——对实验工作组成员的资格、数量、招募来源及培训要求。

(3)保障物资、设施和文件数据的清单包括：

——需要演示验证的维修性参数；

——维修可达性极其局限的说明；

——维修工具、试验和检测设备,包括自动检测设备；

——工作和维修所需的技术手册的说明；

——问题解答；

——必要的备件和耗材；

——保险装置和程序；

——校准设备；

——专用维修设施的说明。

(4)演示验证试验程序的说明、统计实验方法和程序。

(5)有关重新试验的规定。

3. 条件和限制　维修性演示验证试验宜作为总的研制和签订试验大纲的一个组成部分,以保证演示验证试验费用的有效性和提高试验样品、人员和设施等的利用率。

不在制造厂职责之内的设备将不进行演示验证,如客户自己选择的设备。然而,制造厂商应保障在演示验证试验期间不会因制造厂商自己的设备接口不匹配而使使设备的维修性下降。

4. 改进后的演示验证　对于没有满足规定要求的产品,其中的任何缺陷应加以修正。其修正部分及受其影响的部分应重新试验。维修可达性发生改变或受到限制时所有受影响的部分都要重新试验。

（五）验证程序的要点

1. 使用的数据源　以下类型的数据信息可用于后续工程阶段的维修性验证:类似产品的历史数据、设计或制造数据、演示验证和现场数据。作为验证程序的第一步应提供上述所有可能的各种数据源。

2. 数据的收集和分析　有关现场维修及相关费用方面的历史数据应从可以利用的正式来源和相关的出版物中获取。但是,这些数据的获取有时局限于一定的用户范围内。另外,有些单位拥有自身医疗器械的维修经验,能获得有关的维修性数据。

维修性设计或制造方面的数据可从图纸和检测中获得,例如,从常规的质量保证监控和返修工作中获得。如果维修性验证不是基于历史或设计数据,而是基于实际的产品数据,那么这些数据可从演示验证试验、专题研究或产品的操作使用获得。一个综合的数据收集系统应当记录所有的故障和维修数据。这个数据收集系统应和下述要求相一致:

——为验证开展的试验数据评价；

——操作实践,以促使下一步的验证工作进入到实用阶段,因此,所有的维修作业应根据用户的维修任务予以确认,数据收集的组织、程序和职责宜详细地予以规定。

由于以下一个或几个因素,有必要对数据进行调整和检查。

（1）系统的相似性：从其获得历史数据的医疗器械是否与待评价的医疗器械相似。

（2）设计修改：维修性数据的有效性是否因设计或结构的改变而受到影响。

（3）维修方案：数据的可移植性是否因不同的维修方案而受到影响。

（4）维修条件：维修数据是否基于相同的标准，如人员技术水平、维修工具和设施、检测设备等。

（5）环境：整个数据收集期间（操作、试验期间）产品的功能和环境应力与所期望的相比较是否相当。

（6）数据收集过程：数据收集过程是否可靠。

在应用到维修验证之前，应该检查和筛选所有数据。对于技术、条件或流程上的偏差，这些数据可利用修正系数予以修正。

3. 评价

（1）定性评价：维修性数据的定性评价是借助于维修性设计检查清单进行的，这是定性的维修性分析的主要工具。检查清单通常由通用的标准判据部分和系统特有的部分组成。

（2）定量评价：维修性数据的定量评价可借助于统计方法、数学模型或者比对研究来完成。可应用的方法如下：

1）工作数据的统计评价：在给定时期内大量维修活动生成了现场维修原始数据，因此，统计评价通常包括按要求对数据进行排序和分组，对各数据组内的数据进行编辑并计算全部的维修性指标，如每工作小时的工时。

2）试验数据的统计评价：进行维修性演示验证试验的目的是为了从有限的试验样品来确定对产品总体给出接受或拒收的判断。根据不同的维修性要求，可采用不同的试验方法。进行的维修次数应与规定的统计方法一致，以得出最终的结论。用这种方法得到的维修性描述不是绝对的，但可以得到在给定的风险下，达到规定要求的概率。

3）历史数据和设计数据的评价：可以利用类似医疗器械先前经历的维修性数据或医疗器械直接的设计和制造信息，作为所构造的数学模型的输入，以分析计算规定的维修性特性。该数学模型的构造取决于数据的类型。

4）例外情况与排除：上述评价方法应该说明哪些事件应排除在考虑之外。这些事件通常包括：

——试验仪器失效而引起的维修；

——由于故障模拟而导致的二次失效所引起的维修；

——意外损坏带来的维修。

4. 比较

维修性验证过程中的最后一步是将评价结果与规定的维修性要求相比较。这时可能产生下述问题：

——评价结果从统计角度看是否可认为是有效的？

——评价结果是否满足规定的维修性要求？

——评价结果是否与以前类似系统的经验有明显差异？

合同中宜说明由于没有满足规定维修性要求或接受判据的后果。

（六）维修性数据的收集、分析和表示

对医疗器械的维修性进行评价,需要医疗器械寿命周期内不同时刻的维修性相关数据。

维修性数据的收集、分析和表示,要求在医疗器械的设计和完成期间,以及生产和工作期间完成。这些数据一般由医疗器械的供应商以维修性数据报告的形式提供给用户,该维修性数据报告将数据连同其相关说明一起提交。

所关心的关键维修性数据是修复性和预防性维修活动的停工时间和维修工时。也应提供说明所需人员和设施的维修保障信息。

在表示维修性数据时,重点要考虑的是维修概念、名词术语及定义、数据来源说明、分析程序和数据表示方法。

1. 维修方案 为了清楚地理解所表示的维修性数据,定义可应用于数据的具体医疗器械的维修方案是必不可少的。下面检查清单说明了所需的有代表性的信息类型。

产品参考目录、产品说明、产品功能、日期、维修方案(技能要求、保障设备要求、技术文件要求、培训要求)等维修方案信息是必需的。

对维修所需的不同维修场所,如原位、本地、仓库或保障中心等,应提供与维修方案相关的信息。

2. 数据来源 维修性相关数据可以从以下几个方面得到:相似产品的历史数据、医疗器械设计和制造信息、医疗器械演示验证和现场数据。

这些数据可用基本的维修性度量值,例如 MTTR 的改进值(真值、预计值、估计值、外推值)表示。

在说明上述各种数据来源时,应考虑下述要点:

(1)历史数据:首先应说明医疗器械及其历史数据的来源(如现场使用、修理车间、软件保障中心),以及历史数据适用到当前医疗器械的理由。还应说明收集数据使用的方法、维修人员的训练和技能级别,以及历史数据对所研究医疗器械的适用性的差异。

历史数据应用医疗器械初期的规范、概念和定义阶段。在医疗器械寿命的后期阶段,应考虑它们与现行医疗器械上所得到的实际数据的关系。历史数据也可作为维修性验证的一个辅助信息来源。

(2)医疗器械设计和制造数据:如果维修性数据是从设计、验证和制造阶段(如研制试验、生产或装配作业),通过采用设计分析、预测或 3D 软件获得,则使用的方法宜予以确认。应详细说明如何选择、应用这些方法,并应注意数据在精度方面可能存在的局限。

医疗器械设计和制造数据可以作为下列方面的基础:产品维修性要求的鉴定和验收、评审历史数据的相关性及前期维修性估计的有效性、预防性的维修计划制订、修复性维修改进、维修费用改进。

(3)医疗器械演示验证及现场数据:维修性数据可以在真实或模拟环境下从模拟机、原型机或生产产品的演示验证试验中得到,也可以从医疗器械使用(如维修中心、修理店或工

作现场)期间产生的数据中得到。应说明选用的维修方法、数据监控和记录技术以及维修人员的技术水平及其受到的培训。在医疗器械寿命周期的工作和维修期间,演示验证及现场数据的反馈是支撑工程活动的基本方法,它突出强调了医疗器械的不足,如维修性差,维修保障系统欠缺。

(4)分析流程:当演示验证试验和测定试验(即:得出一个定量的维修性水平)提交维修性数据时,应说明所用的分析程序,有关要点包括:数据编辑、数据统计分布分析、参数计算。

1)数据编辑:应说明为保证数据的准确性、完整性及有效性所采取的措施,如果对数据进行任何删改处理,应对所进行的工作说明原因及使用的规则。

2)数据统计分布分析:如果要对数据进行统计分析,首先必须确定数据的分布。对分布实验的方法以及选择的理由应加以说明。常用的方法有 χ^2 检验、柯尔莫洛夫—斯米尔诺夫检验和图估检验。

3)参数计算:对要提交的所有维修性参数的计算依据应加以说明。应对选择的参数计算是根据积累的还是某一时间间隔的数据计算的方法加以详述。如果采用的是维修性数学模型,应对其进行充分的描述。

(5)数据表示:维修性数据表示主要是针对:修复性维修、预防性维修、修正性维修。

此外,应提供维修保障数据,以提供必要的背景资料。

1)修复性维修:修复性维修时间通常用有效修理时间表示,由若干分项组成。表5-2给出了一个象征性一览表,以记录修复性维修中一系列有效的修理项目的细节。

表5-2　有效修理任务数据一览表

任务序号	相关单元	故障	技术员	人员数量	有效修理时间数目/h					
					诊断	技术延迟	修复	完工检查	总修复时间	总工时
1	LRA-1	CR-1		1	0.2	0.1	0.1	0.1	0.5	0.5
2	LRA-2	CR-24		2	0.7	0.2	0.2	0.2	1.3	2.6
3	LRA-3									

注: LRA——现场可更换的组件

表5-2标明了故障单元(相关单元)、故障(失效)类型、维修技术人员、需要的人数和各项停工细目。这些信息适用于从研制和操作试验得到的数据。

表示从历史或预测得到的数据,根据经验,可能用均值或中位数,比用单个医疗器械数据表示更好。

用于修复性维修特性方面的其他参数有:

——故障自动检测率(产品工作时);

——故障自动恢复率;

——有定位精度说明的自动或手工故障定位;

——手工或自动修复过程的效率;

——有效修复时间的均值或分位数。

这些参数的平均值可从历史、预测和汇总试验数据得到。

2）预防性维修：预防性维修数据的表示，要求将各项任务的持续时间连同发生的频率分别予以表示。维修持续时间一般用有效的预防性维修时间表示。对观测到的非预防性维护实施的停机时间，需要时可进行附加。为了有助于维修计划安排，需要估计出每种任务的维修工时。在详细的任务信息中，还应给出全部预防性维修的总次数。

3）修正性维修：开展修正性维修可提高医疗器械的性能或改善医疗器械的维修性和可靠性。如果经济上可行，在医疗器械寿命期内任何时候都可以进行。非紧急情况，通常安排在计划维修中或在修复性维修中进行。为确保备件和文件可供改装和维修医疗器械使用，保持一个准确和最新配置的控制系统很重要。

一个以维修性和可靠性差为理由而作出修改零部件的决定，很可能是从一个强调某些细节部分的维修系统数据的数据分析得到的。任何修改的零部件一旦完成，有必要对其进行单独确认。以便从最新数据方面，确定该修改已达到预期结果。

4）维修性保障数据：为帮助医疗器械用户制定维修保障方案，需要维修保障数据。应提供的主要数据内容有：推荐的维修方案、培训要求、专用工具或其他保障设备及需要的技术文件。此外，应按以下内容详细说明预防性维修要求：

——预防性维修的主要任务；

——所需的人员技能和保障设备；

——对停机和维修工时的影响。

关于管理时间、备件使用和交付等进一步的维修性保障数据，可以根据需要补充。

（七）预防性维修时间的专门检验

预防性维修时间专门检验是检验平均预防性维修时间或最大预防性维修时间（完成全部预防性维修任务）的特定方法。

1. 使用条件

（1）不考虑对维修时间分布的假设。

（2）平均预防性维修时间的可接受值$\overline{M}_{pt}$或最大预防性维修时间的百分位和可接受值M_{maxpt}按合同规定。

2. 试验与统计计算

样本量应包含在规定的期限内的全部预防性维修作业，如在其间的每日维护、周维护、年预防性维修或其他类型的预防性维修作业的平均时间$\overline{X_{ptj}}$以及每类维修作业的频次f_{pj}。

（1）按下式计算平均预防性维修时间的样本均值$\overline{X_{pt}}$

$$\overline{X_{pt}} = \frac{\sum_{j=1}^{m} f_{pj} \overline{X_{ptj}}}{\sum_{j=1}^{m} f_{pj}}$$

式中:m——全部预防性维修的类型数。

（2）按下法确定在规定百分位上实际完成预防性维修任务的预防性维修时间 M_{maxpt}。

将已进行的 n 个预防性维修时间 X_{ptj} 按最短到最长的量值顺序排列。统计在规定百分位上的 M_{maxpt}。如规定百分位为 90，当 n 等于 35 时应选取排列在第 32（即 $90\% \times 35 = 31.5 \approx 32$）位上的维修时间作为 M_{maxpt}。

（3）判决规则:对平均预防性维修时间,若

$$\overline{X_{\text{pt}}} \leqslant \overline{M_{\text{pt}}}$$

则符合要求而接受,否则拒绝。

对平均预防性维修时间,若

$$X_{\text{maxpt}} \leqslant M_{\text{maxpt}}$$

则符合要求而接受,否则拒绝。

三、维修性建模预计

（一）维修性模型的主要类型

1. 按维修性工程的目标分类 按维修性工程的目标,维修性分为基本维修性和任务维修性,与此相对应的模型分为基本维修性模型与任务维修性模型。通常在不加注明时,维修性指的就是基本维修性。

2. 按建立模型的目的分类 按建立模型的目的分类主要有维修性分配模型和维修性预计模型等。

（二）维修性建模的一般原则

建立医疗器械的维修性模型应遵循以下一些原则:

1. 真实性 模型必须客观、真实地反映所研究对象的本质,即必须准确地反映医疗器械中影响维修性的有关因素与维修性参数的关系。

2. 目的性 模型的建立要针对研究的目的,如预计和分配这两种不同目的所对应的模型就不尽一致。

3. 可追溯性 模型的建立、简化、完善、修改等必须归档,使整个建模过程透明可见。

4. 清晰性 模型必须清晰、明确地描述所研究的维修性问题,并易于为人们理解和掌握。对于由多个子模型组合而成的复杂产品维修性模型,要清晰地表述医疗器械维修性模型与其子模型之间的相互关系。

5. 适应性 模型要适应医疗器械所处的环境和内部条件。随着医疗器械的外部环境和内部结构的变化,维修性模型应能够适应这种变化,便于修改完善。

（三）维修性建模的一般步骤

（1）确定建模的目的、时机与用途。

（2）确定建模的参数，包括：

1）根据掌握的信息和建模目的确定建模的参数。

2）确定的建模参数一般应为标准或合同中定义的参数。

（3）收集和整理产品或相似产品的有关信息、资料及维修约束条件。主要包括：

1）功能层次及其框图。

2）结构特性，如机械、电子、化工、火工品等不同结构及其布局。

3）维修级别、保障条件及保障方案。

4）影响产品维修性的设计特性，如可达性、互换性、故障检测与隔离特性、故障频率等。

5）已知相似医疗器械或相似单元的可靠性维修性定量数据和定性要求。

6）可靠性分析资料，如医疗器械的可靠性水平、FMEA、FTA 的结果。

（4）建立模型，包括：

1）选择或建立适用的模型。选择适用的模型，当无适用的模型时，应按提供的建模方法建立模型。

2）维修事件（项目）分析。如维修事件与维修职能关系、医疗器械维修与医疗器械维修事件关系、医疗器械维修事件与相应的维修活动关系以及维修活动与基本维修作业之间的关系等。

3）维修任务分析。如串行作业、并行作业、网络作业以及医疗器械维修任务与组成单位维修作业之间的逻辑关系等。

4）确定输入与输出关系，建立相应的模型。

5）医疗器械的维修性模型可以有多种，尽量先简后繁，在满足精度条件下应尽量简化。

（5）确认模型：模型的确认是检验构造的模型能否真正代表所建模医疗器械（或所设计系统）的基本性能。模型的确认过程是对模型和医疗器械反复比较的过程，并且利用两者之间的差别来改进和修正模型，使之逐步向医疗器械特征逼近，直到模型被确认为能真正代表医疗器械时为止。

（四）维修性模型的确认

1. 模型假设的确认　模型假设可分为两大类，其一是结构假设，其二是数据假设。

结果假设包括对实际医疗器械的简化和抽象。例如维修职能关系的基本结构、医疗器械维修事件组成的基本关系等。这些模型结构上的假设都必须与医疗器械的设计人员和医疗器械的使用人员进行详细的讨论，并在实际观察的基础上加以确认。

数据假设包括对所有输入数据的数值和各种概率分布所作的规定，这些规定应与医疗器械的运行条件基本符合。数据假设在收集医疗器械可靠运行数据的基础上，进行必要的统计分析之后加以确定，尽可能使之符合实际需要，并得到用户的确认。此外，数据假设还应在收集医疗器械的随机样本数据的基础上,识别其概率分布类型,估计其各项分布参数,并进行 χ^2 或柯尔莫哥罗夫-斯米尔诺夫检验等,使模型的数据假设得到定量的确认。

2. 模型的输入、输出确认 对模型的确认,最终表现在模型能否反映医疗器械的维修性。即当模型和医疗器械都以同样的输入变量运行时,应具有相同的输出响应。当某些输入量在一定范围内变动时,模型应能反映出医疗器械在同样输入情况下的输出变化,由此可以确认模型和所建模的医疗器械是否具有相同的输入、输出变换性能。

模型的输入、输出确认可以充分利用现有历史统计数据来进行。还可以结合具体的建模方法,运用统计回归方法、计算机仿真方法等手段加以确认。

3. 注意事项 维修性模型确认注意事项包括:

(1)模型确认的目的不完全在于模型代表实际医疗器械的准确性,而在于使模型的使用人员在利用模型分析医疗器械时,能够做出合理的决策或选择。

(2)模型只能近似地代表所描述医疗器械主要特征。在模型确认中,只能说模型在一定条件范围内符合医疗器械,而对另一目标或另一种条件则可能是无效的。

(3)建模和模型确认在整个建模和模型的使用过程中必须反复进行。医疗器械或模型发生改变时,都应该进行模型的确认。

医疗器械维修性建模的具体方法可参考标准进行。

(五)医疗器械平均维修时间建模

医疗器械的维修包括各种不同的维修事件,其所需时间之间的关系可以通过"全概率公式"进行描述。

医疗器械的平均维修时间 $\overline{M_s}$ 为:

$$\overline{M_s} = \sum_{i=1}^{n} \alpha_i \overline{M_i}$$

式中: $\overline{M_i}$ ——第 i 项维修事件的平均维修时间;

α_i ——第 i 项维修事件发生的概率, $\sum_{i=1}^{n} \alpha_i = 1$;

n ——在所建模的维修级别上,系统的维修事件数。

在研究医疗器械的平均修复时间时, α_i 只与产生修复性事件的故障所对应的故障率有关,即

$$\alpha_i = \frac{\lambda_i}{\sum_{i=1}^{n} \lambda_i}$$

式中: λ_i ——产生第 i 个维修事件的故障所对应的故障率。

在研究医疗器械的平均预防性维修时间时, α_i 只与预防性维修事件发生的频率有关,即

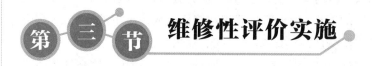

$$\alpha_{i} = \frac{f_{i}}{\sum_{i=1}^{n} f_{pi}}$$

式中：f_{pi}——第 i 个预防性维修事件的发生频率。

第三节 维修性评价实施

一、维修性及其工作项目要求的确定

确定维修性要求的根本目的是为了获得易于维修保障的医疗器械，以实现规定的性能完好性和任务成功性要求，并减少维修资源消耗，降低寿命周期费用。

确定维修性工作项目要求的目的是为了通过实施最少且最有效的工作项目，实现规定的维修性要求。

确定维修性及其工作项目要求是使用方主导的两项重要的维修性工作，是其他各项维修性工作的前提，这两项工作的结果决定了医疗器械的维修性水平和维修性工作项目的费用效益。

（一）确定维修性要求

提出和确定维修性定性和定量要求是获得医疗器械良好维修性的第一步，只有提出和确定了维修性要求才有可能使维修性与设备性能、费用等得到同等对待，才有可能获得维修性良好的医疗器械。因此，使用方必须协调确定维修性要求，并纳入医疗器械的采用要求，在采用合同中必须有明确的维修性定性定量要求。

维修性要求的确定要经历从初定到确定，由使用要求转化为合同要求的过程。一般过程是：

（1）在医疗器械立项综合论证过程中，应提出初步的使用维修性要求。

（2）在研制总要求的综合论证过程中，应权衡、协调和调整可靠性、维修性和保障系统及其资源要求，以合理的寿命周期费用满足性能完好性和任务成功性要求。

（3）在方案阶段结束转入工程研制前，应确定使用维修性要求的目标值和门限值，并将其转换为合同中的规定值和最低可接受值。

（4）将维修性定性要求、定量要求和验证要求列入医疗器械合同或合同附件中。

维修性要求的构成及其内容必须符合《研制总要求》规定的使用要求和前期保障性分析的结果。准确理解这些使用要求和保障性分析的结果，对后续的维修性工作具有重要影响。

同维修性有关的医疗器械使用要求通常表述为：

（1）每单位日历时间(年、月、日)的使用小时数。

(2)性能完好性和任务成功性目标。

(3)停机时间约束。

(4)机动性要求。

(5)自保障特性的要求。

(6)人力、技能等保障约束。

(7)反应时间要求。

(8)使用环境。

(9)使用现场的数目、位置以及医疗器械数量。

(10)部署安排。

医疗器械的维修性要求由性能完好性、任务成功性等导出。

在工程实践中,由性能完好性、任务成功性要求准确导出医疗器械的维修性要求是很困难的,因为影响性能完好性的因素很多,不但受到诸多与保障有关的设计因素,如可靠性、维修性、测试性影响,还受到由于各保障资源引起的以及管理造成的延误的影响,因此确定维修性要求就需要一个反复分析和迭代的过程。

工程中的一般做法是:根据类似医疗器械的可靠性、维修性水平,考虑新医疗器械由于采用新技术产生的影响,估计其可能达到的新水平,并同时估计保障系统及其保障资源造成的延误,通过建立仿真模型,分析实现性能完好性、任务成功性要求的可能性,经过反复的分析、调整和协调,才能确定医疗器械的维修性要求。

为了与使用要求取得一致,应该按各个维修级别规定相应的要求。维修性要求及约束条件涉及以下几个方面:

(1)允许的维修停机时间。

(2)修复所需的诊断和测试时间。

(3)每次维修活动或每个使用(工作)小时的维修工时。

(4)故障检测率、故障隔离率和虚警率。

(5)预防性维修和损伤修复的影响。

(6)维修级别的划分及各级别的修复能力。

(7)测试与诊断方案。

(8)维修方案。

(9)人员技能水平限制。

由性能完好性要求和任务成功性要求导出的是使用维修性要求,使用维修性要求用使用维修性参数和使用值描述,如平均维修时间、维修工时率等。使用维修性要求需要转换为制造商在研制过程中可以控制的合同参数,合同要求用维修性合同参数和合同值描述,维修性合同参数一般采用维修性设计参数,如平均修复时间、平均维护时间等。

通常在合同或任务书中规定的是医疗器械顶层的维修性要求,应允许制造商对以下各层次灵活地分配维修性要求,但经过权衡后的分配结果必须能够实现总的维修性要求。

经过分析、论证和协调,应在产品技术规范中明确规定定性或定量的维修性要求。在

按使用要求拟定规范时,必须明确地反映维修性要求的实质。规定的要求应是:

(1)适应当前技术发展水平和费用约束的可行的定量与定性要求。

(2)能够考核和验证的要求。

(3)陈述明确,避免含糊不清。

维修性定性要求是为使医疗器械维修方便、经济、迅速,对医疗器械设计、工艺、软件等方面提出的非量化要求。简化医疗器械设计与维修、具有良好的可达性、提高标准化程度和互换性、具有完善的防差错及识别标记、保障维修安全、测试准确快速和简便、重视贵重件的可修复性、要符合维修中人机环工程的要求等。维修性定性要求的具体内容与产品的使用特点和结构特征密切相关。

(二)确定维修性工作项目要求

实施维修性工作的目的是为了实现规定的维修性要求。维修性工作项目的选取取决于要求的产品维修性水平、产品的复杂程度和关键性、产品的新技术含量、产品类型和特点、所处阶段以及费用、进度等因素。对一种具体的医疗器械,必须根据上述因素选择若干适用的维修性工作项目。使用方应提出工作项目的要求,并在合同工作说明中明确对每个工作项目要求的细节。

维修性工作项目的选择应遵循以下原则:

(1)工作项目的选择应以确保达到维修性定性与定量要求为主要目标。要从实现维修性定性和定量要求出发,选择若干必要的工作项目,同时还应鼓励生产厂家提出补充的工作项目、备选的工作项目和对工作项目进行改进。

(2)费用效益是选择工作项目的根本依据。由于进度和资金限制,应该选择经济而有效的工作项目。选择工作项目时,可根据产品维修性目标和各工作项目所需的费用,综合考虑工程项目的复杂程度、阶段划分和资金、进度要求等因素,将各工作项目按先后顺序排列。一般情况下,均应选择维修性计划和工作计划,但在充分考虑医疗器械的重要性和工程项目的复杂程度后,如确不需要维修性工作计划时,也可引用单个的工作项目。

(3)维修性工作项目应与其他专业工程(如综合保障、安全性、可靠性等)相协调,避免重复,维修性建模和分析尤其需要与保障性分析相协调,但不能重复。此外,还应保障维修性分析及其记录与维修性(含测试性)分析及其数据不重复。

(4)维修性要求的确定、工作项目的选择和剪裁、说明细节的补充、详细设计评审项目要求的制定等工作之间需要协调。选择工作项目过多、要求提供过于详细的资料、对生产厂家的工作控制过度、对维修性工作及其结果进行过多的审批,多会给生产厂家增加不必要的负担,其结果是增加合同费用、延迟工作进度。

为了选择适合的工作项目,应对工作项目的适应性进行分析,可采用"工作项目重要性系数分析矩阵"的方法,得出各工作项目的重要性系数,重要性系数相对高的工作项目就是可选择的使用的项目。

表5-3中需要考虑的因素可根据具体情况确定,如产品的复杂程度、关键性、新技术含

量、费用、进度等。每一因素的加权系数通过打分确定(取值为 1~5),一般讲,可靠性低的产品,维修性工作项目的加权系数相对大一些;复杂程度高的产品,维修性工作项目加权系数大一些;测试性水平低的产品,维修性工作项目加权系数要大一些。确定了考虑因素并选取了加权值后,将每一个工作项目的加权值连乘,然后按表5-3 中的计算方法计算每一工作项目的重要性系数。

表5-3　工作项目重要性系数分析矩阵

工作项目	加权系数(1~5)							乘积	重要性系数
	复杂程度	关键性	产品类型及特点	新技术含量	使用环境	所处阶段	——		

乘积 = 各因素加权系数的连乘

重要性系数: 假设乘积值最大的工作项目重要性系数为 10, 其他工作项目的重要性系数 = $\dfrac{该工作项目乘积}{最大乘积} \times 10$

二、维修性管理

维修性工作涉及医疗器械寿命周期各阶段和医疗器械各层次,包括要求确定、监督与控制、设计与分析、试验与评价以及使用期间的评价与改进等各项维修性活动。维修性管理是从系统的观点出发,对医疗器械寿命周期中各项维修性活动进行规划、组织、协调与监督,以全面贯彻维修性工作的基本原则,实现既定的维修性目标。

使用方应在立项论证阶段制定维修计划,对医疗器械寿命周期,尤其是研制阶段和早期使用阶段的维修性工作做出全面安排,规定各阶段应做好的工作,明确工作要求。对生产厂家工作的要求应纳入合同。生产厂家根据合同和维修性计划制定详细的维修性工作计划,作为开展维修性工作的依据。维修性工作计划应经订购方认可。计划和工作计划应随着研制工作的进展不断补充完善。

开展维修性工作需要有相应的组织机构及明确的职责,确定组织机构及其职责是落实各项各项维修性工作,实施有效维修性管理的重要环节。对维修性工作进行监督与控制,实施维修性审核,建立维修性数据收集、分析与纠正措施系统等实施有效管理,确保实现规定维修性要求的重要手段。管理性工作项目所需的人力、经费和资源较少,但其作用和效果却非常明显,一般均应作为要求的工作项目。

维修性增长管理是一项复杂的技术管理工作。维修性核查、维修性验证、维修性分析评价都包含评定产品的维修性、发现设计缺陷、制定改进措施的内容,因此必须根据实际情况,权衡上述三项工作的效益和费用,以选择最有效的途径实现维修性增长。

(一)制定维修性计划

维修性计划是使用方进行维修性工作的基本文件,也是生产厂家制定维修性工作计划的重要依据。维修性计划除应包括维修性要求的论证和维修性工作项目要求的论证外,还包括维修信息收集、对生产厂家的监督与控制、使用期间维修性评价与改进等一系列工作的安排与要求。制定维修性计划是使用方必须做的工作,通过该计划的实施来组织、指挥、协调、控制与监督医疗器械寿命周期中全部维修性工作。随着维修性工作的开展,应不断补充、完善维修性计划。

在维修性计划中,应明确使用方完成的工作项目及其要求、主要工作内容、进度安排以及实施单位等。要求生产厂家开展的工作,应纳入合同文件。

维修性计划的作用是:

(1)对维修性工作提出总要求、作出总体安排。

(2)对使用方应完成的工作给出安排。

(3)明确对生产厂家维修性工作的要求。

(4)协调维修性工作中使用方和生产厂家以及使用方内部的关系。

(二)制定维修性工作计划

制定维修性工作计划的主要目的是:在给定维修保障要求(约束)和使用周期费用最小的条件下,确保设计满足规定的维修性要求。

维修性工作计划是生产厂家开展维修性工作的基本文件。生产厂家将按该计划来组织、指挥、协调、检查和控制全部维修性工作,以实现合同中规定的维修性要求。

维修性工作计划需明确为实现维修性目标应完成的工作项目(做什么),每项工作进度安排(何时做),哪个单位或部门来完成(谁去做)以及实施的方法与要求(如何做)。由于维修性工作计划反映了生产厂家实现维修性要求的决心和措施,因此该计划的科学和完备程度是使用方选定生产厂家应考虑的一个重要因素。

维修性工作计划的作用是:

(1)有利于从组织、人员与经费等资源,以及进度安排等方面保证维修性要求的落实和管理。

(2)反映生产厂家对维修性要求的保证能力和对维修性工作的重视程度。

(3)便于评价生产厂家实施和控制维修性工作的组织、资源分配、进度安排和程序是否合适。

维修性工作计划应与可靠性工程、综合保障等领域的有关工作相互协调,避免重复。

维修性工作计划必须纳入医疗器械研制计划,其安排与研制计划决策点相一致并按时完成。

（三）对生产厂家和供应方的监督与控制

对生产厂家的维修性工作实施监督与控制是使用方重要的管理工作。在医疗器械的研制与生产过程中，使用方应通过评审等手段监控生产厂家维修性工作计划进展情况和各项维修性工作项目的实施效果，以便尽早发现问题并采取必要的措施。

生产厂家为保证订购的配套产品达到维修性要求，必须采取下列监控措施：

（1）应选定那些已被证实能够研制、生产满足维修性要求的产品的厂家。

（2）对产品规定维修性要求和试验要求。

（3）与供应方建立密切的联系，及时解决设计中的接口和相互关系问题。

（4）进行必要的检查和评审，保证每个供应单位正确有效地进行维修性工作。

为保证供应产品的维修性符合规定的要求，生产厂家在签订供应合同时应根据产品维修性定性、定量要求的高低、产品的复杂程度等提出对供应方监控的措施。

生产厂家在拟定对供应方的监控要求时应考虑对供应方研制过程的持续跟踪和监督，以便在需要时及时采取适当的控制措施。在合同中应有生产厂家参与供应方重要活动（如涉及评审、维修性试验等）的条款，参与这些活动能为生产厂家提供重要信息，为采取必要的监控措施提供决策依据。

使用方对供应品的直接监控要求应在相关的合同中明确。

生产厂家应对供应方的维修性工作计划进行评审，并监督其执行，其工作模式与使用方对生产厂家的维修性工作评审和监督类似。

（四）维修性评审

维修性评审是对维修性工作监督和控制的有效办法，在研制过程中应作为医疗器械设计评审的一个组成部分，并在合同工作说明中规定，保证评审的人员和经费落实。

维修性评审主要包括使用方内部的维修性评审和按合同要求对生产厂家、元件等供应方进行的维修性评审，另外还应包括生产厂家和元件等供应方进行的内部维修性评审。

维修定性、定量要求和维修性工作项目要求是使用方内部维修性评审的重要内容。维修性定量、定性要求评审应与相关特性的要求评审结合起来，并尽可能与系统要求审查结合进行。评审可采用专家评审（包括特邀生产厂家专家）评审的方式进行。

生产厂家应对合同要求的正式维修性评审和内部要求的维修性评审作出安排，制定详细的评审计划。计划应包括评审点的设置、评审内容、评审类型、评审方式及评审要求等。该计划应经使用方认可。

维修性设计评审的目的是保证所选定的设计和试验方案、实施进度与维修性要求的一致性。研制期间应及时、不断地进行评审。随着设计的进展，评审的间隔时间可适当延长。使用方和生产厂家都应把维修性设计评审作为阶段决策的重要依据。

应尽早做出维修性评审的日程安排并提前通知参加评审的各方代表，提供评审材料，以保证所有的评审组成员能有准备地参加会议。在会议前除看到评审材料外，还能查阅有

关的设计资料,以提高评审的有效性。评审中生产厂家除提供设计资料外还应提供下列有关信息:

(1)预防性维修要求和约束条件。

(2)对维修性有影响的硬件技术状态及可达性。

(3)必要的诊断及测试安排。

(4)需要的工具、设备、设施和有关文件资料。

无论是使用方进行的维修性评审,还是生产厂家安排的维修性评审,或是元件供应方进行的维修性评审,均应将评审的结果形成文件,以备查阅。

(五)建立维修性数据收集、分析与纠正措施系统

建立数据系统的根本目的是为系统进行维修性分析、评价、改进提供基础。

应在整个研制周期中进行维修性、测试性与诊断数据收集。有关数据可通过以下工作或其结果中获取:

(1)维修性分析。

(2)工程试验。

(3)维修性验证试验。

(4)样机。

(5)医疗机构试验与试用。

维修性数据的用途是:

(1)提供保障信息。

(2)查明产品的维修性缺陷,如维修的可达性、安全性不好等,并为拟定纠正措施提供依据。

(3)建立维修时间的档案,以便比较和用于预计。

(4)确定是否符合规定的维修性、测试性与诊断要求。

(5)检验维修性分配、预计与验证所采用的维修时间分布假设。

收集与报告的数据应该对生产厂家和元件供应方都能使用。数据系统应能迅速检索所有维修性数据。数据系统的范围及其内容应符合研制与生产的需求。需要收集的信息如:

(1)故障的征兆与模式。

(2)故障件。

(3)修复措施。

(4)恢复功能的时间。

(5)维修工时。

(6)测试过程及发现的维修性缺陷。

(7)测试人员和维修人员的技术水平。

试验数据报告所提供的信息中,要能足以证实观察的结果和估计值。一般包括下列

信息:

(1)开始维修的时间和日期。

(2)产品及其组成的识别信息。

(3)所进行的具体维修活动。

(4)所用的故障检测与隔离的方法和故障诊断的结果。

(5)维修情况及异常现象的具体说明。

(6)维修人员或维修小组的实际维修时间记录。

研制和试验阶段数据分析的主要目的是辅助设计,重点是找出维修性设计的薄弱环节,提出纠正措施,也为制定维修保障计划提供输入信息。

对所有不符合规定的医疗器械都应进行详细分析,包括对技术规范、设计图纸的评审,对样机或批生产医疗器械的考察等,以便找到不合格的原因,并确定改进措施。

医疗器械进入维修性验证以后,还需进行数据分析,以便查明有关维修性的一些未预见到的问题,并视情对确定的维修人员和备件要求再次肯定或作必要的调整。对以前使用过的产品也可收集其维修性数据进行分析,以便进一步改进。

应在工程研制之前就尽早安排用于维修性预计的数据收集,以便于工程研制和试验对有关数据的利用。

在方案阶段就能初步安排数据收集工作,并在试验开始之前在维修性验证计划中落实。

（六）维修性增长管理

维修性增长管理应尽可能利用产品研制过程中各项试验的资源与信息,把有关试验与维修性试验均纳入以维修性增长为目的的综合管理之下,促使产品经济且有效地达到预期的维修性目标。

拟定维修性增长目标和增长方案是维修性增长管理的基本内容。维修性增长目标和方案应根据工程需要和现实可能性,经过对医疗器械的维修性预计值与同类产品维修性状况的分析比较,以及对医疗器械计划进行的维修性试验与分析后加以确定。

对维修性增长过程进行跟踪与控制是保证产品维修性得以持续改进和增长的重要手段。为了对增长过程实现有效控制,必须强调及时掌握产品的维修性信息,严格实施维修性数据收集、分析、处理,确保维修性缺陷原因分析准确、纠正措施有效。

三、维修性设计与分析

维修性设计与分析是赋予产品良好维修性的根本途径。维修性设计是由一系列维修性设计与分析工作项目来支持的。维修性设计与分析的目的是将成熟的维修性设计与分析技术应用到产品的研制过程,选择一组对产品设计有效的维修性工作项目,通过设计满足使用方对医疗器械提出的维修性要求,并通过分析尽早发现产品的薄弱环节或设计缺陷,采取有效的设计措施加以改进,以提高产品的维修性。

早期的设计决策对医疗器械的寿命周期费用产生重要影响,为此,应尽可能早地在产品研制中开展维修性设计与分析工作,有效地影响产品的设计,以满足和提高医疗器械的维修性水平。

每个医疗器械都有其特定的要求,应通过剪裁维修性工作项目来适应这些要求。如,对新研制的医疗器械,建立维修性模型、维修性分配、维修性预计、制定维修型设计准则、维修性信息分析等可能是最基本的维修性工作项目。

(一)建立维修性模型

建立模型是一种旨在预计医疗器械参数的系统分析过程。模型可以是简单的功能流程图或框图,也可以是描述整个医疗器械的复杂流程图,还可以是描述医疗器械参数和其特性关系的数学关系式。模型可以用手工,也可以通过计算机程序来实现。它们可以专门用作维修性设计手段,以便进行分配、预计、设计或保障方案的选择权衡。

利用维修性模型可以确定一个变量的变化对医疗器械研制、费用、维修性或维修操作特性的影响。可能时,应实现维修性模型与费用模型、性能完好性模型及其他保障分析模型的关联与协调。这些模型也可以用来确定故障检测率、故障隔离率、故障的频数、平均修复时间、规定百分位的最大修复时间、维修停机时间率等因素的变化所带来的影响。还可以将维修性模型进行扩展用于分析、确定和评价医疗器械的维修级别。

维修性模型的必要性通常与产品的复杂度有关。在确定工作项目是否需要及其应用范围时,预想的产品复杂程度应当是考虑的重要内容。

只要硬件设计许可,即使还没有可利用的定量的输入数据,也应尽早建立模型。利用早期的模型,能够发现需要采取的措施。

在方案阶段,利用模型可以设定和评定各种设计和保障的备选方案。在工程研制早期,可以对以前建立的模型进行修改,用于考察研制进度是否可以达到规定的要求和设计指标以及对工程变更的后果进行评定。

(二)维修性分配

制造厂家应该以一个或几个具体的维修性指标或要求开始维修性设计过程。指标或要求可以表示为:平均修复时间、维修工时率、故障检测率、故障隔离率等。为了有助于实现产品的维修性指标,必须将这些指标转换为产品各组成部分的维修性要求。这个转换过程就是维修性分配。

进行维修性分配的目的如下:

(1)为医疗器械或医疗器械各组成的设计人员提供维修性设计指标,一是医疗器械最终符合规定的维修性要求。

(2)提供一种维修性记录及跟踪手段。

(3)在涉及几个元件等供应方时,维修性分配可以作为制造厂家的一种维修性管理工具。

可以由使用方或由制造厂家联合组织分配。当医疗器械是由制造厂家综合时,则医疗器械的维修性由制造厂家负责进行维修性分配,并要保证与其元件等供应方共同实现合同规定的维修性要求。下层次医疗器械的制造厂家(或元件等供应方)负责将其所承担的指标或要求分配给更低的设计或组装层次。

应将合同中要求的维修性规定值分配到较低的产品层次,作为医疗器械的维修性设计的初始依据。完成初步的维修性分配后,应利用低层次产品的维修性数据,通过维修性预计,初步预计能够达到的维修性水平,并与要求值比较。在方案和工程研制的早期,尽管由于不掌握设计的细节,不能获得准确的预计值,但对于方案比较和确定合理的分配模型是有意义的。应重复进行上述的分配和预计,直到获得合理的分配值为止。

应按维修性要求对应的维修级别进行分配,而且只需要进行到对所分配的维修性指标值有直接影响的硬件层次。

在分配过程中应给每个有关的医疗器械做出初步的维修性估计。估计值可以从以下来源得到:

(1)维修性预计。

(2)类似医疗器械得来的数据。

(3)从类似医疗器械得来的经验。

(4)根据个人的经验和判断得出的工程估计值。

应该尽可能在研制的早期阶段开始分配工作,因为此时进行权衡和重新定义要求的灵活性最大,尽早分配的另一个理由是可以有时间确定较低层次的维修性要求(将系统的要求分配给分系统,将分系统要求分配给其下各层次)。此外,还必须把这些要求固定下来,以便给设计人员规定具体的要求。

初步设计评审和详细设计评审中都应评审分配的目标、结果和存在问题。

(三)维修性预计

为了保证规定的医疗器械维修性要求(及分配值)得到满足,需要在整个研制过程定期对其维修性进行评估。

在方案阶段,维修性预计是选择最佳设计方案的一个关键因素。由于在这个阶段可利用的具体数据量有限,所以维修性预计主要依赖于历史数据及经验。

在工程研制的初步设计阶段,维修性预计可以用来确定产品的固有维修性特性、建议的工程更改对维修性的影响,还可支持医疗器械特性的权衡。在这个阶段有更多的具体的医疗器械信息可以利用,所作预计一般要比在方案阶段更准确。这些预计方法所需要的信息如下:

(1)维修方案。

(2)功能方框图。

(3)工作原理。

(4)可更换单元清单。

(5)可更换单元的可靠性预计值。

(6)诊断方案的诊断能力。

在工程研制的中期,一旦确定了详细功能方框图和完整的装配方案,就可以采用详细预计方法。详细预计所用的方法与初步预计相似,使用这些方法所需要的信息如下:

(1)维修和诊断方案,包括状态显示面板、操作员控制面板的布局、机内测试设备的使用和能力、接口数据、拆装和更换工作的方案,产品安装的安排及可达性的详细说明。

(2)功能方框图。

(3)工作原理。

(4)详细的零部件清单及可拆装单元的简图或线路图。

(5)每一可拆装单元的可靠性估计值。

(6)可拆装单元的草图和图纸。

所选择的预计方法必须与规定的维修性参数相适应。这些方法能把测试性特点和原理(诸如医疗器械不同层次的故障检测率、隔离率及隔离等级及诊断方案等)结合到预计中去。预计所需要的数据种类取决于预计参数、有关的产品层次及维修级别。另外,也有预计预防性维修工作量的方法。

维修性预计在整个项目过程中是反复迭代的,而且与可靠性分配、医疗器械技术状态项目分析等密切关联,在论证和工程研制阶段使用方均应对维修性预计提出要求。此外,在维修性验证之前,也应进行维修性预计。

维修性预计成果是可用度分析、保障性分析和维修工程分析的输入。

(四)故障模式与影响分析——维修性信息

FMEA 用来确定与故障检测隔离及修复有关的维修性设计所需要的信息。它特别与下列活动有关:故障指示器的确定和设计、测试点的布置、故障诊断方案的制订、故障检测隔离系统设计特性的确定等。无论是哪一级维修,故障检测隔离的效果和效率都是决定维修性的关键因素,为了有效进行故障检测及隔离设计,需要确定故障模式及其与故障征兆的关系。通过 DMEA 可以发现抢修性的设计弱点。

进行 DMEA 时,要用到工程图表、可靠性及数据试验。

在 FMEA 中,首先必须确定可更换单元以上各层次产品的所有重要的故障模式,对产品使用没有影响或是出现概率很小的故障模式可以忽略。如果故障不会导致安全性后果,下一步是确定每一故障模式的故障影响。故障影响定义为故障模式对产品的使用、功能或状态导致的结果。故障影响是依据医疗器械工作时显示的信号、输出的方式或向另一个医疗器械提供信号或输出的方式加以描述的。针对下列主要因素,通过对功能方框图或简图进行分析和研究,可以编制故障影响清单。

(1)向其他医疗器械输送的信号。

(2)向操作者输出的信号。

（3）状态和监控面板的显示信号。

（4）其他性能监控信息。

FMEA 的深度和范围决定于维修性要求与医疗器械的复杂程度及其特点。对于简单设备，其要求可能只限于基层级维修性，譬如说预期在基层级只有 5 个或更少的可更换单元，那么将只要求小范围的 FMEA，分析深度只到这些可更换单元。

FMEA 或有关的分析也可能被规定为可靠性和安全性工作及其计划的一部分，此时，应该尽量将这些分析协调和结合起来。

由于确定故障模式、影响及纠正措施及许多不同专业的知识与技术，分析需要从各工程专业活动获得输入。无论是从哪个工程小组进行分析，都应该确保掌握 FMEA 的设计工程师在其中起重要作用。所有可能用到 FMEA 分析所产生的知识和结果的各个专业都必须对 FMEA 结果进行严格检查。因此，应该把对 FMEA 的分析结果及其应用情况的评审作为项目正式评审的要求。

（五）维修性分析

维修性工作是为了通过设计活动形成能够满足产品使用要求所要求的维修能力，维修性分析是其中一项关键性的工作项目，主要目的是：

（1）确立能够提供所需要的医疗器械特性的设计原则。

（2）为通过备选方案的评定和利用权衡研究做出的设计决策创造条件。

（3）有助于确定修理和保养策略及实现维修性特性的关键性保障。

（4）证实设计符合维修性要求。

维修性分析工作的安排必须与整个研制进展及阶段决策相匹配。维修性分析可能与保障性分析工作发生交叉，必须加强协调，保证各分析工作的一致，并避免重复。

维修性要求及其相关约束直接影响医疗器械的设计方案，因此应对维修性要求及有关约束进行分析与分解，准确理解设计要求对设计方案的影响，并将设计要求细化为与具体设计相关的描述。维修性分析把各维修级别的维修性要求，以及有关维修策略、方案及维修保障计划的信息作为输入。维修策略指实施维修的一些规则或规定(谁、在哪里、如何维修)；维修方案是实施各维修级别维修策略、实现维修绩效目标的措施或途径；而维修保障计划则是实现这个方案的详细方法和安排。

综合权衡是维修性分析的重要内容，不仅要在医疗器械顶层进行权衡，以便对医疗器械备选方案进行评定；还要在其以下层次进行，作为选择详细设计方案的依据。综合权衡是确定与使用、保障费用、设计方案、设计细节和维修策略有关的维修性指标的有效手段。同时，还应对设计方案中的维修性进行权衡，确保医疗器械各层次、各类型的维修性要求协调一致，整个方案科学合理，费效良好。

维修时间是维修性的主要表现，通常有多种组成部分，各时间要素的不同取值直接影响医疗器械设计方案和实现途径。因此，应对维修时间组成进行分析，推断不同取值对设计方案的影响以及对实线技术途径的要求。维修时间分析一般应包括对以下时间要素的考虑：

(1)故障诊断及检测时间。

(2)拆卸时间。

(3)修复时间。

(4)重新装配时间。

(5)调整调校时间。

(6)检查测试时间。

维修性在许多情况下决定于测试和诊断系统设计的恰当性和有效性。因此,维修性分析应该包括对测试和诊断系统的构成和设计的响应分析。可供考虑的测试与诊断系统的类型有：

(1)外部自动硬件测试。

(2)外部自动软件测试。

(3)内部自动硬件测试。

(4)内部自动软件测试。

(5)人工操作软件测试。

(6)人工测试。

(7)半自动(人工和自动的组合)测试。

(8)维修辅助手段和其他诊断程序。

硬件测试通常是通过激励源向医疗器械及其组成提供输入,对其输出进行监测。故障隔离的层次也可能正好就是被测试医疗器械。硬件测试也可能包含用正常的功能输入来监测性能。

利用软件进行测试仍然要求激励源和监测,但它还要对测试得到的输入输出进行预定的逻辑分析,因此,与硬件测试相比,如果建设输入和输出相同,利用软件测试可以将故障隔离到更低的产品层次。

机内测试设备是设计在医疗器械中的专用设备,用以使医疗器械或其若干组成完成特定的自检功能。

外部测试设备可能是通用、也可能是专用设备。通用设备用来对多种设备进行一般功能测试,如信号发生器、测量仪表和显示器等。

人工测试基本上是利用标准的现成测试设备和某种程度的"试探"技术,测试过程中通常会反复地置换和调整。对于非常简单的或不复杂的设备来说,这种测试可能是最有效的。

使用自动测试设备也可能要反复置换和调整,但对于复杂医疗器械,可以明显提高其测试效率。

值得注意的是,产品在正常工作显示的同时,也在某种程度上输出了判别和隔离故障的信息,可以利用这些信息进行故障定位(特别是在整机级)。

检测手段与维修辅助手段综合应用可提供良好的检测诊断能力,包括诊断程序、修理规程和维修经验数据、便携式维修辅助装置(portable maintenance aids,PMA)、交互式电子技术手册(interactive electronic technical manual,IETM)。

人的因素是影响维修能力和效率的重要因素,维修性分析应针对主要的维修活动进行人机工程分析,主要项目包括:

(1)力量与疲劳分析:主要分析维修人员在特定操作空间和姿势下,能否提供足够的力量,是否能够持续完成规定的作业。

(2)可达性分析:主要分析维修人员能否够得到测试点、维修点、操作点,包括徒手操作和使用工具操作等情况。

(3)维修操作空间分析:主要分析医疗器械是否为维修人员、被拆卸零部件提供了足够的、连续的操作和移动空间。

(4)可视性分析:主要分析维修人员在维修操作过程中是否可以看得见被操作对象,是否提供了足够的照明条件等。

(5)维修安全性分析:主要分析高压、高温、腐蚀、辐射等对维修人员的健康和安全的影响,也应包括对医疗器械的安全性分析。

经济性也是维修性的一个重要目标,设计过程中必须对维修费用进行预测和分析,尽量避免不合理因素的引入。费用分析不仅要故障件的成本,还要考虑所需工具、设备等因素,需要时,还应考虑由于特殊技术或工艺要求所产生的费用影响。

维修性分析过程中应注意:

(1)医疗器械、维修人员、维修工具或设备必须作为一个整体来考虑。

(2)测试系统必须作为医疗器械设计的一个组成部分,在研制早期就应当考虑。

(3)测试系统常常是在医疗器械主要功能之外附加的硬件和软件。

(4)测试系统往往会有一定的局限,如不能检测出所有的故障,对部分故障难以隔离定位,甚至有时医疗器械尽管正常工作,但却被指示为有故障等,这些质量特性影响着维修性、保障性要求与性能完好性目标的实现。

(5)测试系统的费用在医疗器械的总费用中占有相当大的比重,维修性分析在确定测试系统的设计构成的同时,还要确定测试系统的质量特性。

维修性分析应该有助于确定医疗器械及其各层次组成的修理策略,这种分析的结果应通知使用方所属的保障分析人员作为保障性分析的输入,与这些人员取得必要的协调,以避免重复工作。

维修性分析对实际医疗器械或实物样机的依赖限制了维修性分析的开展,目前虚拟现实(VR)技术已经成熟并在设计领域获得广泛应用,尤其是随着电子样机的出现,维修性分析也充分利用各种仿真技术(如虚拟维修仿真技术)及时尽早开展。

维修性分析所需的输入信息主要来源如下:

(1)可靠性分析和预计。

(2)维修有关的人的因素的研究。

(3)安全性分析。

（4）制造工艺分析。

（5）费用分析。

（六）抢修性分析

抢修性是在预计的条件下和规定的时限内,医疗器械损伤后经抢修恢复到能执行某种任务状态的能力。抢修性分析目的是分析评价潜在的损伤抢修的快速性与资源要求,并为抢修分析提供响应输入,而抢修分析是制定医疗器械损伤评估与修复大纲进而准备抢修手册及资源的一种重要手段。分析的目的是以有限的时间和资源使医疗器械保持或恢复执行任务所需的基本功能。

与一般维修不同,抢修允许采用非常规的方式方法,在紧急条件下尽快恢复医疗器械的基本功能,常见的抢修方式有切换、切除、重构、拆换、替代、原件修复、制配等。抢修方法不同,其所需要资源、时间、难度和医疗器械的可恢复程度也不同,应当通过抢修分析加以选择。当不能选择适当有效的抢修方法时,应提出改进建议。

抢修性分析对预想的损伤及其修复方法的快速、方便、有效性进行分析评估,主要内容包括:

（1）抢修性要求与其他特性要求权衡。

（2）损伤评估与修复时间分析。

（3）损伤评估与修复时间预计。

（4）损伤快速检测与定位有效性分析。

（5）损伤评估与修复安全性分析。

（6）损伤评估与修复资源分析。

进行抢修和抢修性分析,应收集如下信息:

（1）医疗器械概况。

（2）医疗器械的任务及环境的详细信息。

（3）可能的威胁情况。

（4）医疗器械故障和损伤的信息。

（5）医疗器械维修保障信息。

（6）紧急情况下可能获得的保障资源信息。

（7）类似医疗器械的上述信息等。

（七）制定维修性设计准则

为了将维修性要求及预期的使用约束条件转换为实际的和有效的硬件设计,必须确定采用的设计准则、标准及技术措施,以满足人员和保障约束条件及性能完好性、任务成功性等目标。

维修性分配、综合权衡、维修性分析,是确定医疗器械及产品各组成部分定量和定性要求和制定设计准则的基础。

（1）为减少维修造成的停用时间，可以采用：

1）无维修设计。

2）标准的和经认证的设计和零部件。

3）简单、可靠和耐久的设计和零部件。

4）减轻故障后果的故障保护机构。

5）模块化设计。

6）有效的综合诊断装置。

（2）为减少维修停用时间，可以通过设计使下列工作迅速可靠：

1）预测或检测故障或性能退化。

2）受影响的组件、机柜或单元的故障定位。

3）隔离到某个可更换或可修复的模块或零件。

4）通过更换、调整或修复排除故障。

5）确定排除故障与保养的适用性。

6）识别零件、测试点与连接点。

7）校准、调整、保养与测试。

（3）为减少维修费用，可通过设计减少：

1）故障对人员和设备的损坏。

2）全套专用维修工具。

3）对于使用方维修的要求。

4）备件和材料的消耗和费用。

5）不必要的维修。

6）人员的技能要求。

（4）为降低维修的复杂程度，可以采用下列设计：

1）系统、设备及设施的兼容性。

2）设计、零件及术语的标准化。

3）相似零件、材料和备件的互换性。

4）适当的可达性、工作空间和工作通道。

（5）为降低维修人员要求，可以采用下列设计：

1）合理有序的职能和工作分配。

2）搬运的方便性、机动性、运输性及储存性。

3）最少的维修人数和维修工种。

4）简单而有效的维修规程。

（6）为减少维修差错，可采用设计措施以减少：

1）未检测出的故障或性能退化的可能性。

2）无效维修、疏忽、滥用或误用维修。

3）危险或难以处理的工作内容。

4) 维修标志和编码含混不清。

拟定设计准则必须有助于分析人员选择维修性的定量设计特性,从而把最佳的维修性设计到医疗器械中去。

设计准则的拟订,应该使那些能够确保医疗器械整个寿命周期内维修保障经济有效的特征在设计中得到考虑。

确定是否符合准则的最好方法是检查医疗器械应用图、简图、设备组装、外形、配合及功能、技术规程以及对照设计评审核对表的内容。这种确认是否符合准则的过程应在整个工程研制阶段持续进行,并在研制过程中根据所提出的工程更改按规定迭代进行,每次检查均应形成设计准则符合性报告。

四、维修性试验与评价

维修性试验的目的是:

(1)发现和鉴别维修性缺陷,提供设计改进的依据。

(2)考核、验证医疗器械的维修性是否符合维修性定量要求。

(3)对有关维修保障资源进行评价。

维修性试验与评价是通过试验和分析评定医疗器械的维修性是否符合规定要求的过程,除了在研制阶段进行的试验与评价外,还应结合医疗机构试用、试修进行评价。维修性验证试验本身虽不能保证医疗器械达到所要求的维修性,但它可促进制造厂的维修性工作。

使用方应根据医疗器械的维修要求,医疗器械的种类以及试验费用等,确定维修性验证正式要求,并将验证与评定的范围、结构与功能层次,验证方法以及试验程序等,详细写入合同说明中。

使用方应按照医疗器械的使用和其他约束条件提供信息,以便为确定试验计划提供依据。这些信息至少应包括:维修性的定性定量要求,维修环境,维修性试验时产品的使用模式以及验证的维修级别等内容。

对于每一项维修性试验,都应制定试验计划和方案,试验完成后,应提出相应的试验报告。

(一)维修性核查

维修性核查时制造厂商为实现医疗器械的维修性要求,贯穿于可更换单元到顶层产品的整个研制过程中,不断进行检查、核对、试验与评定工作。

维修性核查的目的是检查与不断修正维修性分析的结果,鉴别设计缺陷,以便采取纠正措施,保证维修性不断增长,最终满足规定的维修性要求。

维修性核查的方法比较灵活,应最大限度地利用研制过程中各种试验(如功能、样机、模型、合格鉴定和可靠性试验等)所获得的维修作业数据,并减少采用的和置信度较低的

(粗略的)维修性试验。

在研制早期还可采用模型进行演示、测算。应用这些数据、资料进行分析,找出维修性的薄弱环节,采取改进措施,提高维修性。

维修性核查还应尽可能利用各种成熟的建模与仿真技术,如虚拟维修仿真技术,基于三维电子样机的维修性核查,有利于尽早发现设计缺陷,分析费用也比较经济。

(二)维修性验证

维修性验证是一种正规的严格的检验性试验评定,即为确定医疗器械是否达到了规定的维修性要求,由指定的试验机构进行的或由使用方与制造厂商联合进行的试验与评定。

维修性验证通常在设计定型或生产阶段进行。在生产阶段进行医疗器械验收时,如有必要,也可进行验证。

维修性验证的结果应作为医疗器械定型的依据之一,验证试验的环境条件,应尽可能与医疗器械实际使用维修环境一致,或十分类似。试验中维修所需要的维修人员、工具、保障设备、设施、备件、技术文件,应与正式使用时的保障计划一致。

维修性验证试验计划应于医疗器械工程研制开始时基本确定,并随着研制的进展逐步调整。该计划应包括以下各项内容:

(1)试验组织。

(2)试验进度安排。

(3)保障用物资。

(4)试验经费。

(5)试验准备。

(6)有关试验的一些基本规定。

(7)验证的实施方法。

应在合同中明确规定使用方参加验证评审的时间与范围。未经使用方同意的任何维修性验证试验计划,不得实施。

人员组成与职责一般符合以下要求:

(1)试验组的组成:试验组一般分为两个小组,即验证评定小组和维修小组。验证评定小组内应有使用方的代表参加。维修小组由熟悉被试医疗器械维修的人员组成,如果全部为制造厂商的人员,则他们应具有与医疗器械使用后的维修人员相当的资格和技能水平;如果全部为使用方的维修人员,则他们应事先经过适当的培训。

(2)试验组的职责:验证评定小组负责试验、监控试验和处理实验数据;维修小组负责具体实施所要求的维修活动。每个试验组人员的具体职责应在详细的试验计划中规定。

试验开始前,应结合具体医疗器械情况,由制造厂家与使用方协商确定有关处理下列各项的基本规则:

(1)仪器引起的故障:由于仪器的不正确安装与操作而引起的医疗器械故障,排除这些故障要花费维修时间。

(2)从属故障:由原发责任故障所导致的所有从属故障,应对原发责任故障和从属故障所引起的维修时间加以区分。

(3)不合适的保障设备:在完成具体维修工作时,发现事先规定使用的保障设备不合适时,应采取的措施。

(4)技术手册中的不适当内容:由于技术手册中提供了不恰当、不准确或不充分的信息,从而导致医疗器械受损或诱发维修差错,由此将引起消耗额外的维修时间。

(5)人员数量与技术水平的统计:如果某一给定的维修工作间断地或连续地要求具有不同技能的人员时,如何按维修工作估计工作时数。

(6)同型拆配:应规定在维修过程中,是否允许采取同型拆配的方法,包括医疗器械或保障设备的同型元件与组件的拆配。

(7)使用检查:在医疗器械使用前、后或定期检查的某一阶段中所做的目视检查或任何维修,是否被认为是预防性维修。

(三)维修性分析评价

维修性分析评价主要用于难以实施维修性验证的复杂医疗器械。

维修性分析评价通常可采用维修性预计、维修性缺陷分析、同类医疗器械维修性水平对比分析、维修性仿真、低层次产品维修性试验数据综合等方法,评价医疗器械是否能达到规定的维修性水平。

维修性分析评价主要是评价医疗器械或其主要组成的维修性。维修性分析评价可为使用期间维修性评价提供支持信息。

五、使用期间维修性评价与改进

使用期间维修性信息收集、维修性评价、维修性改进是医疗器械在使用期间非常重要的维修性工作,通过实施这些工作达到以下目的:

(1)利用收集的维修性信息,评价医疗器械的维修性水平,验证是否满足规定的使用维修性要求,当不能满足时,提出改进建议和要求。

(2)发现使用过程中的维修性缺陷,组织进行维修性改进,提高医疗器械的维修性水平。

(3)为医疗器械的使用、维修提供管理信息,为医疗器械的改型和提出新研医疗器械的维修性要求提供依据等。

使用期间维修性信息收集、维修性评价、维修性改进彼此之间是密切相关的,使用期间维修性信息收集是维修性评价和维修性改进的基础和前提。使用期间维修性信息收集的内容、分析的方法等应充分考虑维修性评价与改进对信息的需求。维修性评价的结果和在评价中发现的问题也是进行维修性改进的重要依据。应注意三项工作的信息传递、信息共享,减少不必要的重复,使维修性信息的收集、评价和改进工作协调有效地进行。

使用期间维修性信息收集、维修性评价、维修性改进是医疗器械使用期间医疗器械管理的重要内容,必须与医疗器械的其他管理工作相协调,统一管理。使用期间维修性信息的收集是医疗器械信息管理的重要组成部分必须统一纳入医疗器械的信息管理系统。维修性评价应与其他评价,如可靠性评价、保障性评价等协调进行。维修性改进也是医疗器械改进的一部分,必须协调权衡。

(一)使用期间维修性信息收集

应建立严格的信息管理和责任制度。明确规定信息收集与核实、信息分析与处理、信息传递与反馈的部门、单位及其人员的职责。

进行使用期间维修性信息需求分析,对维修性评价及其他维修性工作的信息需求进行分析,确定维修性信息收集的范围、内容和程序等。维修性信息一般应包括:

(1)维修类别。

(2)维修级别。

(3)维修程度。

(4)维修方法。

(5)维修时间。

(6)维修日期。

(7)维修工时。

(8)维修费用。

(9)人员专业技术水平。

(10)维修性缺陷。

(11)维修单位。

使用期间维修性信息收集工作应规范化。统一信息分类、信息单元、信息编码,并建立通用的数据库等。

应组成专门的小组,定期对维修性信息的收集、分析、贮存、传递等工作进行评审,确保信息收集、分析、传递的有效性。

(二)使用期间维修性评价

使用期间维修性评价的主要目的是对医疗器械的维修性水平进行评价,验证是否满足医疗机构对医疗器械的维修性要求,发现医疗器械的维修性缺陷,以及为医疗器械的改进、改型和新医疗器械的研制提供支持信息。

维修性评价应尽可能在典型的实际应用与维修条件下进行,这些条件必须能代表实际的使用和保障条件。被评价的医疗器械应具有规定的技术状态,使用与维修人员必须经过正规的训练,各类维修保障资源按规定配备。

医疗器械使用期间维修性评价在医疗器械安装使用后进行,可以结合使用可靠性评价、保障性评价等一起进行。

应制定医疗器械使用期间维修性评价计划,计划中应明确参与评价各方的职责及要评价的内容、方法和程序等。

在整个评价过程中应不断地对收集、分析、处理的数据进行评价,确保获得可信的评价结果及其他有用信息。

(三)使用期间维修性改进

确定的维修性改进项目,应该是那些对减少维修消耗时间、降低维修成本、降低维修技术难度有重要影响和效果的项目。

维修性改进是医疗器械改进的重要内容,必须与医疗器械的其他改进项目进行充分的协调和权衡,以保证总体的改进效益。

维修性改进应有专门的组织负责管理,其主要职责是:

(1)组织论证并确定维修性改进项目。

(2)制定维修性改进计划。

(3)组织对改进项目、改进方案的评审。

(4)对改进的过程进行跟踪。

(5)组织改进项目的验证。

(6)编制维修性改进项目报告等。

(王振洲　王成跃　贺建林)

本章小结

本章详细叙述了维修和维修性的基本定义与内涵,介绍了维修性工作的目标及基本原则,阐明了维修性信息、维修性的定性和定量要求,使用期间的维修性工作通过建立维修制度进行管理,重点介绍了维修性的评价方法。最后具体描述了医疗器械维修性试验与评价的目的和实施程序,维修性试验与评价的数据收集与处理方法以及如何进行评价的细则。

思考题

1. 试简述预防性维修时间的专门检验使用条件、试验与统计计算、判决规则。
2. 试简述维修性信息包括哪些内容。
3. 试简述维修性的具体要求。

第六章
医疗器械人机工效学评价

医疗器械应用系统涉及技术、环境、组织以及人的因素等，会影响到人的工作行为和身心健康，应根据实际经验采用人机工效学知识来优化设计，以满足人因需求。医疗器械人机工效学评价的主要任务是依据相关准则评价医疗器械是否适于用户使用，包括医疗器械显示、输入、工作台布局、工作环境和任务等是否与目标用户的特性、能力和局限性相匹配。医疗器械人机工效学评价能够提高医疗器械人机交互性、易用性和适宜性，减少人为失误和不适感，最大限度地降低对健康和安全的影响，提高人的工作效率。学习本章的目的是了解医疗器械人机工效学评价关注要点和基本方法。

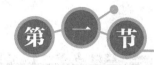 人机工效学基本知识

一、人机工效学定义

人机工效学（ergonomics）是研究人、机及其工作环境之间相互作用的一门学科。随着人类科技文明的不断发展，现代社会越来越重视人的因素，强调以人为本，强调人与人造物、人与自然的和谐发展。人机工效学的使命就是引导科技朝着更有利于人类运用的方向发展，即在充分考虑人的特性的基础上，对人-机-环境综合体进行系统分析和研究，建立合理可行的使用方案，保证劳动者获得安全、健康、舒适的环境，从而充分发挥自身能力，提高系统的整体功效。

（一）人机工效学是综合性学科

人机工效学是20世纪50年代开始迅速发展起来的一门新兴综合性学科。它打破了原有传统学科之间的界限，有机地吸收和融合了各相关学科的理论，不断地完善自身的基本概念、理论体系、研究方法及技术标准与规范，从而形成了一门研究和应用范围都极为广泛的综合性学科（图6-1）。

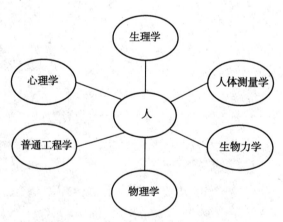

图6-1 人机工效学涉及的跨学科领域

1. **生理学** 生理学用于了解人对工作环境的生理反应。
2. **心理学** 心理学用于了解人与工作环境交互时的认知方式。
3. **生物力学** 生物力学用于人体的力学特征相关方面的研究。职业生物力学涉及人体力学和运动特征及其在工作环境中的特征。
4. **物理学** 运用科学定律和工程概念描述人体完成日常活动或工作任务时，身体各体段受力后的运动学特征。

5. 人体测量学 人体测量学是一门经验科学,对人体尺寸、外形和测量数据的可比性规定了可靠的物理测试项目与方法。

6. 普通工程学 普通工程学用于设计、开发相应的工具、设施和设备。

(二)人机工效学定义

由于人机工效学学科定义不统一、学科边界模糊以及命名多样化的特点,不同研究者从不同的角度给出了不同的学科定义。

美国人机工效学家 Charles C. Wood 将人机工效学定义为:"设备的设计必须适合人各方面的因素,以便在操作上付出最小的能耗而求得最高的效率。"W. B. Woodson 认为人机工效学"研究的是人与机器相互关系的合理方案,即对人的知觉显示、操作控制、人机系统的设计及其布置、作业系统的组合进行有效研究,其目的在于获得最高的效率及人在作业时感到的安全和舒适。"应用心理学家 A. Chapanis 认为,该学科"是在机器设计中考虑如何使人操作简便而又准确的一门学科"。M. S. Sanders 和 E. J. McCormick 在 *Human Factors in Engineering and Design* 一书中给出的简要定义为"为适当地设计人的生活和工作环境而研究人的特性"和"工作的宜人化"。

国际功效学会(International Ergonomics Association,IEA)的定义为"研究人在某种工作环境中的解剖学、生理学和心理学等方面的各种因素;研究人和机器及环境的相互作用条件下,在工作中、家庭生活中和休假时,怎样统一考虑工作效率,人的健康、安全和舒适等达到最优化的问题"。

尽管各国学者对人机工效学的定义各不相同,但在两个方面却是一致的:第一,人机工效学是研究人的生理、心理特点与广义劳动环境相互作用的学科;第二,人机工效学的研究目的是让劳动者安全、健康和舒适,实现系统工作效率的最优化。

二、医疗器械设计的人机工效学原则

医疗器械产品的人机工效学设计原则,从不同的角度会有不同的设计标准。如从造型方面看,有整体效果、形态、色泽、外露配套件、涂饰等;从色彩上看,有色彩的功能性、色彩的人机协调性、色彩与环境的适应性、美法则感、色彩的时代感等;从双重人机界面上看,有操作的方便性及舒适性、操作安全性、布局合理性、信息传达的交互性、与功能、情感、环境的协调统一性等;从环境上看,有产品与环境的适应性等。因此要确定一个具体的医疗器械产品的设计人机工效学原则,需要进行综合分析和处理。

当前,人机工效学主要从以下六个方面对医疗器械产品人机设计的优劣进行评判,以便获知产品的好坏:

(1)医疗器械产品与人体的尺寸、形状及用力是否配合。

(2)医疗器械产品是否顺手和好使用。

(3)是否防止了主动使用者——医护人员操作时的意外伤害和发生误操作的危险,以及是否会对被动使用者——患者产生伤害。

　　(4)各操作单元是否实用;各元件在安置上能否使其意义毫无疑问地被辨认。

　　(5)医疗器械产品是否便于清洗、保养及修理。

　　(6)医疗器械产品的色彩及形态设计是否人性化、是否具有宜人性的特点、是否与医院的整体环境相协调。

三、医疗器械生命周期中以人为中心的评价

　　医疗器械是为人的生活质量和健康服务的产品,其人机工程学质量和使用的安全性事关人的生命安全。随着科技的发展和进步,医疗器械的内部结构和操作控制装置变得越来越精确,可靠性也大大提高。但是,人的生理功能却没有多大进化,这就需要对医疗器械进行人机工效学设计,使其适用人的操作,达到人机和谐的要求。

　　对医疗器械产品的开发和研究更应当充分考虑人的因素,同时保证产品的质量,确保产品不会危害医护人员和病人的健康和安全,保护医护人员和病人免受危险的影响。所谓"以人为中心"(Human-centred)就是以用户为中心(User-centred),把考虑使用该系统的个人、团体的利益和需求作为主要目标。对医疗器械产品强调以人为中心设计有利于产品实现上述目标,同时具有明显的经济和社会效应。具体表现的意义有以下几点:

　　(1)使医疗器械更容易理解,减少医护人员的训练和技术支持成本。

　　(2)改善医疗器械的宜人性和亲和力,使医疗器械更具人性化设计特点,最大限度减少病人的恐惧感、焦虑感和压力感,使病人感觉医疗器械具有安全感。

　　(3)追求操作的简便性,改善医护人员的操作方便性和提高医护人员的操作效率及可靠性。

　　(4)改善产品质量,增强医疗器械产品对医护人员和病人的吸引力,提高医疗器械产品的竞争优势。

　　从人机工效学原则的角度来讲,以人为中心的理念应当贯穿于医疗器械的整个生命周期。生命周期就是系统从需求定义到终止使用所包含的各个阶段和活动,包括概念形成、设计开发、操作使用、维护支持和配置等等。对医疗器械进行人机工效学评价,应秉承以人为中心的原则,并将以人为中心的人机工效学评价贯穿于医疗器械的全生命周期。

　　在医疗器械以人为中心的设计中,评价是一项基本步骤,它应当发生在整个系统生命周期的各个阶段。评价可被用来:

　　(1)提供可以用来提高设计水平的反馈信息。

　　(2)评测是否可以达到医疗器械用户的目标和要求。

　　(3)监控医疗器械产品或系统的长期使用。

　　在设计过程的早期,重点应该放在获取可用于指导设计的反馈信息上,而在后期,当有了一个更加完备的模型时便可以衡量是否已达到医疗器械用户的要求和组织目标了,越往前进展,系统界定越完备,而更改设计越昂贵。因此尽早开始评价非常重要。

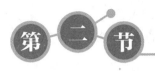

人机工效学评价方法

采用以人为中心的设计方法产生的效益包括增加用户满意度、提高生产效率和工作质量、降低技术支持和培训成本、改善用户的健康状况和舒适度。以下人机工效学评价方法支持这些目标的实现。在选用具体的评价方法前注意评价方法的适用性。例如，在没有用户参与时，用户观察法是不合适的。

只有掌握了人机工效学的评价方法才能得到准确可靠的人机工效学评价结果，才能根据人机工效学评价结果对人机系统进行调整和改进、改善薄弱环节、消除不良因素或潜在危险，以达到系统最优化。通过工效学评价对医疗器械进行改进，使医疗器械更加安全、可靠和高效。因此，掌握人机工效学评价方法是十分重要的。

人机工效学评价方法有很多，下面详细介绍了用户观察、与绩效相关的测量、关键事件分析、问卷、访谈等 12 种评价方法。

一、用户观察

本方法用于在真实的生活环境或实验室中，观察用户执行特定任务时的活动，并精确、系统地收集用户的行为和绩效信息。

由于它的观察任务是观察用户执行特定任务时的活动，因此大部分观察法是采用结构化的观察，并基于预定义的用户行为类型。

以下是结构化观察的示例。①当研究者通过干预的方式对它们观察的事件进行干预和控制，研究者经常会利用干预来引起一个事件或"创建"一个情景，这样比不进行干预时更容易记录事件。结构化观察代表一种折中：一种介于自然情形下的非干预和具有实验室特色的系统操控以及精确控制之间的折中。②在实施用户观察之前对观察提纲（包括观察事件、观察方式、记录方式等）进行详细设计，并根据提纲设计进行观察和记录。

用户观察通常包括以下内容：

（1）明确观察目的。

（2）确定观察对象（环境、用户的选择、用户完成特定任务时的操作、用户绩效或反馈等）和观察策略。

（3）确定观察时间和地点。

（4）制定观察记录表。

（5）考虑观察记录过程中的注意事项。

（6）设计观察记录结果的信息分析方法。

大部分观察法基于用户行为的详细记录以及随后的数据分析。记录的格式的一条基本原则:清楚、有条理、便于今后查找。数据分析通常包括数据简化和观察者信度等。

该方法的优点和不足:

优点:①本方法能在"真实环境"背景中应用;②记录了真实的活动;③在研究对象不配合的情况下,访谈、问卷法等实施有很大困难时可采用本方法。

不足:①数据分析耗时;②正确解释数据需要专业的知识;③无法直接洞察用户的心理过程。

以下是可被记录并可以定量和定性描述的信息类型实例:

(1)实现任务目标的各种行为:包括身体活动在内的与计算机的交互,与其他工具或其他人的交互。

(2)完成任务所尝试的次数。

(3)成功或失败的原因。

二、与绩效相关的测量

与绩效相关的测量也称为与任务相关的测量。该方法通过收集可量化的绩效测量信息,对具体产品进行人机工效学的评估。

常用的可量化的且涉及有效性和效率的测量信息包括:

(1)完成任务所用时间。

(2)在预定的时间内可完成的任务数。

(3)出错次数。

(4)从出错中恢复的时间。

(5)在用户指南中查找和解释信息所需的时间。

(6)执行的命令数。

(7)可记起的系统特征数。

(8)支持材料(文档、帮助系统等)使用的频率。

(9)放弃用户任务的次数。

(10)偏离主题的次数。

(11)空闲时间长度(需辨别系统造成延迟、用户思考的时间以及由外部因素引起的延迟)。

(12)重要突发事件的次数。

该方法有以下优点和不足:

优点:①收集可量化的数据;②结果易于比较。

不足:①未必能揭示问题的成因;②需要系统或产品的某种工作版本。

三、关键事件分析

关键事件分析包括系统地收集用户绩效中的突出事件。这些事件以简短报告的形式来记述,报告中叙述了与事件有关的事实。可以通过用户访谈以及交互行为的客观观察来收集数据,之后,再对这些事件进行分组和分类。

报告中的内容一般包括:关键事件是什么;导致事件发生的原因和背景;操作者特别有效或者无效的行为;关键行为的后果;操作者对关键事件行为后果是否能够控制或避免等。事件记录内容应尽可能全面,语言尽可能简洁。在事件内容记录相对完备的基础上还要求关键事件的数量应足以说明问题,即事件问题不能太少。

与绩效相关的测量侧重于当前任务和现有情形,而关键事件分析则是研究在过去或某段时间内可能发生过的正面的或负面的重大事件。

该方法存在以下优点和不足:

优点:①收集问题的成因;②侧重于用户要求高的事件;③记录了真实的活动。

不足:①可能需要较长的时间来完成;②不完备的事件记录影响分析的有效性。

四、问卷

该方法是用预先编制的问卷收集用户对医疗器械的看法的间接评估方法,在开发期间的某些时候,使用问卷条目来收集用户信息是有帮助的。

问卷条目既可以是开放陈述式的,也可以是列表式或封闭式的条目和量表;前者的优点在于人们可以给出详细的回答,但是当所收集的仅仅是难以解释、含义模糊的陈述时就会存在风险。因此,封闭性问卷条目的形式常为首选。

标准化的问卷也可用于系统化的比较,例如,在设计特征之间或竞争设计之间的比较。

问卷所收集的数据类型包括针对系统、特征、用户帮助、偏好、易用性等方面的用户量化信息、建议、观点和评级。定性的方法通常是间接的,因为它们研究的不是用户交互,而是用户对界面的看法。

问卷的一致性检查也是必要的。例如,可以用不同的问题形式表述同一问题项。开放式问题的一致性检查比较困难,因此,封闭式问题常为首选。

问卷法实施步骤包括:问卷调查前期准备:确定调查目的、设计问卷问题、确定研究方案;问卷实施步骤:选取被试者、分发问卷、回收问卷、分析问卷和结果处理。

该方法有以下优点与不足:

优点:①揭示主观偏好;②易于管理;③实施快捷。

不足:①用自评估来进行绩效评测会缺乏可靠性;②问卷条目的问题和答案容易产生偏向。

五、访谈

访谈与问卷类似,但由于与访谈对象有面对面的互动,因此,具有更大的灵活性。

访谈包括从高度结构化的到完全自由式的多种不同形式。这里的高度结构化是一种对访谈过程高度控制的访问。访谈对象必须按照统一的标准和方法选取,一般采用概率抽样。访问的过程也是高度标准化的,即对被访问者提出问题,提问的次序和方式,以及被访问者回答的记录方式等是完全统一的。在结构化访谈中,访问员往往不由自主地将自己的主观意见或偏见带到访问过程中,使得调查结果产生偏差。因此,在进行结构式访谈时,应当严格挑选访问员,并对访问员进行训练,通过训练使访问员在访问前做好心理、技术、物质以及相关知识的准备来减少结果产生的偏差。

当对多个用户进行访谈时应做好相应的管理措施,一旦被调查者相互商量、开玩笑或发生争论,就会影响调查的品质。当对用户逐个进行访谈比处理一份问卷需要更多的工作时间。然而,访谈的优点是更为灵活,即当用户对问题不清楚时,访谈者可以更加深入的向用户解释复杂问题,或者以其他的形式提问。对于需要用户进一步详述的回答,或者出现访谈设计未预见到的新见解的回答时,访谈者还可以进行追问。

该方法的优点与不足:

优点:①能够快捷的收集用户观点的整体情况;②灵活,可以调查每个用户的反应。

缺点:①详细地分析需要耗费的时间;②问题和答案容易产生偏向;③正确解释数据需要专业知识。

六、认知体验

认知体验是指任何伴随着认知活动的认知体验或情感体验。它包括知的体验,也包括不知的体验,在内容上可简单可复杂。认知体验所经历的时间可长可短,可能发生在一个认知活动持续期间,也可能发生在一个认知活动以前或以后。例如,人们可能感到在将要进行的一项认知活动中会失败,也可能感到自己在以前进行的某项认知活动中做得很成功。认知体验通常与一个人在认知活动中所处的位置有关,与一个人正在取得或可能取得什么样的进展有关。比如,人们有时感到没能把自己的某种感受恰当地转达给自己的医生,感到自己努力理解所读材料时突然遇到了阻碍;感到所要解决的问题将是一个容易的问题,等等。

一般来说,认知体验特别容易发生在能激发高度自觉思维的工作、学习中。因为在这种工作中,人们能采取的每一个主要步骤都要求事前有计划、事后有评估,做出的决定和行动既重要又危险。此时不存在妨碍深思熟虑的东西,这就提供了许多机会使人们能思考和体验自己的思维。

认知体验的实证研究必然涉及认知体验的评定。目前,认知体验的评定方法主要有自我报告法、出声思维法、对自发的个人言语的观察、作业评定法等。

自我报告法是评定元认知最常用的方法,即提供某一任务,让被试者报告他们在完成任务时的元认知活动。一种程序是让被试者完成任务,然后进行事后报告;另一种则不进行实际操作,而要求被试者设想自己在操作时的可能情况,并做出报告。提问的方式也有两种:开放性问题和选择性问题。关于计分方法,选择性问题计分比较简单;而开放性问题计分较复杂,有两种可行的方式:定性分析,如评价报告的流畅性如何;量化计分,如计算被试者所报告的不同策略的数量或它占所有可能的策略的总和的百分比。量化计分也可以辅以定性分析,如以等级来标定被试者报告的抽象性、普遍性、分化性等。

出声思维法要求被试者在进行任务操作时,需要对试验条件践行详细记录,包括受试者的特征、选用的任务、给受试者的指导、出声思维的转写、转写片段的选择及其代表性、转写内容的类别、编码的可靠性等。同时通过被试者用语言表达自己所思所想的一切,以推断元认知水平。如 Henshaw 在一项研究中,先将被试者出声思考的内容按下列项目归类:回顾已有信息、策略单元、解决方案单元、促进性中介、妨碍性中介、沉默;然后对被试的六类言语进行 Markovian 链分析,观察被试者整个任务过程中思考方式的一贯性,以此推断被试者的元认知水平。

对自发的个人言语的观察即通过观察被试者在解决问题的过程中自然发生的、不是为了与他人进行交流的自言自语,也可以评定元认知。具体程序与出声思维法相似。

作业评定法即直接依据被试者的作业来评定元认知。要求被试者解决某一问题,或对同伴进行指导;通过观察、分析被试者的解题过程或对同伴的指导,来推断被试者的元认知能力。

以上列举的是几种主要的认知体验评定方法,它们各有利弊。在进行研究时,最好能综合使用两种甚至两种以上的方法,取长补短,以获取更全面、更准确的资料。

七、协同设计和评估

协同方法指不同类型的参与人员(用户、产品开发人员和人机工效学专家等)在系统评估或设计时进行协作。协同设计和评估的出现是现代系统思想的发展,它为我们处理复杂问题提供了新的思路。

由于对设计者和开发人员而言,使用情形和(或)用户任务可能会难以理解,或者在开发过程中,用户在表达其真实的要求或需求时可能存在困难,因此,协同方法强调用户在设计和评估中发挥积极作用的重要性。

在协同方法中,用户和开发人员的参与是同等重要的。协同方法侧重于组织的问题和用户的工作惯例,并使用用户所熟知的开发工具,例如,使用原型而非形式化模型。协同方法既重视质量也重视工作效率。未来的工作情形能够通过在真实环境中的仿真来展示,例如,采用角色扮演的方法。

该方法存在以下优点及不足:

优点:①实施快捷;②在项目的早期阶段即可使用;③促进用户、可用性专家、设计人员以及开发人员之间的交流和学习。

不足:①可能会暴露各参与方之间的矛盾;②使用本方法时无法搜集任何绩效数据。

八、创造性方法

本类方法旨在通过小组成员之间的互动,发挥集体成员的智慧,集思广益,取长补短的创造性原则,获得有关新产品和系统特征的启发。在以人为中心的方法的背景下,小组内的成员常常是用户。

创造性方法适用于很多领域,通过转变视角和考虑可选项,可以产生一系列创新产品和(或)解决问题的想法。

本类方法并不是人机工效学特有的方法,但能用于以人(用户)为中心的设计方法的背景中。

本类方法在有用户参与时会更为有效,但没有用户时也能使用。本类方法尤其适用于设计过程中的概念阶段,可被用于项目的早期阶段,有助于创造和定义新产品的功能和人机交互界面。

该方法的优点和不足如下:

优点:①需要各种技能,但与其他更为特定的人机工效学方法相比,这些技能会更容易掌握;②尤其适用于项目的早期阶段。

不足:①详细地分析需要耗费的时间;②容易产生偏向。

九、基于文档的方法

当已经建立可用的知识体时,在缺少与用户接触而不能获取数据时,可使用基于文档的方法。基于文档的方法是指可用性专家通过分析现有的文档,对系统做出专业的判断的方法。

在使用基于文档的方法(也称为基于文档的分析)时,可用性专家除了依靠个人判断力外,还使用现有的清单或其他文档。专家应具有足够的经验,以便采用与使用背景相适合的方式使用这些文档,并高效地实施设计或评估。

这些文档基于公认的规则或实验证实过的实例,可以从多种途径(例如,科技文献、标准和风格指南)获取。

典型的文档包括:

1. 风格指南 可以来自于医疗器械软件提供方或由使用产品的公司对其进行定义(定制),可能需要人机工效学专家的帮助。

2. 手册 即建议指南,通常比风格指南的范围更广,一般基于最新的人机工效学知识。

3. 标准 可以是企业标准、国家标准或国际标准,其中所包含的建议可能会随着这些标准被接受程度的逐步提高而越来越重要。

4. 评估表格 为适宜的人机工效学界面提供属性列表(尽可能完整)。每个属性通过在一定取值范围内添加标准来进行评估。这些属性可能来自于公认的人机工效学规则(通常组织成维度、原则和准则等形式)或最佳实践的其他信息源。

5. 认知过程走查　此过程包括在考虑到用户的目标、知识和使用背景时,"走查"用户应执行的系统任务,对用户的每一动作进行完整而详细的描述。认知走查的核心部分就是对用户所采取的每一个动作进行质疑,看看它的发生是否合乎情理,目的是避免由于设计或评估人员个人观点存在偏见所带来的风险。

基于文档的方法可由计算机或其他工具在不同程度上混合使用来进行支持(例如,简单或动态地访问文档、知识库系统、记录工具)。这些工具将可获取的信息包含在文档(风格指南、指导、手册)、数据库、超文本、专家系统和设计环境中,以便实现良好的人-系统界面设计。信息包含在文档中时,产品规则可以从文献(用于交互式目标的选取)中获取。

本方法存在以下优点和不足:

优点:①专业知识并非总是必要的,但可以增进效果;②促进用户、开发人员和可用性专家之间的沟通,提高一致性;③可基于最新的知识。

不足:①不能涵盖用户与系统交互的所有界面;②执行彻底需要耗费大量时间。

十、基于模型的方法

基于模型的方法是指使用抽象的代表被评估的产品的模型,预测用户的绩效,通过该绩效对真实产品进行评估的方法。本节主要阐述以下两类基于模型的方法:一是用户行为和数据建模的用户界面规范和设计方法;二是用户和任务模型的形式化方法,可对用户绩效进行预测。

(一)可用性规范和设计方法

本类规范和设计方法可以通过改编 UML(unified modeling language,统一建模语言)标记语言拓展软件工程方法,或用于规范和设计阶段中的用户界面设计(例如,MUSE:method for usability engineering,可用性工程方法)。可用性工程包括了一整套以提高和评估产品可用性质量为目的、以用户为中心的实用工程方法,分别运用于产品生命周期的不同阶段。它的基本宗旨是强调在产品开发过程中要紧紧围绕用户这个出发点,要有用户的积极参与,以便及时获得用户的反馈并据此反复改进设计。目前已经开发了几十种乃至更多的可用性工程方法,一些方法在多年的实际运用中不断完善和成熟,已被工业界普遍接受和采用。按照可用性工程在产品生命周期中的工作领域,可用性工程方法可以大致分为规划、标准运用、早期原型、专家评估、用户评估和用户主观评估六大类。

本类方法使用流程图、UML 类图(显示了系统的静态结构,类在类图上使用包含三个部分的矩形来描述,最上面的部分显示类的名称,中间部分包含类的属性,最下面的部分包含类的操作(或者说"方法"))建立用户概念模型,使用交互图表和状态图描述任务。

也可以使用其他更为通用的方法来定义进程,例如,Petri's 网络方法,它用有限形式给出了网系统的所有进程的集合。

（二）形式化方法

形式化方法可对用户行为或界面行为进行抽象。本类方法可以在设计过程的早期阶段用于规范和设计用户界面，或者在设计后期用于评估已有的纸质或软件模型。在选择方法时，众多问题和因素均考虑在内。

如果结果能够重现，则使用形式化方法可以获得较高的内在效度。但由于这些方法没有考虑真实的使用背景，因此其生态学效度很低。本类方法大多来源于认知科学，与软件工程学的形式化方法无关。

基于模型的方法存在以下优点及不足：

优点：①可广泛获得；②能够使对比标准化，并能预测用户绩效；③可较早地整合到工程方法中。

不足：①费时；②容易产生偏向；③需要专业知识建立和解释模型。

十一、专家评估

专家评估是基于专家的人机工效学知识、专业技能和实践经验对产品进行的评估。在本类评估中，专家通过参考其所熟知的最优人机界面模型，识别最为常见的问题。

专家评估能快速识别出潜在的问题，也可以用于排除问题的成因。国内外对专家评估方法的研究主要有：德尔菲法、头脑风暴法和交叉影响分析法等，且每种的评价机制各有不同。其中，德尔菲法的流程：①明确评估目标。②选聘经验丰富、见解独到、高权威程度的专家。③发布需要专家评估的问题，初步拟定分几轮进行评估及评估所要达到的预期收敛效果。④专家对问题进行评估，专家采用匿名或"背对背"即专家之间不相互交流的形式并根据评估规则回答问题。调查程序一般为3~5轮。系统将第1轮的调查结果生成报表和文档，该文档包括每位专家对问题的回答及回答问题的依据，将调查结果分发给每位专家，在此基础上再进行第2轮的调查，调查方法与第1轮相似，再完成第3~5轮的调查，直至得到趋于相同的意见或预期收敛效果满意时结束调查。⑤对获取的专家知识进行处理，以专家原始意见为基础，建立专家意见集成的优化模型，综合考虑一致性和协调性因素，找到群体决策的最优解或满意解。

专家评估提供识别已知类型的可用性问题的方法，可以用于产品生命周期的早期。但本类方法受限于专家的技能，无法识别出真实用户才会遇到的、不可预知的问题。

不同的专家，诊断可用性问题的差异会很大，可以采用合适的基于文档的方法和多个评估者来减少这些差异。

该方法的优点及不足：

优点：①实施快捷；②适用于项目的早期阶段；③可以识别出特定的问题，并推荐解决方案。

不足：①需要较高的人机工效学技能；②可能遗漏重要问题。

十二、自动评估

自动评估基于侧重于可用性准则或使用人机工效学知识库系统的算法,通过与预定准则进行对比,来诊断系统的缺陷。由于本类方法中未提及使用背景,因此,还需要采用其他的方法作为补充。

本方法的几个应用实例如下:

1. 知识库　知识库系统(knowledge-based system,KBS)有助于评估和自动改进图形视角,它根据存储于数据库中的人机工效学规则提出指导建议。

2. 自动分析感知屏的复杂性　屏幕由使用统一规则(整体密度、局部密度、字符组数目、组媒体大小、条款数目和呈现的复杂性等)的程序进行分析。

3. 自动分析呈现质量　进行自动分析的目的是评估表现能力,以便解释指定的信息集的逻辑结构。所提出的模型建立了结构的抽象表现与呈现的抽象方法之间的关系。信息集实体之间的结构关系可在与其技术实现无关的语义网络中进行形式化。

本类方法具有以下优点和不足:

优点:跨项目评估具有一致性。

不足:①可能遗漏重要问题;②需要原型的工作版本。

应当注意,同时使用多种人机工效学评价方法可以增加评价结果的覆盖面。如果所采用方法合适,那么使用的方法越多,就越可能获得以人为中心的结果。因此,在实际医疗器械评估过程中,应当尽可能多地同时使用本节所介绍的 12 种方法以及其他未介绍到的评估方法。

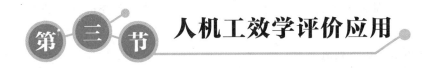

第三节　人机工效学评价应用

医疗器械人机工效学特性的改善将会减少失误和不适感,并最大限度地降低对健康和安全带来危害的风险,提高工作效率。因此,相对于其他民用工业产品,医疗器械产品的人机工效学评价尤为重要。人机工效学评价的最终目的之一是确保产品和系统适宜于用户使用,也就是要使产品或系统的设计与目标用户的特性、能力和局限性相匹配。应当注意,医疗器械的人机工效学评价不仅要考虑医疗器械自身的硬件(例如显示、输入设备)和软件(如人机界面),还要考虑医疗器械的任务设计、工作场所、工作环境等方面因素。上述几方面因素再加上人的因素,就构成了所谓的"工作系统"。工作系统牵涉到在给定空间和环境中人和设备的组合,有时在某种程度上还牵涉到工作系统之间的相互作用。医疗器械的人机工效学评价应当从工作系统的角度着眼。

一、任务设计

任务是指用户为了取得某个预期的结果所需要进行的一项或一系列活动。例如,医护人员为了测量病人的心电图而实施的电极安装(取下)、按键操作、观察心电图、打印报告等一系列操作。任务并非目标本身,而是为了实现目标所需要进行的活动。

任务的设计在医疗器械设计的初期就需要考虑,并在整个生命周期中进行持续改进。临床工程人员在使用阶段可以对医疗器械的任务设计进行评价,并将结果和建议反馈给制造商,以帮助改进医疗器械的人机工效学特性;同时,对于任务设计方面存在的明显缺陷可采取相应措施,降低医疗器械在使用中发生不良事件的风险。

对于医疗器械的任务设计,目前尚没有专门的明确、统一的最佳要求。以重视技术和经济效益为前提,以为用户提供舒适、安全和健康的最佳工作条件为目的,提出以下的建议供任务设计评价时参考。

合适的任务设计应当:

(1)提高任务绩效。

(2)保护用户的健康和安全。

(3)提高用户的舒适性。

(4)确保所执行的任务可被识别为一个整体,而不只是零碎的任务。

(5)为开发与该任务有关的用户技能和潜力提供机会。

(6)确保用户理解所执行的任务对系统总体功能的贡献作用。

(7)为用户确定优先次序、操作速度和程序方面提供适度的自主性。

(8)以用户可理解的术语对任务绩效提供足够的反馈。

(9)为用户提供机会,使他们能够提升与工作任务相关的现有功能和获取相关的新技能。

任务设计尤其要尽可能避免下列情况:

(1)避免分配对于用户来说超负荷或欠负荷的任务。过轻或过重的任务可能带来不必要的甚至过度的紧张、疲劳或失误。

(2)避免不适当的重复。不适当的重复可能引起不平衡的工作紧张,并进一步导致生理上的不适合心理上的单调感、厌烦感、乏味感和不满。

(3)避免不适当的时间压力。

(4)避免让用户单独工作而没有机会与他人接触。应为用户提供社会性交流和功能性交流的机会。

在对医疗器械的任务设计进行评价时,一个重要方法是直接从医疗器械使用人员那里获得可靠、有效的数据和使用经验。为此可采用许多方法,例如:①观察研究;②基于标准化量表的心理测评;③问卷;④访谈;⑤咨询。

通过分析来自用户的数据和经验,对照任务设计要求的建议,可以对医疗器械在任务设计方面的人机工效学特性做出恰当的评价。

二、视觉显示

医疗设备必须向操作者提供可了解设备状态的信息,并使操作者能使用设备上的控制器对这些信息做出适当的反应。使用显示器的目的正是给操作者提供关于设备功能状态或过程的信息,这些信息一般可分为三类:必须知道的信息;最好知道的信息;历史信息。

为了有效地实现告知操作者设备状态的目的,视觉显示器的设计应当注意两个关键问题:①信息(信号)要易于发觉;②能够清晰地表明所需采取的动作。具有良好的人机工效学特性的显示器应当避免过多或过少的需要检测或反映的信号,防止引入无须反映的人工信号,使信号显示动态化,并有区别地对信号进行放大。

医疗设备的视觉显示器通常有三种形式:光学的、机械的和电子的。在需要对设备状态进行简单指示时,通常可使用光学的视觉显示器,如指示灯、信号灯等。在需要操作者进行检查性读数或者需要操作者进行调节时,通常可使用机械的视觉显示器,例如指针仪表等。电子的视觉显示器[例如发光二极管、CRT(cathode ray tube)显示器、液晶显示器(liquid crystal display,LCD)等]在现代医疗设备中的应用则更为广泛。

(一)灯光显示

根据功能和紧急程度,基本的灯光显示通常是使用彩色进行编码的,有些情况下也采用尺寸大小来表示不同的信息。例如,一盏小红灯可能表明一个故障,而一个较大的红灯可能表明一个紧急状态。红色一般代表危险、警告、火灾;黄色或琥珀色用于表示慢速、电源接通;绿色表示运行、已准备好、运行正常等。灯光显示器也可以是一个在灯上写有指令的报警灯,指示灯通常是按钮式的控制器。

(二)仪表显示

尽管技术、工艺和制造水平不断发展,但是许多医疗设备仍然保留了部分传统的显示仪表,比如常见的有指针式仪表和数字指示器等。对于定量显示,数字指示器要优于带刻度盘仪表。当仅需要精确的数值信息且改变速率不太快时,数字指示器可使操作者以最快的速度准确地读取数据。操作者不必考虑、查看数字指示器上的刻度标记,所以出错的机会小很多。但如果只需要定性的信息,比如数值的增加或减少,因为需要更多的说明,所以使用数字指示器操作者要花较长的时间来阅读,不够方便。

经过良好人机工效学设计的刻度盘式仪表可通过彩色编码区或使用目标区来提供定性和定量的信息。对于带刻度盘的指针式仪表,一般来说,圆形或半圆形的刻度盘要优于矩形刻度盘,尽管矩形刻度盘占空间更小。刻度盘的数值增加方向应为顺时针方向,水平量的应为从左到右,垂直量的应为从上到下。在主要分级刻度上应使用完整的数字标识并以1、2或5为单位递增,一定要避免以3和4为单位递增,数字方向应为垂直而不是放射状。应当确保刻度标记有足够的粗细以便在视距内清晰地看到,还应根据刻度分级和观察距离科学合理地选择刻度盘的直径。使用简单的字体和清晰的印刷体以提供更好的易读性。对于在较弱照明环境下使用的仪表应该采用深色背景上的白色标记、指针和数字。仪表的指针应该达到主刻度标记但不覆盖较小的刻度标记;应尽可能贴近刻度盘表面以避免视差;指针指向末端时的斜角以大约 20° 为宜;指针从中心点到顶点的色彩应与刻度保持一致,剩余部分应该尽量短且色彩与刻度盘表面保持一致。

(三)电子显示器

在电子显示器上呈现信息时一般要考虑三类问题:信息的组织、图形的设计以及编码技术。呈现信息的方法有很多,但所有的方法都应该满足以下的一般属性:

1. 清晰性(信息传递快速而准确)
2. 可辨别性(可准确地区分)
3. 简洁性(确保无关信息的最小化)
4. 一致性(根据用户的预期,在整个应用期间相同的信息应以相同的方式呈现)
5. 可察觉性(信息应能直接吸引使用者的注意力)
6. 易读性
7. 易理解性(可清楚的理解、无歧义、可解释且可认知)

LCD 在现代医疗设备中的应用越来越广泛。液晶显示板是由悬浮于液体薄层中的偶极子(晶体)构成的。当电压施加于液体薄层时,晶体重新排列形成一个极化器。极化晶体与极化盖板相配合可阻挡光线从而形成显示。

与传统的 CRT 显示器相比,LCD 显示器具有几个实用的优点。由于 LCD 表面反光率比 CRT 低,在明亮的光线条件下 LCD 仍可保持高对比度。LCD 没有闪烁特性,而 CRT 所具有的闪烁特性正是导致操作能力降低和视觉疲劳的原因。LCD 的重量、体积、占地以及功率要求远低于 CRT,并且受电磁场干扰的影响小。

电子显示器的大部分物理性能特征只能在实验室条件下进行测试和确认(详尽的要求和测试方法,可参考 ISO 9241-300 系列标准)。这对临床工程人员和医护人员在购置、选择、评价电子显示器时造成了较大的困难。在不严格的情况下,可以使用分辨率来对显示器的物理性能进行简单评估。在其他性能一定的情况下,分辨率越高,显示器的易读性、可读性就越高,其显示效果也越接近于硬拷贝。

三、听觉显示

医疗设备的输出信息除了可通过视觉传达给使用者,也可以通过听觉进行传达。输出信息以声音的形式传达出去,也称作"听觉显示"。医疗设备中用于听觉显示的装置,则称为听觉显示装置。

（一）听觉显示的应用

与视觉显示相比,听觉显示对于信息的输出提供了某些独特的优点。在以下情况下比较适合使用听觉显示装置进行信息输出:

(1)当信号源是声音本身时。

(2)当信息简短时。

(3)当输出的信息在后续过程中不会再被提及、使用时。

(4)当信息所涉及的是时间形式的事件时。

(5)当发出报警时或当信息要求立刻被执行时。

(6)当显示某些形式的连续变化的信息时,比如经颅多普勒超声的血流信息、多参数监护仪的心律信息等。

(7)当视觉系统负担过重或者照明限制了视觉显示的应用时。

上述指导性建议的应用不是一成不变的,应该根据具体情况进行调整。不能排除还有一些情况下,听觉显示装置是更好的。在应用听觉显示装置时,还要特别注意,应当尽量把听觉显示的信息限制为短小、简单的信息(除语音情况外),因为人们从短期记忆中无法很好地回忆起复杂的消息。

（二）听觉显示装置的评价原则

和人因工程的其他领域一样,大部分听觉显示装置的指导方针和原则在被接受时也有一些不符合的个案,这是因为某些特定的情形、需要权衡的参数等都有可能导致违背这些原则。这里仅给出一些使用、评价听觉显示器时的指导方针。

1. 一般性原则

(1)相容性:选择信号维度及其编码时,应尽可能充分利用操作者先验的或约定俗成的声音与信息之间的对应关系。例如,高频信号一般与"上"或"高"相关,呼啸声信号一般与紧急情况的相关。

(2)渐近性:当表达复杂信息时,应考虑使用两个阶段的信号。一个是要求注意的信号,用来吸引注意并识别信息的基本类别,另一个是指示信号,它跟随在要求注意的信号之后,在第一个信号所示的基本类别内,指明准确信息。

(3)可分离性:听觉信号应该能很容易地从同时存在的声音输入中(有意义的输入或是噪声)被辨别出来。例如,当操作者需要同时听取两个或更多的信息通道时,如果可能,应使这些通道的声音频率不同。

(4)节俭性:不应给操作者提供不需要的信息。

(5)不变性:同一信号应当始终表示相同的信息。

2. 表达原则

(1)避免听觉范围的极限:例如,过高强度的信号会引起惊吓反应,实际上会干扰作业。

(2)根据周围的噪声水平来设定强度:所设定的强度水平不能被周围的噪声水平所

屏蔽。

（3）使用间断的或变化的信号：避免使用稳定的信号，尽可能使用间断的或变化的信号，这能使人们知觉的适应过程减到最小。

（4）不要使听觉通道超负荷：在任何给定的情况下，都应只使用几个信号。太多的信号可能会产生混淆，而且使操作者超负荷。

3. 听觉显示装置的安装原则

（1）测试要使用的信号：这些测试应当由潜在使用者群体中有代表性的样本来进行，以确保这些信号可以被他们检测和分解。

（2）避免与以前使用过的信号相冲突：任何新安装的信号在意义上都不应与任何现有或者以前的设备（或系统）的类似信号相矛盾。

（3）引导用户从以前显示装置转换过来：在以听觉方式代替其他某些显示方式（如视觉）时，最好继续同时使用两种模式一段时间，以帮助使用者习惯新的听觉信号。

（三）警告和报警信号

听觉系统具有独具的特性，使得听觉显示装置对于发送警告和报警信号特别有用。在警告和报警信号是选择、评价或设计中，提出以下的建议。

1. 使用（200~5000）Hz 的频率，且最好在（500~3000）Hz，因为耳朵对这一中间范围最敏感。

2. 当信号必须传送到较远距离时（超过 300m），应使用低于 1000Hz 的频率，因为高频率信号传播不远。

3. 如果信号必须"绕过"较大的障碍物或穿过隔离物，应使用 500Hz 以下的频率。

4. 使用已调制信号（每秒 1~8 次的"哗哗"声，或者每秒 1~3 次的鸟鸣声），由于它与正常声音的差异足以引起注意。

5. 使用的信号频率要与背景噪声的主要频率不同，以减少屏蔽作用。

6. 如果要使用不同的报警信号来表达需要不同响应的情况，那么每种信号相互之间要能区分出来，且应使用中等强度的信号。

7. 如果可行，警告应使用单独的通信系统。比如，使用单独的扬声器、喇叭或不用于其他用途的装置作为警告听觉显示装置。

四、输入设备

医疗设备常用的输入设备有键盘、鼠标、轨迹球、触摸屏等。

（一）键盘

1. 键盘类型 医疗设备中常见的键盘类型有：常规键盘、专用键盘、多功能键盘等。

（1）常规键盘：也称为标准键盘或 QWERTY 键盘。常规键盘也就是我们在个人计算机中最常使用的键盘。QWERTY 这几个字母为键盘字母区左上方首行的几个字母。数字键通常设置在键盘之内并位于字母键的右侧。在按键布局上,常规键盘并非是工效学最优的:最经常使用的字母(至少是在英文中)都被分配到了力量最小、速度最低的手指上,而且又有很多经常使用到的字母组合被分配到了同一只手上。因此,人们曾经提出过多种替代方案。例如:简化键盘就是一种基于 Dvorak 键盘布局并被美国国家标准局官方指定为QWERTY 键盘的替代方案的键盘布局。但无论怎样,由于使用人数和键盘数量巨大,在很长一段时间内 QWERTY 键盘势必仍旧被保留为标准键盘。

(2)专用键盘:也就是功能固定的键盘,有专门的功能键。各功能键常常按其重要性、使用频率、使用顺序来排列,并且与特定应用高度相关。在以下情况下这类键盘的使用很有效:功能必须快速执行;在一个任务中经常使用某一组功能;功能的正常选择很关键。

(3)多功能的键盘:指的是具有以下几种功能层次的标准键盘:使用转换键、在键盘上附加标识的多功能键以及通过软件控制给某一按键分配其他功能。软件易于改写,并且由于此时所需的键会减少,视觉的搜索量也会减少。不足之处是有时需按住多个键,与转换键一起输入一个命令,而附加标识的多功能键也只有在操作者记住使用它们时才有效。这些特征在以下的情况下较为有效:经常使用子功能;无强制的输入节律;有相对复杂的提示及反馈;需要经常对功能键进行修改。

2. 常规键盘的工效学要求 以下关于常规键盘人机工效学要求的建议,可以帮助临床工程人员有效识别常规键盘产品在设计、使用等方面的工效学隐患。

键盘要尽可能地薄,在中间一行按键处测量厚度应不超过(30~35)mm。键盘后部应该有 0°~15°的倾角。应防止键盘底座在工作台上滑动。

按键排列可以为阶梯式、倾斜式或碟式。各行按键之间的间距(中心至中心)建议为(18~20)mm。键面应稍呈凹陷状以有助于手指操作。按键的直径建议为(12~15)mm。键面应该是不光滑的,并应该用字符进行很好的标识,字符最小高度应该为 25mm,最低对比度为 1:3。

在击键时应保证有触觉、听觉或视觉的反馈。触觉是主要的反馈方式(但通常建议三种方式同时使用),建议在按下键的同时快速产生力的反馈,即开启按键所需的力较低,随后力量增加。

键的反应时间应足够长,以避免使按键一次引起多次激发。但是,反应时间太长会影响输入速度。对于不经常使用的键,反应时间约为 0.08 秒。系统反应时间,比如计算机启动另一个命令的必要时间,应该不超过、最好远小于 2 秒。

(二)鼠标和轨迹球

鼠标是一个下部带有能向计算机传送鼠标位置的传感器的元件,通常有两至三个按键,可让使用者向计算机发送命令。鼠标通常不是一个单独的输入装置而是与键盘配合工作。鼠标适合于点击、移动光驱及拖动对象,但它不适合于作图。

根据通信方式,鼠标可分为有线鼠标和无线鼠标。无线鼠标通过无线电与计算机联系以传达其位置,由于其操作需要电池,这使其较有线鼠标稍重。鼠标的控制性能可通过软件而修改,以便使用者能适应控制器和显示器的要求(移动敏感度和屏幕反应性)。这往往是一个容易被忽视的重要特征,此项功能有助于减少鼠标跨移次数,即在鼠标垫上拿起和移动鼠标来产生大幅度光标移动。使用鼠标需要一定的空间和平面,也就是鼠标移动和摆放的空间,而且操作鼠标时眼睛必须注视显示设备。在有些情况下,这些特点可能成为鼠标的不利特性,在进行工效学评估时应当注意。

目前几乎没有关于鼠标设计的具体标准。ISO 9241-9 给出了以下几点具体建议:使功能激活时,按钮的用力为(0.5~1.5)N;按钮的移动幅度最小为 0.5mm;为按钮提供硬件或软件锁以便任务运行期间按钮能持续按压,如拖拽或跟踪。

在一些医疗设备(如超声成像设备)中,轨迹球可用于替代鼠标。由于球相对容易移动,对于高精度快速箭头移动,轨迹球尤为有效。轨迹球可分为机械轨迹球和光学轨迹球两类,前者最为普遍。

轨迹球有以下优点:

(1)灵活:能调整到精确指向和快速移动。

(2)舒适:前臂可以很好地支撑,因此有可能很长时间地使用轨迹球。

(3)反馈:通过球的运转可以直接得到触觉的反馈。

(4)空间:仅需要很小的固定空间,因此,有些设计要加上一个由拇指控制的小球,或在中间安上一个用于计数的小球。最普遍的设计是包括一个供几个手指操作的大球,同时在球的周围带有控制按钮。

ISO 9241-9 同样给出了关于轨迹球的几点具体建议:滚动力应该为(0.2~1.5)N;启动阻力应该为(0.2~0.4)N;对于主轨迹球,其直径应该为(50~150)mm,接触弧度为 100°~140°。

(三)触摸屏

触摸屏可以认为是显示器和输入方法的结合,特别适用于任务指向和菜单选项。触摸屏的使用,减少了机械开关、按钮、鼠标、键盘等在医疗设备上的使用,使医疗设备的设计更具现代感,更适合小型化、智能化,节约了工程成本。当输入类型受到限制且能很好地进行定义时,使用触摸屏可减少工作负荷。另外,触摸屏更适用于佩戴手套操作,也适用于容易弄脏输入装置的环境。

医疗设备中一些小型触摸屏往往需要使用触控笔进行操作。而对于较大的触摸屏,一般可以直接使用手指进行操作。触摸屏的使用需要使用者在视觉距离、视角和舒适度的可触及距离之间进行权衡。对于频繁使用的大型触摸屏,如果其他条件允许,应尽可能允许使用者根据使用情况调节其高度和角度。作为设备控制器的触摸屏,必须允许操作者进入资料、选择选项、挑选处理次序、调整设置及操作许多其他传统硬件不适用的功能。对于用手指操作的触摸屏,其触控按钮有效区域尺寸一般建议为(1.6~3.8)cm,按钮与按钮之间的绝缘区域一般建议为(0.3~0.6)cm。

五、工作台布局

（一）计算机控制台

计算机控制台是医疗设备中较常见的一类工作台,常作为 CT、MRI(magnetic resonance imaging)等大型设备的控制台。设计和选择计算机控制台时,应该着重考虑人体测量尺寸。然而,使用人体测量数据的方法有多种,每一种都有其理论和实际应用的局限性。表 6-1 说明在设计计算机控制台时应考虑的人体尺寸以及如何应用这些尺寸进行设计和选择(依据 ISO 9241)。

表6-1　人体测量尺寸在站式和坐式计算机工作站设计的应用

人体测量尺寸	如何使用来确定工作站的尺寸
肩胛骨下角角度（肩背部高度）	用来确定椅靠背的高度,以便保证不干扰肩移动或转向一侧或背后
眼高,坐姿	用来确定显示器高度和显示器大小以保证视角和视距,防止坐式工作站操作者的颈,肩和上肢脊柱遭受不必要的负荷
肩高	经常和前臂长联合起来确定物体在工作站摆放位置
肘高,坐姿	扶手高以保证舒适的肘和肩的位置
大腿高	用来确定工作台下的座位,确保下面有足够的空间改变坐姿
膝高	用来确定座位高,确保椅位面不会对大腿产生压力
臀-膝长	座深,确保在膝背侧无挤压且下方有足够的空间
臀-腘长	座深,确保膝盖后方没有挤压,并允许背靠是正确使用
臀-腹长	用来确保能靠近工作台
两肘间距	扶手的间距,保证前臂不会受到束缚且易上下椅子
臀宽	座宽,保证可改变姿势
眼高,站姿	显示器高度和大小,由此决定视角和视距,保证颈、肩和上脊柱在站式工作场所不会受到不必要的负荷
肘高,站姿	站式工作台高度

然而,使用人体尺寸数据设计和选择计算机控制台是一个起点。最佳的过程不仅仅包括人体测量数据的正确使用和局限性的理解,还要对工作需求、交流方式、使用者的姿势和视觉局限进行综合的分析。

图 6-2 显示了坐姿情况下计算机控制台尺寸的推荐值。需要说明的是,除了考虑人体尺寸所决定的工作台高度、腿部空间、显示装置高度外,优秀的计算机控制台的设计和选择还应当考虑显示装置的大小、键盘大小、鼠标移动空间以及文件摆放位置和书写空间。特

别是书写空间,如果条件允许,尽量使书写空间在两个方向上均为76cm,此数值是最适合书写的空间推荐值。

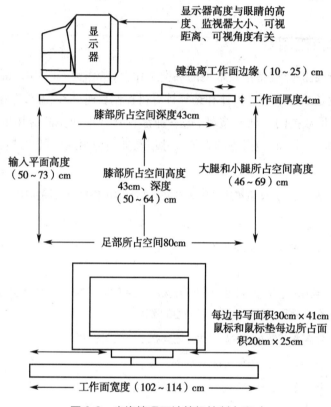

显示器高度与眼睛的高度、监视器大小、可视距离、可视角度有关

键盘离工作面边缘(10~25)cm

工作面厚度4cm

膝部所占空间深度43cm

输入平面高度(50~73)cm

膝部所占空间高度43cm、深度(50~64)cm

大腿和小腿所占空间高度(46~69)cm

足部所占空间80cm

每边书写面积30cm×41cm
鼠标和鼠标垫每边所占面积20cm×25cm

工作面宽度(102~114)cm

图6-2 坐姿情况下计算机控制台尺寸

(二)实验台

实验台常用于医疗机构的检验科、病理科等部门的实验室。实验台的人机工效学特性同样也决定着这些部门工作人员的工作绩效。

典型的实验台的高度范围是(81~96)cm。适宜高度应该是能让实验人员以舒适的工作姿势完成大多数操作任务。实验台的高度还取决于实验室的类型(实验室的主要操作任务)和常用实验器材的大小。实验台应为腿部提供较舒服的空间并且保证在可坐下的地方前方没有挡板(或实验台前面)和抽屉。高度在(10~15)cm的挡板和抽屉很明显地减少腿部空间或妨碍升高座椅达到较合适的操作高度。应为实验台配备高度可调节的有支撑靠背的实验座位。如果座位有扶手,应该可调节、可移除(必要时)。还应当给实验台上尖锐的边安装衬垫,尤其在工作任务需要操作者前倾,靠向工作台的前方。

尽量避免将较大型的仪器设备安装在实验台上面,这样会使仪器处在较高的位置上,使实验者很难使用。可以调整实验台高度或提供可调节支撑面的实验台安置大型仪器,这样使实验者能够在站立时进行一般实验和操作仪器而不会引起不舒适的姿势。如果进行实验的平面过高那么就要在适当的地方提供站台,这样操作者可以有效地使用仪器。另外,在决定工作台高度时,还要考虑实验时视觉的需要。

在实验台上设备的布局方面,应当安排好零散的实验仪器,这样可以使实验有合理次序并且在较舒适的流程和模式下进行。仪器应摆放在使用者易操作的距离内,这样可以让使用者处于中性位。例如组织学上使用显微镜薄片切片机进行切片时,切片机可以放置在实验台上,这样会比较适合腕部姿势。废物箱应当放置在方便的地方。如果需要经常丢弃废物,则应设置小型的废物容器,使用后将小型容器中的废物倒在废物箱中。实验过程中使用的物品或参考资料应放在较容易看到的地方,实验台应进行良好的清洁,一个清晰的实验者可以较好地进行实验并且保护原料不被污染。

（三）手套式操作箱

手套式操作箱是为坐式或站式特别是坐式实验工作而设计的。使用手套式操作箱时要把手臂伸进环状袖套中。也就是说,使用者要在操作舒适允许下尽可能地接近需要完成的工作。市面上主要有两种手套式操作箱可供选择:低面手套式操作箱,袖套口平面在观测玻璃面下面;高面手套式操作箱指的是袖套口安装在斜面玻璃前。

对于站式实验而言,手套式操作箱的袖套口距离地面的高度一般为117cm。这样的高度适合大多数人群。对于身材矮小者,可提供踏板。袖套口直径通常为20cm。两袖套口间距通常为(38~48)cm(中心距离)。对坐式操作而言,前伸距离应在(15~41)cm范围内,站式操作前伸距离应在51cm内。如果可能,窗口应向后倾斜15°,距地面(137~168)cm,以尽量避免视觉受限。坐高调节范围最少应为15cm,大腿空间亦然,当坐高为最高时腿部不会触及手套式操作箱底面。应保证操作者调节椅子高度时不需要把手从箱子中拿出。无手的高度调整,例如使用脚部调节板或前臂开关来调整高度,既可以节约时间又可以保持好的姿势,减少潜在疲劳。

手部活动受限制是手套式操作箱人机工效学方面的一个显著问题。肩部和肘部活动受限,就会使手部和腕部小肌肉受到更多的压力,进而造成转移物品很困难,尤其是通过袖套口在操作箱内取送物品。因此,为了尽量减少操作箱中的对象操作,需要采取相应措施,例如,可使用传送带运送物品(除非存在清洁问题);可使用泵把原料瓶中的液体吸入操作箱中,而不是手工取液;使用托盘或容器运送物品出入操作箱或在操作箱内移动;在操作箱内安装不同高度的可移动小平台,使操作者可以调节操作高度,以便保持较舒服的作业姿势等。

六、工作环境

（一）照明

照明对不同作业的绩效以不同的方式产生影响。照明参数只影响作业中的视觉部分,但作业业绩通常由视觉、认知和运动的组合构成。视觉对作业绩效的贡献很大,照明对作业的影响也就越大。因此总体来说,照明水平的提高会增加工作绩效。

然而研究发现,当照明提高到一定水平后,如果继续提高照明水平,绩效的改进将会越来越小,直到绩效稳定为止。不同作业的稳定点不同。一般来说,作业难度越大(即越细小或对比度越低)到达稳定点的照明水平越高。因此也有研究结论指出,在任何具有实用意义的范围上,通过改变作业的性质(比如增加尺寸或对比度)比增加照明水平可获得更大的视觉绩效改进。更进一步,对于视觉困难的作业(尺寸很小,对比度很低),通过增加照明水平的方法几乎不可能使绩效达到与视觉容易的作业相同的水平。另外,高水平照明也并不总是明智的。除了会浪费能源外,过度的照明还会产生不希望得到的效应,例如眩光。

眩光是由于视觉范围内的光亮远远超过眼睛适应的亮度造成的,它会导致烦躁、不适或视觉绩效或视力的降低。直接眩光是由视野范围内的光源引起的;反射眩光是由视野范围内某表面反射的光线引起的。反射眩光可能是镜面反射(如来自平滑的、抛光的或类似镜面的表面)、涂敷反射(如来自刷面层、蚀刻的或压纹的表面)、漫反射(如来自平整的油漆面或不光滑的表面)和混合反射(上述3种的混合)。另外,还可以根据对观察者的影响将眩光分为3类:不适眩光,它会使人产生不适,但是基本上不影响视觉绩效和可见度;失能眩光,它将使人降低视力绩效和可见度,并经常伴随不适感;致盲眩光,它强烈到消失之后仍有相当长的一段时间使人看不到任何物体。

临床工程人员可采取相应措施减少工作环境中的炫光,提高工作绩效。减少来自灯具的直接眩光的措施主要有:选择不适眩光等级(discomfort glare rating,DGR)较低的灯具;降低光源亮度(例如用多个低强度灯具代替少数高亮度灯具);将灯具安装在离视线尽可能远的地方;提高眩光源周围的区域亮度以降低亮度比;使用遮光罩、灯罩、遮光板、漫射透镜、滤光器或正交偏振器。减少来自窗户的直接眩光的措施主要包括:将窗户安装在距地面某一高度的位置;在窗户上安装遮阳棚;安装能够延伸进屋内的垂直散热片(限制光线直接照射窗户);使用光亮的环境(最小化其与从窗户射进来的光线的对比度);使用遮蔽物、窗帘、百叶窗或涂色玻璃。减少反射眩光的措施主要包括:将灯具的亮度保持在可行范围内的最低水平;提供良好的整体照明水平(例如使用多个小光源以及使用非直射光源);使用漫射光、非直射光、折射板、遮光窗帘等;对光源或工作区域进行设置,使得反射光不会直接射向眼睛;使用使光线漫反射的表面,例如使用平光漆、非光面纸,避免光亮的金属、玻璃及高亮的纸张等。

(二)热环境

处于工作环境中的人和工作环境之间要进行热交换。当热交换处于平衡时,人体无须进行很强的生理调节,此时该工作环境一般认为是舒适的。当失去平衡时,人体就需要进行显著的生理调节,就会感到不舒适甚至影响健康。热和寒冷的负荷都会导致不舒适。

热负荷可增加人体心肺负担,导致疲劳,并且可能引起与热负荷有关的疾病。另外,热负荷持续升高可导致事故、用力过度损伤增多、质量和产量下降。热负荷见于高温环境、工作需求高或者着衣降低汗蒸发。高温环境见于多数户外作业、在没有空调的室内工作地点以及热处理有关的工作场所。另外，限制汗蒸发的衣着（例如衣服有很多层或者阻碍蒸发）甚至能在凉爽的环境造成过高的热负荷。上述这些因素的叠加则可提高热负荷。

与热负荷不同，冷负荷更多会导致认知和精神运动方面功能的丧失。同时，冷环境可能导致疾病、手工操作效率降低，更严重的情况是冷环境可增加事故和损伤的危险性。冬天寒冷气候下的户外作业，以及在寒冷天气没有空调的空间区域是所谓的冷作业，也见于冷藏室空间和在冷水中工作。

理想地讲，在热环境的由冷到热连续变化的过程中，舒适带占据中间区域，两侧则是冷和热的不舒适带，也就是能够导致健康损害的冷负荷和热负荷。在评价舒适水平时，个体的差异性很大。而且，舒适水平会随时间、季节、饮食、健康状态和衣服选择而变化。此外，工作压力、文化差异、预期目标等因素也会影响对于舒适水平的评价。尽管如此，仍然存在一些指导性原则可供评价舒适水平时参考。

对于夏季工作场所来说（假定衣服隔热值是 0.5clo），环境状况应该处于以下范围：气温在 23~27℃ 之间；下限湿度，露点大于 2℃（相当于水蒸气气压 0.7kPa）或者相对湿度应该大于 25%；上限湿度，露点应低于 17℃（相当于水蒸气气压 2.0kPa）或者相对湿度应该低于 50%。

对于冬季工作场所来说（假定衣服隔热值是 0.9clo），环境状况应该属于以下范围：气温在 20~24℃ 之间；下限湿度，露点大于 2℃（相当于水蒸气气压 0.7kPa）或者相对湿度应该大于 30%；上限湿度，露点低于 14℃（相当于水蒸气气压 1.4kPa）或者相对湿度应该低于 60%。

上述原则仅为一般性建议，在评价热环境时，还需要注意其他一些影响舒适感的因素。在评价环境温度时，应当注意头和脚踝之间温度的变化范围不应该超过 3℃（参考 ISO 1984）。局部的通风能够使工作场所感觉变凉，当周围温度下降时，局部通风可能会使不舒适增加。在舒适温度范围上限附近，增加通风可能是提高舒适感的一项有效措施。建议冬天平均风速应该小于 0.15m/s，夏天应小于 0.25m/s（参考 ISO 1984）。工作人员的着装也是评价环境舒适水平的重要影响因素。当某项工作要求工作人员穿着制服（如在手术室工作）时，制服可能会增加或者降低隔热，这时在设置环境温度时应做适当调整。

（三）噪声

工作环境中的噪声可能会对人体健康和工作绩效产生不利影响。研究表明，过度暴露在 85dB 以上的噪声中达每天 8 小时，持续几年，将可能导致噪声性听力损失。噪声能够干扰工作人员，使他们分心并产生烦恼，从而降低工作绩效。对信息处理或注意力要求越高，噪声水平就应该越低。对于简单重复的操作，其工作绩效通常受噪声影响不大，只有当噪声达到很高的水平（例如高于 95dB），才会对工作绩效产生明显影响。工作环境中的噪声还能够影响人们的交流，使信息传达不力，影响协作。鉴于医疗机构工作环境的特殊性，应当采取措施降低环境噪声。

降低噪声可以在噪声源、噪声传播途径和接收处三个环节采取措施。通常来说，一个潜在的噪声问题可以在一开始时通过挑选更安静的仪器来解决。与高频噪声相比，低频噪声的烦扰度相对较低，更容易被人们接受。因此在可能的情况下，应该先挑选产生低频噪声的仪器。和低频噪声相比，高频噪声方向性更强，更容易被障碍物封闭和偏转。在噪声传播途径中增加屏障或封闭罩等可以在一定程度上降低高频噪声。低频噪声很容易越过障碍物，频率在1000Hz以下的噪声几乎无法被降低。降低噪声是一个专业领域，如果遇到更复杂的噪声问题，应当寻求专业知识和经验丰富的专业人士的帮助。

七、可用性

可用性（usability）：以有效性、效率和满意度为指标，产品在特定使用背景下为了特定的目标可为特定用户使用的程度。

由于可用性涉及产品在特定的使用背景下用户有效、高效和满意运用产品的程度，因此，它不仅是产品设计中的一个重要考虑因素也是医疗设备评估的重要方法。

可用性的应用：①它使得各方清楚地了解在什么情况（或条件）下产品将是可用的；②通过整合特定使用背景，有益于改善产品可用性；③评估产品，通过测量用户使用产品进行工作的绩效（有效性和效率）和满意度，可评估产品是否已经达到可用水平；④产品比较，既可以比较同一产品在不同使用背景下的绩效和满意度，也可比较相同背景下使用的具有不同技术特性的产品的绩效和满意度，等等。

（一）测量前需要详细描述的因素

由于可用性是产品在特定背景下被使用的能力，是在一个设定好目标（期望的结果）、使用背景和测量指标的标准值的工作系统中进行的。因此，测量之前需要对影响可用性的各个因素进行尽可能详细的描述。

1. 目标描述　对产品的使用目标予以描述。目标可分解为子目标，而子目标定义了总目标的各组成部分以及满足该总目标的准则。

所设定的总目标的水平取决于所考虑的提供使用背景的工作系统范围。

2. 使用背景描述　对于某产品来说，当在不同背景下使用时，其可用性水平可能会出现显著不同。因此在测量可用性之前需要对背景进行足够详细的描述，以便那些对可用性有重要影响的背景方面能够得以重现。

应该特别注意那些被认为对产品可用性有重要影响的属性，包括以下几方面：

（1）用户描述：对用户的相关特性需予以描述，它可包括知识、技能、经验、教育、培训、生理特性以及运动和感觉能力。有必要对不同类型的用户（如拥有不同经验水平的用户或担当不同角色的用户）的特性予以界定。

（2）任务描述：任务是为实现目标所开展的活动。可通过任务分析识别用户的任务和子任务，对可影响可用性的任务和子任务特性予以描述，例如任务的频繁程度和持续时间。

任务不可以完全根据产品或系统所提供的功能或特点进行描述。对执行任务中所涉及的活动和步骤的任何描述均要与所要实现的目标有关。

为了评估可用性,可有代表性地选取一组关键任务表示总体任务的重要方面。

(3)设备描述:对设备的相关特性需予以描述。例如:硬件、软件和原材料的描述可按照一组产品(或系统组成部分)来加以描述,其中的一个或多个部分可能是可用性规范或评估的关注点,或者按照硬件、软件和其他原材料的一套属性或绩效特性来加以描述。

(4)环境描述:对有关物理和社会环境的特性需予以描述。需予以描述的方面包括广泛的技术环境(如局域网)、物理环境(如工作场所)、周围环境(如温度、湿度)以及社会和文化环境(工作惯例、组织结构)等方面的属性。

3. 有效性、效率和满意度的标准值的描述 所选的测量和定义的标准值取决于开发小组在考虑潜在用户的需要和要求之后所设定的优先顺序。在预期背景下,需至少为有效性、效率和满意度提供一种测量和标准值。如某医疗设备软件的安装效率的标准值被定义为 10 分钟内完成安装任务。

(二)可用性的测量

1. 测量的选择 通常必须为有效性、效率和满意度中的每一项至少提供一种测量。由于可用性各组成部分的相对重要性取决于使用背景和所描述的可用性目的,因此,不存在如何选择测量或联合测量的通用准则。

测量的选择以及每种测量的详尽水平取决于涉及测量的各方面目标。在设定准则时,应该对每种测量相对于目标的重要性予以考虑并给出适当的权重。

2. 测量的类型

(1)根据收集到的资料的性质可分为以下两类

1)客观测量(如测量输出、工作速度或特殊事件的发生)。

2)主观测量(如收集用户的表达感受、态度或偏好等的主观反应)。

可从客观或主观测量中获得出可用性每个组成部分相关的数据。例如,满意度也可从用户行为的客观测量中推断出来,有效性和效率也可从用户对工作及其输出所表达的主观意见中估计出来。如果不可能获得对有效性和效率的客观测量,那么基于用户知觉的主观测量(满意度)也可给出一个有效性和效率的指标。

(2)基于测量环境不同可将可用性测量分为以下两类

1)在实际工作环境中进行的"现场"测量,以作为评估产品可用性的依据。

2)在"实验室"环境中以一种具有代表性且受控的方式重构使用背景的相关方面来评估产品的某个特定方面。使用基于实验室研究方法的好处在于,可有机会更好地控制和更精确地测量预期可能会对所实现的可用性水平产生关键影响的变量。并通过改变该变量来提高产品的可用性。其缺点在于,实验室环境的人为性可能会导致不真实的结果。

3. 测量的指标 测量的指标包括:有效性、效率和满意度测量。有效性、效率和满意度测量可用于评估工作系统的任意部分。

（1）有效性：有效性测量可将用户的目标或子目标与实现这些目标的准确性和完备性联系起来。

例如：如果预期目标是某使用者能在 30 秒内接好呼吸机的呼吸回路,那么准确性可由连接管路的正确性来定义或测量,完备性可由规定时间内安装的完成程度来定义或测量。

（2）效率：效率测量可将所实现的有效性水平与资源的消耗联系起来。有关的资源可包括:心理或生理的付出、时间、原材料或财务成本。例如:人的效率可由有效性除以人的心理或生理的付出来定义;时间效率可由有效性除以时间耗费来定义;经济效率可由有效性除以成本来定义。

（3）满意度：满意度可测量用户无不适感的程度和对产品使用的态度。

满意度是主观测量来自对用户主观表达的反应、态度或意见的强度的量化。该量化过程可有多种方式,如要求用户在任意特定时刻给出一个符合其情感强度的数值,或者要求用户根据偏好对产品进行排序,或者使用基于问卷的态度量表。

满意度可由量表(如:不适体验、对产品的爱好、对产品使用的满意度)的主观判定等级,或者由特定可用性目标(例如:效率)的实现程度来定义和测量。其他的满意度测量可能还包括在使用期间所记录的肯定和否定意见数量。补充信息可从长期测量(例如:长期医疗器械定期评估)中获得,或者从问题报告(不良事件)或用户要求中获得。

4. 测量结果的应用

（1）将可用性的任何测量结果推广到用户类型、任务或环境显著不同的其他背景中时应该慎重。因为当用户类型、任务或环境发生改变时,可用性是测量结果也可能发生改变。另外,时间有时也是需要考虑的因素。例如,可用性是通过短期测量所获得的,那么其结果可能未考虑到对可用性会产生重大影响的非经常性事件,如间歇发生的系统错误。

（2）对于通用产品,通常有必要在多种典型背景(可能的背景和可执行的任务的子集)下对可用性进行定义或测量。在这些典型背景下,可用性可能会有差异。

（3）如果工作系统可用性结果被判定为令人满意,那么测量结果仅能说明在该测量背景下该产品的可用程度是令人满意的;如果工作系统可用性结果被判定为不令人满意,那么应该对使用背景不同组成部分所起的作用进行系统分析来确定问题的主要原因,通过改变使用背景不同组成部分甚至整个作系统的任意部分来改进整个工作系统的可用性。

八、对话原则

对话是指用户与设备(或系统)之间为了实现特定目的而进行的交互。宽泛地讲,用户与设备间的交互是以设备的信息输入输出硬件为基础,通过设备软件来实现的。然而在本部分,对话特指通过软件(如人机界面等)所实现的人机交互。本小节主要讨论医疗设备(或系统)中用于实现交互功能的软件部分,也称为对话系统。设计和评估医疗设备的对话系统,应采用以下七项重要的对话原则:①任务的适宜性;②自我描述性;③可控性;④与用户期望的符合性;⑤容错性;⑥适宜个性化;⑦适宜学习。

（一）任务的适宜性

任务的适宜性是指某对话支持用户有效且高效地完成此任务。有关"任务的适宜性"原则的典型应用及示例见表 6-2。

表 6-2　有关"任务的适宜性"原则的典型应用及示例

应用	示例
对话应该仅向用户提供与完成任务有关的信息	格式化信息（例如：颜色）以及当前日期、时间等方面的信息，仅在有利于完成任务时才呈现出来
帮助信息应该由任务决定	当用户请求帮助时，对话系统提供与当前任务有关的信息（例如：如果处于编辑状态，则提供编辑命令列表）。 当显示某特定对话框而用户请求帮助时，界面软件提供与该对话框有关的帮助信息
适当指派给界面软件自动执行的任何操作均应无须用户参与而由软件执行	光标自动放置于与任务有关的最初输入区域。 系统启动程序的自动执行
在设计对话时，应该考虑任务相对于用户技能和能力方面的复杂性	在一个公共访问系统中，如果有一套可选输入方式，则可用菜单提供可能的选项
输入和输出格式应该适于给定的任务和用户的要求	使屏幕输入结构化，以便将从某一单独来源中获取的所有数据集中在一起，并以数据源中相同的方式对这些数据项进行排序和格式化，而不管底层系统是否按该顺序或格式使用这些数据。 输入的精确度等同于任务所要求的精确度
在执行经常性的任务时，对话应为用户提供支持	对话系统允许动作序列被保存，并允许用户重新使用这些动作（例如：宏的运用）
如果给定的任务存在着缺省输入能力（例如：标准缺省值），则不必由用户输入这些值。也可以为用其他值或其他用户适当的缺省值代替这些缺省值提供可能	如果任务需要当前日期，可不必由用户输入，但可由用户进行修改
在执行有数据变化的任务时，如果任务需要，则原来的数据应该保持可访问性	通过按［Esc］键，输入字段的内容可恢复到字段编辑之前的状态
对话应该尽量避免强加不必要的任务步骤	用户保存文档并退出只需一步

（二）自我描述性

当每一对话步骤通过系统反馈能立即被理解或在响应用户请求时能予以说明,则对话具有自我描述性。有关"自我描述性"原则的典型应用及示例见表6-3。

表6-3　有关"自我描述性"原则的典型应用及示例

应用	示例
在用户执行任何操作后,对话应该在适当之处提供反馈。 如果用户的操作可能导致严重后果,则系统应该在执行该操作前提供说明并请求确认	数据修改状态的按键操作回音对于帮助用户了解应用程序中所发生的事情和用户所能控制的事情是必要的。 如果对话可以回退,应用程序则通过明确给出关于哪些操作可以回退的信息来指明这一点。 如果删除是不可恢复的,则对话系统应该要求确认删除操作并提醒该删除不可恢复
应该采用一致的、源于任务环境而非对话系统技术的术语提供反馈或说明	对话中所用的技术术语应该为特定应用领域中实际所用的术语。 另外,用户可通过输入相应的关键词得到术语解释。 因此,在输入术语"比例更改"之后,用户可得到有关该项任务的解释说明,以及对相关程序和用户手册中可找到的补充信息的参照
作为对用户培训的可能补充,反馈或说明应该有助于用户获得对对话系统的大体上的了解	在文件保存期间,显示一条"数据正被保存到文件中……请等候"的消息
反馈或说明应该基于典型用户具有的预期知识水平	技术类用户接收到系统技术方面的信息,而办公类用户接受到数据录入任务方面的定义
基于用户的需要和特性,反馈或说明在类型和长度方面的改变应该为用户可利用	按一次"帮助"键,用户可获得一个简短说明;按两次"帮助"键,用户可获得有关命令的详细说明。 用户可在一般的术语说明和示例性的说明两种形式之间进行选择
为了提高反馈或说明对用户的价值,反馈或说明与所需要反馈或说明的情况有关。 为提高反馈或说明的质量,反馈或说明应该尽量减少对用户手册和其他外部信息的参照,从而避免频繁的媒介转换	对话系统提供灵敏响应当前活动的帮助信息
如果给定的任务存在着缺省值,则应该使用户可以利用	在填表对话中提供当前日期的显示。 界面软件呈现一列可作为输入值的有效选择值

续表

应用	示例
应该通知用户与任务有关的对话系统状态的变化	为了实现对当前对话状态的了解，可展现用户的执行状况，例如： 期望何时输入； 当前正在处理的命令； 对未来交互步骤的纵览，包括可能的用户反应选项； 交互过程的历史
当请求输入时，对话系统应该为用户提供关于预期输入的信息	对话系统通过呈现字段名及数据类型（例如：日期、数字、标记）和输入格式（例如：yy.mm.dd）信息请求输入
消息应该以一种易于理解的、客观的和建设性的文体和一致的结构明确地表达和呈现。 消息不应该包含任何价值判断，例如"该输入内容毫无意义"	消息显示："对于出生日期，请使用下列格式：YY/MM/DD"

（三）可控性

可控性是指用户能启动并控制交互的方向和速度直至达到目的为止。有关"可控性"原则的典型应用及示例见表 6-4。

表 6-4　有关"可控性"原则的典型应用及示例

应用	示例
交互速度不应该由系统的运行来决定，而应该依照用户的需要和特性使系统始终处于用户控制之下	在用户发出完成数据输入的信号（例如 2，按 EN-TER 键）之前，不清除、替换输入字段，保持用户对它的可访问性
对话应该赋予用户对如何继续对话的控制权	对话系统将光标定位于下一输入字段位置，但为用户提供选择其他不同字段的可能性
在任务允许的情况下，如果对话已经被中断，重新开始对话时，用户可以确定重新开始的位置	用户可以在一个中断之后（例如：基于中间结果），在可能规定重新开始对话的某些条件的情况下，决定对话是否可以从中断处继续、某些交互活动是否可以被回退或者整个对话是否可以被取消
如果交互过程是可逆的，并且任务允许，应该能够撤销至少最后一个对话步骤	对话系统提供了读取已删除对象的可能性

续表

应用	示例
不同的用户需求和特性要求不同的交互水平和方法	适于新用户的菜单和适于有经验的用户的快捷键。 帮助的详细程度与用户的不同专业技术水平相一致
表达输入输出数据的方式（格式和类型）应该处于用户控制之下	系统为文件列表在文本和图标呈现方式之间切换提供可能性
如果控制显示数据量是为某特定任务所用，则用户应该能够练习这种控制	一个待填充的表格分几页显示。 任务允许用户根据工作情况选择显示页面。 用户在收到不需要的输出时能停止该输出
输入输出设备可选时，用户应该有权选择使用哪个设备	用户可在鼠标和键盘输入设备之间进行选择。 对话系统提供在几种打印机之间进行选择的可能性

（四）与用户期望的符合性

当对话是一致的且符合用户特性（例如：任务知识、教育和经验的水平）和通用惯例时，则对话符合用户的期望。有关"与用户期望的符合性"原则的典型应用及示例见表6-5。

表6-5　有关"与用户期望的符合性"原则的典型应用及示例

应用	示例
在一个对话系统中，对话的行为和显示应该前后一致	系统状态消息总是出现在同一行。 终止对话总是采用相同按键
实现状态变化的行为方式应该始终如一	F1 键总是用于获取帮助
应用软件应该在任务执行中使用用户熟悉的词汇	对话中所用的技术术语就是在用户任务背景下实际使用的那些术语
相似的任务应该使用相似的对话，以便用户能建立共同任务解决方式	在有许多不同应用程序的系统中，为了激活某个应用程序，用户总是需要双击对应的图标来打开它。 用户通过拖曳预先规定的靠近窗口顶部的区域来移动所有可移动的窗口。 在命令对话中，所有命令的标准结构（包括共同的语法规则）应该保持不变，并且尽可能使用一套一致的名称

应用	示例
对用户输入的即时反馈应该出现在合乎用户预期之处。 它应该基于用户的知识水平	在相关的输入设备发生移动之后，对话系统立即随之移动光标
光标应置于用户所希望的输入位置	对话系统自动将光标移动至用户期望的下次输入位置
如果响应时间可能相当偏离预期的响应时间，则应该就此告知用户	用户收到"请等待：你的数据正在被处理"这样的消息，或提供一个表示等待的图形指示符号，例如：沙漏。 在开始对话之前，用户能获得对话系统当前状态的总体景象。 告知用户对话系统的停机时间、可利用性和其他有关的特性

（五）容错性

尽管在输入中出现明显的错误，但在用户无修正动作或有极少修正动作的情况下，仍可达到预期结果，则对话具有容错性。有关"容错性"原则的典型应用及示例见表6-6。

表6-6　有关"容错性"原则的典型应用及示例

应用	示例
应用软件应该有助于用户检测和避免输入错误。 对话系统应该防止任何导致不确定的对话系统状态或对话系统故障的用户输入	如果要求按次序进行一串操作，设计的界面软件可使得任何操作序列中的下一步骤均可由显示信息所决定。 例如：在填表对话中，可在将要填写的下一字段处有明显可见的标示。 如果仅允许输入数字，则界面软件检查输入内容是否为数字
应该对错误加以说明，以帮助用户修正错误	对话系统显示一条出错消息，消息包含错误发生信息、错误类型和对话系统能够确定的可能修正方法
根据任务，有必要在呈现技术方面做出特别努力，以改善对错误状况及其后续修正方法的识别	对话系统发现一个与某特定数据字段明显有关的错误，将该字段标记出来，并将光标自动置于该字段起始处。 显示可接受的输入
倘若对话系统能自动修正错误，则应该忠告用户将要执行的修正，并可让用户有机会选择是否修正	在拼写检查工具中，提供单词拼错的出错消息。 按要求提供修正选项

续表

应用	示例
错误状况的处理可根据用户的需要和特性而延缓，何时处理可留待用户做出决定	在安装了拼写帮助功能的文字处理对话系统中，当书写了一个字母时，在用户请求之前，将不建议进行修正
在按用户要求进行错误修正期间，最好为用户提供一个附加说明	在所给出的错误信息对话框中，包含一个为用户提供更进一步信息的按钮
在试图处理输入之前，应该进行确认或证实。对于具有严重后果的命令，应该提供额外控制	把被删除的一列项目事先显示出来，在得到确认以后才进行真正的删除
在任务允许的情况下，可以不切换对话系统状态而对错误进行修正	当向一个表格执行输入时，用户在没有转到编辑模式的情况下，可在错误的字符上进行更正录入

（六）适宜个性化

当界面软件可被改进以适宜于任务需要、个体偏好和用户的技能时，则对话具有个性化能力。需要说明，尽管在许多情况下可以考虑为用户提供自定义能力，但不能以此代替对话的人机工效学设计。另外，自定义能力应当仅在某种限度内提供，以使得更改不会造成用户任何潜在的不适（例如：用户配置的音频反馈可能会造成不可接受的噪声水平）。有关"适宜个性化"原则的典型应用及示例见表6-7。

表6-7　有关"适宜个性化"原则的典型应用及示例

应用	示例
应该提供机制允许对话系统适应用户的语言和文化、用户关于任务领域的个体知识和经验，以及用户的知觉、感觉运动和认知能力	为视力弱的用户增加字体尺寸。　为有颜色感知缺陷的用户调整颜色。　为不同文化背景的用户设计不同的键盘布局。 鼠标可适合左手或右手的使用习惯
对话系统应该允许用户按照个体偏好和待处理信息的复杂性选择可选的呈现方式	用户可按照个体偏好改变输出的表现形式和（或）格式
说明信息量的多少（例如：错误消息和帮助信息的细节）应该可按照用户的个体知识水平进行调整	用户可视情况改变输出的详细程度（例如：学习时可更详细、错误反馈时可采用中等详细程度、状态输出时可采用最低详细程度）
如果适宜于背景和任务，应该允许用户将他（或她）自己的词汇集成到对话系统中，以建立个性化的对象和动作命名。用户也可以增加个性化的命令	用户能记录录入序列，甚至是程序功能键，以便简化对重复命令的序列执行

应用	示例
用户应该能够调整运行时间参数以便与他（或她）的个人需要相匹配	对话系统允许用户控制滚动信息输出的速度
用户应该能够为不同的对话任务选择不同的对话技术	对话系统允许用户通过输入一个命令或选择一个菜单项开始一项对话功能

（七）适宜学习

当对话能够支持和指导用户学习如何使用系统时，则对话适宜于学习。有关"适宜学习"原则的典型应用及示例见表6-8。

表6-8　有关"适宜学习"原则的典型应用及示例

应用	示例
应该向用户提供有助于学习的规则和基础概念，为此，应该允许用户为了记忆活动而建立他（或她）自己的分组策略和规则	用户能够获得应用程序所基于的模型的信息。 在可能的情况下，快捷键组合使用所对应的菜单命令首字母，并明显地置于菜单上
应该提供有关的学习策略（例如：理解指导、通过实践而学习、通过示例而学习）	用户总是能够在纵览性帮助信息和示例学习反馈之间前后切换（例如：用户可要求纵览数据库系统整体结构，然后要求获得某些功能的说明，并可以"如果……将会怎样"的方式执行这些功能）。 通过鼓励用户在不同情况下应用"如果……将会怎样"的可选方式进行试验、预演示例而支持通过实践来学习这种方法（例如：在不导致潜在严重后果的危险情况下允许错误修正） 联机交互指南支持通过实践而学习这种方法
应该提供再学习工具	注意命令使用的频度。对于频繁使用的命令，为用户提供快捷方式和缺省值。对于不常使用的命令，在对其设计时给出更多的自我说明，并带有更多的指南信息
应该提供不同手段以帮助用户熟悉对话要素	对于同类型消息使用统一的位置。 对于类似的任务目标采用类似的屏幕布局

九、信息显示

在了解医疗设备使用者的需求和任务场景的基础上，根据信息呈现的特点来组织信息和编码设计,可以为使用者提供更易用更统一的界面,更简洁、更易读的信息呈现方式,使用者更加方便快捷地获取信息。

本小节首先介绍具有良好可用性的医疗设备的呈现信息应当具备的七个特点,然后介绍呈现信息时信息的组织和编码技巧的具体建议(也就是参考评价准则)。在医疗设备软件设计、评价过程中,需要考虑这些问题,以使信息呈现尽量符合使用者的需求,从而提高产品使用的绩效和用户使用满意度。需注意,本小节仅涉及视觉信息的呈现,不涉及信息的听觉表达。

(一)被呈现信息的特点

用户应当能够利用所显示的视觉信息高效满意地完成(例如在屏幕上搜索信息)任务。为了达到这个目标,在设计信息视觉呈现时考虑以下特点是非常重要的。

1. **明确性** 信息的内容被准确和迅速地传达。
2. **可分辨性** 呈现的信息能被准确地区分。
3. **简洁性** 确保无关信息最小化。
4. **一致性** 在整个应用中的同类信息始终以相同的符合用户期望的方式呈现。
5. **可觉察性** 信息能直接吸引用户的注意力。
6. **可读性** 信息容易阅读。
7. **可理解性** 含义清晰易于理解,无歧义,可被解释和识别。

上述特点是医疗设备视觉信息呈现设计和评价的总体原则。对医疗设备的信息显示部分进行评价,就是要在了解用户需求和任务场景的基础上判断该设备的信息呈现部分是否满足上述特点以及满足的程度如何。

(二)信息的组织

在信息呈现之前需要对信息进行组织,使信息能简洁、有条理地呈现给用户,可有效减少用户获取信息的时间从而提高工作效率。

1. **窗口的建议** 当医疗设备应用到窗口来显示信息时,以下指导原则和详细的建议是适用的。

窗口使用的指导原则:使用独立可控的区域来显示不同来源信息。不同的信息来源可能包括不同的操作系统、应用程序、同一程序中的不同文件、同一文件的不同部分等。

注意:如果使用窗口会严重地影响系统与用户的交互进程,那么就不应该使用窗口。

(1)考虑使用多个窗口:如果需要显示或操作不同来源的信息,则应该考虑使用多个窗口或者在一个窗口中提供多个输入/输出的区域。应该为每个窗口提供唯一的标识(如窗口名称、文件名或应用程序名)。其中每个窗口都有默认的窗口参数,默认的窗口大小和位置应该被设计为使用户完成一项任务所需的操作最少。

(2)窗口外观一致:同一应用(或多应用)程序中,在适用于当前任务的前提下所有相同类型的窗口应该具有一致的外观。主/次窗口应该具有一致的窗口边框风格、突现方式、突现颜色和识别标识。需注意,主/次窗口的关系应始终明显可见。

(3)窗口控制元素的分辨:用于控制窗口的各种功能元素(如窗口最大化、窗口最小化、关闭窗口)应该彼此易于分辨并总是位于每个窗口的相同位置。

(4)窗口格式的选择:窗口格式包括:重叠窗口格式、平铺窗口格式和混合格式。

如果对任务合适的话,允许用户选择他们喜爱的窗口格式并将其设为默认格式。

2. 区域 区域是指显示器或窗口中的一段或一部分,适用于有信息显示的医疗设备。不同区域的可能布局包括:识别区域、输入/输出区域、控制区域、消息区域。在一个应用的对话中使用的区域,其位置应一致。例如:标识区域一般在输入/输出区的上方。

(1)显示信息的密度:密度应适中,不应该使用户有过于拥挤的感觉。基于字符的界面,40%(实际字符数占总字符位的比例)是一个合理的限制;基于图形的界面,其他的一些图形元素(如线条、按键和图标等)也会增加显示信息的拥挤感。

(2)输入/输出区域:如果输入/输出区域无法实现显示任务的所有信息,则将需要的信息根据任务的步骤分为不同的子集。信息的分拆应不降低用户绩效。也可以向用户提供浏览当前未显示信息的简便方法,使用滚动条或翻页。同时应该标出当前显示信息的对于全部信息的相对位置或比例(如用滚动条、滑动条或 X/Y 页)。

3. 信息组 信息组是指在视知觉上(例如空间上临近的元素或相似的信息)组合成组,组间可以用空格和位置区分以便于辨认。如有必要可采用其他方法提高区分度(如在信息组的边缘加框)。将信息组合成信息组有助于用户快速锁定所需信息的区域,提高信息获取速度。

如果任务需要快速的视觉搜索,信息组的数量应该尽量最少。另外,不应为了往信息组内增加信息而减小字符大小,这样也会影响可读性影响搜索效率。对于基于字符的界面,建议信息组区域的范围为 5~6 行高及 10~12 个字符宽。超出此范围的则需要更多的眼动由此需要更多的搜索时间。

4. 列表 列表是按照适合任务的逻辑和自然顺序安排、组织成便于浏览的信息。

字母信息:其格式取决于语言的习惯。如对于从左到右的文字竖写时应左对齐。数字信息:不带小数点的数字信息应右对齐;带小数点的数字信息应按照小数点对齐。数字列表中应该固定字体大小及其恒定的空格。

当项目需用数字编号时,编号应从 1 而不是 0 开始,除非这和用户的需要冲突。如果一个列表编号的的项目超过了现有输入/输出区域需要翻页和滚动来继续。继续部分的项目应基于输入/输出区域继续编号。并且提示用户还有未显示的信息(如在最后显示的项目后加上"更多",在显示区标注页码(例如,"第 2 页,共 3 页")或显示滚动条)。

5. 表格 表格是将信息组织成具有在视觉意义上进行区分的子集。

在表格的安排中,与用户最相关的且最重要的资料应放在最左边一栏,而相关联但重要性较低的资料逐一向右排列(适用于从左到右读写的语言),除非这和用户的需要冲突。

设法使内容便于视觉扫描。基于行:每隔约 5 行空一行,也可用其他技术(如颜色和线条)来辅助浏览或指示表格区域。基于列:表格中应有明显的栏间距。留空格(在左边留

3~5个空格)或在不同的栏之间加分隔线以及用颜色区分等。当一个使用了行和列标题的表格超过了现有的显示区域,行和列标题应该始终可见。

6. 标签　标签使用对象为屏幕元素(字段、项目和图表)。标签的名称应能解释其指定使用对象的用途和内容。除非屏幕元素本身的意义非常明显且目标用户能清楚的理解,否则应该使用标签进行标记。并且所使用的标签和字段的格式(如字体、大小和字形)和对齐方式(左对齐或右对齐)应该保持一致。

标签的位置应该统一靠近所指示的信息项目。例如,在应用程序中,字段的标签统一放在显示字段的左边,图标的标签统一放在显示图标的下方,按钮的标签统一放在右边。计量单位的标签位置应该放在标签内或只读或输入字段的右边,除非用户对单位非常清楚。

7. 字段　如果数据输入字段需要一个特定的格式,除非格式已很明显,否则就要对该格式应清楚地说明。对于不可滚动的固定长度输入字段应清楚地标明输入字段的长度。

对于不同字段类型(如输入和只读字段)的区分可以通过标签,格式、形状和颜色等进行区分。如果任务需要,用户输入的数据应能和系统生成的数据区分开来。

(三)编码技术

编码(code)是指通过由数字、字母、图形符号和诸如字体、颜色、突出显示等视觉技术构成的系统来呈现信息的技术。

在显示屏上使用编码有助于设计者减少混乱(不整齐、间隔不合适、显示不必要的信息),方法是通过用文本或图形的短语(缩写形式)来代表信息。使用编码可以加快速度和减少错误从而提高用户工作绩效。但编码不当的信息会延迟用户和系统的对话并可能导致出现频繁错误。

1. 编码的一般建议　应该建立编码构建的规则作为编码的规范。规则应该一致、清楚地执行。对同一意思或功能的编码应该保持一致。如果信息的缺失对于用户的任务很重要,应该用编码标识该信息的缺失而不是把编码移除。

(1)编码的可区分性:使用编码必须互相区别。可通过减少多余的元素(在多个项目中相同的元素)来增强编码的可区分性。

(2)使用标准或常规的含义:应该在编码中体现含义性。因为编码有含义,该编码任务的执行就会更加准确而迅速。因此,编码时尽量将编码信息与目标含义相联系。当用户不清楚编码的含义时,关于编码含义的信息应该便于获取。编码的指定应该基于目标用户群认可的既成标准和常规含义。例如,在美国"关"的位置是开关朝上的位置,而在英国"关"的位置是开关朝下的位置。

(3)字母数字的编码及缩写:编码应该简短,最好由6个或更少的字符组成(遵循保证含义性、唯一性和可添加额外的编码等几个原则)。一般情况下最好采用字母编码而不是数字编码,除非在某个特定的任务下,数字编码比字母编码对目标客户更有意义。如果字母编码用于输入,大小写字母标识的意义最好相同,除非与客户的期望冲突。

缩写的长度越短越好,其主要取决于要缩写的词组的相似性和字数。如果在一组相同长度的缩写中,一些缩写还可以再缩短而不至于引起混淆,则最好将缩写到最短以减少敲击键盘的次数。注意:如果有 10% 的缩写偏离了编码的规则,则编码构建的规则必须修改。

2. 图形编码　图形编码等级的数量应该有所限制。在应用程序中,不同大小的编码不超过 3 种。

图标应该以容易区分和识别的方式构建,且易于理解。还可以考虑运用图形技术建立感觉上的三维图形来辅助用户区分不同类别的信息。还可以使用几何图形来辅助用户区分不同类别的信息。对于每一类信息,应使用唯一的、可辨别的几何图形。信息类型和几何图形的数量应尽量少。也可以使用不同外观的线条作为编码,线条类型(实线、虚线和点线)和宽度的变化应该清晰可辨。

3. 图形对象的编码　图形对象指对以图像标识作为信息显示的对象,在视觉终端代表一个对象、动作或功能的视觉显示。

(1)图形对象的一般建议:对于同一图形对象不同状态应能区分开来。例如,按下的按钮和未按下的按钮用不同的阴影区别开来。对于不同图形对象使用了相同的图形标识(图标),应该为每个标识加上一个唯一的文字标签进行区分。

(2)光标和指针

1)光标和指针应该用醒目的视觉效果(如形状、闪烁、颜色和亮度)标明其位置。

2)如果对指示的准确性有要求(如在图形的交互环境中),指针应该具备准确的特性(如准星或 V 形的标记)。

3)光标的初始位置应该自动定位到用户当前任务和期望最合适的输入位置。光标不应遮挡在光标位置显示的任何字符。光标和指针的位置应该保持静止不变,直到用户改变其位置。

4)用于不同功能的光标和指针(如用于输入文本的与直接操作的)应该明显区分。

5)如果同一显示的信息被多个用户/操作员使用,应该为每个使用者提供不同的光标和/或指针。另外,活动光标和指针应该明显区别于当前不活动的光标和指针。

4. 颜色编码　颜色并不是编码的唯一手段,因为有些人辨别颜色的能力很差甚至无法辨别颜色。但颜色是很好的辅助编码,编码更容易吸引用户的注意。颜色可以作为冗余编码和其他编码技术组合使用。但应避免不加选择地使用颜色,以免造成屏幕显示看上去很拥挤。如果颜色被用作主要的编码,每种颜色只能代表一类信息。

应该遵守人们熟知的颜色编码惯例将背景环境考虑在内(如红色=警告;黄色=注意;绿色=可以或可行)。颜色的使用还应与任务和文化的惯例相符。例如避免在黑色背景上使用饱和蓝的文字和符号(小差别的饱和蓝的元素通常很难辨别)。所使用颜色的数量建议除黑和白之外的颜色不超过 6 种。

如果信息要同时在彩色视觉终端和单色视觉终端上显示,选择的颜色应可以在单色显示终端上以清晰可辨的灰度显示。

5. 标记符号　标记符号(如 * 或 √)可使所选数字、字符或项目引起用户的注意,一般不应用于其他目的或在容易与其他符号混淆的环境中。标记符号的使用应保持一致。标记符号应靠近其标记的项目,但也不能看上去像显示项目的一部分。标记符号和显示项目的位置安排应使其应便于用户辨认。对于单项选择和多项选择,应用不同的标记符号表示。

6. 其他编码技术

(1)闪烁编码:应用于显示条目要求用户注意的重要任务场合。如果用了闪烁的光标,整个屏幕上只能同时再有一个闪烁编码。

(2)尺寸编码:即改变显示字符或标记的大小(高度和宽度),其只在屏幕很空的情况下才考虑使用。

(3)区域编码:用不同的编码技术(影线、阴影、点阵等)而不是用颜色来填充该区域,将图表内的区域区分出来。

另外,还有亮度编码、通过闪烁进行强调、下划线、图像色极反转等编码技术。

(孙 欣)

本章小结

本章介绍了人机工效学的定义等基本知识,叙述了医疗器械生命周期中以人为本的人机工效学评价理论,介绍了用户观察、问卷、访谈等人机工效学的常见评价方法,最后介绍了如何将人机工效学的评价方法、评价原则等应用于医疗器械的评价。

思考题

1. 如何理解人机工效学的概念?
2. 如何理解医疗器械生命周期中以人为中心的评价?
3. 人机工效学有哪些评价方法?
4. 什么是可用性? 它与哪些因素有关?
5. 设计和评价对话系统时,有哪七项重要的对话原则?
6. 请观察并思考编码技术在医疗器械中还有哪些应用实例,请试举几例。

第七章

医疗器械经济学评价

卫生技术评估是综合运用循证医学和卫生经济学原理和方法系统评价卫生技术的技术特性、临床安全性、有效性、经济学特性及社会适应性等。医疗器械经济学评价是卫生技术评估的主要内容之一，包括对微观经济学特性和宏观经济学特性的评价。本章主要介绍医疗器械微观经济学特性评价，涉及医疗器械研发和使用的费用、成本和对实际应用产生的结果如：成本-效益、成本-效果和成本-效率等指标。由于医疗器械研发、制造和使用周期长、成本高，无论是在研发制造阶段，还是在采购使用阶段，均应进行经济学评价。学习本章的目的是掌握医疗器械经济学评价的基本概念、基本方法和公式。

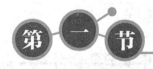

经济学评价基本知识

现代医疗器械技术飞速发展极大地促进了医院诊断治疗技术的进步,尤其是医疗设备配备水平的高低已成为医院现代化的标志和整体实力的反映。因医疗器械成本和效率对医院经营构成较大影响,所以对其成本效益进行定量分析与评价是医院经济管理的重要内容。由于医疗器械花费的金额大、占比高,在保证其安全性和有效性的前提下,如何有效控制成本,是每个医疗机构必须考虑重要问题之一。也有学者提出,无论是在医疗器械研发、制造阶段,还是在采购和使用阶段,均应对其进行经济学评价。

一、基本概念

1. 费用 费用是医疗器械消耗的资源(人、财、物和时间),通常用货币度量。

寿命周期费用是在预期的医疗器械寿命周期内,医疗器械论证、研制、生产、营销、使用、保障和报废等所付出的费用之总和。

费用单元是构成医疗器械全寿命费用的费用项目。

基本费用单元是可以单独进行计算的费用单元。

软件全寿命费用是软件从开发到停止使用整个寿命周期内所耗全部费用。

费用分解结构是将医疗器械全寿命费用逐项分解至基本费用单元,由其构成的按序排列的费用单元体系。

2. 效能 效能是医疗器械在规定的条件下达到规定使用目标的能力。

3. 费用-效能 费用-效能是医疗器械使用能力的一种度量,它是寿命周期费用的函数。

4. 费用-效能分析 费用-效能分析是通过确立目标,建立备选方案、从费用和效能两方面综合评价各方案的过程。费用-效能分析的目的是给决策者提供有关医疗器械费用-效能方面的信息,使决策者可以根据费用-效能分析的结果及其他需要考虑的因素进行决策,以提高费用-效能。费用-效能分析本身不是决策,而是为决策者提供决策所需的费用-效能方面的信息。费用-效能分析强调权衡比较,它的最终输出往往并不是一个最优方案,而是一组有决策价值的优选方案,供决策者选择。费用-效能分析是对达到目标各备选方案的费用和效能两方面综合进行分析,从而达到保证效能和控制费用的目的。费用-效能分析特别强调进行定量分析,但对于必不可少而又不可能量化的重要因素,也可定性分析。

医疗器械效能是医疗器械达到一个或一组使用目标的能力。如果还要考虑效能以外的其他收益,则需要采用费用-效益等分析方法。

5. 成本 医疗服务的成本(cost)是指在实施某项医疗卫生服务规划或方案时所投入

的全部财力资源、物力资源和人力资源。成本的分析和计算是进行经济学评价的基础。成本主要包括直接成本、间接成本和隐性成本。

（1）直接成本：直接成本（direct costs）是指医疗器械研制、采购以及使用中直接花费的成本，包括医疗器械研制费、购置费、运行和保障费、退役处置费等；对患者而言，是与医疗器械使用相关的诊断费、治疗费等。

1）研制费：研制费用是指论证和研制医疗器械所支付的费用以及所分摊的保障条件费用之和，主要包括论证和方案研究费、设计和试制费、试验与注册和分摊保障条件费等。医疗器械研制费是医疗器械上市前产生的费用，分析主体为政府科技管理部门、医疗器械公司及科研院所等医疗器械研究机构。

2）购置费：购置费用是指购置医疗器械所支付的费用之和，包括主要设备购置费、辅助设备购置费、环境配套设备购置费、安装费等。购置费是医疗器械上市后在医疗器械使用单位产生的费用，其分析主体是医疗机构。

3）运转和保障费：运转和保障费用是指维持医疗器械的正常运转所消耗的费用，主要包括医疗器械运行相关的水电等能源消耗费、场地费，与医疗器械使用环境控制相关的能源消耗费，计量检定费，维护保养费，维修费，技术改造费等。运行和保障费是在医疗器械投入使用后产生的费用。与购置费集中支付的形式不同，运行和保障费在一段时间内累积产生，因此虽然在仪器购置的短期内购置费是主要开支，而长时间使用，运行和保障费则不容小觑，尤其是一些大型设备，维修费用约占其原值的 $7\% \sim 15\%$ ，可见运行和保障费的开销巨大，采购论证时要充分予以考虑。

4）报废处置费：报废处置费是指为医疗器械的报废所需支付的费用。有些医疗设备虽然进行了报废处理，但是仍然有回收或应用价值，将可回收或应用的价值采用一定的方法折算成货币形式表现出来，称作残值。报废处置费可用残值予以部分补偿。其分析的主体主要是医疗机构。

（2）间接成本：间接成本（indirect costs）又称生产力成本（productivity costs），是指因医疗器械研制、推广、采购以及使用中直接花费的人力成本及时间成本，包括医疗器械研制和推销中的间接成本、管理的间接成本、运行和保障的间接成本以及使用的间接成本。

医疗器械研制的间接成本主要包括医疗器械研制所消耗的人力成本及时间成本。人力成本包括研制人员以及医疗器械公司营销人员的培养、工资所消耗的费用，时间成本主要指研发周期导致的各方面消耗和损失的费用。

管理的间接成本是指与医疗器械管理相关的人员培养及工资开销，以及相关的管理系统及管理工具开发费用。

运行和保障间接成本主要包括使用人员和保障人员的学习培训费、人才引进费，以及设备因故停机时间内损失的收益。

使用的间接成本主要指患者使用医疗器械诊疗所损失的人力和时间成本，包括患者本人及家庭劳动时间的耗费及劳动生产力的损失。

（3）隐性成本：隐性成本（intangible costs）指那些无法直接或间接用货币衡量的成本。

从宏观上来说,如医疗器械配置对医院周边社会环境的改变;从微观来说,因医疗器械的使用给患者带来的疼痛、忧虑、紧张等精神痛苦、不适和对生存质量的影响。这部分成本通常难以直接估计,可以结合评估目标和评估环境,通过适当的方式予以考虑。

(4)成本分析注意事项:成本分类分析应注意以下几点:

1)要保证分类覆盖面,每个分类应包含所有的相关资源,并给出依据;

2)当需要考虑一个较长时间内的费用消耗时,为保证各方案费用的可比性并提供可信的费用信息,应考虑货币的时间价值,并考虑物价上涨对费用消耗的影响,慎重确定合理的物价上涨指数;

3)当需要考虑一个较长时间内的费用消耗,而在这段时间内可能存在物价上涨时,应考虑物价上涨对费用消耗的影响;

4)由于有关人员熟练程度和实践经验的提高,单个器械所需费用可能随器械的数量增加而减少,在费用计算中应当考虑此因素;

5)在许多情况下,可以不考虑以下两类费用:一是与现在的决策没有直接关联的费用;二是绝对数值过小以致对决策几乎无影响的费用。

6. 效率

(1)效率的定义及影响因素:医疗器械的效率是在规定的条件下达到规定使用目标的能力,使用效率是医疗器械在实际使用环境下的效率,一般通过模拟的方法来分析医疗器械在动态使用过程中的使用效率。影响效率的主要因素包括固有能力、可靠性、维修性、耐久性、安全性、保障性、生存性、人的因素等。

(2)效率的度量:效率的度量应能综合反映医疗器械达到规定目标的能力。目标的多样性决定了效率度量的多样性。效率的度量一般只能根据具体的医疗器械功能和使用要求等情况确定。在许多情况下,并不能得到单一的效率度量,但用一组指标定量描述各方案的效率,仍有利于为决策者提供信息。重要的是把效率同影响效率的各因素定量联系起来。

典型的效率度量有以下三类:

1)由单一或一组表征影响效率因素的技术指标构成,可称为指标效率,如使用率、治愈率、检查阳性率等;

2)由影响效率因素中有关因素的技术指标综合而成的效率度量,如系统效率和效率指数。效率指数是医疗器械效率的综合性指标,以数值来表示,可用来度量医疗器械的相对效率,如开机率;

3)在预期或规定的使用环境条件下,由有代表性的人员使用该医疗器械完成规定任务的能力,如日检查量(人次)等。

在明确了医疗器械的任务后,一种常用的做法是将医疗器械系统效率作为效率度量,可用概率来描述这种能力。由于医疗器械往往具有多种任务,对于每一种任务都有一个相应的系统效率度量,把这些不同任务的医疗器械效率综合成一个单一的效率度量,并不总是可行的。

在任何情况下,效率度量都应当同效率影响因素中诸因素或其他主要因素联系起来,尤其是同备选方案中可控的因素联系起来。

二、费用-效能分析的一般要求

1. 应用场合与时机　在医疗器械寿命周期各阶段,当达到规定目标存在许多实际方案,且方案选择需要考虑各方案的费用和效能时,就可采用费用-效能分析方法。

对于医疗器械的重大决策问题,应进行费用-效能分析。医疗器械重大决策问题主要有:

(1)医疗器械规划计划决策;

(2)技术指标论证决策;

(3)方案论证决策;

(4)工程研制决策;

(5)重大设计变更决策;

(6)生产决策;

(7)订购决策;

(8)安装后的使用方案决策;

(9)维修和保障决策;

(10)更新、修改、封存和延寿等决策;

(11)报废决策等。

在医疗器械方案论证、工程研制和生产阶段,应运用费用-效能分析作为提出和确定定量指标和定性要求的依据,并采用费用-效能准则来评审方案和用分析的结果监督方案的实施。

费用-效能分析应在决策之前完成,以便为决策提供依据。也可以在方案实施过程中进行。以评价该方案所导致的费用-效能。应特别强调在寿命周期早期阶段进行此项工作,以保证医疗器械效能和控制寿命周期费用。

下列情况可以不进行费用-效能分析:进行这种分析的收益明显地不能抵消为进行分析而付出的代价;有关文件规定采用其他的分析方法(如寿命周期费用评价、费用-效用分析等)以代替费用-效能分析。

2. 分析层次和详细程度　费用-效能分析方法,可用于医疗器械系统各个功能层次的各类需决策的问题。这些层次有系统、分系统、设备、部件等。

分析的详细程度取决于:医疗器械主管部门的要求;进行分析所具备的条件,如数据、模型等;医疗器械所处的寿命周期阶段。

3. 分析准备和结束　为了使分析能得到可信的结果,应在正式分析前,考察以下条件是否具备:

(1)是否有明确的目标;

(2)是否存在两种或两种以上的可行方案可供选择;

(3)是否有现成的或可建立的适合分析需要的费用模型和效能模型,以及决策的模型;

(4)是否有必须的、可信的资料和数据。

如不具备,应采取有效措施,创造条件使之具备。

在分析之前,应拟制一个分析的基本流程,保证按此流程进行分析时,可系统地综合比较各个方案。使用逐步逼近的方法进行分析。当出现以下两种情况之一时结束分析:一是分析所取得的结果是满意的;二是受到分析所需时间和经费的限制不能继续进行。

4. 医疗器械全寿命费用计算的要求　应根据计算目标和要求、医疗器械的特点、所处的寿命周期阶段及所掌握的费用数据资源,确定合适的计算方法。

应明确计算的条件和起止时间。

对需要比较的不同方案,应采用同一计算方法。

应考虑寿命周期各阶段每个费用单元费用的时间价值,对需要比较的不同方案,在计算时应有一个共同的时间基准。

应考虑订货批量、物价指数等对全寿命周期费用计算的影响。

计算的详细与准确程度应与医疗器械的研制、生产及部署使用的进展相适应,计算输入的数据应力求准确可靠,在所输入费用单元的费用发生之前用估计值,发生之后应尽量用实际值。

三、费用-效能分析在寿命周期各阶段应用

1. 论证及方案阶段

(1)估算效能、寿命周期费用、研制与生产费用和各年度所需费用,以及重要的费用项目;

(2)确定和评价医疗器械的固有能力、可靠性、安全性、保障性、进度等效能因素对医疗器械性能、寿命周期费用、研制与生产费用的影响;

(3)进行费用和效能诸因素和进度的权衡研究等;

(4)对各备选方案进行评价;

(5)评价和比较各研制方案;

(6)以文件形式确定研制单位应达到的效能、费用及其主要影响因素的要求,以继续需完成的费用-效能方面的工作;

(7)提出关于研制、生产、使用与维修管理的建议。

2. 工程研制阶段

(1)在整个工程研制过程中,研制单位应以费用-效能指标和要求,采用费用-效能分析来评价设计方案,并选择费用-效能最佳的设计途径,以减少寿命周期费用;

(2)评价变更设计方案对费用-效能的影响;

(3)控制重要的费用项目;

(4)分析效能及其主要影响因素和研制费用的实现值,以研制费用的实现值和其他已确定的因素为根据重新估算寿命周期费用;

(5)确定和评价所实现的固有能力、可靠性、维修性、保障性等因素对效能、寿命周期费用及其主要部分的影响,作为转入生产阶段决策依据之一;

（6）评价和比较生产方案，为生产单位的选择提供依据。

3. 生产阶段

（1）用以监督制造商完成费用-效能要求；

（2）评价变更生产方案对费用-效能的影响；

（3）分析和确定效能及其主要影响因素和生产费用的实现值，以研制与生产费用的实现值和其他已确定的因素为根据重新估算寿命周期费用。

4. 使用阶段

（1）评价使用过程中医疗器械所能达到的效能和所支付的费用；

（2）评价与改进使用与保障方案；

（3）为执行任务选择优化的使用与保障方案；

（4）为改进型设计、现代化改装、封存决策和新医疗器械的研制提供信息；

（5）评价报废时机和延寿方案；

（6）对医疗器械更新提出建议。

5. 报废阶段

（1）评价报废处置方案；

（2）全面收集整理医疗器械的费用及效能资料以便为今后新医疗器械的费用-效能分析提供信息。

四、医疗器械全寿命费用划分及费用结构分解

1. 医疗器械全寿命费用划分　医疗器械全寿命费用包括论证费、研制费、购置费、使用与保障费、退役处置费。医疗器械全寿命划分如表 7-1 所示。

表 7-1　医疗器械全寿命各阶段费用划分

获取过程			使用过程	
论证阶段	研制阶段	采购阶段	使用阶段	报废阶段
论证费	研制费	购置费	使用与保障费	报废处置费
全寿命费用				

2. 医疗器械全寿命费用结构分解　应根据医疗器械全寿命费用计算与分析需要建立按医疗器械全寿命费用分解结构。医疗器械全寿命费用基本分解结构如图 7-1 所示。不同类型的医疗器械和同类医疗器械在不同条件下允许有不同的费用分解结构。

对于外购医疗器械只计算购置费，不计论证费和研制费。

医疗器械全寿命费用结构分解的详细程度，可因计算目的和计算所在寿命周期阶段的

不同而不同,图 7-1 所示医疗器械全寿命周期费用基本分解结构可根据具体情况调整。

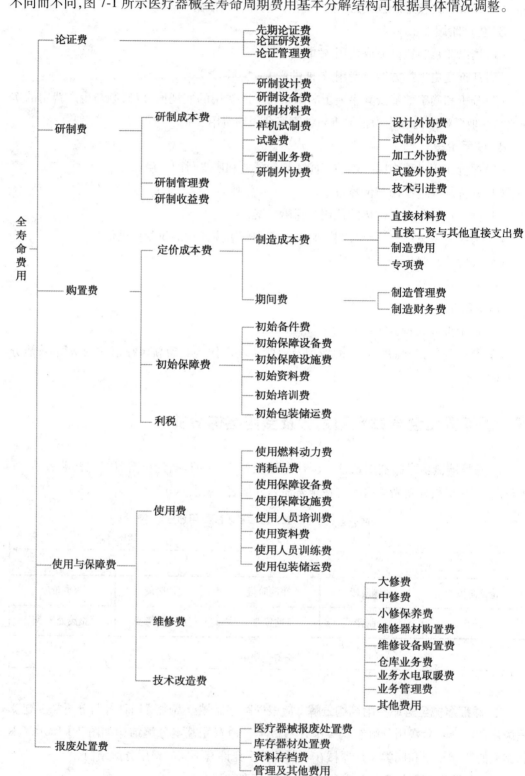

图 7-1　医疗器械全寿命费用基本分解结构

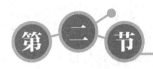

第二节　医疗器械经济学评价方法

一、医疗器械全寿命费用计算方法

（一）工程法

1. 计算方法　工程法按费用分解结构从基本费用单元起,将整个医疗器械在全寿命周期内的所有费用单元累加起来得出全寿命费用估计值。采用该方法计算时,当较低层次的费用单元尚无实际值时,可以使用参数法、类比法或专家判断法进行计算。

工程法计算医疗器械全寿命费用的通用数学模型为:

$$LCC = \sum_{i=1}^{n} C_i \tag{7-1}$$

式中:

LCC——全寿命费用;

n——费用单元数;

C_i——第 i 项费用单元的费用;

自主研发医疗器械全寿命费用的模型为:

$$LCC = C_R + C_D + C_P + C_{OS} + C_{DR} \tag{7-2}$$

式中:

C_R——论证费;

C_D——研制费;

C_P——购置费;

C_{OS}——使用与保障费;

C_{DR}——退役处置费。

外购医疗器械全寿命费用的模型为:

$$LCC = C_P + C_{OS} + C_{DR} \tag{7-3}$$

2. 工程法示例

（1）目标、假设和约束条件

1）目标:在某型医疗器械研制开始阶段建立后医疗器械的费用分解结构并估算其全寿命费用。

2）假设和约束条件:①该项目从 2005 年开始立项研制,于 2006 年生产出来一台样机,并进行使用试验,其使用寿命为 15 年。②各费用单元应考虑年利率,并进行折算。③以研制阶段开始当年为贴现基准年。④预计生产 200 台。

（2）医疗器械寿命周期费用分解结构：根据医疗器械全寿命费用计算的目标、假设等，确定医疗器械的全寿命费用分解结构如图7-1。

（3）医疗器械全寿命费用计算：

1）论证费 C_R：根据立项论证、方案调研、技术指标分析等的经费投入情况，得知该医疗器械先期论证费、论证研究费、论证管理费共计 1.3 万元，其中先期论证费共计 0.2 万元、论证研究费共计 1 万元，论证管理费共计 0.1 万元，论证工资费共计 0.7 万元。将各费用分摊到单台医疗器械，可得：

先期论证费 $C_{RA} = 0.2/200 = 0.001$ 万元；

论证研究费 $C_{RR} = 1/200 = 0.005$ 万元；

论证管理费 $C_{RM} = 0.1/200 = 0.0005$ 万元；

计算出该医疗器械的论证费为：

$$C_R = C_{RA} + C_{RR} + C_{RM} = 0.0065 (万元)$$

该费用的投入时间为 2005 年。

2）研制费 C_D：①研制成本费 C_{DC}。预计该医疗器械研制将开支研制设计费 6 万元、研制设备费 18 万元、研制材料费 20 万元、样机试制费 20 万元、试验费 15 万元、研制外协费 5 万元、研制业务费 12 万元。将这些费用分摊至每台医疗器械可得：

设计费：$C_{DJ} = 6/200 = 0.03$ 万元；

研制设备费：$C_{DE} = 18/200 = 0.09$ 万元；

研制材料费：$C_{DM} = 20/200 = 0.1$ 万元；

样机试制费：$C_{DZ} = 20/200 = 0.1$ 万元；

试验费：$C_{DT} = 15/200 = 0.075$ 万元；

研制外协费：$C_{DH} = 5/200 = 0.025$ 万元；

研制业务费：$C_{DY} = 12/200 = 0.06$ 万元。

计算出该医疗设备的研制成本费为：

$$C_{DC} = C_{DJ} + C_{DE} + C_{DM} + C_{DZ} + C_{DT} + C_{DH} + C_{DY} = 0.48 (万元)$$

该费用的投入时间为 2005 年至 2006 年，其中 2005 年按 0.28 万元计，2006 年按 0.2 万元计。

②研制管理费 C_{DA}。该医疗器械为按总部、业务部、科研单位三级计划管理，各级管理业务费分别占科研项目费的 0.5%、1%、3.5% 考虑。经过计算，研制管理费共计 3 万元。将其分摊至单台医疗器械，可得：

$$C_{DA} = 3/200 = 0.015 (万元)$$

研制工作计划时间为 2005 年至 2006 年，按均衡使用的原则平均划分，则 2005 年、2006 年的研制管理费用分别为 0.0075 万元和 0.0075 万元。

③研制收益费 C_{DB}。预计共需支出研制收益费为 2 万元，分解到单台医疗器械可得：

$$C_{DB} = 2/200 = 0.01 (万元)$$

该费用的投入时间为 2005 年至 2006 年，2005 年、2006 年的研制收益费用分别为

0.005 万元和 0.005 万元。

3）购置费 C_P：①定价成本费 C_{PI}

a）制造成本费 C_{MC}

根据该医疗器械制造成本的投入情况，预计单台直接材料费 C_{DIM} 将支出 17 万元、直接工资与其他直接支出费 C_{DIW} 2 万元、制造费 C_{MA} 0.6 万元、专项费 C_{MA} 0.4 万元。

该医疗器械制造成本费为：

$$C_{MC} = C_{DIM} + C_{DIW} + C_{MA} + C_{MA} = 20（万元）$$

该费用的支付时间为 2005 年至 2006 年，其中 2005 年按 5 万元计，2006 年按 15 万元计。

b）期间费 C_{DU}

购置该批医疗器械预计共需支出制造管理费 20 万元、制造财务费 18 万元。将其分摊至单台医疗器械，可得：

制造管理费：$C_{MAD} = 20/200 = 0.1$ 万元；

制造财务费：$C_{PF} = 18/200 = 0.09$ 万元。

计算得出期间费：

$$C_{DU} = C_{MAD} + C_{PF} = 0.19（万元）$$

该费用的支付时间为 2005 年至 2006 年，其中 2005 年按 0.09 万元计，2006 年按 0.1 万元计。

②初始保障费 C_{IS}。该医疗器械初始保障费主要包括初始条件费、初始保障设备费、初始保障设施费、技术资料费、初始培训费、初始包装储运费。经过估算，预计每台医疗器械投入初始备件费 C_{ISP} 0.5 万元、初始保障设备费 C_{IE} 0.3 万元、初始保障设施费 C_{IF} 0.3 万元、技术资料费 C_{ITT} 0.2 万元、初始培训费 C_{ITR} 1 万元、初始包装储运费 C_{IPT} 0.2 万元。

计算出初始保障费：

$$C_{IS} = C_{ISP} + C_{IE} + C_{IF} + C_{ITT} + C_{ITR} + C_{IPT} = 2.5（万元）$$

该费用的投入时间为 2005 年。

③利税 C_{IP}。根据有关规定，利税按制造成本费的 5% 计算。计算得出，单台医疗器械的利税：

$$C_{IP} = 5\% \times C_{MC} = 5\% \times 20 = 1（万元）$$

该费用的支付时间为 2005 年至 2006 年。其中 2005 年按 0.5 万元计，2006 年按 0.5 万元计。

4）使用与保障费 C_{OS}：

①使用费 C_O。估计该医疗器械在使用期间，每台需支出使用燃料动力费 C_{OEP} 1 万元、消耗品费 C_{AD} 0.5 万元、使用保障设备费 C_{OE} 1 万元、使用保障设施费 C_{OF} 1 万元、使用人员培训费 C_{OTR} 0.6 万元、使用资料费 C_{OTT} 0.4 万元、使用人员训练费 C_{OT} 1 万元、使用包装储运费 C_{OPT} 0.5 万元。

使用费的计算值为：

$$C_O = C_{OEP} + C_{AD} + C_{OE} + C_{OF} + C_{OTR} + C_{OTT} + C_{OT} + C_{OPT} = 6(万元)$$

该费用的投入时间为 2005 年至 2019 年,平均每年 0.4 万元。

②维修费 C_M。估计该医疗器械在使用期间,每台需支出大修费 C_{MD}3.5 万元、中修费 C_{MZ}2.5 万元、小修保养费 C_{MX}1 万元、维修器材购置费 C_{MM}1.5 万元、维修设备购置费 C_{ME}1.5 万元、仓库业务费 C_{MS}1 万元、业务水电取暖费 C_{MT}0.05 万元、业务管理费 C_{MTM}0.5 万元、其他费用 C_{MQT}0.45 万元。

维修费的计算值为:

$$C_M = C_{MD} + C_{MZ} + C_{MX} + C_{MM} + C_{ME} + C_{MS} + C_{MT} + C_{MTM} + C_{MQT} = 12(万元)$$

该费用的投入时间为 2005 年至 2019 年,平均每年 0.8 万元。

③技术改进费 C_{TP}。根据该医疗器械在全寿命周期内可能进行设计改进预期投入的各种费用为 600 万元,分摊到单台医疗器械的技术改进费计算值为:

$$C_{TP} = 600/200 = 3(万元)$$

该费用的投入时间为 2012 年至 2014 年,平均每年 1 万元。

5)报废处置费 C_{DR}:经估算每台该医疗器械报废阶段将支出医疗器械报废处置费 C_{MDR} 0.5 万元、库存器材处置费 C_{SMD}0.5 万元、资料存档费 C_{TAM}0.5 万元和管理及其他费用 C_{AO} 0.5 万元。

报废处置费的计算值为:

$$C_{DR} = C_{MDR} + C_{SMD} + C_{TAM} + C_{AO} = 2(万元)$$

该费用的投入时间为 2019 年。

综合以上分析,该医疗器械的全寿命费用年度分布如表 7-2 所示。

表 7-2　全寿命费用年度分布

年限	2005	2006	2007	2008	2009	2010	2011	2012	2013	2014	2015	2016	2017	2018	2019
C_R	0.0065														
C_{DC}	0.28	0.2													
C_{DA}	0.0075	0.0075													
C_{DB}	0.005	0.005													
C_{MC}	5	15													
C_{DU}	0.09	0.1													
C_{IS}	2.5														
C_{IP}	0.5	0.5													
C_O	0.4	0.4	0.4	0.4	0.4	0.4	0.4	0.4	0.4	0.4	0.4	0.4	0.4	0.4	0.4
C_M	0.8	0.8	0.8	0.8	0.8	0.8	0.8	0.8	0.8	0.8	0.8	0.8	0.8	0.8	0.8
C_{TP}								1	1	1					
C_{DR}															2
合计	9.589	17.0125	1.2	1.2	1.2	1.2	1.2	2.2	2.2	2.2	1.2	1.2	1.2	1.2	3.2

6)全寿命费用现值计算:由于该医疗器械的生产数量较少,因此按货币利率影响计算全寿命费用现值。决策点定为 2006 年底,货币利率按 2% 计,则各年度费用现值如表 7-3 所示。

表 7-3　寿命费用现值表

年度	计算过程	现值（万元）	年度	计算过程	现值（万元）
2005	$9.598 \times (1+0.02)$	9.7808	2013	$2.2 \times \dfrac{1}{(1+0.02)^7}$	1.9152
2006	$17.0125 \times (1+0.02)^0$	17.0125	2014	$2.2 \times \dfrac{1}{(1+0.02)^8}$	1.8777
2007	$1.2 \times \dfrac{1}{(1+0.02)}$	1.1765	2015	$1.2 \times \dfrac{1}{(1+0.02)^9}$	1.0041
2008	$1.2 \times \dfrac{1}{(1+0.02)^2}$	1.1534	2016	$1.2 \times \dfrac{1}{(1+0.02)^{10}}$	0.9844
2009	$1.2 \times \dfrac{1}{(1+0.02)^3}$	1.1308	2017	$1.2 \times \dfrac{1}{(1+0.02)^{11}}$	0.9651
2010	$1.2 \times \dfrac{1}{(1+0.02)^4}$	1.1086	2018	$1.2 \times \dfrac{1}{(1+0.02)^{12}}$	0.9462
2011	$1.2 \times \dfrac{1}{(1+0.02)^5}$	1.0869	2019	$3.2 \times \dfrac{1}{(1+0.02)^{13}}$	2.4737
2012	$2.2 \times \dfrac{1}{(1+0.02)^6}$	1.9535			

全寿命费用的现值为:$P = 44.5694$(万元)

注意:以上费用数据为模拟数据,具体医疗器械寿命周期费用应根据实际情况计算。

(二)参数法

1. **计算方法**　参数法是根据已有类似医疗器械的主要性能参数(或主要设计和使用特征参数)与费用资料,运用回归分析法建立起费用与主要性能参数的关系式,然后把待计算医疗器械相应参数代入关系式,以此来进行费用计算的方法。

运用参数法应正确建立费用与参数的数学关系式。备选参数应与费用有密切的关系,可根据同类医疗器械的有关历史资料,列出与费用有关的参数,然后筛选和综合出若干个(一般不超过 5 个)对费用影响最显著的参数。

2. **参数法实施程序**

(1)明确目标、假设与条件:

1)目标:根据费用计算的需要,明确计算的费用是全寿命费用或某个费用单元的费用,或某个分系统的有关费用。

2)假设与约束条件:假设与约束条件的数量与内容可根据计算的目标不同而异。此外,还可规定回归模型的显著性水平和估计值的置信度。

（2）明确新研制医疗器械的基本知识:明确医疗器械基本情况的详细程度应满足费用计算目标与参数要求。一般应包括以下几个方面:

1）保障任务、使用要求及使用方案与保障方案;

2）主要技术指标,特别要明确主要物理特性与性能特性参数指标要求;

3）总体设计方案,特别要指明采用了哪些可能对费用产生较大影响的新技术与关键技术。

（3）收集各类医疗器械历史费用数据,建立参数费用计算关系式:

1）收集同类医疗器械历史费用数据:广泛收集同类医疗器械历史费用数据,如已建立费用数据库,可直接从库中提取所需的费用数据。对于收集的费用数据应说明医疗器械相应的主要物理特性与性能特性的参数情况,对采用独特的新技术必须注明。如所采用的独特新技术对费用产生特别影响,则应从费用数据中剔除该种医疗器械费用数据。同时,还要剔除缺乏相似性的数据。

2）选取费用影响参数:费用影响参数是参数费用计算关系式自变量。选取费用影响参数就是选择对费用起主要影响作用的参数。选取方法,一般是先通过直观分析从影响费用的诸多参数中选出若干影响明显的参数;再将可能产生相同影响的参数尽量合并和综合,以减少参数的数量;必要时,将收集的费用样本数据用预选的参数分别作散布图,从中选取相关性大的参数。

3）建立参数费用计算关系式:根据费用影响参数的数量及费用的统计关系选择回归模型的形式,运用回归分析法建立参数费用估算关系式。在选择回归模型时,应首先选择线性回归模型。若线性方程明显不成立或相关性检验不满足线性统计关系时,采用非线性方程。非线性的模型应尽可能选择通过变量代换能够线性化的函数方程。

4）参数费用计算关系式的相关性检验:计算所建立的参数费用计算关系式的相关系数或 F 值,用相关系数检验或 F 检验判断在显著性水平 α 下的参数费用计算关系式是否有意义。

（4）预测新研制医疗器械的费用:将确定的新研制医疗器械的参数值代入参数费用计算关系式得出新研制医疗器械费用的计算值,并求得在置信度 $P = 1 - \alpha$ 时估计值的置信区间。

3. 参数法示例

（1）利用一元线性回归模型计算费用:

1）目标、假设和约束条件:①目标。在论证阶段计算某新型医疗器械的购置费。②假设和约束条件。以 2011 年为贴现基准年;购置单台医疗器械;

不考虑论证费与研制费的分摊问题。

2）明确新研制医疗器械的基本情况:根据计算目标和参数法要求,该新研制医疗器械的基本情况已经明确。

3）建立成本计算关系式:由统计得到医疗器械成本与综合性能指数的数据如表7-4所

示。表中成本栏的数据为按已装备或生产的医疗器械成本折合到基准年的费用,作为上述成本观察值。然后用回归方法建立费用计算关系式。

表 7-4　几种类型医疗器械(2011 年)成本　　　　　单位为万元

序号	医疗器械型号	综合性能指数(X)	成本(Y)
1	A 型	1	63.8
2	B 型	1.15	72.9
3	C 型	1.47	79.2
4	D 型	1.62	120.5
5	E 型	2.29	136.2

运用五种已知医疗器械的 $X—Y$ 数据,给出散点图,如图 7-2 所示。

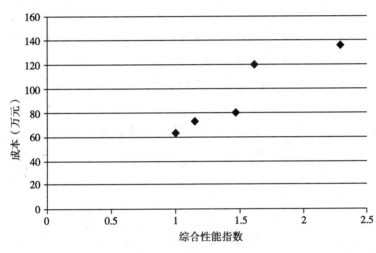

图 7-2　医疗器械成本的散点图

由图可知,成本因变量 Y 是综合性能指数 X 的线性函数。

$$Y = a + bX \tag{7-4}$$

由本例中数据计算可得到线性回归方程为:

$$Y = 8.833 + 56.897X \tag{7-5}$$

式中:

X——待计算医疗器械相对于计算基准医疗器械的综合性能指数相对值。

构造相关系数 γ 为:

$$\gamma = \frac{\sum (X - \overline{X})(Y - \overline{Y})}{\sqrt{\sum (X - \overline{X})^2 (Y - \overline{Y})^2}} \tag{7-6}$$

根据表 7-4 计算出相关系数检验值为:

$$\gamma = 0.892\ 67$$

查相关系数检验表,当 $f = n - 2 = 3$,$\alpha = 5\%$ 时,γ 为 0.8783。

所以,回归直线式(7-5)的线性相关性,在 $\alpha=5\%$ 的水平上显著。

由此,医疗器械购置费可按式(7-7)计算:

$$C_G=(8.833+56.897X)\times K_P\times(1+K_L) \tag{7-7}$$

式中:

C_G——医疗器械购置费;

X——被计算医疗器械相对于计算基准医疗器械的综合性能参数;

K_P——批量系数;

K_L——利润系数。

假设,经过计算该型医疗器械的综合性能指数为 $X=2.45$。

4)预测新研制医疗器械费用:根据式(7-5)计算出该医疗器械2011年的理论计算成本:

$$Y=8.833+56.897X=148.23(万元)$$

按照有关规定,已知该新研制医疗器械批量系数 $K_P=1$,利润系数 $K_L=5\%$。

根据式(7-7)计算出该医疗器械2011年的购置费:

$$C_G=(8.833+56.897X)\times K_P\times(1+K_L)=155.64(万元)$$

(2)利用多元线性回归模型计算费用

1)目标、假设和约束条件:①目标。在论证阶段计算某新型医疗器械的购置费。②假设和约束条件。主要假设和约束条件有:

以2011年为贴现基准年;

购置单台医疗器械;

不考虑论证费与研制费分摊问题。

2)明确新研制医疗器械的基本情况:根据计算目标和参数法要求,该新研制医疗器械的基本情况已经明确。

3)建立成本计算关系式:由统计得到医疗器械成本与其影响因素 X_1 和影响因素 X_2 的数据如表7-5所示。表中成本栏的数据为按已安装或生产的医疗器械成本折合到基准年的费用,作为上述成本的观察值。然后用回归方法建立费用计算公式。

表7-5 几种类型医疗器械(2011年)成本　　　　　　　　　单位为万元

序号	医疗器械型号	影响因素X_1	影响因素X_2	成本(Y)
1	A型	3.9	2.4	3.1
2	B型	3.6	2.1	2.6
3	C型	3.8	2.3	2.9
4	D型	3.9	1.9	2.7
5	E型	3.7	1.9	2.8
6	F型	3.9	2.1	3.0
7	G型	3.8	2.4	3.2

通过上述分析,成本的因变量 Y 是综合影响因素 X_1 和 X_2 的函数。

$$Y=b_0+b_1X_1+b_2X_2 \tag{7-8}$$

解得:$\begin{cases} b_0=-1.3956 \\ b_1=0.7461 \\ b_2=0.6769 \end{cases}$

因此,该医疗器械费用回归方程为

$$Y=-1.3965+0.7461X_1+0.6769X_2 \tag{7-9}$$

假设影响该医疗器械费用的两个因素 X_1、X_2 分别为 4.5 和 3.2,则该医疗器械费用计算值为:

$$Y=-1.3965+0.7461X_1+0.6769X_2=4.127\,93(万元)$$

注意:以上费用为模拟数据,具体医疗器械寿命周期费用应按照实际情况计算。

(三)类比法

1. **计算方法**　类比法是将待计算医疗器械与有准确费用数据和技术资料的已知基准比较系统作比较,从技术、使用与保障等方面分析两者异同点及其对费用影响,从而计算其费用。类比方法有两种,一种是将正在研制的医疗器械直接与具有同样特征的类似医疗器械进行比较,并计算其费用;另一种是将正在研制的医疗器械与具有相同费用特征的不同医疗器械进行比较,并计算其费用。

2. **类比法实施程序**

(1)明确目标、假设与约束条件:

1)目标:根据费用计算的需要,明确计算的费用是全寿命费用或某个费用单元的费用,或某个分系统的有关费用(如某分系统的购置费、研制费)。

2)假设与约束条件:假设和约束条件的数量与内容可根据计算目标的不同而已。例如,在论证时计算研制费和全寿命费用的约束条件一般包括:①贴现基准率;②年利率与物价指数;③研制期;④医疗器械数量;⑤使用年限(寿命);⑥使用维修保障要求。

(2)明确待计算新研制医疗器械的情况:明确新研制医疗器械的技术指标、基本构成、使用条件和维修保障要求等,一般应明确以下情况:

1)任务和性能;

2)技术指标和技术体制,技术实现难度;

3)基本结构和设备量,重要原材料订购情况;

4)使用条件和保障要求;

5)研制期和使用年限;

6)可能的生产批量等。

(3)选定基准比较系统与收集历史费用数据:根据新研制医疗器械的基本情况,调查了解现有相似医疗器械的技术资料情况,确定用于比较分析的基准比较系统。选定基准比较系统一般要求：

  1）保障任务和保障性能的基本类似；

  2）技术体制和技术指标基本类似；

  3）医疗器械使用和保障要求以及寿命已知；

  4）研制费、购置费和使用保障费已知。

  然后收集基准比较系统的历史费用数据资料。特别是费用和与费用有关的数据资料。收集费用数据的详细程度应能满足计算目标的要求。

  （4）比较分析和确定费用修正方法：费用分析人员或所请专家将新研制医疗器械与基准比较系统从技术、使用和保障诸方面对影响所计算费用的各主要影响因素进行定性和定量的比较分析。通过分析确定定量的费用修正方法，如确定调整的物价指数与贴现率、相对于基准比较系统的复杂性系数或调整因子、参数费用估算关系式等。

  （5）计算新研制医疗器械费用：利用基准比较系统的历史费用数据与所确定的费用修正方法，按照费用计算的目标要求，计算出新研制医疗器械的费用值。

3. 类比法示例

  （1）计算的目标与假设：研制一种 X 型医疗器械，医疗器械研制处于方案阶段，要求概略地计算该医疗器械的购置单价。

  （2）新研制医疗器械基本情况：正在研制的 X 型医疗器械是自行式，它是在 A 型医疗器械（自行式）的基础上做了重大改进。X 型医疗器械的外形与重量、动力装置、传动装置、行动部分等与 A 型医疗器械相同。该型医疗器械的主要改进项目有：采用新型电源以及新型的操作控制系统。

  （3）确定基准比较系统与收集历史费用数据：

  1）确定基准比较系统：经调查，了解到可以作为 X 型医疗器械相似医疗器械的列于表7-6。

表 7-6   X 型医疗器械及其相似医疗器械

医疗器械分系统	A 型医疗器械	B 型医疗器械	C 型医疗器械	D 型医疗器械
外形、动力装置	自行式	方舱式	拖挂式	自行式
电源系统	蓄电池	蓄电池	锂电池	锂电池
工作系统	非节能型	无	节能型	节能型
操作控制系统	无	PCL 控制	无	自动控制

  由表 7-6，综合 X 型医疗器械的相似医疗器械，确定 X 型医疗器械的基准比较系统为由 A 型医疗器械外形和动力装置、B 型医疗器械操作控制系统、C 型医疗器械电源系统和工作系统组成。

  2）收集相似医疗器械历史费用数据：收集到的相似医疗器械历史费用数据列于表 7-7。

表 7-7　X 型医疗器械相似医疗器械的出厂价格

相似医疗器械	A 型医疗器械外形、动力装置及其他有关部分	B 型医疗器械操作控制系统	C 型医疗器械	
			电源系统	工作系统
单价（万元）	10	5	3	5
（年度）	（1999 年）	（2001 年）	（2003 年）	（2003 年）

（4）比较分析与确定费用修正方法：

1）外形、动力装置及其他有关部分费用的修正：由于外形、动力装置及其他有关部分采用 A 型医疗器械相同的设计，粗略计算时可直接用 A 型医疗器械相应部分的价格以 8% 的年平均物价指数修正到基准年。

2）操作控制系统的修正：B 型医疗器械操作控制系统与 X 型医疗器械操作控制系统功能基本相似，概略计算时可直接用 B 型医疗器械操作控制系统的单价以 8% 的年平均物价指数修正到基准年。

3）电源系统的修正：C 型医疗器械的锂电池电容量为 300 Ah，仅为 X 型医疗器械要求电源电容量 400 Ah 的 75%。要利用锂电池的电源生产费用与电容量的回归分析得出的估算关系式，确定锂电池的电源单价并修正到基准年。

锂电池电源电容量费用估算关系式为：

$$C_{battery} = 0.8 + 0.024Q \tag{7-10}$$

式中：

$C_{battery}$——锂电池电源单价（万元）；

0.8——常数项；

0.024——价格系数（万元/Ah）；

Q——以 Ah 为单位的电容量。

4）工作系统费用的修正：工作系统需要在 C 型医疗器械节能型工作系统基础上改进。经专家判断法估算其生产费用增加 20%，即费用调整因子为 1.2。以 8% 的年平均物价指数修正到基准年。

（5）估算 X 型医疗器械购置费：外形、动力装置及其他有关部分费用：

$$C_1 = 10(1+0.08)^7 = 17.14（万元）$$

操作控制系统费用：

$$C_2 = 5(1+0.08)^5 = 7.35（万元）$$

电源系统费用：

$$C_3 = (0.08+0.024×400)(1+0.08)^3 = 13.1（万元）$$

工作系统费用：

$$C_4 = 1.2×5(1+0.08)^3 = 7.56（万元）$$

X 型医疗器械购置费的估计值：

$$C_X = C_1+C_2+C_3+C_4 = 45.15（万元）$$

注:以上费用数据为模拟数据,具体医疗器械寿命周期费用应根据实际情况计算。

(四)专家判断法

1. 计算方法 专家判断法是由具有医疗器械和费用专门知识的专家根据经验判断计算出全寿命费用估计值的方法。应由多个专家分别赋值,然后加以综合,以提高计算的精确度。一般在数据不足或没有足够的统计样本以及难以确定参数费用关系式时使用,或用于辅助其他计算方法。

2. 专家判断法实施程序

(1)征询小组的组成和准备工作

1)成立征询小组:征询小组应由新研制医疗器械的论证和研制主管部门及技术、经济以及管理等单位的人员参加。

2)明确目标和假设:①目标。根据论证和研制主管部门的计划(或要求)提出具体的目标。例如计算某医疗器械的论证与研制费、购置费,或计算某医疗器械分系统的研制费等。②假设。以计算论证与研制费为例,一般包括研制周期、贴现基准年、研制设计样机数等。

3)拟定计算的程序。

4)确定征询方式:只要在时间充裕且费用允许时应尽量采用函询方式。

5)编制背景材料:背景材料一般应包括新研制医疗器械的以下内容:①任务与体制;②主要技术性能;③初步原理组成框图;④关键技术及其研究;⑤主要器件的国内外价格;⑥已了解到的相似医疗器械费用等。

6)拟定专家名单:聘请专家应考虑到:①确定具有关于新研制医疗器械方面的较高学术水平和丰富实践经验及综合判断能力;②专家应由多方面具有代表性的人员组成,其范围应覆盖医疗器械科研、生产、经营、使用、维修和管理等方面;③专家小组一般应在 $10 \sim 15$ 人左右为宜。

(2)第一轮征询:

1)向专家提出邀请:邀请时应说明:①计算目标、约束条件;②计算的程序和征询方式。向专家发第一轮征询表及背景材料。第一轮征询表的示例如表7-8所示。

2)对第一轮答复进行汇总:专辑估计值 Y_i 可由式(7-11)得出:

$$Y_i = (4C_M + C_H + C_L)/6 \tag{7-11}$$

式中:

C_M——最有可能的费用;

C_H——最不顺利情况下的费用;

C_L——最顺利情况下的费用。

对第一轮答复的汇总处理由四分位点数和权重法两种。两种方法可选用其中一种,也可同时采用。

表 7-8　第一轮征询表示例

医疗器械型号、名称					
论证费	估计值	中估值（C_M）	高估值（C_H）	高估值（C_L）	计算单位
	估算依据	经验	理论计算	直观	综合	参考资料
研制费	估计值	中估值（C_M）	高估值（C_H）	高估值（C_L）	计算单位
	估算依据	经验	理论计算	直观	综合	参考资料
购置费	估计值	中估值（C_M）	高估值（C_H）	高估值（C_L）	计算单位
	估算依据	经验	理论计算	直观	综合	参考资料
使用与保障费	估计值	中估值（C_M）	高估值（C_H）	高估值（C_L）	计算单位
	估算依据	经验	理论计算	直观	综合	参考资料
报废处置费	估计值	中估值（C_M）	高估值（C_H）	高估值（C_L）	计算单位
	估算依据	经验	理论计算	直观	综合	参考资料
全寿命估计值		中估值（C_M）	高估值（C_H）	高估值（C_L）	计算单位
熟悉程度		很熟悉	熟悉	一般	不熟悉

其他需要说明的问题

①四分位点法。假设回收到的征询表的数量为 n，将专家的估算值 Y_i 按由小到大的顺序排列，即 $Y_1 < Y_2 < Y_3 < \cdots\cdots < Y_{n-1} < Y_n$，则中位数（一组数据从小到大排列中间的那个数字）为：

$$y = \begin{cases} y_{(n+1)/2} & \text{当 } n \text{ 为奇数} \\ (y_{n/2} + y_{(n+2)/2})/2 & \text{当 } n \text{ 为偶数} \end{cases} \tag{7-12}$$

在小于或等于中位数计算值中再次取中位数为下四分位数；在大于或等于中位数的计算值中取中位数为上四位数。上、下四分位点之间的区域为四分位区域。

②权重法。将所有专家的计算值按大小分布进行适当分组。根据征询结果及通过其他途径对专家的了解,确定每位专家的权重值(权重值最大取3,最小取1);然后计算每组专家的权重值,取权重值最大一组专家的平均值作为估计结果。

(3)第二轮征询:第二轮征询表如表7-9所示。背景材料以外的材料也应同时向专家提供。

表7-9　第二轮征询表示例

医疗器械型号、名称			
全寿命费用估算值	中估值(C_M)	高估值(C_H)	高估值(C_L)	计算单位
第一轮征询结果 四分位区间	中位数	上四分位区间	下四分位区间
补充说明的问题			

1)对第二轮征询表的汇总处理:同第一轮征询表处理一样,可用四分位点法,也可用权重法。

2)收敛性判别:收敛性判断是指所处的数据趋于某一固定值的程度。根据征询结果数据,汇出四分位区间曲线。若收敛,则征询可以结束;如果四分位区间不收敛,输出结果不稳定,则应进行第三轮征询(总次数一般不超过3次)。

(4)计算报告。根据要求按标准写出估算报告。

3. 专家判断法示例

(1)目标与假设:研制一种新型医疗器械,要求在论证阶段概略地计算其单机研制费。

假设研制周期为3年,年平均物价指数为8%,费用估算的基准年为2006年,研制的样机数为3台。

(2)实施估算:聘请医疗器械科研、生产、使用、维修和管理单位的12位专家组成专家小组。时间与经费允许,采用函询方式。

1)第一轮征询和计算结果处理:征询小组向12位专家发出征询表和该型医疗器械背景材料。12名专家经过分析、判断与估算,反馈估算结果。将专家对研制费估算结果,用式(7-11)计算出估算值排序后如表7-10所示。

表7-10　12位专家对某型医疗器械的研制费估算值排序(第一轮征询结果)

专家	A	B	C	D	E	F	G	H	I	J	K	L
估算值Y_i	45	46	46.5	47.5	48	48.3	48.5	48.5	49	50	51	52
序号i	1	2	3	4	5	6	7	8	9	10	11	12

利用式(7-12),分别计算出中位数、下四位数和上四位数:

中位数为:

$$y = (y_{n/2} + y_{(n+2)/2})/2 = (y_6 + y_7)/2 = 48.4(万元)$$

小于中位数的估计值有 6 位,则下四分位数为:

$$y_下 = (y_3 + y_4)/2 = 47(万元)$$

同理,上四分位数为:

$$y_上 = (y_9 + y_{10})/2 = 49.5(万元)$$

征询小组列出 12 名专家对该医疗器械的研制费估算值排序及权重如表 7-11 所示,其中权重最大取 3,最小取 1。将所有专家的估算值按大小分布进行适当分组,然后计算每组专家的权重值,取权重值最大一组专家的平均值作为估算结果。专家分组及权重值如表 7-12 所示。

表 7-11　12 位专家对某型医疗器械的研制费估算值排序及权重(第一轮征询)

专家	A	B	C	D	E	F	G	H	I	J	K	L
估算值Y_i	45	46	46.5	47.5	48	48.3	48.5	48.5	49	50	51	52
权重	1	2	3	2	1	3	2	2	3	2	2	2

表 7-12　某型医疗器械研制费估算值、专家分组及权重值(第一轮征询)

	估算值	组内专家	权重值和
1	45 ~ 46	A　B	1+2=3
2	46 ~ 47	C	3
3	47 ~ 48	D　E	2+1=3
4	48 ~ 49	F　G　H　I	3+2+2+3=10
5	49 ~ 50	J	2
6	50 ~ 51	K　L	2+2=4

其中第 4 组权重为 10,占全体比重的 40%,第一轮估算值为:

$$(48+49)/2 = 48.5(万元)$$

2)第二轮征询:将第一轮征询结果和第二轮征询结果发给 12 名专家。经过分析、判断与估算,反馈估算结果。将专家对该医疗器械的研制费估算公式(7-11)计算出估算值排序后如表 7-13 所示。

表 7-13　某型医疗器械研制费估算值排序(第二轮征询结果)

专家	B	C	A	E	D	F	G	H	I	J	K	L
估算值Y_i	45	46.5	47.5	47.5	48	48.5	48.5	49	49	49	50	51
序号i	1	2	3	4	5	6	7	8	9	10	11	12

利用式(7-12),分别计算出中位数、下四分位数与上四分位数:

中位数为:

$$y = (y_{n/2} + y_{(n+2)/2})/2 = (y_6 + y_7)/2 = 48.5(万元)$$

小于或等于中位数的估计值有 7 位,则下四分位数为:

$$y_下 = y_4 = 47.5(万元)$$

同理,上四分位数为:

$$y_下 = y_9 = 49(万元)$$

专家估计值及其权重见表 7-14。其中,专家权重值与第一轮相同,必要时咨询组也可进行适当修正。分组如表 7-15 所示。

表 7-14　某型医疗器械的研制费估算值排序及权重(第二轮征询)

专家	B	C	A	E	D	F	G	H	I	J	K	L
估算值Y_i	45	46.5	47.5	47.5	48	48.5	48.5	49	49	49	50	51
权重	2	3	1	1	2	3	2	2	3	2	2	2

表 7-15　某型医疗器械研制费估算值、专家分组及权重值(第二轮征询)

	估算值	组内专家	权重值和
1	46 ~ 47	B C	2+3=5
2	47 ~ 48	A E	1+1=2
3	48 ~ 49	D F G H I J	2+3+2+2+3+2=14
4	49 ~ 50	K	2
5	50 ~ 51	L	2

其中第 3 组权重值最大为 14,占全体比重的 56%,第二轮估算值为:

$$(48+49)/2 = 48.5(万元)$$

3)收敛性判别:用两次征询的计算结果,绘出四分位区间曲线,如图 7-3。

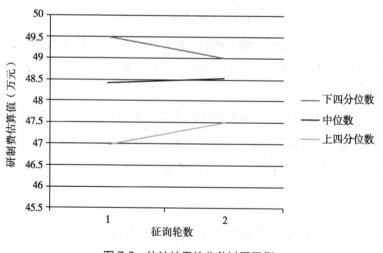

图 7-3　估计结果的收敛过程示例

从图中可以看出，上、下四分位数逐渐趋向中位数，四分位区间已经收敛，该医疗器械的研制费为48.5万元。至此，获得专家判断法对该医疗器械研制费的估算值。

权重法在第二轮征询结束后，第3小组的专家权重占全体专家比重已超过50%，认为征询结果已经收敛。所以计算结果是48.5万元。

（3）编写计算报告：由征询小组整理估算结果，编写出计算报告（略）。

注：以上费用数据为模拟数据，具体医疗器械寿命周期费用应根据实际情况计算。

（五）医疗器械全寿命费用计算方法的适应性

工程法适用于详细地估算全寿命费用或各主要费用单元费用、医疗器械及其各有关分系统的购置费，以及各种保障设施的修建费用和保障设备的研制或购置费用。参数法适用于概略计算主要费用单元或各有关分系统的费用。类比法适用于计算医疗器械全寿命费用，以及医疗器械各费用单元的费用或各有关分系统的费用。专家判断法主要用于费用数据不足，难以采用工程法、类比法和参数法，而又允许对费用做出粗略计算的场合。

常用的四种计算方法在医疗器械全寿命周期费用各阶段的适用性见表7-16。

表7-16　各阶段适用的计算方法

计算方法	论证阶段	研制阶段	采购阶段	使用阶段	报废阶段
工程法	不适用	较适用	适用	适用	较适用
参数法	适用	较适用	较适用	较适用	不适用
类比法	较适用	适用	较适用	适用	较适用
专家判断法	适用	适用	较适用	较适用	适用

二、软件全寿命费用计算方法

1. 软件全寿命费用构成及估算模型　软件全寿命周期由论证阶段、开发与验收阶段、运行与维护阶段三个阶段组成。其全寿命费用可分为软件论证分析费、软件开发费、软件运行与维护费。

软件全寿命费用计算公式为：

$$LCC_S = C_1 + C_2 + C_3 \tag{7-13}$$

式中：

LCC_S——软件全寿命费用；

C_1——软件论证分析费；

C_2——软件开发费；

C_3——软件运行与维护费用。

2. 软件论证分析费　软件论证分析费包括软件论证费、软件开发计划制定费、软件需求分析费。

软件论证费指确定软件开发目标、软件规模估算和进行软件必要性、可行性分析过程中所支出的费用。

软件开发计划制定费,指制定软件开发计划、总体方案及其评审过程中所支出的费用。

软件需求分析费,指进行软件需求分析和需求评审过程中支出的费用。

软件论证分析费计算公式为:

$$C_1 = C_{11} + C_{12} + C_{13} \tag{7-14}$$

式中:

C_1——软件论证分析费;

C_{11}——软件论证费;

C_{12}——软件开发计划制定费;

C_{13}——软件需求分析费。

3. 软件开发费

(1)软件开发费:软件开发费包括软件开发平台购置费、软件开发人力成本费、软件测试费、软件开发业务费、科研管理费。

软件开发平台购置费指软件开发所必需的操作系统、开发工具、数据库及配套工具和配套硬件购置费用。

软件测试费指软件编码完成提交给第三方测试所支出的费用,费用大小由第三方测试单位根据软件性质、规模等因素确定。

软件开发业务费和科研管理费的分解结构与研制阶段相关费用项目相同。

软件开发费计算公式为:

$$C_2 = C_{21} + C_{22} + C_{23} + C_{24} + C_{25} \tag{7-15}$$

式中:

C_2——软件开发费;

C_{21}——软件开发平台购置费;

C_{22}——软件开发人力成本费;

C_{23}——软件测试费;

C_{24}——软件开发业务费;

C_{25}——科研管理费。

其中,软件开发人力成本费估算公式为:

$$C_{22} = MM \times C_Z \tag{7-16}$$

式中:

MM——开发工作量(以人月为单位);

C_Z——单位工作量费用。

软件开发工作量的计算公式为:

$$MM = K_1 \times (KDSI)^{\alpha} \times \prod_{i=1}^{15} f_i \qquad (7\text{-}17)$$

式中：

K_1——模型系数；

$KDSI$——估计的代码行数(以千行为单位)；

α——模型指数；

f_i——工作量因子，$i = 1, 2, \cdots, 15$。

软件开发项目可以分为组织式、半独立式和嵌入式三种模式。三种模式的正常工作量关系式如表7-17所示。

表7-17 软件模式和正常工作量关系式

开发模式	正常开发工作量
组织式	$MM = 3.2\,(KDSI)^{1.05}$
半独立式	$MM = 3.0\,(KDSI)^{1.12}$
嵌入式	$MM = 2.8\,(KDSI)^{1.20}$

在式(7-17)中如果某些工作量因子不能取正常值，则需要把这些工作量因子的实际值(称为工作量因子)乘以正常开发工作量。

通常情况下，软件开发的工作量因子及其等级描述见表7-18所示。

表7-18 影响软件成本的工作量因子

属性	工作量因素	等级				
		甚低	低	正常	高	甚高
设备的属性	要求的软件可靠性（RELY）	0.75	0.88	1.00	1.15	1.40
	数据库规模（DATA）	—	0.94	1.00	1.08	1.16
	软件的复杂程度（CPLX）	0.70	0.85	1.00	1.15	1.30
计算机属性	执行时间的约束（TIME）	—	—	1.00	1.11	1.30
	储存约束（STOR）	—	—	1.00	1.06	1.21
	环境变更率（VIRT）	—	0.87	1.00	1.15	1.30
	计算机执行时间（TURN）	—	0.87	1.00	1.15	1.30
人员的属性	系统分析员的能力（ACAP）	1.46	1.19	1.00	0.86	0.71
	应用经验（AEXP）	1.29	1.13	1.00	0.91	0.82
	程序员的能力（PCAP）	1.42	1.17	1.00	0.86	0.70
	环境知识（VEXP）	1.21	1.10	1.00	0.90	—
	语言知识（LEXP）	1.14	1.07	1.00	0.95	—

续表

属性	工作量因素	等级				
		甚低	低	正常	高	甚高
项目的属性	程序设计实践（MODP）	1.24	1.10	1.00	0.91	0.82
	软件工程的应用（TOOL）	1.24	1.10	1.00	0.91	0.83
	要求的开发进度（SCED）	1.23	1.08	1.00	1.04	1.10

（2）软件开发人力成本费计算示例

1）目标：估算医疗器械软件开发人力成本费。

2）假定和约束条件：

嵌入式；

10KDSI（交付的源程序量）；

单位工作量费用（C_z），以2013年的现值，取均值人民币2万元/（人月）。

3）工作量：根据要求、假定和约束条件，可得正常工作量为：

$$(MM)_{NOM} = 2.8(KDSI)^{1.20} = 2.8 \times 10^{1.20} = 44（人月）$$

4）工作量因子对工作量的影响：表7-19中列出了对每一因子的状态估计，其中也列出了软件成本因素划分的等级以及对应的工作量因子。

表7-19　工作量因子对工作量的影响示例

工作量因素	基本情况	等级	取值
RELY	局部使用的系统，没有严重的恢复问题	正常	1.00
DATA	20 000 字节	低	0.94
CPLX	自动化	甚高	1.30
TIME	要使用70%的可用时间	高	1.11
STOR	基本内存的70%	高	1.06
VIRT	基于通用微机硬件	正常	1.00
TURN	平均两小时的周转时间	正常	1.00
ACAP	素质好的高级分析员	高	0.86
AEXP	3 年	正常	1.00
PCAP	素质好的高级分析员	高	0.86
VEXP	6 个月	低	1.10
LEXP	12 个月	正常	1.00
MODP	大部分技术都用了一年以上	高	0.91
TOOL	基本的小型计算机工具水平	低	1.10
SCED	9 个月	正常	1.00

5)软件人工费:将表7-19中的工作量因子值连乘,可得其总值(称为适配因子值)为1.17,即本项目成本比正常情况增加了17%,从而有:

工作量:　　　　　　　　　44×1.17＝51(人月)

软件人工费:　　　　　　　51×2万元＝102万元

注:以上费用数据为模拟数据,具体医疗器械寿命周期费用应根据实际情况计算

4. 软件运行及维护费　软件运行与维护费包括软件运行支撑系统购置费、软件运行费和软件维护费。软件运行支撑系统购置费指软件运行时所必须配套使用的操作系统、数据库及配套工具购置费。软件运行费包括软件运行时消耗品费用、使用单位必须配置的设备费用等各类费用。软件维护费包括软件故障修复费、数据采集与维护费、软件升级维护费等。

软件运行与维护费按式(7-18)计算:

$$C_3 = C_{31} + C_{32} + C_{33} \tag{7-18}$$

式中:

C_3——软件运行与维护费;

C_{31}——软件运行支撑系统购置费;

C_{32}——软件运行费;

C_{33}——软件维护费。

三、医疗器械使用经济效果评价

(一)评价、计算以及论证医疗器械使用经济效果的原则

1. 评价和计算医疗器械使用经济效果的原则

1)充分考虑现代科学技术的发展及使用单位的情况;

2)与使用单位的经济管理与经济核算制度相结合;

3)全面考虑医疗器械经济效果发生的环节;

4)着眼于使用领域和非使用领域的效果;

5)依据准确可靠的数据,并避免同一效果在不同环节上的重复计算;

6)集中分析效果显著项目,注意受医疗器械使用影响而扩展的效果项目;

7)通俗、实用、简便易行。

2. 医疗器械使用经济效果的论证原则　凡列入规划、计划的医疗器械项目,应在经济上是合理的。

1)各部门、单位在确定医疗器械使用计划时,除考虑配套和技术先进性外,应预测其经济效果,优先列入经济效果高、投资回收期短的项目;

2)在医疗器械采购、使用前,应作技术经济分析,估算医疗器械使用后可能获得的经济效果。特别是采购、使用投资较多的医疗器械,更应详细地进行技术经济论证,并将论证结

果列入医疗器械采购、使用说明中;

3)在采购、使用医疗器械时,对所采取的每一决策,如患者适应证、选择的参数或参数序列、使用方法、结构、安装等,必须通过论证检查经济上的合理性,将其作为衡量技术完善程度和引进可行性的重要依据;

4)进行医疗器械使用经济效果的论证,要对医疗器械投资、使用将取得的各种效果、设备年检查或治疗人数、年收益、保障费用、维修费用及市场和价格的变化等进行预测分析;

5)凡不能定量计算效果的医疗器械项目,在列入规划、计划之前,定性地阐述实施该项目后可产生的效果。

(二)评价和计算医疗器械经济效果考虑的主要因素

1. 拟使用医疗器械应考虑的因素

(1)采购环节应考虑:

1)提高产品质量和降低不合格品率;

2)降低劳动量,降低原料、材料、燃料、动力的消耗;

3)减少材料和零备件的储备量;

4)降低单位产品的管理费;

5)减少流动资金的占用;

6)延长维修和维护间隔等。

(2)流通环节应考虑:

1)提高仓库面积和容积的利用率;

2)缩短运输时间;

3)减少运输和仓储过程中的损失;

4)减少运输和包装费用等。

(3)使用阶段应考虑:

1)提高医疗器械的可靠性;

2)延长医疗器械的使用寿命;

3)减少维修、保障等费;

4)降低使用过程中原料、材料、燃料、动力的消耗;

5)提高医疗器械使用效率等。

2. 基础医疗器械应考虑的因素

1)提高零、部件互换性;

2)提高医疗器械可靠性和延长使用寿命;

3)避免名词、术语、图形符号、代号、代码混乱;

4)提高信息传递效率等。

3. 试验和检验方法应考虑的因素

1)提高试验和检验质量,减少纠纷;

2）缩短试验和检验时间；

3）节省试验和检验设备的费用等。

4. 安全、卫生、环保等应考虑的因素

1）提高环境质量,减少故障率及保障费用,降低事故发生率；

2）综合利用废水、废气、废渣,减少原料、材料、动力的消耗等。

（三）评价和计算医疗器械经济效果的指标体系

1. 医疗器械经济效果评价指标的计量方式　医疗器械经济效果的评价指标应采用货币单位或自然单位(如小时等),如无法进行定量计算时,可用文字或图表补充说明。

2. 医疗器械经济效果评价的指标体系

（1）医疗器械经济效益:医疗器械经济效益分为医疗器械使用期内预计的总经济效益（X_Σ）和年经济效益（X_n）两种,按式（7-19）、式（7-20）计算。

$$X_\Sigma = \sum_{i=1}^{t} J_i - K \qquad (7-19)$$

$$X_n = J - \alpha K \qquad (7-20)$$

式中:

$\sum_{i=1}^{t} J_i$——医疗器械使用期内预计的总收益额,单位为元；

J——预计的医疗器械年收益额,单位为元/年；

K——预计的医疗器械投资,单位为元；

α——医疗器械使用期内,投资折算成一年的费用系数,单位为1/年；$\alpha = 1/t$。如医疗器械使用期限为5年时,每年均摊的费用为投资的1/5,即0.2。

（2）医疗器械投资回收期:医疗器械投资回收期按式（7-21）计算。

$$T_K = \frac{K}{J} \qquad (7-21)$$

式中,

T_K——医疗器械投资回收期,单位为年。

投资回收期如果需要用月、日表示:

$$T_K = \frac{K}{J} \times 12$$

$$T_K = \frac{K}{J} \times 360$$

遇有不同医疗器械方案进行比较时,可用式（7-22）表示:

$$t_K = \frac{K_2 - K_1}{C_1 - C_2} \qquad (7-22)$$

式中:

t_K——追加投资回收期,单位为年；

K_1、K_2——分别为方案1、方案2的医疗器械投资,单位为元;

C_1、C_2——分别为方案1、方案2的年生产成本,单位为元。

(3)医疗器械投资收益率

医疗器械投资收益按式(7-23)计算:

$$R_K = \frac{J}{K}$$ (7-23)

式中:

R_K——医疗器械投资收益率,用百分数(%)表示。

(4)医疗器械经济效果系数。医疗器械经济效果系数按式(7-24)计算:

$$E = \frac{\sum_{i=1}^{t} J_i}{K}$$ (7-24)

式中:

E——医疗器械经济效果系数,用百分数(%)表示。

3. 医疗器械经济效果指标的动态计算　在医疗器械使用期间评价总的经济效果时,对投资数额较小,效果延续时间较短的医疗器械项目,可不采用动态计算。对投资数额较大,效果延续时间较长的医疗器械项目,应采用动态计算。各年度的收益或投资应折算成相同年度的数额进行比较。

(1)复利公式:假设,为实施某一医疗器械项目,需要一定的投资,假设这笔投资是银行贷款,随着时间的变化要支付利息,累计一次偿还的本利和用式(7-25)表示:

$$K_\Sigma = K(1+i)^t$$ (7-25)

式中:

i——年利率;

t——时间,单位为年;

K——投资(现值),单位为元;

K_Σ——年后的本利和(未来值)。

$(1+i)^t$为复利系数,可查表7-20。

表7-20　复利系数表

t \ i	6%	8%	10%	12%	15%	20%	25%	30%	i \ t
1	1.060	1.080	1.100	1.120	1.150	1.200	1.250	1.300	1
2	1.124	1.166	1.210	1.254	1.323	1.440	1.563	1.690	2
3	1.191	1.260	1.331	1.405	1.521	1.728	1.953	2.197	3
4	1.262	1.360	1.464	1.574	1.749	2.074	2.441	2.856	4

续表

i t	6%	8%	10%	12%	15%	20%	25%	30%	i t
5	1.338	1.469	1.611	1.762	2.011	2.488	3.052	3.713	5
6	1.419	1.587	1.772	1.974	2.313	2.986	3.815	4.827	6
7	1.504	1.714	1.949	2.211	2.660	3.583	4.768	6.275	7
8	1.594	1.851	2.144	2.476	3.059	4.300	5.960	8.157	8
9	1.689	1.999	2.358	2.773	3.518	5.160	7.451	10.604	9
10	1.791	2.159	2.594	3.106	4.406	6.192	9.313	13.786	10

（2）贴现公式：贴现法是复利法的倒数，已知未来值贴现成现值，用式（7-26）表示：

$$K = K_\Sigma \cdot \frac{1}{(1+i)^t} \qquad (7\text{-}26)$$

式中：

K——已知未来值折算的投资现值；

$\dfrac{1}{(1+i)^t}$——贴现系数，可查表7-21。

表7-21 贴现系数表

i t	6%	8%	10%	12%	15%	20%	25%	30%	i t
1	0.9434	0.9259	0.9091	0.8929	0.8696	0.8333	0.8000	0.7692	1
2	0.8897	0.8576	0.8264	0.7974	0.7559	0.6944	0.6398	0.5917	2
3	0.8396	0.7937	0.7513	0.7117	0.6575	0.5787	0.5120	0.4552	3
4	0.7924	0.7353	0.6831	0.6353	0.5718	0.4822	0.4097	0.3501	4
5	0.7474	0.6807	0.6207	0.5675	0.4973	0.4019	0.3277	0.2693	5
6	0.7047	0.6301	0.5643	0.5066	0.4323	0.3349	0.2621	0.2072	6
7	0.6640	0.5834	0.5131	0.4523	0.3759	0.2791	0.2097	0.1594	7
8	0.6274	0.5402	0.4664	0.4039	0.3269	0.2326	0.1678	0.1226	8
9	0.5920	0.5003	0.4241	0.3606	0.2843	0.1938	0.1342	0.0943	9
10	0.5583	0.4632	0.3855	0.3220	0.2472	0.1615	0.1074	0.0725	10

（3）动态计算：医疗器械收益与投资的动态计算仅在医疗器械项目实施的第二年后进行。

（四）医疗器械经济效果的论证方法和指标体系

1. 医疗器械经济效果的论证主要采用方案比较法　医疗器械经济效果的论证应根据不同的技术、经济指标（如技术参数、质量指标、系列参数、环境要求、医疗器械投资、成本、经济效益等）确定若干方案进行综合分析比较，或对医疗器械使用前、后的情况进行分析比较。

根据技术经济指标的分析，可确定基准方案，将其他方案与基准方案进行对比。

在对各方案进行综合分析的基础上，最后比较医疗器械投资、成本、总收益、投资回收期、追加投资回收期、经济效果系数，根据收益的最大值或投资的最小值，选取最佳方案。

医疗器械经济效果的论证也可采用其他的经济分析的方法（如投入产出法、系统分析法）。

2. 医疗器械经济效果数据资料的收集和处理方法　数据资料的收集和处理，是为了分析和了解医疗器械使用引起的技术经济指标的变化，建立医疗器械统计核算的档案，对医疗器械诊断治疗活动进行技术经济评价，为医疗器械的使用、更新提供依据。

在确定的基准年和评价的各年度中，收集因医疗器械使用引起变化的数据资料。

使用医疗器械的数据资料须在研制、生产、购置、使用等有关的各环节中收集。使用医疗器械论证其效果时，可用预测的数据资料。

数据资料的收集和处理，应收集医疗器械使用前、后相应定额的变化，详细汇集研制、生产、购置、使用等环节中使用人员的工作效率、患者疾病检出率和治疗率、医疗器械使用单位经济收入等的变化。

数据资料的收集和处理，应尽量利用各有关部门现有的各种统计资料，并根据需要，逐步建立健全医疗器械使用效果数据统计制度。

凡不能定量计算医疗器械使用效果的，应以文字叙述或图表形式，定性地阐述使用该医疗器械后可产生的效果。

3. 使用医疗器械数据的收集　收集使用医疗器械经济效果数据资料前，首先需结合被评价的对象，分析并拟订医疗器械使用效果评价项目体系表，如图7-4所示。

4. 医疗器械经济效果数据资料的分析和处理　收集医疗器械使用前、后经济效果变化资料，对其中受影响较大项目，进行逐项分析、对比。分析医疗器械使用前、后诊断治疗效果变化，以及由此引起的价格和诊断治疗患者数量的变化。分析医疗器械使用前、后固定资金和流动资金变化。分析上述内容中，哪些变化是由医疗器械使用因素引起的，哪些变化是由于采取其他技术和管理措施等因素引起的，以及影响程度。

对收集到的数据资料可按一般的数理统计方法进行分析处理。

对带有随机性的数据，需研究其变化的规律，确定其确切的数值，评价这些数据是否符

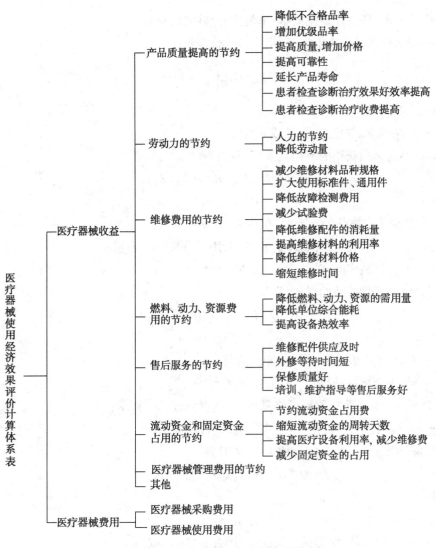

图 7-4　医疗器械经济效果评价计算体系表

合统计推断的要求,剔除异常数据,判断这些变化数据遵从什么样的统计分布或通过方差分析、回归分析等方法求其准确值。

（1）提高使用医疗器械质量的节约：

1）延长产品使用寿命的节约见式（7-27）：

$$J_{\mathrm{m}} = Q_1 T_{\mathrm{m1}} \left(\frac{C_0}{T_{\mathrm{m0}}} - \frac{C_1}{T_{\mathrm{m1}}} \right) \tag{7-27}$$

式中：

J_{m}——延长产品使用寿命的年节约,单位为元/年；

Q_1——医疗器械年使用量,单位为件/年或台/年；

T_{m0}、T_{m1}——旧、新医疗器械使用寿命,单位为小时/件或小时/台；

C_0、C_1——旧、新医疗器械成本,单位为元/件或元/台。

当旧、新医疗器械成本不变时,用式(7-28)表示:

$$J_m = Q_1 C \left(\frac{T_{m1}}{T_{m0}} - 1 \right) \tag{7-28}$$

式中:

C——产品成本,单位为元/件或元/台。

2)减少不合格品获得的节约见式(7-29):

$$J_b = Q_1 (R_{b0} - R_{b1})(C_1 - Z_b) \tag{7-29}$$

式中:

J_b——减少不合格品的年节约,单位为元/年;

R_{b0}、R_{b1}——旧、新医疗器械不合格品率,用百分数(%)表示;

Z_b——不合格品残值,单位为元/件或元/台。

3)提高可修复性的节约见式(7-30):

$$J_f = Q_b (R_{f1} - R_{f0})(C_1 - F_f - Z_b) \tag{7-30}$$

式中:

J_f——提高可修复品的年节约,单位为元/年;

Q_b——年不合格品总数,单位为件/年或台/年;

R_{f0}、R_{f1}——旧、新医疗器械可修复品率,用百分数(%)表示;

F_f——单位可修复品的返修费,单位为元/件或元/台。

4)提高一级品或等级品的节约见式(7-31):

$$J_1 = Q_1 (R_{11} - R_{10})[(D_I - D_{II}) - (C_1 - C_0)] \tag{7-31}$$

式中:

J_1——提高一级品的年节约,单位为元/年;

R_{11}、R_{10}——旧、新医疗器械一级品率,用百分数(%)表示;

D_I、D_{II}——一、二级品单价,单位为元/件或元/台。

(2)实施试验、检验的节约:

1)提高检验的准确度,减少使用医疗器械的不合格率的节约见式(7-32):

$$J_{sh} = \alpha Q_1 (R_{b0} - R_{b1}) \cdot F_u \tag{7-32}$$

式中:

J_{sh}——对使用医疗器械进行验收检验、校验,减少医疗器械的不合格率获得的年节约,单位为元/年;

α——造成损失的不合格品系数($0 < \alpha < 1$);

Q_1——医疗器械年使用量,单位为台/年;

R_{b0}、R_{b1}——新、旧医疗器械验收中的不合格率,用百分数(%)表示;

F_u——每件漏检的不合格品造成的损失费(包括给患者造成的损失),单位为元/台。

2)提高验收检验的准确度,减少产品错检获得的节约见式(7-33):

$$J_{sh} = Q_1(R_{b0} - R_{b1}) \cdot (C - Z_b) \qquad (7-33)$$

式中：

R_{b0}、R_{b1}——新、旧医疗器械的错检率，用百分数（%）表示；

C——医疗器械的成本，单位为元/件；

Z_b——不合格品残值，单位为元/件。

（3）材料费的节约：

1）使用医疗器械，降低材料消耗定额或使用廉价材料获得的节约见式（7-34）：

$$J_c = Q_1(e_{c0}D_{c0} - e_{c1}D_{c1}) \qquad (7-34)$$

式中：

J_c——材料费用的年节约，单位为元/年；

Q_1——使用医疗器械后诊断治疗患者数量，单位为位/年；

e_{c0}、e_{c1}——医疗器械使用前后材料消耗定额，单位为公斤/件；

D_{c0}、D_{c1}——医疗器械使用前后材料单价，单位为元/公斤。

2）使用医疗器械，提高材料利用率的节约见式（7-35）：

$$J_c = Q_{c1}(R_{c1} - R_{c0})(D_c - D_y) \qquad (7-35)$$

式中：

Q_{c1}——医疗器械使用后材料年消耗量，单位为公斤/年；

R_{c0}、R_{c1}——医疗器械使用前、后材料利用率，用百分数（%）表示；

D_c——材料单价，单位为元/公斤；

D_y——下脚料单价，单位为元/公斤。

（4）燃料、动力的节约：

1）使用医疗器械，耗能设备燃料、动力的节约见式（7-36）：

$$J_d = \alpha Q_d D_d(W_0 T_{d0} - W_1 T_{d1}) \qquad (7-36)$$

式中：

J_d——燃料、动力的年节约，单位为元/年；

Q_d——数量，单位为台或件；

D_d——燃料、动力的单价，单位分别为元/度、元/公斤；

α——设备利用系数；

W_0、W_1——医疗器械使用前、后单台设备或产品额定功率，单位为千瓦；

T_{d0}、T_{d1}——医疗器械使用前、后设备运行或产品使用时间，单位为小时/年。

2）使用医疗器械，提高设备热效率获得的节约见式（7-37）：

$$J_d = (\eta_1 - \eta_0)W D_d R_d T_d \qquad (7-37)$$

式中：

η_0、η_1——使用医疗器械前、后设备的热效率，用百分数（%）表示；

W——耗能设备的功率，单位为千瓦或公斤/小时；

R_d——燃料或动力的单位消耗比，单位分别为公斤/度、公斤/公斤；

T_d——耗能设备运行时间,单位为小时/年。

3)使用医疗器械,降低燃料或动力单位消耗比的节约见式(7-38):

$$J_d = WT_d D_d (R_{d0} - R_{d1})$$ (7-38)

(5)折旧费的节约:每一工作量折旧率、预计净残值之间的关系如下式所示。

$$每一工作量折旧率 = 固定资产原值 \times \frac{(1-净残值率)}{预计工作总量}$$

使用医疗器械质量、可靠性增加,实际工作时间增加,每一工作量折旧率降低。减少单位工作量分摊的折旧费获得的节约见式(7-39):

$$J_Z = T_1 \left(\frac{F_{Z0}}{T_0} - \frac{F_{Z1}}{T_1} \right)$$ (7-39)

式中:

J_Z——折旧费的节约,单位为元/年;

F_{Z0}、F_{Z1}——医疗器械使用前、后每年的折旧率,单位为元/年;

T_0、T_1——医疗器械使用前、后的年工作天数,单位为天/年。

(6)新使用医疗器械易于管理,间接费(管理费等)的节约:

1)诊断治疗量增加较少、间接费用未发生变化时,减少单位诊断治疗的间接费获得的节约见式(7-40):

$$J_j = Q_1 \left(\frac{F_{j0}}{Q_0} - \frac{F_{j0}}{Q_1} \right)$$ (7-40)

J_j——间接费用的年节约,单位为元/年;

F_{j0}——使用医疗器械前的年间接费用,单位为元/年;

Q_0、Q_1——医疗器械使用前后的年检查诊断患者数量,单位为位/年。

2)诊断治疗量增加较大、间接费用已发生变化时,减少单位诊断治疗分摊的间接费用获得的节约见式(7-41):

$$J_j = Q_1 \left(\frac{F_{j0}}{Q_0} - \frac{F_{j1}}{Q_1} \right)$$ (7-41)

式中:

F_{j1}——医疗器械使用后的年间接费用,单位元/年。

(7)医疗器械零备件品种规格合理简化的节约:

产品或零部件品种数变化获得的节约见式(7-42):

$$J_P = Q_1 \left[(C_0 - F_{c0}) \left(1 - \frac{1}{(Q_{P0}/Q_{P1})^\alpha} \right) + (F_{c0} - F_{c1}) \right]$$ (7-42)

式中:

J_P——品种规格合理简化的年节约,单位为元/年;

Q_1——品种规格合理简化后产品年产量,单位为件/年;

C_0——品种规格合理简化前每件产品的成本,单位为元/件;

F_{c0}、F_{c1}——品种规格合理简化前、后每件产品的材料费,单位为元/件;

Q_{P0}、Q_{P1}——品种规格合理简化前、后产品品种数;

α——表征品种变化对成本的影响系数(根据不同产品 α 取 $0.2 \sim 0.5$)。

(8)维修中扩大使用标准件、通用件的节约:

1)用标准件、通用件代替专用件获得的节约见式(7-43):

$$J_{zh} = Q_1 \left[(C_0 - C_B)(R_{B1} - R_{B0}) + (C_0 - C_T)(R_{T1} - R_{T0}) \right] \qquad (7\text{-}43)$$

式中:

J_{zh}——维修中扩大使用标准件、通用件的年节约,单位为元/年;

Q_1——维修零件总数,单位为件/年;

C_0——专用件的成本,单位为元/件;

C_B——标准件的成本,单位为元/件;

C_T——通用件的成本,单位为元/件;

R_{B0}、R_{B1}——医疗器械使用前、后,维修标准件件数系数,用百分数(%)表示;

R_{T0}、R_{T1}——医疗器械使用前、后,维修通用件件数系数,用百分数(%)表示。

2)采用标准和通用零部件的节约见式(7-44):

$$J_{zh} = Q_{zh} \overline{F_{zh}} \qquad (7\text{-}44)$$

式中:

J_{zh}——采用标准和通用零部件的年节约,单位为元/年;

Q_{zh}——节省的维修零部件的套数,单位为套/年;

$\overline{F_{zh}}$——每套维修零部件的平均费用,单位为元/套。

(9)流动资金占用费的节约。使用新医疗器械后,减少零部件等的储备,减少流动资金占用费的节约见式(7-45):

$$J_1 = (R_{I0} - R_{I1}) \cdot Z_{\Sigma} \cdot i \qquad (7\text{-}45)$$

式中:

J_1——支付流动资金占用费的年节约,单位为元/年;

R_{I0}、R_{I1}——旧、新医疗器械储备零备件等百元产值资金率,用百分数(%)表示;

Z_{Σ}——全年储备零备件总产值,单位为元/年;

i——利率,用百分数(%)表示。

(10)提高仓库利用率的节约:采用标准件、通用件、组合件,减少储备的品种规格,合理使用仓库储存面积或容积获得的节约见式(7-46):

$$J_{ch} = \overline{Q}_{ch1}(A_{ch0} - A_{ch1})\overline{F}_{ch} \qquad (7\text{-}46)$$

式中:

J_{ch}——仓库储存费的年节约,单位为元/年;

$\overline{Q}_{ch1}$——仓库年平均存放新医疗器械数量,单位为件/年;

A_{ch0}、A_{ch1}——旧、新单位产品占用的仓库面积,单位为平方米/件;

$\overline{F}_{ch}$——仓库单位面积保管维护的平均费用,单位为元/米。

(11)维修费的节约:

1)医疗器械使用后,获得大修费的节约见式(7-47):

$$J_w = \frac{R_{w0} \cdot D_{w0}}{T_{w0}} - \frac{R_{w1} \cdot D_{w1}}{T_{w1}} \tag{7-47}$$

式中:

J_w——维修费的年节约,单位为元/年;

R_{w0}、R_{w1}——新、旧医疗器械维修量(复杂系数);

D_{w0}、D_{w1}——新、旧医疗器械维修期内一个复杂系数的维修价格,单位为元/复杂系数;

T_{w0}、T_{w1}——新、旧医疗器械维修期,单位为年。

2)使用新医疗器械获得大、中、小维修费的节约见式(7-48):

$$J_w = \left(\frac{\overline{F}_{w0}}{T_{w0}} - \frac{\overline{F}_{w1}}{T_{w1}} \right) + \left(\frac{F_{w0}}{T_{w0}} - \frac{F_{w1}}{T_{w1}} \right) \tag{7-48}$$

式中:

$\overline{F}_{w0}$、$\overline{F}_{w1}$——新、旧医疗器械在一个大修理期内中、小修理及日常维护的平均费用,单位为元/年;

F_{w0}、F_{w1}——新、旧医疗器械在一个大修理期内的大修理费,单位为元/年。

3)维修工时费的节约。新使用的医疗器械易于维修,降低维修工时获得的节约见式(7-49):

$$J_g = Q'_1 (e_{g0} F_{g0} - e_{g1} F_{g1}) \tag{7-49}$$

式中:

J_g——维修工时费的年节约,单位为元/年;

Q'_1——年维修量,单位为件/年;

e_{g0}、e_{g1}——医疗器械使用前、后的维修工时,单位为小时/件;

F_{g0}、F_{g1}——医疗器械使用前、后一小时的工时费,单位为元/小时。

(12)安全卫生、劳动保护、减少职业病方面获得的节约。安全卫生、劳动保护、减少职业病方面获得的节约见式(7-50):

$$J_a = (n_0 - n_1)\overline{G} \tag{7-50}$$

式中:

J_a——安全卫生、劳动保护的年节约,单位为元/年;

n_0、n_1——旧、新医疗器械因职业病劳保开支的人数,单位为人/年;

$\overline{G}$——平均工资,单位为元/人。

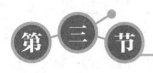 医疗器械经济学评价实施

费用-效能分析流程是一个严格的、合乎逻辑的、自适应的动态过程。运用它,能使所要研究的问题的结论趋于正确。

应当针对具体的实际背景,对医疗器械经济学评价的具体流程进行剪裁和细化。并且在分析过程中,对流程进行必要的修改。但是,任何费用-效能分析应当具备以下六个要素:

1. 目标,指使用该医疗器械所要达到的目的;

2. 方案,指达到目标的途径;

3. 费用,指按照每一个方案达到目标所要消耗的资源;

4. 效能,按照拟定的方案,医疗器械达到规定目标的能力,它体现了使用医疗器械的实际价值;

5. 模型,指用某种方式所表示的模拟实际状态或预期状态的一些关系,目的是在有限的程度上预见一种方案的预期结果。在费用-效能分析中,模型通常包括费用模型、效能模型和决策模型等;

6. 准则,指评价各方案优劣的标准。

一、收集信息

收集一切与分析有关的信息,特别是现有医疗器械的费用-效能信息、指令性和指导性文件的要求等。

二、确定目标

确定目标是至关重要的一步。它是拟定备选方案、确定各方按费用和效能、选定决策准则的基础。目标确定不当,影响极大。正确地说明目标,必须十分慎重、负责。要用准确、简洁的语言说明目标是什么或者应当是什么。

在确定目标前,要在确定目标时应当注意以下几点:

1. 要符合医疗器械主管部门的要求;

2. 要能满足该医疗器械所属的上一层系统对该医疗器械的要求;

3. 与其他相关医疗器械相协调;

4. 目标的范围要合适,既不能将目标定得太宽,使得备选方案过多和分析工作量过大,也不能使目标范围受到太大限制,从而排斥了许多有分析价值的方案。

三、建立假定和约束条件

1. 假定边界　边界实际上是需要分析的医疗器械与其他相关医疗器械的一种技术上的划分。应当根据目标、医疗器械组成、有关的工作和影响因素确定边界。

2. 建立假定　适当地建立和运用假定是为了把分析工作深入进行下去。随着分析过程的深入可适当修改原有假定或建立新假定。假定可能包括使用年限、医疗器械数量、需考虑的费用项目及使用策略等。

对于所有的假定，都应清楚地加以说明，并尽可能用事实依据加以证明。否则，就应当说明作此假定的理由，如数学上处理方便、习惯做法等。

3. 建立约束条件　系统的约束条件本质上是系统中各种决策因素的一组允许范围，而问题的解必须在该范围内去求。约束条件可能包括固定预算、进度、要求的效能或资源的使用方法等。

约束条件往往可以用作区别可行方案与不可行方案的基础。因此，建立的约束条件应当是恰当的，如果约束条件太少或太松，则可行方案过多，使分析工作量过大；如果约束条件太多或太严，则可供选择的可行方案就太少。必要时，在以后的分析过程中对这些假定和约束条件进行风险和不确定性分析。

四、拟定备选方案

1. 确定任务　在确定了目标和建立了假定与约束条件之后，还要确定一组任务。任务是为达到目标而进行的具体工作和职责。确定出的任务剖面应经医疗器械主管部门认可。使用医疗器械可能不止有一种任务，因此应当慎重确定每一种任务，并说明它们的相对重要性。

通过确定和描述任务剖面，把目标转变成对医疗器械各种性能的具体要求，以便拟定可行方案。

2. 拟定可行方案　在可行的前提下，拟定能够保证医疗器械完成任务，从而达到目标的方案，并对每一方案的指标先进性和技术可行性进行必要的论证。

3. 建立备选方案　对拟定的可行方案进行初步的权衡，淘汰掉明显差的方案，从而建立供进一步分析的备选方案。当以效能或费用作为约束条件时，应依此为根据拟定可行方案和建立备选方案。

五、分析效能

1. 影响效能的因素　影响医疗器械效能的主要因素有固有能力、可靠性、维修性、耐久性、安全性、保障性、生存性、人的因素等。

对于每一备选方案,对效能的分析将产生以上诸因素的一组结果。

2. 效能度量　效能度量应能综合反映医疗器械达到规定目标的能力。目标的多样性决定了效能度量的多样性。效能的度量一般只能根据具体的医疗器械功能和使用要求等情况确定。在许多情况下,并不能得到单一的效能度量,但用一组指标定量描述各方案的效能,仍有利于进行费用-效能分析和为决策者提供信息。重要的是把效能同影响效能的各因素定量联系起来。

典型的效能度量有以下三类:

(1)由单一或一组表征影响效能因素的技术指标构成,可称为指标效能;

(2)由影响效能有关因素的技术指标综合而成的效能度量,如系统效能和效能指数。效能指数是医疗器械效能的综合性指标,以数值来表示,可用来度量医疗器械的相对效能;

(3)在预期或规定的使用环境以及所考虑的条件下,由有代表性的人员使用该医疗器械完成规定任务的能力。

在明确了系统的任务后,一种常用的做法是将系统效能作为效能度量,可用概率来描述这种能力。由于系统往往具有多种任务,对于每一种任务都有一个相应的系统效能度量,把这些不同任务的系统效能综合成一个单一的系统效能度量,并不总是可行和恰当的。

在任何情况下,效能度量都应当同效能影响因素中诸因素或其他主要因素联系起来,尤其是同备选方案中可控的因素联系起来。

3. 效能模型及其应用　效能模型反映效能影响因素中诸因素与效能的关系。效能度量的多样性决定了效能模型的多样性。应当选择或建立合适的效能模型,运用模型估算出每一备选方案所对应的效能。

模型的运用可采用解析方法、模拟方法或其他有效的方法。

系统效能是指医疗器械在规定的条件下完成规定任务的能力,它是系统可用性、可信性和固有能力的综合反映。一种可参考的系统效能模型是将系统效能表达成如下数学模型:

$$SE = A \times D \times C$$

$$A = (a_1, a_2, \cdots, a_n)$$

$$D = \begin{bmatrix} d_{11} & d_{12} & \cdots & d_{1n} \\ d_{21} & d_{22} & \cdots & d_{2n} \\ & & \cdots & \\ d_{n1} & d_{n2} & \cdots & d_{nn} \end{bmatrix}$$

$$C = \begin{bmatrix} c_1 \\ c_2 \\ \cdots \\ c_n \end{bmatrix}$$

其中,SE 为系统效能;A 性能完好率或可用度向量;D 为可信度矩阵;C 为固有能力向量;n 为系统可能的状态数。上面的公式只对某些较简单的系统才适用,而对于具体系统,要根据其特点建立相应的系统效能模型。

使用效能是医疗器械在实际使用环境下的效能,一般通过使用模拟的方法来分析医疗器械在动态使用过程中的使用效能。

六、分析费用

1. 确定计算目标 根据计算所处的阶段及计算的具体任务,拟定计算目标(计算全寿命或某主要费用单元的费用或某个分系统、设备的费用等)。

2. 明确假设和约束条件 计算之前要明确假设和约束条件。对计算结果影响较大的因素应合理设定假设和约束条件。一般包括医疗器械研制的数量、进度、部署方案、供应和维修机构的设置、使用方案、保障方案、维修要求、任务频度、使用年限、利率、物价指数、报废处置等要求。

3. 建立费用分解结构 根据计算的目标、假设和约束条件,确定费用单元并建立费用分解结构。要考虑收集费用数据的可能性和方便性。

4. 选择费用计算方法 应根据各种方法的适应性选择合适的计算方法。费用计算人员可同时采用几种不同的计算方法互为补充,以暴露计算中潜在的问题和提高计算与分析的精度。

5. 收集和筛选数据 应按费用分解结构收集各费用单元的有关数据。对有明显错误的数据需进行核实处理。

6. 试算 根据计算要求和费用分解结构,选择适用的或建立费用计算关系式以进行费用试算。

7. 敏感性分析和风险分析 敏感性分析的主要步骤如下:

(1)确定分析的目标:例如,是对全寿命费用的整体分析还是对某费用单元费用的分析;

(2)确定影响分析目标的关键性变量或参数;

(3)取这些变量或参数可能变化的极限值,分成合适的数值序列,逐个进行该数值下全寿命费用计算,得出目标值的变化。此时,其他输入数据是不变的;

(4)以表格或图表形式表示出计算结果;

(5)对结果进行综合分析,找出敏感因素,为决策者提供支持信息。

为了减少医疗器械全寿命费用计算中的风险,可主要考虑进行费用主导因素和其他重要变量或参数的潜在值范围内的敏感性分析。

8. 输出结果 整理计算结果,输出全寿命费用分析报告。

报告一般分为三部分:

(1)按计算流程详细叙述和论证每一部分的工作内容及做法;

(2)将计算得到的数值制成表格并绘制费用分布图;

（3）初步分析、评价及建议等。

七、决策准则

决策准则,有以下三种简单的准则:

(1)等费用准则:在满足给定费用约束的条件下,使方案的效能最大。

(2)等效能准则:在满足给定效能约束的条件下,使方案的费用最小。

(3)效费比准则:使方案的效能与所需费用之比最大。

等费用准则与等效能准则是常用准则,而效费比准则的使用应相当慎重。

如果不能选择三种简单的准则,或者设备具有多种目标和多重任务而没有一个单一的效能度量,这就是一个多准则决策问题。对此问题不可能有一个普遍的、通用的、标准化的决策准则。可以视具体医疗器械的实际背景,选择一个合适的多准则决策方法,但该方法应当是公认合理的,而且应经医疗器械主管部门认可。

在无法确定一个合适的决策准则的情况下,也应定性地评价备选方案的优缺点,并且一定不要忽视各方按费用和效能的绝对值。应当提供出尽可能多的有助于决策的信息,供决策参考。

如果各备选方案中医疗器械的使用年限不同,则要考虑各方案费用和效能的可比性。例如按货币的时间价值,通过一定的方法求出各方案的年平均费用,使各方案的费用具有可比性。

八、风险分析与不确定性

风险是指结果的出现具有偶然性,但每一结果出现的概率是已知的。对于各类风险,应当进行概率分析。可采用解析方法和随机仿真方法。

不确定性是指结果的出现具有偶然性,且不知道每一结果出现的概率。对于各类重要的不确定性,应当进行灵敏度分析。灵敏度分析一般是指确定一个给定变量对输出影响的重要性,以确定不确定性因素的变化对分析结果的影响,也可采用其他合适的分析方法。

九、方案实施中的费用-效能评价

对于进行过费用-效能分析而选定的方案,应在其方案实施过程中适时地进行费用-效能评价,评价的重点在于确定方案实施过程中已实现的结果与以前进行的费用-效能分析所设定或预计的结果之间的差异,并评价它对医疗器械费用-效能的影响。

根据评价的结果,分析者可向决策者提出以下建议:

(1)继续实施原方案;

(2)修改原方案;

（3）放弃原方案，提出新方案；

（4）其他。

费用-效能分析的一般分析程序如图7-5所示。

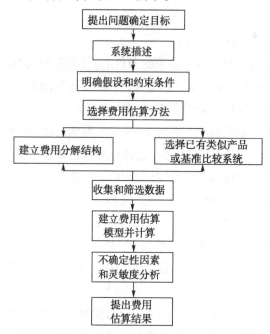

图7-5　生命周期费用估算的一般程序

费用-效能分析报告评审的主要内容如下：

（1）分析者对费用-效能分析方法是否有准确的理解？

（2）分析者对于所要分析问题的实际背景是否有充分的理解？

（3）输入的信息是否足够？

（4）是否输入了错误的信息？

（5）对输入的信息是否有错误的理解？

（6）确定的目标是否经医疗器械主管部门认可？

（7）确定的目标是否合理？

（8）所有的假定是否经过了验证或说明？

（9）假定的限制作用是否适当？

（10）在重要的假定中，是否错把定量或定性的不确定性当成确定性的事实处理？

（11）主要的假定是否合理？

（12）是否有过严的约束条件限制了可行方案的拟定？

（13）在确定的目标下派生出的任务是否经医疗器械主管部门认可？

（14）确定的任务是否合理？

（15）是否遗漏了重要的任务？

（16）是否遗漏了重要的可行方案？

（17）方案淘汰的理由是否充分？

（18）是否确定了效能度量？

（19）在效能度量中是否忽略了某些重要的目标，而把注意力集中在另一些目标上？

（20）是否把固有能力度量误认为效能度量？

（21）单一的效能度量是否合理？

（22）如果得不到定量的效能度量，是否能够进行定性比较？

（23）效能模型是否合理？

（24）是否未考虑某些重要的费用或重复计算了某些费用？

（25）是否将已支出费用当成未来费用处理？

（26）是否合理地考虑了残值？

（27）是否合理地考虑了货币的时间价值？

（28）是否合理地考虑了物价上涨？

（29）费用模型是否同决策变量相联系？

（30）是否考虑了费用和效能的可比性？

（31）决策准则是否得到医疗器械主管部门认可？

（32）决策准则是否合理？

（33）如果没有一个合适的定量决策准则，能否进行各方案的定性比较？

（34）是否遗漏了某些重要假定或变量的风险与不确定性分析？

（35）是否对主宰因素进行了灵敏度分析？

（36）是否错误地理解了分析结果？

（37）在分析过程中是否正确地进行了信息的反馈，并采取了相应措施？

（38）结论和建议是否是按照逻辑从分析过程中得到？

（39）作出结论和建议时是否考虑了分析得到的所有重要结果？

（40）结论和建议是否与分析过程的局限性有关？

（41）如果规定了推荐方案的优先次序，是否对此进行了必要的说明？

（42）从直观上看，结论和建议是否满意？

（张政波　曹德森）

本章小结

本章简要介绍了医疗器械费用、效能、成本、效率等经济学基本概念和工程法、参数法、类比法、专家判断法等基本评价方法，通过实例详细说明了医疗器械全寿命费用计算方法和使用经济效果评价，最后介绍了医疗器械费用-效能评价的步骤和实施过程，为医疗器械相关的科研立项费用预算，以及医疗机构、企业和研究部门实施经济学评价提供了方法和依据。

思考题

1. 医疗器械费用和效能分别是指什么？
2. 医疗器械全寿命费用包括哪些？
3. 医疗器械全寿命费用计算方法包括哪些？
4. 评价和计算医疗器械经济效果时,采购阶段应主要考虑哪些因素？
5. 简述医疗器械经济学评价实施步骤。

第八章

医疗器械研制定型评价

为确定设计达到规定目标的适宜性、充分性和有效性，要对医疗器械进行设计评价。医疗器械设计评价是在研制过程决策的关键时刻，全面、系统地检查设计输出是否满足设计输入的要求，发现设计中存在的缺陷和薄弱环节，提出改进措施建议，加速设计成熟，降低决策风险。按产品研制阶段，设计评价可分为方案阶段的设计评价、工程研制阶段的设计评价、定型阶段的设计评价。

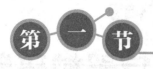

第一节 医疗器械研制阶段重点关注内容

一、需求分析与产品定义

在医疗器械的研制阶段,需求分析与产品定义是产品研制前期的铺垫工作,也是重要的基础性工作。需求分析是通过对市场分析及调研提出需要解决的问题,然后对这些问题进行分析并得到详细的产品需求文档的过程。产品定义就是在需求分析的基础上,通过文字等形式来描述产品的使用价值、适用范畴以及如何服务客户等问题。从需求分析到产品定义的过程,就是实现将目标客户的用户需求提升到具体医疗器械产品的研制需求的过程。

需求分析阶段的主要工作包括需求分析、竞品分析以及需求技术可行性分析。在医疗器械研制的前期工作中,需求分析是基础的准备工作,严谨、准确的需求分析对后续的相关工作具有重要意义。如果需求分析的结果存在缺陷,将给整个产品的研发带来巨大的风险,并将对医疗产品在功能、质量及其安全性等方面都产生较大影响,从而降低产品的用户满意度以及期望值。

产品定义简言之就是对某个产品的概述,它是在用户需求的基础上而抽象出来的具有一定功能及特点的产品的概述。一个好的产品定义将对后续产品设计、开发、测试等各个环节都具有指导意义。产品定义的工作就是将产品的适用范畴、使用价值以及产品的服务模式等关键问题确定下来的过程。

(一)需求分析

医疗器械的需求分析阶段包括三部分内容:客户需求分析、竞品分析、需求技术的可行性分析。

1. **客户需求分析** 客户需求分析是指以用户核心需求为基础,从产品应用场景的角度出发,分析产品用户角色、角色之间的业务关系、角色对应的细分功能需求、产品各环节业务流程等,并进行需求优先级排序。

客户需求分析的工作一般包括以下内容:

(1)确定目标客户:首先初步确定产品的市场范围,然后根据产品的市场范围来选择目标客户。医疗器械的目标客户可能是医院、康复机构、家庭或者患者,不同的目标客户对医疗器械的需求也不相同。

(2)确定产品的用户角色以及角色之间的关系:用户角色主要是指用户本身的属性,它包括用户基本资料及用户与产品的联系。用户基本资料如用户性质、经济情况等。例如,对于医疗器械产品的用户角色,医院等大型机构与单独的患者相比较,各自对同一类产品的需求是不一样的,他们所能承担的经济费用也不相同。用户与产品的联系,是指用户购买产品的动机、用户对产品的影响以及用户的使用偏好等内容。

(3)根据产品所面向的用户对共性需求与个性需求进行区分:共性需求是产品目标用户群体普遍的需求,是产品升级规划的导向依据。个性需求是个别用户的个性化的特殊的需求,不具有普适性,只能适用于个性化定制项目,因而并非用户说出来的就是需求。

(4)对用户需求进行优先级排序并发掘产品核心需求:产品要做的需求可以有很多,但需求在不同的阶段有不同的优先级,可以结合市场需求度、市场潜力以及公司的业务方向及资源情况,对需要开发的优先级进行排序。并根据优先级排序情况找出产品的核心客户需求。

2. 竞品分析　竞品分析即对竞争产品进行有效识别及充分了解,进行竞品分析就是为了使研发的产品能够更好地适应市场。产品研发部门可根据竞品分析结果,对用户需求优先级进行一定的调整。比如,所有竞争产品都具有一个优势特色,在资源允许的情况下,我们就要考虑将产品的这一优势的优先级调为高。

竞品分析的主要内容如图 8-1 所示。进行竞品分析首先要确定竞品。这需要通过市场调研,锁定当前目标市场中竞争力较强的同类产品。竞品选择的范围可以不局限于具有直接竞争关系的产品,除了国内产品外,还可考虑国外同类优秀产品。其次,从竞品所属公司及竞品特点两个方面来进行分析。对竞品所属公司的分析即对公司的情况及产品路线、定价情况进行充分了解。对竞争产品的分析就是对竞争产品的具体功能进行分析评价,提炼其所具有的优势、特色以及劣势。

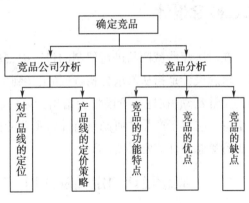

图 8-1　竞品分析主要内容

3. 技术需求可行性分析　经过需求分析、竞品分析之后,需要召集开发团队、数据相关人员、测试团队等一起对产品需求进行评审。评估需求的技术可行性及技术难点,讨论并给出对应解决方案,同时结合项目人员、技术、时间资源制定产品大致开发规划。经过技术可行性分析之后,哪些功能要优先,哪些功能要排后,是否要分阶段开发,各阶段需求实现程度,项目大致的研发周期等就可以初步确定。

(二)产品定义

产品是指能够提供给市场,被人们使用和消费,并能满足人们某种需求的东西,包括有形的物品、无形的服务、组织、观念或它们的组合。产品定义是将一个产品以文字或图表的方式进行描述的过程,它是新产品诞生的第一步。产品定义的过程,就是确定这个产品是做什么的过程。一个好的产品定义对整个医疗器械产品研制工作中后续的各个环节都具有指导意义。

产品定义阶段的工作是基于需求分析的结果来进行的,主要解决下述三个问题:

1. 产品的适应范畴　根据产品的需求分析阶段所确定的目标客户以及目标客户的核心需求可以确定产品的适应范畴。所谓产品的适应范畴就是通过产品定义明确给出针对目标客户该产品所能够解决的问题。

2. 产品的使用价值　通过将产品需求分析阶段中的客户需求分析与竞品分析的结果进行综合,从而发掘出产品的核心客户需求。产品使用价值就是根据产品的核心客户需求得到的,它是对产品进行定义的主体部分,它体现产品的特性与功能,是使客户认同、接受该产品的关键要素。

3. 产品的服务模式　即产品的商业模式。在确定需求分析后,需根据产品适应范畴及使用价值来确定产品将以什么样的方式对客户提供服务。产品的服务模式有时会对产品的技术实现方式产生直接影响,因此在产品定义阶段进行产品服务模式的研究非常重要。

二、概念设计

在对医疗器械产品进行研制的过程中,概念设计是介于产品定义与方案选择之间的环节。概念设计是指从需求分析、产品定义到生成概念产品的一系列有序的、可组织的、有目标的设计活动,在这一阶段将会给出产品的总体结构、外形尺寸以及关键特征等初步的产品信息。它对于产品的研制具有非常重要的推动作用,因此弄清楚什么是概念设计以及如何进行概念设计非常必要。

(一)概念设计的定义及作用

"概念"是指能够反映对象的本质属性并对其中的特有属性进行提炼、概括、抽象的思维结论。对医疗器械进行概念设计就是采用文字、图像等媒介或手段,使我们对医疗领域中的一些事物的本质属性认识清楚并确定下来,它所提供的是创意,即从某种理论或思想出发,对设计项目的功能、形态、适应对象等方面进行概括、探索及总结。换言之,它就是通过更具体的方式将产品定义与需求分析过程中已明确的产品核心功能、应用场景等内容形成清晰的概念表达出来,便于产品研发团队之间的沟通,使各个团队对于产品有一个统一的认识,从而为医疗器械研制工作的深入开展指引正确的方向。

(二)概念设计的主要特点

概念设计应当具有独创性、先进性、探索性以及抽象性的特点。具体如下:

1. 独创性　概念设计要求设计具有独创性与原创性,无论是从形式上还是内容上都应与已存在的事物具有本质区别。当然,这并不表示概念设计不能使用目前已经存在的技术、材料或是工艺,而是应当以新的方法、新的形式对它们加以运用。

2. 先进性　概念设计要求我们立足于当前最先进的技术和社会意识,有足够的勇气去尝试最新的东西(新技术、新材料、新工艺以及新的生活观念等),能够凝聚时代最先进的技术成果,使其处于时代的前端,否则就谈不上什么"概念设计"。

3. 探索性 概念设计可以不过多地涉及具体的功能问题,这类问题可以在方案选择与技术路线阶段进行具体讨论,即使考虑功能问题,也是概念性的、原理性的或逻辑推理性的。

4. 抽象性 概念的形成是对各种思考对象或事物的提炼、概括、抽象的思维结果,因此任何概念都有一定的抽象性。

(三)概念设计需要遵守的原则

概念设计的内涵是:进行概念设计之前需要有一个明确的主导思想,即要达到什么目标、体现什么精神、突出什么特征等。进行概念设计必须要求设计者应持有科学的、务实的态度,并在此基础上遵循以下四个原则:

1. 优势优先 所谓"优势"是以市场为标准,而不是以企业、设计者或个人的喜好为标准,这一点往往被混淆。因此,要进行概念设计,就必须以"市场认可的优势"为素材。

2. 差异性 首先表现在概念素材即优势因素的差异性上,其次表现在概念的表达上。素材的选择要体现独特性,避免雷同,概念的表达上也要体现独创性,要能够简洁、全面地体现产品特异性。

3. 务实性 概念必须是实际的、可行的、有根基的。并且概念的目标也应该是通过努力完全可以达到的,如果不能实现或难以实现,则会成为空谈。

4. 概括性 为达到使用产品的客户能够迅速、快捷地认识到产品的市场优势的目的,在对产品进行概念设计时,设计者需要对产品优势通过直观、通俗、形象的方式进行概括。

三、方案选择与技术路线

在医疗器械的研制过程中,方案选择与技术路线的制定是基于概念设计的内容而展开的,并共同为概念设计而服务。方案选择是指在对医疗器械进行研制的时候,需要针对其产品的开发制定多个不同的技术方案,并针对各个技术方案进行比较分析,选择出最优的技术方案。技术路线是指对医疗器械进行研制时,从目标要求、研制内容、方式方法及研制步骤等方面做出系统、具体而又明确的安排与计划。

方案选择与技术路线共同服务于概念设计,同时方案选择又为技术路线服务。技术路线是根据最终所选择出来的技术方案制定的。在医疗器械的研制过程中,当最优的技术方案被选择出来,就可以根据这个技术方案来确定实现对这个产品进行研制的技术路线。在制定技术方案的过程中存在以下问题:对需要达到的研制目标应当采取什么样的技术手段、对研制内容应当如何制定具体的实现步骤以及采用什么样的方法来解决关键性的问题等。技术路线则是针对这些问题所采取的研究途径,它是关于产品研制工作中的总的研制方针。

（一）方案选择

在进行医疗器械产品的研制过程中，需要制定多个技术方案，然后对各个技术方案进行分析、比较，并按照一定的标准进行取舍及排序选优，从而筛选出产品研制开发的最优方案，这个过程称为方案选择。

1. 技术方案的相互关系 由于对于产品的研制一般需要制定多个备选方案，要从这些方案中进行选择就必须明确这些方案之间的关系。一般而言，各个技术方案之间由于受到技术以及经济因素的影响，存在互斥型方案、独立型方案以及混合型方案。

（1）互斥型方案：此类方案不能同时存在，方案之间是相互排斥的。即对于同一个研制目标，有多个备选方案，选择其中一个方案就不能采纳其他方案。互斥型方案又可被称为替代型、排他型、对立型等。

（2）独立型方案：方案之间是相互包容的，只要条件允许就可以选择方案群中的有利项目。此类方案中，接受其中一个方案并不影响其他方案的采纳。独立型方案具有可加性的特点。

（3）混合型方案：混合型方案的特点是在所研制的技术方案群中包含各种方案，它们之间既有独立关系，又有互斥关系。在实际问题中，往往此类型方案更多。

2. 技术方案的选择 技术方案的选择，直接决定了产品的研制工作是否能够顺利开展并取得预期结果。因此进行技术方案的选择非常重要。通常，在进行技术方案的选择时，应遵循以下原则：

（1）先进适用：这是评定技术方案最基本的标准。先进的技术能够使研制开发的医疗器械产品在产品质量、产品功能及生产成本等方面具有优势。当然，同时也应当考虑到新的产品与原有的设备平台、技术水平等，这些企业原有的生产及销售平台是否适用，是否与目前的经济社会发展水平相适用。

（2）安全可靠：新的医疗器械的研制所采用的技术或工艺，必须经过多次试验以及实践来证明它们是成熟的、安全的。产品的安全可靠性所关注的主要问题包括：产品的技术是否过关、质量是否可靠，产品是否有详尽、可靠的技术分析数据和相关的记录，产品生产工艺的危害程度是否控制在国家规定的标准之内。

（3）经济合理：产品的研制是通过满足客户需求而实现其经济价值的，因此产品的研制是以能够为产品的研制及生产方带来经济效益为目的。在制定产品研制方案时应综合考虑所采用的技术或工艺所能够产生的经济效益以及产品研制部门的经济承受能力。不同的技术方案，它们的技术投入、能源消耗、产品质量以及产品成本都不相同，因此需要从经济合理性方面对它们做出比较，选出最合理的方案。

（二）技术路线

技术路线是指在进行技术方案选择之后，以技术方案中的内容为主线来制定产品研制的流程、顺序以及具体步骤。技术路线要能体现各项研究内容之间的内在联系、对所要达到的研究目标采取的技术手段以及对关键性问题的解决方法等内容。

在对技术路线进行表达时,应根据研究的具体操作步骤尽可能详细地将每一个步骤的关键要点阐述清楚。通常借助流程图或示意图来进行说明,从而使人们能够更直接地了解这个技术路线。技术路线的编写通常包括以下内容:

1. 研究路线流程图 就是如何进行产品研制的研究思路的一种流程图。研究路线流程图可做成树形图或结构示意图,一般包括研究对象、研究顺序、相互关系、研究方法以及拟解决的问题。

2. 生产工艺流程图 通过流程图的方式体现产品从原材料到成品的制作过程。生产工艺流程又称为加工流程,是指在生产工艺中,从原材料投入到成品产出,通过一定的设备按顺序连续地进行加工的过程。

3. 关键技术 关键技术是产品研制过程中需要重点关注的内容,通常也是研制工作的难点所在。在对技术路线的每一个步骤进行阐述时,应将关键技术考虑进来。

四、新技术、新材料、新工艺

(一)概述

在生物医学工程领域,随着科学技术的高速发展,新技术、新材料和新工艺也不断涌现并被广泛应用,对我国的医疗器械的发展起到了强大的推动作用。对于一项新的医疗器械产品进行产品设计评价时,该产品对新技术、新材料、新工艺的进展及采用情况是评价产品设计是否具有先进性以及创新性的重要内容。

1. 新技术 随着现代科学技术的发展,高新技术在医学领域也被广泛应用。医疗领域中的新技术如医学影像技术、医学内镜技术、监测技术、电子显微镜技术、核医学技术、器官移植、人工器官等,这些新技术的应用促进了医疗器械的快速发展。不过,对于某些生物医学工程的新技术,也可能因其本身的成熟度、使用风险、医疗行业接受度等原因带来消极的影响。因此,做好新技术应用方案的技术经济分析非常重要。它要求我们提出合理的应用方案,以达到保证医疗器械的产品质量。

2. 新材料 新的生物医学材料,对于医疗器械的研制具有重要的支撑作用。目前,随着生物医学工程技术的发展,生物材料在其安全性、可靠性以及自身理化性能方面都取得较大的发展。由于在生物医学工程领域中医疗器械是用于对人体组织进行诊断、检查、治疗以及保健,因而对于所采用的生物医学材料应确保其不会对人体组织及血液等产生不良影响。生物医学材料几乎涉及材料学科的各个领域,从材料组成来说,生物医学材料包括高分子材料、金属材料、陶瓷、天然材料以及复合材料等。按材料的组成成分和性质,生物医学材料可分为:合成高分子材料、天然高分子材料、无机材料、金属与合金材料、复合材料等。

3. 新工艺 在医疗器械研制中的新工艺通常与具体的新技术相对应,针对不同的技术其生产工艺也各不相同。例如:对于生物医用电极的制造,如果采用银/氯化银电极技术则可采用电镀/电解的加工工艺;如果采用微针电极技术则可采用以硅材料化学刻蚀工艺;如果采用表面电极技术则可采用基于柔性印制板的工艺等。新工艺的采用,能更有利地促进并保证新技术的实现。

(二)新技术、新材料、新工艺在产品研制中的应用

1. 新技术、新材料、新工艺的应用方案的选择原则 在医疗器械的研制过程中,新的产品的研制可通过不同的技术、材料和工艺方案来完成,但不同的方案所获得的产品质量、特性以及产品的经济效益是不相同的。所以,需要通过分析、对比来寻求最佳技术方案。一般来说,从技术、材料和工艺等方面来对技术方案进行选择应遵循以下原则:

(1)技术与材料的选用,必须先进、可靠,工艺技术必须适用、合理。

(2)经济上合理:研制新的医疗器械产品,一方面是为了满足医疗领域的客户需求,而另一方面也应当考虑研制部门的经济效益。

2. 新技术、新材料、新工艺的应用方案技术分析 新技术、新材料、新工艺的应用方案技术分析,是通过对其方案的技术特性和条件指标进行对比分析来完成的。在进行新的应用方案技术分析时,一般应从以下几个方面着手:

(1)分析与实施工程相关的国内外新技术应用方案,比较优缺点和发展趋势,选择先进、适用的应用方案。

(2)拟采用的新技术和新工艺应用方案应与采用的原材料相适应;新材料应用方案应与采用的工艺技术相适应。

(3)分析应用新技术的可实施性,若采用引进技术或专利,应比较所需费用。

(4)分析应用方案对产品质量、安全性、可靠性的保证程度。

(5)分析应用方案各实现步骤的合理衔接,工艺流程是否通畅、简捷。

五、可生产性分析

在医疗器械的研制过程中,对产品的设计及研制进行可生产性分析是一项重要的工作。可生产性是指产品的生产规划中的若干特征或要素的组合,它能使所设计的产品按规定的产量,经过一系列权衡之后,以最少的费用、最短的时间制造出来,并符合产品设计时所规定的质量与性能要求。可生产性分析可降低医疗器械的产品成本、缩短上市时间并提高产品质量,因而它是产品成功研制的重要指标。

(一)可生产性分析的任务

可生产性分析简言之就是对产品的可生产性进行分析。生产性分析应当集成到产品研制过程中,并且要把可生产性作为一个重要指标来改进和支持产品的研制。可生产性分析是一个贯穿整个产品研制过程的分析工作,它从产品的需求分析阶段开始到产品的产生

初期才结束。对产品进行可生产性分析的任务包括以下几部分内容：

1. 产品目标识别 产品目标包括功能、成本、质量以及交货期限等内容。它应当具有可实现性，这需要综合考虑产品研制部门、生产商、客户以及供应商等各方的具体情况来制定合适的、可实现的产品目标。只有确定适当的和能够实现的产品目标，才能够指导产品研制的顺利进行。

2. 关键特性鉴别 关键特性是指那些对产品性能、成本、质量以及交货时间将产生较大影响的属性，因此可生产性分析应当对产品的关键特性进行鉴别。关键特性的识别工作是从需求分析阶段就开始的，随着产品研制工作的深入，关键特性也变得具体、详细。

3. 制造能力分析 制造能力分析是可生产性分析的关键，因为它是多个设计方案评价的基础，也是各种设计方案决策的依据。尤其在产品研制的早期，只有准确掌握产品制造方的生产能力与工艺能力才能做出准确的判断。它不仅要分析产品开发部门现有的能力也要预测将来的能力，同时还需要对供应商的能力进行分析。制造能力包括工艺能力分析与生产能力分析两个方面。工艺能力的分析是从"质"的角度衡量产品的可生产性。它是从设备、工艺方法等角度衡量一个产品是否能够加工出来，它是保证产品质量的能力。生产能力分析是从"量"的角度来衡量产品的可生产性，它是产品在按照生产计划所要求的产品数量与制造周期而进行产生时，生产单位在设备生产能力、人员能力以及资源供应能力方面所能达到的水平。

4. 可生产性分析 产品研制的可生产性评审是指在产品研制过程中，产品研制方对产品生产工艺的成熟性、可装配性、加工风险以及重要设备可获得性等方面所进行的分析。通过可生产性分析的结果可对产品的设计结果进行优化，使设计结果最有效地满足所有产品目标，达到产品的功能、成本、质量、交货期等各方面的平衡。可生产性分析可分为正面分析和反面分析，反面分析通常称为工艺失效分析，它是从生产中出现的问题出发分析产品设计和工艺设计的可行性。

5. 可生产性评价 可生产性的评价伴随着整个可生产性分析的过程，它不只是在产品设计方案确定之后进行，而是贯穿整个产品的研制过程。可生产性评价包括工艺过程评价、产品评价以及可生产性体系评价。工艺过程评价是指了解工艺能力并控制工艺流程来保证高质量产品。工艺波动会导致产品的不稳定，因此有效的工艺过程评价、数据分析以及根据工艺评价的结果进行工艺调整可以保证产品的质量波动在设计的允许范围之内；产品评价是指产品是否在质量、成本等方面满足客户以及开发商等各方的要求；可生产性体系评价是指在收集已有多个型号的产品、工艺、生产数据的基础上，采用基准评定方法对比世界级或行业领先企业的可生产性水平，对可生产性分析的组织、人员、执行制度、所采取的技术规范和工具等多方面所进行的综合测定。生产性体系评价可帮助识别体系的哪些部分或环节需要改进、加强，从而优化后续开发的产品的可生产性。

（二）可生产性分析的关键问题

在医疗器械进行研制的可生产性分析的阶段不仅需完成上述任务，通常还需要考虑以下关键问题：

1. 产品信息模型 产品信息模型是为了在产品研制过程中方便各功能模块间进行数据交换而建立的信息模型。产品信息模型在产品生产过程中对于产品的开发具有重要作用。在产品开发的早期，对于产品的特性描述通常是采用定性的方式进行描述，即仅简单描述产品的基本特性。然而，在产品研制的过程中存在设计的中间结果，即不成熟的产品信息，这些信息是产品最终研究成熟的基础，因而需要产品信息模型将这些相关的信息都考虑进来。

2. 制造风险分析 产品研制过程中往往存在各种不确定性因素，它们导致了制造风险的存在。对于制造风险的分析，是可生产性分析中需要重点关注的问题。产品研制早期必须进行产品制造风险分析，提高产品的可生产性。制造风险分析包括对具体的加工、装配工艺的风险分析以及对整个产品设计方案和工艺方案的风险分析。

六、全寿命周期费用预算与技术风险分析

在医疗器械的研制过程中对产品进行全寿命周期费用预算，是为产品研制过程中方案选择的经济合理性环节的分析提供可靠的数据依据。全寿命周期费用是指将产品全寿命周期内所消耗的一切资源量化为金额所得到的总的费用，它包括研制定型阶段、上市准入阶段以及临床应用阶段等各个阶段所产生的费用。对医疗器械的全寿命周期费用的预算是否准确，对于产品研制定型期间的评价具有本质的影响。

（一）全寿命周期费用预算

上市前费用预算主要是从生产者的角度对医疗器械的研制所产生的费用进行预算，主要包括产品的研制费用和生产费用。产品研制费用分为研究费用与产品费用两部分，研究费用包括产品开发费用、测试费用、临床试验费用、人工费用等，产品费用包括研制过程中的消耗的材料及制造费用。生产费用包括生产所消耗设备、能源、材料以及人工等费用的。

上市后费用预算主要是从使用者的角度对医疗器械所产生的相关费用进行预算，它包括医疗器械的购置费用、运行维护费用以及产品的报废费用。购置费用包括产品购置方进行购置活动所需费用、产品上市前生产者的生产费用以及产品利润。运行维护费用是医疗器械在整个运行期间，为了保证医疗器械的正常运行所需支付的费用，包括消费性费用及维护培训费用。消费性费用是指产品以及辅助设备所消耗的各种能源、材料的费用。维护培训费用是指对产品操作人员及产品保障人员的训练费用、产品的装备管理费用、产品维修费用、技术资料费用等。报废费用是指设备在报废过程中进行各种善后处理所需的费用以及可以回收的一些剩余设备费用等。

（二）技术风险分析

医疗器械属于特殊商品，医疗器械的风险将关系到公众的健康以及生命安全。对医疗

器械进行技术风险分析不仅是国家医疗管理部门对产品生产部门的要求,同时也是医疗器械生产部门提高自身产品的市场竞争能力的需要。因此,对产品进行系统的技术风险分析并根据分析结果降低产品的风险是医疗器械产品研制的重要内容。

1. 技术风险分析体系　由于医疗器械的质量关系到公众的健康以及生命安全,任何医疗器械在给人们带来诊断、治疗、保健等人们所预期的用途的同时也存在着一定的风险。在我国,对于医疗器械的技术风险分析是国家食品药品监督管理总局对医疗器械生产企业的质量管理体系进行考核的要求。随着医疗技术的进步以及医疗器械设计水平的提高,对医疗器械风险的管理也越来越被重视。

医疗器械的技术风险分析是一个系统的分析过程,包括风险识别、风险评价、风险控制以及剩余风险评价四个步骤。这四个步骤是一个重复循环的过程,通过不断地对医疗器械的所有风险进行评价并采取相应的风险控制措施实现将其所有风险降低到可接受的范围。

(1)风险识别:根据医疗器械自身的特性及预期用途,识别该医疗器械的所有相关的危害、危害处境或者风险事件,并对每种损害的发生概率及其严重程度进行评估的过程称为风险识别。

(2)风险评价:识别医疗器械的所有危害的风险之后,需要对每一种风险进行评价。具体就是通过对某种危害的发生概率与严重程度进行综合考虑,以期达到对风险的大小所进行的一种评估过程,称之为风险评价。

(3)风险控制:风险评价的结果可用于对医疗器械的每种风险是否可接受进行判断。如果判定某种风险所造成的危害是不可以接受的,则应制定相应的措施来降低这种风险将其控制在可接受范围内,这个过程称为风险控制。

(4)剩余风险评价:由于在风险控制阶段中采取降低风险的措施时将会产生新的危害,因此在对医疗器械的技术风险进行适当的控制之后,需要对这些新的危害进行识别,更重要的是对该风险进行评价,判断这种风险是否可以接受,这个过程称为剩余风险评价。

2. 医疗器械的风险分析方法　在医疗器械的研制过程中,需要选择适当的方法对它进行风险分析,有利于对研制的产品开展风险管理工作。医疗器械领域中常用的技术风险分析的方法有预先危险分析法、FTA、失效模式和效应分析法等。每种方法都有各自的优点,并且不同特点的方法可以相互补充。不同的风险分析方法可用于医疗器械研制的不同阶段以及不同类型的医疗器械的研制。因此,需要根据产品开发的具体阶段、产品的特性以及产品研制部门的技术水平,选择合适的风险分析方法进行分析。

(1)预先危险分析法:预先危险分析法是一种归纳分析方法,用于识别能够引起特定活动、设施损害或系统损害等危害或危害处境的事件的发生概率,定性地评价有可能导致的损害的严重程度,以及识别可能的控制措施。它首先识别一般产品所具有的危害,然后识别类似产品所共有的危害,最后识别产品本身所特有的危害。技术风险分析的结果随着产品研制的进展而不断更新,识别出新的危害并根据分析结果采取适当的措施降低危害。这种方法通常用于产品研制的早期,在缺少医疗器械的设计细节以及产品操作规程等详细资料的情况下所采用的分析方法。

（2）FTA方法：FTA方法是以演绎的方式，从设定的产品失效或功能失效的后果开始，逐渐进入较低的系统层次分析，并在所有系统层次上找到所有可能的原因，并显示出可能导致设定后果的顺序，分析的结果通常以故障树的形式表示。FTA在评价不同因素对于给定故障会产生什么样的影响这一方面具有优势。这种方法建立了通往医疗器械风险产生的根本原因的路径，直观表达出所有故障模式，并给出每种故障模式发生概率的定量估计。这种方法能够得到问题的根本原因，并能够在处理某个风险问题的时候有效避免新的风险问题的产生。

（3）失效模式和效应分析法：失效模式和效应分析法是一种定性分析技术，通过系统地判定和评价单个部件或过程的潜在失效模式，从而给出失效对于产品性能可能造成的影响及危害。它是以具有明确失效的部件为基础，从基本单元的失效特征和系统功能出发，确定单元失效和系统失效之间的关系。失效模式一旦建立，则可根据建立的模式来采取适当的风险降低措施，从而消除、降低或控制可能的失效。这种方法在分析单一故障事件方面非常有效，但对于人为错误或多重失效事件却效果不好。

对医疗器械的技术风险分析往往并不限定于某一种分析方法，而是多种分析方法结合起来互为补充。

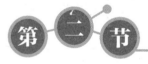

第二节　医疗器械研制定型评价方法

研制阶段的医疗器械需通过计量评价、可靠性评价、维修性评价、安全性评价、保障性评价等来对研制的医疗器械产品各方面的性能进行评价，只有评价的结果符合我国关于医疗器械生产标准，研制的产品才能投入生产。

一、计量评价

（一）一般要求

计量评价工作的目标是确保医疗器械达到规定的计量性能要求，以提高医疗器械的性能完好性和任务成功性，为管理提供必要的信息。

医疗器械的计量评价工作主要包括以下内容：

（1）制定计量评价工作计划。

（2）确定测试方案和医疗器械计量性能要求。

（3）进行医疗器械计量评价设计。

（4）评价医疗器械计量性能。

(5)验证医疗器械计量性能是否满足要求。

1. 计量评价与其他工作的协调　支持制定综合评价方案,从而对与评价有关的所有要素进行计划和综合,以满足系统的任务和性能要求。

支持维修性设计并与之相综合,以满足性能监控和所有维修级别的修复性维修活动的要求。

支持确定综合保障要求,包括保障设备和其他保障要素的要求。

支持各约定产品层次(从元器件到系统级)的设计工程要求并与其综合。

2. 计量评价要求　厂家在设计之前应根据国家标准、检定规程、校准规范、行业标准、技术规范等明确医疗器械系统、分系统、部件或元器件计量性能的定性、定量要求。医疗器械的计量评价包括的定性、定量要求应纳入厂家有关技术文件。

医疗器械的定性要求如医疗器械计量性能可控性、计量性能观测性、被测单元(unit under test,UUT)与测试设备的兼容性等。

医疗器械可计量性定量要求包括:故障检测率、故障隔离率、故障检测时间、故障隔离时间和虚警率等。医疗器械输出参数的计量性能定量要求包括:量程、分辨率、可重复性、稳定性、测量准确性等。

计量评价工作要为医疗器械寿命周期内的各项工程活动提供所需的计量信息。这些信息包括研制、生产和使用阶段中的计量数据、资料及文件等。应制定计量数据收集和分析计划。

(二)制定计量工作计划

要明确并合理地安排要求的工作项目,以达到规定的计量性能要求。

计量工作计划应说明为完成每个工作项目需要做哪些工作,完成每个工作的时间节点及与其他工作项目的关系。

应有一个机构全权负责计量工作的实施,并应确定负责诊断能力各要素的机构之间的任务和信息接口。

在不同的研制阶段,工作计划中应具体说明以下内容:

1. 对完成以下工作的说明

(1)根据任务需求和系统性能要求确定计量性能要求并与其他设计要求相综合。

(2)在整个设计过程中对计量要求进行跟踪,并明确各层次产品的计量要求。

(3)制定控制措施保证各计量工作满足医疗器械的要求。

2. 制定设计过程中将要使用的可计量性设计指南和分析程序。

3. 对可计量性评价的时机、要点、程序和方法的说明。

4. 说明为保证各维修级别计量(包括工厂计量)之间的计量兼容性的方法。该方法必须涉及两方面的兼容性,即各维修级别间计量容差的兼容性和计量环境的兼容性。

5. 说明保证各诊断要素间兼容性的方法。

6. 说明用于识别高风险诊断技术的方法和降低这些风险的方法。

7. 说明如何评价和利用提交的计量信息。

（三）可计量性评价

及时进行可计量性评价以保证医疗器械计量工作按照要求和工作计划进行。进行医疗器械评价时应包括计量工作的所有有关方面，如：

（1）检定规程、校准规范、标准中与计量有关的要求。

（2）与计量有关的工作项目实施的状况和结果。

（3）工作项目输出文件。

（4）可计量性设计、费用或进度问题。

计量设计评价一般应与可靠性、维修性和保障性评价一起协调进行。计量设计评价应包括设计的各有关方面，如：

（1）评价所选诊断方案对性能完好性、寿命周期费用、人力和培训的影响。

（2）对性能监测、BIT、脱机计量和维修辅助信息的要求及约束条件进行评价以保证它们是完整的和一致的。

（3）对固有计量性设计准则和加权因子的选取原则进行评价。

（4）对设计所采取的计量技术进行评价，确定所使用的设计指南和程序。说明将采用的所有计量分析程序或自动化工具。

（5）评价计量设计准则被遵循的程度，确定阻碍全部实施计量设计准则的技术限制或费用因素。

（6）评价作为计量设计基础的故障模式数据的充分程度，评价可计量性和 FMEA 数据的一致性。

（7）评价 BIT 硬件研发、BIT 软件和任务软件开发工作之间的协调情况。评价 BIT 与操作人员和维修人员的接口。

（8）对用于度量 BIT 故障检测和故障隔离的方法进行评价，确定所使用的模型及其假设，并确定用于自动计量生成和可计量性评价的方法。

（9）评价 BIT 故障检测和故障隔离的水平以确定是否满足要求。对通过改进计量或重新设计产品以提高 BIT 水平的工作进行评价。评价计量和维修性数据的符合性。

（10）对要在维修性验证中进行验证的计量参数进行评价。确定把与计量有关的问题纳入维修性验证计划和程序的方法。

（11）评价计量点信号特性与所选择的计量设备的兼容性。评价可计量性与保障和计量设备特性之间数据接口的一致性。

（12）对性能监测、BIT 和脱机计量性能的完整性和一致性进行评价。

（13）对用于识别和确定由新的故障模式、计量无效、模糊度和计量容差不协调造成的问题的方法进行评价，还应对通过跟踪诊断软件和手动程序改进来解决这些问题的方法进行评价。

（14）对监控生产试验和现场维修活动的方法进行评价以确定故障检测和故障隔离的

有效性。

（15）对工程更改建议对诊断能力的影响的评价计划进行审核。

（四）制定计量数据收集和分析计划

制定计量数据收集和分析计划的目的是确定、跟踪生产和使用过程中与测试性有关的问题并确定所需的纠正措施。

制定计量数据收集和分析计划的工作要点是：

（1）制定分析生产试验结果的计划，以确定 BIT 硬件和软件、自动测试设备（automatic test equipment，ATE）硬件和软件以及维修文件是否满足故障检测率、故障隔离率、故障检测时间和故障隔离时间的要求。

（2）制定分析使用和维修活动的计划，以确定 BIT 硬件和软件、ATE 硬件和软件以及维修文件是否满足故障检测率、故障隔离率、虚警率、故障检测时间和故障隔离时间的要求。

（3）确定计量数据收集要求，以满足计量分析的需要。所收集的数据应包含对有关的工作异常情况和维修活动的声明。计量数据收集过程应与可靠性、维修性和保障性分析数据收集过程相结合，并与用户的数据收集系统相兼容。

（五）诊断方案和计量要求

评价备选诊断方案，提出能更好地满足所选定的诊断方案的系统计量要求并把这些要求分配到低层次产品。

诊断方案和计量要求工作要点为：

1. 导出并确定系统级诊断要求，包括：

（1）确定直接需要诊断功能的系统任务和功能要求。

（2）把这些系统任务和功能要求转换成诊断需求，这些需求应能支持任务想定和系统设计并与系统的使用约束相一致。

2. 确定能满足任务要求并在每个维修级别提供完整（100%）诊断能力的备选诊断方案。诊断方案包括每个维修级别的 BIT、人工和自动计量、提交的技术信息、人员技术水平和训练方案的组合。诊断方案与延缓和预防维修方案有关，考虑的因素包括：

（1）可利用的标准的、现有的、已计划的诊断资源（如计量设备系列、维修辅助信息等），确定资源约束。

（2）在类似系统中存在的应避免的诊断问题。

（3）在系统研制和诊断要素研制中可采用的并有可能提高诊断有效性、减少诊断费用或提高系统可用性的技术改进。

3. 评价备选诊断方案并选择诊断方案。评价应包括：

（1）系统性能完好性随诊断要素的不同组合以及关键计量和诊断参数的变化的敏感性。

（2）寿命周期费用随关键计量和诊断参数、诊断要素组合和诊断资源的分布变化的敏感性。

（3）备选诊断方案对每个维修级别的每个工作小时直接维修工时、维修作业类别、技术水平或其他诊断度量的影响。

（4）每个方案的风险。

提出系统级故障检测和故障隔离技术，并把这些要求写入系统规范。

根据可靠性、危害性、技术风险以及诊断能力等把系统计量要求分配到技术状态（configuration item，CI）项目并写入规范。分配应涉及所有诊断要素。

提出 CI 中指定为 UUT 的每个产品的脱机计量故障检测和故障隔离技术，并把这些要求写入 CI 研制规范。

（六）可计量性初步设计与分析

可计量性初步设计与分析的目的是在设计早期把可计量性设计到医疗器械中并评价其程度。

可计量性初步设计与分析工作的要点是：

（1）把可计量性设计作为医疗器械设计的组成部分。

（2）把合适的可计量性设计方案结合到每个产品的初步设计中。确定系统备选方案对固有诊断能力的影响。提出诊断设计应考虑的因素，如系统级 BIT，机内诊断数据采集方式和传感器位置等。

（3）选择要在设计中实施的可计量性设计准则。对具体的设计，要对设计准则进行裁剪，并包括 UUT 与脱机 ATE 兼容性方面的准则。

（4）对医疗器械设计所选择的可计量性设计方案进行定性分析和评价以保证设计能达到所要求的计量水平。进行固有计量性能分析，以确定硬件特性是否有利于计量并确定问题范围。

（5）修改设计直到固有计量性能水平满足或超过最低要求。如果不可能达到最低要求或达到最低要求的效费比差，但能满足故障检测和故障隔离要求，那么应提供有关的数据加以说明。

（七）测试性详细设计与分析

测试性详细设计与分析的目的是把可计量性设计到医疗器械中；评价医疗器械可能达到的计量性能水平；保证计量与其他诊断要素有效地综合与兼容。

测试性详细设计与分析工作的要点是：

1. 把可计量性，包括 BIT 综合到每个产品的详细设计中去。

2. 确定用于预计医疗器械故障检测和故障隔离水平的方法。

3. 分析任务系统的设计以保证对所有系统功能都能进行规定程度的计量，并且计量功能与系统级的其他诊断资源已进行了有效的综合。保证性能监控功能和显示格式能给操作人员提供合适的信息。应特别注意区分硬件故障与软件问题。

4. 研制系统级 BIT 硬件与软件,把 BIT 能力综合到每个分系统和设备中去。

5. 根据组成系统的每个产品预计的 BIT 故障检测水平,用故障率加权来预计整个系统的 BIT 故障检测水平。预计系统的故障隔离水平。

6. 对每个 CI 以及每个 CI 中指定为 UUT 的产品进行中继级计量分析。分析应包括产品 BIT 和外部 ATE 测试。保证计量功能已与中继级的其他诊断资源进行了有效的综合。

7. 基层级和中继级测试性分析应:

(1)确定与每个 UUT 具体故障模式相对应的每一个元件、零部件的故障以及连接部分的故障。这些故障构成了预计的故障总体并且是计量生成(BIT 和脱机计量)和计量性能评价的基础。

(2)建立每个产品元器件、零部件及其相互连接的模型以便精确地模拟预计的故障总体。厂方应从要求的精度、计量生成和模拟费用、标准化和通用性方面考虑建立或选择最优的模型。分析和评价 UUT 与脱机 ATE 间的兼容性。

(3)在预计的故障总体的基础上分析和评价可计量性。应重点分析关键的和高故障率的产品及其连接部分的故障检测和故障隔离水平。必要时,计量数据应用于指导设备和计量程序的重新设计,并用于备件支持的预计。

(4)对难于用设计的计量隔离的故障,应说明理由,同时提供附加的或备选的诊断方法,并为保障性分析确定难于测试的故障。

8. 产品的 BIT 设计应不断迭代直到每个预计的计量值不小于规定值。

9. 产品的外部计量设计应不断迭代直到每个预计的计量值不小于规定值。

10. 统计与 BIT 和可计量性设计有关的费用(如增加的硬度、提高的模块化程度、增加的连接器插针)以及与进行计量工作、计量生成和生产试验有关的费用。为维修性和保障性分析提供计量预计方面的输入。

11. 采取措施保证所有维修级别的测试(包括工厂测试)间的测试兼容性,包括各维修级别间的测试容差以及测试环境的兼容性。

(八)可计量性验证

可计量性验证是确定医疗器械是否满足规定的计量性能要求,并评定计量性能预计的有效性。

可计量性验证的工作要点是:

1. 确定如何使用维修性验证、计量程序验证或其他验证方法来验证计量性能要求。验证内容一般包括:

(1)系统运行检查发现异常的能力。

(2)系统或设备 BIT 检测和隔离故障的能力。

(3)UUT 与所选择的计量设备的兼容性。

(4)计量设备和相应的计量接口组合检测和隔离故障的能力。

(5)有关故障字典、探测步骤、人工查找故障程序和工作原理等方面的技术文件的充分性。

（6）BIT 故障检测和故障隔离指示与脱机测试结果之间的符合程度。

（7）用于预测计量性能指标的模型的有效性。

2. 拟定可计量性验证计划,并与维修性验证计划相协调。

3. 必要时,利用适当的方法和判据,实施附加的验证,以获得足够的用于评定的计量数据,并作为可计量性验证结果的一个部分编制成文件。只要可能,这项验证应与其他验证结合进行。

二、安全性设计与评价

安全性设计是通过各种设计活动来消除和控制各种危险,防止所设计的医疗器械在研制、生产、使用和保障过程中发生导致人员伤亡和设备损坏的各种意外事故。为了全面提高医疗器械的安全性,在运用各种危险分析技术来识别和分析各种危险,确定各种潜在危险对医疗器械的安全性影响的同时,医疗器械设计人员必须在设计中采取各种有效措施来保证所设计的医疗器械具有要求的安全性。安全性设计是保证医疗器械满足规定的安全性要求最关键和有效的措施,它包括进行消除和降低危险的设计,在设计中采用安全和告警装置以及编制专用规程和培训教材等活动。

为满足规定的安全性要求,可以采用各种不同的安全性设计要求,根据采取安全性措施的优先顺序,安全性设计思路和方法大致可分为 14 种。

（一）控制能量

在评价医疗器械安全性的问题时,基于任何事故影响的大小直接与所含能量有直接关系的原理,提出了通过控制能量来确保安全的方案。此外,事故造成人员伤亡和设备损坏的严重程度随着失控的能量的转移而转移的大小而变化。因此,在医疗器械的安全性设计中,能量是一个很重要的考虑因素。同时,能源的类型也是一个同等重要的考虑因素。

安全性设计和评价人员必须了解上述这类事实,对具体的医疗器械进行分析,如进行 PHA、确定可能发生最大能量失控释放的地方,即可能产生最大人员伤亡、设备损坏和财产损失的危险;考虑防止能量转移或转移过程失控方法,及尽量减少不利影响的方法。这是设计一台医疗器械必须做出的最大努力。

（二）消除和控制危险

通过设计消除危险和控制危险严重性是避免事故发生确保系统的安全性水平的最有效方法。

1. 通过设计消除危险 精心设计和认真选择材料,可消除某些危险,常用的方法有如下几种:

（1）通过设计消除粗糙的棱边、锐角、尖端和出现缺口、破裂表面的可能性，以防止皮肤割破、擦伤或刺伤。

（2）在填料、液压油、溶剂和电绝缘等这类产品中使用不易燃的材料，以防止着火。

（3）采用气压或液压系统代替电气系统，以避免电气起火或过热。

（4）用连续的整体管道代替有多个接头的管道，以消除接头的泄漏。

（5）消除凸出部位（如饰布等）燃烧时不应产生有毒气体等。

2. 控制危险严重性　在安全消除危险成为不可能或不实际的情况下，可以通过一些方法控制潜在危险的严重性，使危险不至于造成人员受伤或设备损坏。

为了控制危险严重性，要求设计人员确定：

（1）哪些危险可能存在。

（2）每种危险的严重性等级。

（3）应规定的最终限值。

（4）自动保持这种限值的方法。

降低危险严重性的其他方法还有如下几种：

（1）对可能存在的危险是否自动保持控制。

（2）在某些材料上是否采用镀层或喷涂其他导电物质，以限制可能积累的静电荷量。

（3）在电容器或容性电路中是否采用旁路电阻，以在电源切断后将电荷减少到可接受水平。这种旁路电阻可保证在再次启用电容器之前，将电荷减少到可接受水平。

（4）是否应用防溢流装置以防止液面过高或溢出。

（5）在存在易燃物或易爆气体的地方是否采用固态电子装置。由于电路转换不需要机械开关，因此可避免机械开关的跳火花问题。

（三）隔离

隔离是采用物理分离、护板和栅栏等将已确定的危险同人员和设备隔开，以防止危险或将危险降低到最低水平，并控制危险的影响。这种方法是最常用的安全性措施。

隔离可用于分离接触在一起会导致危险的不相容器材。例如，着火需要染料、氧化剂和火源三个要素同时存在，如果将这些要素中的一个与其他隔离，则可消除着火的可能性。某些极易燃的液体存放在容器中，在其上充填氮气或其他惰性气体，以避免这些液体与空气中的氧气接触。

隔离也可用于控制失控能量释放的影响。易燃器材常常装在专用容器中运输和搬运。这些容器不仅用于抑制爆炸力（若发生爆炸），还用于将该器材与可以引爆它的外部能源隔离开。

隔离还用于防止放射源等有害物质等对人体的伤害。例如，电焊工用面罩来防止焊接电弧所产生的辐射的影响是常见的一种隔离方法。

护板和外壳也常用于隔离危险的医疗器械，例如，各种旋转部件、热表面和电气设备等常用护板和外壳防止人员接触到危险。

此外,采用护板和栅栏隔离的常见事例还有:

(1)将极高压部件和电路安装在保护罩、屏蔽间或栅栏中。

(2)在热源和可能因热产生有害影响的材料或部件之间采用隔热层。

(3)电连接器的封装可避免潮气和腐蚀性物质的有害影响。

(4)使用止动器来限制机械装置运动到对人员或设备有危险的区域。

(5)采用护板和外罩以防止外来物卡住关键的操纵面、堵塞小孔或活门。

(6)在激光器、X射线设备和核装置上是否采用防辐射罩以抑制有害射线的射出。

(7)是否对浸油的擦布用带盖的金属容器来装,以隔离空气,减少自燃的可能性。

(8)是否采用带锁的门、盖板来限制接近运行的机械或高压配电设备。

(四)闭锁、锁定和联锁

闭锁、锁定和联锁是一些最常用的安全性设计措施。它们的功能是防止不相容事件连接在不正确的时间上发生或以错误的顺序发生。

1. 闭锁和锁定 闭锁防止某事件发生或防止人、物等进入危险区域;反之,锁定保持某事件或状态,或避免人、物等脱落安全的限制区域。

2. 联锁 联锁是最常用的安全措施之一,特别是电气设备经常采用联锁装置。在下列情况下常采用联锁安全措施:

(1)在意外情况下,联锁可尽量降低某事件B意外出现的可能性。它要求操作人员在执行事件B之前要先完成一个有意的动作A。例如,在扳动某个关键性的开关之前,操作人员必须首先打开保护开关的外罩。

(2)在某种危险状态下,为确保操作人员的安全。如,在高压设备舱的检查舱门上设置联锁装置。为了调整高压设备,必须打开舱门,这时联锁装置切断电路,使不安全状态消失。

(3)在预定事件发生前,操作顺序是重要的或必要的,而且错误的顺序将导致意外事件发生。联锁有多种形式。在某些情况下,在一种联锁装置的设计中可采用不同的原理及工作方式。例如,当前板及设备柜打开或卸下进行修理时,使危险的电器设备不工作的联锁可以是一个限制开关、一个解扣装置或一个钥匙联锁器。

(五)概率设计和损伤容限

1. 概率设计 采用安全系数法来尽量减少结构或材料的故障是一种经典的方法。它使结构或材料的强度远大于可能承受应力的计算值,广泛应用于各种工程设计中。

传统的安全系数法有时并不安全。其主要原因是在实际的使用环境中,结构及材料的强度及其所承受的应力与强度分布存在分散性,也将使设备及材料产生破坏,而引起事故发生。理论计算表明,在材料强度均值相同,安全系数相同的情况下,由于计算变量(应力及强度)的离散程度变化,其可靠度值可在0.9166至0.6628变化。因此,采用强度与应力分布模型开展机械机构的概率设计能更有效地降低故障率,提高系统的安全性。

在产品的研制及使用中,不良的设计、生产缺陷、环境影响或不正确的任务要求等许多因素都可能产生应力大于强度的状态。例如,零件设计中零件内部具有尖角,当受到载荷应力时,在应力集中的尖角上,零件的强度下降,应力便大于强度而出现故障。

结构师可通过下述4种方法来提高产品的结构可靠性及安全性:

(1)提高结构的平均强度:在可能增加产品的尺寸及重量时,或者可以得到更高强度的材料时,这种方法是相当好的。

(2)降低结构的平均应力:当降低零部件的平均应力对产品的性能影响不大时,这种方法是可取的。

(3)减少应力变化:通过采用减少应力的设计特性,如采用减振措施来减少振动量值,或者限制使用条件,使应力分布能够有效截尾。但是,通常应力变化是很难控制的。

(4)减少强度变化:通过改进生产工艺过程和采用更严格的质量控制措施可减少产品固有强度的变化。

设计人员可根据对产品安全性要求,确定设计所采用的安全裕度,通过对产品的试验可以确定产品所具有的安全裕度。

2. 损伤容限　损伤容限是指结构在规定的无维修使用期内,是否能够耐受由缺陷、裂纹或其他损伤引起的破坏而不损害使用安全的能力,它是关系到使用安全的重要特性。

损伤容限设计的目标是使医疗器械的关键结构是否会产生由于材料、工艺和使用中的缺陷造成的潜在危险。具体地说,医疗器械的结构通过损伤容限设计应使:

(1)零件在整个寿命周期内至少能提供设计载荷下的剩余强度的能力。

(2)在2倍于规定的结构检修周期内,初始裂纹尺寸不得由于施加所要求的剩余强度载荷而扩展到临界裂纹尺寸,甚至引起结构破坏。

(3)在使用中不需或不能检测的零件,在达到设计寿命周期之前不做外场检查。

(4)医疗器械至少具有所规定的检修周期。

损伤容限设计是通过对材料的选择与控制、应力水平的控制、采用抗断裂设计、制造和工艺控制和采用周密的检测措施等途径来实现的,其基本程序如下:

首先,在考虑存在意外损伤的情况下,从使用安全出发,假设新研医疗器械的结构存在初始裂纹,因此可根据所具有的检测能力确定初始裂纹尺寸。

其次,根据结构的剩余强度不小于破损安全载荷的原则,确定裂纹的临界尺寸。破损安全载荷由强度规范规定,其数值因裂纹部位检测难易而易。

接着,对带裂纹结构进行断裂分析或通过试验确定裂纹检测周期,带裂纹结构的剩余强度可用断裂力学方法或通过静力试验确定;裂纹扩展的速度通常可用最简单的帕里斯公式或其他修正公式计算。

然后,根据裂纹检测周期制定医疗器械的检修周期,它等于裂纹检测周期除以分散系数,分散系数一般为2。

通过对医疗器械结构的定期检修,可以保证医疗器械中安全性关键的结构在规定的使用寿命期内不破坏,从而保证医疗器械安全使用。

在医疗器械设计中,对于安全性关键的结构,损伤容限设计首先考虑破损安全设计,即结构组件设计成多传力路径的(即具有冗余元件)或有止裂措施的。使得在一个元件破坏后组件在规定的无修理使用期内仍有规定的剩余强度;对于没有条件采用破损安全设计的结构,应采用裂纹缓慢扩展设计,使得在最大的初始裂纹尺寸扩展到临界尺寸之前至少可作两次检查以检测出裂纹;对于不可检测的结构,使得在设计寿命期内其最大的初始裂纹不会扩展到临界尺寸。

(六)降额

降额是指元器件以承受低于其额定值的应力方式工作。电子设备通常采用电子元器件降额的设计方法(相当于机械设备采用安全系数法)来提高医疗器械的可靠性及安全性。在实际使用中,实现降额的方法一种是降低元器件的工作应力,另一种是提高元器件的强度,即选用更高强度的元器件。

1. 降额等级　元器件降额的量值随着不同的应用而异。在最低降额值与过降额值之间存在着一个最佳降额点,即应力增加一点将引起元器件故障迅速增加的应力点。因此,元器件存在着一个可接受的降额等级范围,通常划分为Ⅰ级、Ⅱ级、Ⅲ级降额。

(1)Ⅰ级降额:Ⅰ级降额是最大降额,对元器件使用可靠性及安全性的改善最大。当低于该降额应力水平时,可靠性及安全性随应力减小而提高的幅度很小,并且在该降额级进一步降额,可能会产生不可接受的设计困难。

该降额级可用于最关键的设备,即其故障将严重危及人身安全或严重危及任务完成,或者不可修、或经济上证明修理是不合算的设备。

(2)Ⅱ级降额:Ⅱ级降额是中等降额,对元器件使用可靠性有明显改善。应力降低使设计实现比Ⅰ级降额容易而比Ⅲ级降额困难。

(3)Ⅲ级降额:Ⅲ级降额是最小的降额,对元器件使用可靠性的改善最小,其应力水平降低所产生的设计困难最小,而使用可靠性改善的相对效益最大。

Ⅲ级降额用于那些其故障不危及安全和任务的完成或能迅速和经济修理的设备。

2. 降额等级的选择　降额常常表现为体积、重量、费用和故障率之间的一种平衡。降额量增大将增加体积、重量和费用,并增加设计的困难程度。如果降额量太大还可能导致现有器件不能执行其功能。

对绝大多数应用来讲,降额等级的选择应以实际情况为依据,并符合有关规定,同时还应考虑安全性、可靠性、系统修理、体积和重量、寿命周期费用等5各方面的因素。

表8-1给出了利用上述5个因素进行综合打分来决定最终降额等级的一般原则。对某一具体应用,针对5个因素打分,表8-1给出了每个考虑因素的基本得分,然后将5项得分相加,分数在(11~15)分的采用Ⅰ级降额,在(7~10)分的采用Ⅱ级降额,低于6分的采用Ⅲ级降额。在实际使用中,也可根据被降额对象的具体情况作适当调整。

表 8-1　降额等级确定的一般原则

考虑因素	说明	得分
安全性	预期不出现安全性问题的系统；	1分
	潜在损坏费用高的系统；	2分
	危及操作人员生命安全的系统	3分
可靠性	已经证实的设计，利用标准元器件及（或）电路就可达到可靠性要求的系统；	1分
	高可靠性要求，需要专门设计的系统；	2分
	为满足先进技术要求需要采用新设计、新方案的系统	3分
系统修理	易接近、且可以快速、经济修理的系统；	1分
	修理费用高、难接近、要求技术等级高、允许不能工作时间短的系统；	2分
	不能修理、或进行修理经济上不合算的系统	3分
体积与重量	无严格的限制、符合标准法设计的系统；	1分
	需要专门设计技术、要求难实现的系统；	2分
	需要新方案、且设计受严格限制的系统	3分
寿命周期费用	修理费用省、无高备件费用的系统；	1分
	修理费用较高、备件费用较高的系统；	2分
	可能要求完全更换的系统	3分

3. 降额的具体要求　各种电子元器件的降额参数，主要取决于对元器件故障率影响起主要影响的因素。电子元器件常用的降额参数是温度、功率、电流和电压，不同的元器件，所选用的降额参数也可能不同。例如，电容器的降额参数为电压与温度，电感为电流、电压、温度，二极管为功率、电压和温度。各类元器件所选用的降额等级是在对用户拥有的大量历史数据进行分析或根据工程经验进行判断，或者充分了解应力和可靠性关系的基础上确定的。

（七）冗余

冗余设计是提高系统安全性及可靠性的一种常用的技术。它通过采用多个部件或多个通道（工作冗余或备用冗余）来实现同一功能以达到提高系统安全性及可靠性的目的。

根据具体的应用场合，包括故障的检测方法和冗余单元在系统的配置，冗余可大致分为两大类：

（1）工作冗余——所有冗余单元同时工作。

（2）备用冗余——只有当执行功能的主单元（或通道）故障之后，备用单元（或通道）才接入系统开始工作。

冗余技术的进一步细分可参见图 8-2。

冗余技术一般是当采用降额等其他的方法不能解决系统的安全性和可靠性问题，或当

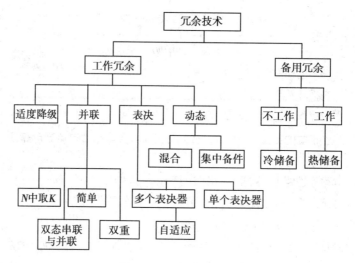

图 8-2 冗余技术分类

改进产品所需的费用比采用冗余单元更多时采用的唯一方法。冗余技术的采用应以有关的权衡分析为依据,主要是从安全性、任务成功性及费用等方面权衡,因为冗余意味着增加重量、体积、复杂性、备件、维修、费用和研制时间。总之,采用冗余设计是以增加费用为代价来提高系统的安全性和可靠性。

1. 工作冗余 工作(并联)冗余是提高安全性和可靠性的一种常用设计技术,它在基本系统上加上一个或多个连续工作的冗余单元,使得系统只要还有一个单元工作便能连续执行其功能。简单的工作冗余由具有相同故障率的若干相同的冗余单元组成。工作冗余的布局可能包括不同故障率的并联冗余单元、串-并联或并-串联冗余单元。

2. 备用冗余 备用冗余是提高系统安全性及可靠性的另一种常用的设计技术。当确定主单元已发生故障时,备用冗余单元便接入系统并执行其功能。备用冗余与工作冗余的主要区别在于,冗余单元只有等到接入系统替代有故障的主单元之后才开始工作。因此,要求设置专用的转换设备或电路来启动备用冗余单元并断开已发生故障的主单元。转换设备由监控冗余单元状态的检测设备或由本身完成监控功能。如果检测设备或转换设备故障将可能导致系统故障。此外,检测设备还可能产生虚警,使无故障的系统进行重构(系统重新进行布局)。因此,在计算系统的可靠性及安全性时需考虑转换设备及检测设备的可靠性。

简单备用冗余可提高系统安全性(不考虑转换设备的可靠性)。但增加备用冗余单元超过一定个并联冗余单元后,系统的安全可靠度的增大快速下降。

3. 表决冗余 表决冗余是利用表决器(V)对系统单元大多数输出的状态进行比较或分析以决定各单元的输出状态的一种冗余技术。在表决冗余中,故障被掩盖起来,因为它通过表决器选择一致的输出,而忽略故障的输出。因此,大多数一致的输出允许系统继续执行功能。表决冗余由奇数单元构成以避免出现未确定结果的可能性。表决冗余最少的单元数为3,称之为三重表决冗余。

4. N 中取 K 冗余　N 中取 K 冗余由 N 个单元组成,其中至少有 K 个单元必须工作正常,系统才能执行其功能。在这种布局中,N 个单元通常并联工作,与并联工作冗余相似。然而,所不同的是,N 中取 K 冗余是一个具有百分之百可靠的转换设备和表决器的表决冗余。

5. 动态冗余　动态冗余是一种提高系统安全性和可靠性的有效途径,得到越来越广泛的应用。它利用自动或手动重新布局各冗余单元来继续执行系统功能。动态冗余根据被检测出的故障对系统各组成单元进行重构。

动态冗余的成功实现在很大程度上取决于系统设计的故障检测和隔离能力。为了能够在可能重构的最低产品层次确定故障的影响,必须重视对系统功能和硬件进行划分。故障检测精度必须与相应的安全性和可靠性要求相一致。常用的动态冗余技术有混合冗余、集中备件等。

(八)状态监测

状态监测作为尽量减少故障发生的一种方法,它持续地对诸如温度、压力等所选择的参数状态进行监控,以确保该参数不会达到可能导致意外事故发生的危险程度。因此,监测状态能够避免可能急速恶化为事故的意外事件。

监控装置通常可以指示下属状态:

(1)系统或其某一分系统部件是否准备好投入工作,或正在按规定计划良好地工作。

(2)是否提供所要求的输入。

(3)是否产生所要求的输出。

(4)是否存在规定的条件。

(5)是否超过规定的限制。

(6)测量的参数是否异常。

1. 监测过程　监测过程通常包括检测、测量、判断和响应等功能。

(1)检测:监测装置必须能够感知所监控的参数,而不受类似的但无关参数的影响。某些情况下,要求连续地或间歇地进行监控。

监控装置的传感器应安装在能够最快、最准确地感知所选定参数的位置。

(2)测量:现有的监测装置有许多类型。对安全性来说有重要意义的监控装置有两类:其一是感知两种状态的一个状态,例如"开"或"关";其二是对参数的现实的和预先规定的安全性水平进行比较。这两类监控装置的工作都要求进行测量,其方法包括很简单的和相当复杂的过程。指示器是一种简单的方法。

(3)判断:监控装置向使用人员提供的信号实际上是发出必须采取纠正措施以避免意外事故的告警。因此,使用人员必须清楚地了解监控装置所显示信息的确切含义,以正确地做出采取适当纠正措施的决策。选择作为监控的参数应是有明确意义的,而且指示应提供及时而且易辨认的信息。根据各种要求,当参数超出预定限度或符合要求时,应不断给出指示。

(4)响应:当监控装置指示正常状态时,除了连续工作外不需要作出响应。当要求采取纠正措施时,操作人员可以进行信息判断,尽快做出决策和响应,以确保在可预见的情况下有足够的时间来采取纠正措施。如果要求立即采取纠正措施,以避免危险的或灾难的状态,监控装置应采用联锁,以便能自动启动危险消除或损坏抑制装置。

2. 监控装置设计特点 监控装置的设计应具有以下特点:

(1)监控装置的工作必须具有最高的可靠性水平,以免给出错误的指示而使操作人员采取致命的动作。监控装置在关键应用中,必须设计成能够指出其电路的故障,并定期对电路进行快速检查。

(2)监控装置或电路的故障必须不会将其他的危险状态或损伤影响引入系统中。

(3)监控装置必须易维修、检查和校准,并具有相应的操作规程。

(4)如果系统故障可能导致监控装置的电源中断,则应具有独立的电源向监控装置供电。

(5)监控所用能量水平不得对所监控的系统造成危险。

(6)监控装置的电路不得构成会引起工作中的系统退化或故障的通路(潜在通路)。监控装置不应在其他电路中产生射频干扰。

(7)监控用的电源线路铺设通过系统电路不应导致不安全状态,不应产生不利影响。

(九)故障-安全

故障-安全设计确保故障不会影响系统安全,或使系统处于不会伤害人员或损坏设备的工作状态。在大多数的应用中,这种设计在系统发生故障时便停止工作。在任何情况下,故障-安全设计的基本原则是必须保证:

(1)保护人员安全。

(2)保护环境,避免引起爆炸或火灾之类的灾难事件。

(3)防止设备损坏。

(4)防止降低性能使用或降低功能。

故障-安全设计包括如下3类:

1. 故障-安全消极设计（也称故障-消极设计） 这种设计当系统发生故障时使系统停止工作,并且使其能量降低到最低值。系统在采取纠正措施前不工作,而且不会由于不工作使危险产生更大的损坏。用于电路和设备保护的断路器或保险丝属于故障-消极装置。当系统达到危险状态或出现短路时,断路器或保险丝断开,于是系统断电,处于安全状态。

2. 故障-安全积极设计（也称故障-积极设计） 这种措施在采取纠正措施或启动备用系统之前,使系统保持接通并处于安全状态,采用备用冗余设计通常是故障-积极设计的组成部分。

3. 故障-安全工作设计（也称故障-工作设计） 这种设计能使系统在采取纠正措施前继续安全工作,这是故障-安全设计中最可取的类型。在工作设计中,可运用各种原理来实现故障-安全设计。

（十）告警

告警通常用于向有关人员通知危险、设备问题和其他值得注意的问题,以便使有关人员采取纠正措施,避免事故发生。有许多方法用于告警。告警可按接收人员的感觉分为:视觉、听觉、嗅觉、触觉和味觉等许多种告警。在某些关键情况下,常同时采用视觉和听觉等类告警。

1. 视觉告警　视觉是向人员传递危险信息的基本感觉。视觉告警的方法和装置有下属各类,它们可以单独或组合使用。

（1）发光:它使存在危险的地点比周围危险少的区域更为明亮,以使人们把注意力集中在该地区。

（2）辨别:运行的结构及设备或可能被碰撞的固定物体可涂上明显的、易辨别的颜色,或亮暗交替的颜色;有毒、易燃或腐蚀性气体或液体的管路和气瓶上也都涂上色码,以表示所含的危险。

（3）信号灯:着色的信号灯是一种指示存在危险的常用方法。这种信号灯可以是固定的或移动的,连续发光的或闪光的。信号灯所用的颜色表示下列意义:

红色表示存在危险、紧急情况、故障、错误和中断等;

黄色表示接近危险、临界状态、注意和缓行等;

绿色表示良好状态、继续进行、准备好的状态、功能正常和在规定的参数限度内;

白色(用于指示板时)表示系统可用、系统在运行中。

闪光灯(或移动灯)用于引起注意或指示紧急事件。固定式指示灯也可用于引起注意,但效果较差些。

（4）旗子和飘带:这些常用作告警装置来表明安全或危险状态。飘带用于提醒注意。旗子用于表示危险状态。

（5）标志:它用于表示某设备具有危险,例如,指出电子设备的高压电源;给出载荷、速度或温度限制;发出压力危险的警告;指出具有放射性设备危险的处理方法;在某些易受损伤的部位涂上"禁止踩踏"的标志。

（6）符号:最常用的符号为固定符号。指示特定危险的符号为统一的、有特殊形状和颜色。各国越来越多地采用国际通用的符号来标志各种危险材料(如易燃物、易爆物、有毒气体和腐蚀物)、贮存罐和其他容器。

（7）规程注释:注释包括操作和维修规程、说明书、细则和检查表中的警告和注意事项。这些注释可使有关人员注意到危险、错误的可能性和影响,应采取的专门措施和必须的保护装置、服装或工具。

2. 听觉告警　听觉信号在其作用范围内可能比视觉信号更为有效,例如,警报器比起闪光灯更有效。听觉信号用来表明紧急情况的类型和必须遵循的应急程序。听觉告警有时与视觉告警配合,提醒人们注意视觉告警提供的详细信息。下述情况适于采用听觉告警：

（1）需要传递的信息为简短的、简单的、瞬时的、亦需要马上响应的。

（2）操作人员还有其他目视要求、光线变化或受限制、操作人员需走动或可能疏忽的其环境限制的场合。

（3）需要有补充告警或冗余告警的某些关键的应用场合。

（4）需要警告、提醒或提示操作人员注意后续的附加信息或作出后续的附加响应。

（5）习惯于采用听觉信号的场合。

（6）话音通信是必须的或是希望有的场合。

3. 嗅觉告警 通常仅当某些气体分子影响到鼻腔中微小敏感区域，约 $645mm^2$ 时，才可能闻到气味。某些气体是无味的，有些气体却是气味极强的；对气体的敏感能力随着不同的人及习惯变化很大，这些因素减少了嗅觉告警的作用。然而，在下述情况下可成功地使用嗅觉告警：

（1）某些毒气具有特殊的气味，它可给出告警并可据此确定气体的类型。

（2）在本身无味的易燃易爆气体中加入有味的气体。例如，在除去了硫化物的天然气是无味的，为防止天然气在屋内泄漏而引起失火或爆炸，在其中加入少量气味很强的硫醇等气体。

（3）设备过热通常会产生告警性气味。

（4）对燃烧后所产生的气体气味的探测可发现火灾的部位。例如，塑料和橡胶这类材料燃烧后具有特殊的气味，它可表明被燃烧的物质及其可能的位置。

4. 触觉告警 振动敏感是触觉告警的主要方法。设备过度振动标明设备运行不正常并正在发展成故障。振动幅值的大小可表明问题的严重性。

温度敏感是另一种触觉告警方法。维修人员通过手的感觉可确定设备是否工作正常。温度升高意味着设备已有故障需要维修，或设备性能满足不了要求，或设备承受异常的载荷。这种方法对于检查在有空调设施中安装的设备特别有用。

5. 味觉告警 味觉告警作为医疗器械的告警方法是不太重要的。它可用于确定食品、饮料或其他物质是否是危险的或含有危险的污染物。如果食品或药品可能变质，则所附带的说明书指出在食品或药品味道变苦、咸、酸或不正常时应扔掉。

（十一）标志

标志是一种很特殊的目视告警和说明手段。它是一种最常用的告警方法。传统上，标志是在设计师的指导下进行设计并标在设备的特定位置上。它包括文字、颜色和图样，以满足告警的要求。

1. 标志的设计要求 在产品设计中，不能提供合适的告警被认为是一种设计缺陷；制造厂或设计部门不能提供对可能导致人员伤亡的危险的警告是一种失职。未在任何情况下都能充分提供告警，告警标志必须包括的基本信息项目如下：

（1）引起可能处于特定危险下的使用人员、维修人员或其他人员注意的关键词。

（2）对防护危险的说明。

（3）对为避免人员伤害或设备损坏所需采取措施的说明。

（4）对不采取规定措施的后果的简要说明。

（5）在某些情况下，也要说明对忽视告警造成损伤后的补救或纠正措施，如毒药的解毒剂、电击事件中的急救说明。

为使产品设计能充分利用告警标志减少危险，保证安全，要求各种标准、规范、规程和手册对各告警标志要统一协调。标志设计的一般要求如下：

（1）应设置有关的标志以提醒维修及操作人员，在设备开始工作之前必须先参考有关的技术手册。

（2）如果人员有可能受到毒性气体、噪声或压力变化、激光光束、电磁辐射或核辐射的影响，应设置醒目的告警标志。

（3）对需要提供专用的防护服装、工具及设备的工作区或维修区应予标志。

（4）所有电气插座都应标出其相应的电压、相位及频率的特性参数。

（5）对一些医疗器械应按有关规定清晰而明确地标志流体的导管、软管和管道系统，并标明其流体类型、压力、热、低温或其他危险特征。

（6）必要时应采用"止步"标志来防止人员受伤或设备受损。

（7）对提重作业中，应清晰而明确地标出重物的重量及提升的着力点，并应对这些作业的特殊操作要求进行说明。

（8）应根据需要分别标明设备的重心及重量。

（9）应标明各种台架、起重设备、吊车、升级设备及类似承重设备的承重能力以防产生过载。

（10）设置标志时应尽可能给出如下有关信息：

1）为什么存在某种危险。

2）应避开的场所。

3）应避免的行为。

4）避免某一危险所需遵循的程序。

2. 标志设计的原则和方法　　由于不适当的告警会使所给出的"告警标志"失去应有的作用。因此，为保证告警标志的效用，建议设计人员采用下述原则：

（1）告警词：无其他规定，告警词的应用如下：

"注意"用于指出需要正确的操作、维修程序或习惯作法以防止设备轻微损坏或人员轻伤的告警。

"告警"用于指出需要正确的操作、维修程序或习惯作法以防止可能的（非立即出现的）危险造成人员伤亡的告警。例如标在可能使人触电的电气设备的检查口盖上的标志。

"危险"用于指出可能导致人员伤亡的直接危险的告警。例如标在可能使人触电的电气设备附近的标志。

（2）色码：在有效的标识系统中，适当采用色码是一项很重要的工作。若无其他规定，建议红色用于"危险",橙色用于"告警",黄色用于"注意"。

（3）位置：告警标志应设置在被告警人易看到和阅读的地方,并尽可能靠近危险的部位,并设置在挡板上。在设置时还应考虑防止油污和机械损伤的问题。

（4）设备与手册：设备上的标志必须与使用和维修手册上的告警相一致,一般应有一页包括较为重要的告警。在手册的某一地方,应有安全性摘要,包括所有的一般预防措施、告警和注意事项。

（5）标志语和符号：标志语和符号(或图案)对告警人员危险和提醒人们应采取或避免什么动作往往是很有效的。

（6）易懂性：标志应简明、易懂,不会产生误解,并尽可能用最少的字写成。其措辞应与被告警人的文化水平相适应。必要时,要采用多种语言。

（7）一致性：为防止可能产生混淆,应避免用不同的告警词或符号来表达相同的意思;或用同一种符号来表示不同的含义。

（十二）损伤抑制

只要存在危险,尽管可能性很小,总存在导致事故的可能性,但不可能准确确定事故何时将发生。因此,设计人员必须采用各种可能抑制损伤的方法,保证人员和设备免受损伤。

1. 物理隔离 隔离作为一种预防事故的方法,也常作为尽量减少因事故中能量猛烈释放而造成损伤的一种方法。隔离技术包括距离、偏转板和限制技术。这些技术可限制始发不希望事件的后果对邻近人员或设备的伤害和损坏。

（1）距离：一种常用的物理隔离方法是将可能的事故地点设置在远离人员、材料和建筑物的地方。

（2）偏转装置：偏转装置也可作为物理隔离,使能量向不会造成伤害的方向偏转。

（3）限制：限制技术是用于控制损伤的一种常用的物理隔离方法。在工程设计和施工中,常用限制技术来减少事故造成的后果。例如,在有毒液体和易燃材料的贮存罐周围开设壕沟,以抑制它们泄漏外流。

2. 防护设备 人员防护设备是尽量减少事故伤害的另一种方法。它向使用人员提供一个有限的可控环境,将使用人员与危险的有害影响隔离开。人员防护设备由穿戴在身上的外套或器械组成,包括从简单的耳塞到带有生命保障设备的服装。

人员防护设备主要用于在危险区域进行各种操作和应急情况下的操作,特别是在应急情况下,为了尽量减少危险的发生和尽量减少伤害和损坏,人员的防护设备的设计应是简单而且穿戴迅速,并不会过度地限制使用人员的灵活性和能见度,本身的可靠性高,不会产生危险。

能量缓冲装置是一种防护设备,它可以保护人员、器材和灵敏设备免受冲击的影响。如,贮存和运输容器内的泡沫塑料和类似的软垫材料,在容器跌落或剧烈振动时,可保护容器内的物品免受损坏。

防护设备的设计和试验应确保最大限度地满足下列要求：

（1）在贮存中或在所防护的环境中不会迅速退化。

（2）不会因正常移动中的弯曲、极限温度、阳光照射或其他有害环境而变脆、开裂。

（3）易于清洗和净化。

（4）作为防毒和腐蚀性液体或气体而设计的服装应是密封的。

（5）用于防火的外套应是不可燃的或可自动熄火的。

（6）贮存应急防护设备的设施应尽可能地靠近所用设备的地区，但又不能近到应急情况下受影响而拿不出来的程度。贮存点还应易于达到，并有便于识别的标志。

（7）应有简单、清晰的说明书以说明防护设备的装配、测试和维修的正确方法。

（十三）逃逸、救生和营救

逃逸和救生是指人们使用本身携带的资源自身救护所作的努力；营救是指其他人员救护在紧急情况下受到危险的人员所做的努力。从意外事件发生直到从紧急情况下恢复，消除危险和可能的损坏，隔离不利的影响和恢复正常的状态，逃逸、救生和营救便是不可缺少的，因为生命攸关。

逃逸、救生和营救设备对于所需的场合来说是极为重要的，但只能作为最后依靠的手段来考虑和应用系统设计应尽量采用安全装置和规程，以避免使用逃逸和营救设备。然而，在危险不可能完全消除时，必须采用逃逸、救生和营救设备。

逃逸、救生和营救的故障所造成的影响可能比不采用这类设备的后果更糟，甚至会比原事故造成的伤亡更大。因此，逃逸、救生和营救设备必须作为系统的关键项目来处理，必须进行全面的分析和试验，确保以极低的故障概率满足其预期的目标。

（十四）薄弱环节

所谓薄弱环节指的是系统中容易出故障的部分（设备、部件或零件）。它将在系统的其他部分出故障并造成严重的设备损坏或人员伤亡之前发生故障。设计师和安全技术人员利用薄弱环节来限制故障、偶然事件或事故所造成的损伤。常用的薄弱环节有电、热、机械或结构等类型。

1. 电薄弱环节　在电路中采用的保险丝（熔断器）是最常用的电薄弱环节，它用于防止持续过载而引起的火灾或其他损坏。如果由于电路产生过载，通过由低熔点金属制成的保险丝的过载电流所产生的热将使保险丝熔化，断开电路，保护其他电路器件，但保险丝不能保护电击。

2. 热薄弱环节　轻便式蒸汽清洁器中的蒸发器的易熔塞是常见的一种薄弱环节，作为安全保险。在正常情况下该孔塞低于水面，靠水冷却。如果水位低于塞的位置，便不能起冷却作用，孔塞熔化，蒸汽从该孔排出，使压力降低。蒸发器中易熔孔塞设在事故临近发生前不被水覆盖的位置上。

3. 机械薄弱环节　靠压力起作用的机构保险隔膜是最常用的机械薄弱环节。

4. 结构薄弱环节　结构设计中某些低强度的元件就是结构薄弱环节。它设计成在某个特定的点或沿着某个特定的线路破坏。例如,主动联轴节中的剪切销,它设计成在持续过载会损坏传动设备或从动设备之前损坏。

当薄弱环节发生故障后,只有等到更换了薄弱环节后,设备才可以再次工作,为克服这一缺点已发明了无损的安全装置。自动保护开关(或断路器)和热敏开关就是这类无损安全装置。前者用于各种电器线路中,可多次重复使用并能自动切断过电流的电路。这是一种可重复使用的热保护装置。薄弱环节可与无损的安全装置联用,但它仅作为辅助的和最后的安全措施。例如,压力容器的减压阀用于控制暂时的少量超压;若减压阀故障,则薄弱环节(隔膜)可用于防止容器的高压破裂。

三、可靠性设计与评价

(一)建立可靠性模型

建立产品的可靠性模型的目的是用于定量分配、预计和评价产品的可靠性。

建立以产品功能为基础的可靠性模型,可靠性模型应包括可靠性框图和相应的数学模型。可靠性框图应以产品功能框图、原理图、工程图为依据且相互协调。

可靠性模型应随着可靠性和其他相关试验获得的信息,以及产品结构、使用要求和使用约束条件等方面的更改而修改。

应根据需要分别建立产品的基本可靠性模型和任务可靠性模型。

(二)可靠性分配

可靠性分配的目的是将产品的可靠性定量要求分配到规定的产品层次。

应将可靠性定量要求分配到规定的产品层次(包括软件),作为可靠性设计和提出外协、外购产品可靠性定量要求的依据。具体的可靠性分配值应列入相应的技术规范。所有可靠性分配值应与可靠性模型相一致。

(三)可靠性预计

可靠性预计的目的是预计产品的基本可靠性和任务可靠性,评价所提出的设计方案是否能满足规定的可靠性定量要求。

应对医疗器械、分系统进行可靠性预计。必要时,应分别考虑每一种工作模式。可靠性预计应包括:

(1)基本可靠性,以便为寿命周期费用分析和保障性分析提供依据。

(2)任务可靠性,以便估计产品在执行任务过程中完成其规定功能的能力。

对机械、电气和机电产品的预计可采用相似产品数据和其他适用的方法进行。

当有充分依据(例如通过 FMEA)确认某产品的故障不影响规定的任务可靠性时,则不进行该产品的任务可靠性预计。

（四）FMECA

FMECA 的目的是通过系统地分析,确定元器件、零部件、设备、软件在设计和制造过程中所有可能的故障模式,以及每一故障模式的原因及影响,以便找出潜在的薄弱环节,并提出改进措施。

应在规定的产品层次上进行 FMEA 或 FMECA。应考虑在规定产品层次上所有可能的故障模式,并确定其影响。

FMEA 和 FMECA 应全面考虑寿命剖面和任务剖面内的故障模式,分析对安全性、完好性、任务成功性以及对维修和保障资源要求的影响。

FMEA 和 FMECA 工作应与设计和制造工作协调进行,使设计和工艺能反映 FMEA（FMECA）工作的结果和建议,例如关键件、重要件的确立应与分析结果相吻合。分析结果也可为设计的综合权衡、保障性分析、安全性、维修性、测试性等有关工作提供信息。

（五）FTA

FTA 的目的是运用演绎法逐级分析,寻找导致某种故障事件（顶事件）的各种可能原因,直到最基本的原因,并通过逻辑关系的分析确定潜在的硬件、软件的设计缺陷,以便采取纠正措施。

应在普遍进行 FMEA 的基础上,以灾难的或致命的故障事件作为顶事件,进行 FTA。

（六）潜在分析

潜在分析的目的是在假定所有元件、器件均正常工作的情况下,分析确认能引起非期望的功能或抑制所期望的功能的潜在状态。

根据所分析的对象,潜在分析可分为:针对电路的 SCA、针对软件的潜在分析和针对液、气管路的 SCA。

对人物和安全关键的产品应进行潜在分析。

应在设计的不同阶段,利用已有的设计和制造资料（包括原理图、流程图、结构框图、设计说明、工程图样和生产文件等）及早开展潜在分析,并应随着设计的逐步细化,及时进行更新分析。

进行 SCA 时应利用线索表或其他合适的方法,通过分析,识别潜在路径、潜在时序、潜在指示和潜在标记,并根据其危害程度采取更改措施。

（七）电路容差分析

电路容差分析的目的是分析电路的组成部分在规定的使用温度范围内其参数偏差和寄生参数对电路性能容差的影响,并根据分析结果。

电路容差分析工作的要点是:

（1）对受温度和退化影响的关键电路的元器件特性进行分析。

（2）进行电路容差分析。

（3）对安全和任务关键的电路应进行最坏情况分析。

（4）在初步设计评审时提出需进行分析的电路清单。

（5）容差分析的结果应形成文件并采取相应的措施。

（八）制定可靠性设计准则

制定并贯彻可靠性设计准则，以指导设计人员进行产品的可靠性设计。

应根据规定的可靠性要求，参照相关的标准和手册，并在认真总结工作经验的基础上制定专用的可靠性设计准则（包括硬件和软件），供设计人员在设计中贯彻实施。

设计准则主要包括以下方面：

（1）采用成熟的技术和工艺。

（2）简化设计。

（3）合理选择、正确使用元器件、零部件和原材料。

（4）降额设计准则、元器件降额准则。

（5）容错、冗余和防差错设计。

（6）电路容差设计。

（7）防瞬态过应力设计。

（8）热设计准则。

（9）环境防护设计（包括工作与非工作状态）。

（10）与人的因素有关的设计。

（11）软件可靠性设计准则。

设计准则符合性报告作为设计评审的内容，以保证设计与准则相符。

（九）元器件、零部件和原材料选择与控制

根据研制医疗器械的特点制定元器件、零部件及原材料的选择和使用控制要求并形成控制文件。

对元器件的选择、采购、监制、验收、筛选、保管、使用（含电装）、故障分析及相关信息等进行全面管理。必要时，应进行破坏性物理分析。

制定医疗器械元器件、零部件及原材料的优选目录。

制定医疗器械元器件、零部件及原材料的选用指南。

对元器件、零部件淘汰问题，提出相应的对策和建议。

（十）确定可靠性关键产品

确定可靠性关键产品的目的是确定和控制其故障对安全性、性能完好性、任务成功性和保障要求有重大影响的产品，以及复杂性高、新技术含量高或费用昂贵的产品。

通过 FMECA、FTA 或其他分析方法来确定可靠性关键产品,列出清单并对其实施重点控制。还应专门提出可靠性产品的控制方法和试验要求。

应通过评审确定是否需要对关键产品清单及控制计划和方法加以增删,并评价关键产品控制和试验的有效性。

应确定可靠性关键产品的所有保障的根源,并实施有效的控制措施。

可靠性关键产品包括硬件和软件。

(十一)确定功能测试、包装、贮存、装卸、运输和维修对产品可靠性的影响

制定并实施测试分析程序,评价或估计功能测试、包装、贮存、装卸、运输和维修对产品可靠性的影响,由此可获得如下结果:

(1)受包装、贮存、装卸和运输过程影响的产品和对产品主要特性的影响程度。

(2)定期现场检查和测试的程序、贮存可靠性评价的方法和步骤,包括测试产品的数量和可接受的性能水平。

(3)具体的修复方法和步骤。

对长期贮存(尤其是一次性使用)的产品,应尽早进行贮存分析,确定贮存时间、环境条件变化对产品性能及可靠性的影响,以便采取有效措施,保证产品的贮存可靠性。

(十二)有限元分析

有限元分析的目的是在设计过程中对产品的机械强度和热特性等进行分析和评价,尽早发现承载结构和材料的薄弱环节及产品的过热部分,以便及时采取设计改进措施。

在产品研制进展到设计和材料基本确定时进行有限元分析(finite element analysis,FEA)。

进行 FEA 的关键是要正确建立产品结构和材料对负载或环境响应的模型。

对安全和任务关键的机械结构件和产品应尽量实施 FEA。

(十三)耐久性分析

耐久性分析的目的是发现可能过早发生耗损故障的零部件,确定故障的基本原因和可能采取的纠正措施。

耐久性分析工作的要点是:

(1)尽早对关键零部件或已知的耐久性问题进行耐久性分析。

(2)应通过评价产品寿命周期的载荷和应力、产品结构、材料特性和失效机制等进行耐久性分析。

(3)随着产品设计过程的进展,耐久性分析应迭代进行。

四、维修性设计与评价

（一）建立维修性模型

建立产品的维修性模型的目的是用于定量分配、预计和评价产品的维修性。

建立产品的维修性模型。

建立维修性数学模型，应考虑下列因素：

（1）影响产品维修性的设计特征，如故障检测与隔离方法、故障频率、重量、布局、安装方式等。

（2）与维修性模型相应的维修级别及保障条件。

（3）与维修性模型有关的维修项目（如规定的可更换单元）清单。

（4）相似产品的数据积累和维修工作经验。

模型的复杂程度应与产品的复杂程度相适应。应根据设计的变更和使用保障条件的变化及时对模型加以修改。维修性数学模型的输入和输出应与产品的其他分析模型的输入和输出要求相一致。

应针对不同的维修性要求分别建立产品的维修性模型。

（二）维修性分配

维修性分配的目的是将产品顶层的维修性定量要求逐层分配到规定的产品层次。

应将产品维修性定量要求逐层分配到规定的产品层次，作为维修性设计和提出外协、外购产品维修性定量要求的依据。具体的维修性分配值应列入相应的技术规范。所有维修性分配值应与维修性模型相一致，并随模型的修改而更改。

进行维修性分配，分配的方法和采用的理由应当记录成文。

维修性分配应与维修性预计相结合，并考虑各部分指标实现的可能性。维修性分配要与可靠性分配、保障性分析密切协调。进行测试性分配，维修性分配值应作为其基础。

（三）维修性预计

维修性预计的目的是估计产品的维修性，评价所提出的设计方案在规定的保障条件下，是否能满足规定的维修性定量要求。

按确定的维修级别分别对产品及其组成部分进行维修性预计。必要时，应对所提出的不同使用和维修保障方案分别进行预计。

预计的结果应能表明该产品是否满足规定的维修性指标。

应根据维修性定量要求确定预计的参数，必要时，应对预防性维修工作量、费用予以预计。

预计时,应指明预计产品维修性所采用的专门技术和数据来源。

有维修性要求的产品都应进行维修性预计。如果没有具体的文件或者有确实的维修性历史资料,证实产品故障及维修不影响总体要求的维修性时,可不进行该产品的维修性预计。

根据需要,维修性预计应反复进行,不断完善。

(四)故障模式及影响分析——维修性信息

确定可能的故障模式及其对产品工作的影响,以便确定需要的维修性设计特性,包括故障检测隔离系统的设计特性。

进行 FMECA 和 DMEA,以获取维修性信息,例如故障检测、故障排除措施等。

故障模式及影响分析应与可靠性、安全性、人机工程、保障性分析及技术手册编制时所进行的 FMEA 或 FMECA 的工作结合起来。

确定本工作项目结果在设计故障检测隔离系统和进行维修性分析等方面的具体应用。

在不同阶段进行硬件、功能、工艺及软件 FMEA。

(五)维修性分析

维修性分析的目的是分析从厂家各种报告中得到的数据和从使用方得到的信息,以建立能够实现维修性要求的设计准则、对设计方案进行权衡、确定和量化维修保障要求、向维修保障计划提供输入,并证实设计符合维修性要求。

在设计过程中,厂家应对维修性要求及有关约束进行分析。通过分析,使维修性要求更加具体、明确、与其他要求协调一致,并与产品的具体特点更加紧密联系,从而使维修性要求能够结合到具体的设计中。

应对产品设计方案进行维修性的权衡分析,包括维修性设计本身的权衡、维修性与其他性能设计的权衡,确保整体优化。

厂家应结合医疗器械维修保障方案对医疗器械维修时间进行分析,为维修性设计准则的建立、测试性要求的提出与细化提供依据。

厂家应对产品的故障检测能力进行分析,评价故障检测能力能否满足维修性要求,为更详细的维修性设计提供输入。

厂家应对产品维修性进行人机工程分析,包括维修作业用力分析、可达性分析、维修操作空间分析、可视性分析、维修安全性分析等。应充分利用电子样机,采用仿真手段尽早进行上述分析,及时发现并反馈设计缺陷。

应综合利用可靠性、维修性、保障性的有关信息进行维修费用预测分析。费用预测结果不合理时,应及时调整设计。

（六）抢修性分析

抢修性分析的目的是分析评价潜在损伤的抢修快捷性与资源要求,并为抢修分析提供相应输入。

厂家应根据产品的预定任务对产品基本功能项目进行分析,确定潜在损伤,必要时应进行模拟试验。

以产品 FMEA、DMEA 分析为依据,对损伤进行逻辑决断,确定适当的抢修工作类型。

分析和评价医疗器械抢修的快捷性和所需资源,对抢修性的薄弱环节提出改进意见。

（七）维修性设计准则

将维修性的定量和定性要求及使用和保障约束转化为具体的产品设计准则,以指导和检查产品设计。

厂家应该制定维修性设计准则,并形成文件。维修性设计准则应随着设计的进展不断改进和完善。

维修性设计准则应该经过评审。初步设计评审时提交一份设计准则及其来源的文件。在详细设计评审时应最终确定其内容和说明。设计准则除应包括一般原则(总体要求)外,还应包括产品各组成部分维修性设计的原则或指南。

研制过程中应严格执行维修性设计准则,并及时进行符合性检查。

（八）为详细的维修保障计划和保障性分析准备输入

为制定详细的维修保障计划和进行的保障性分析准备输入的目的是使维修性工作项目的有关输出与保障性分析的输入要求相协调。

应根据使用方确认的使用与保障要求及方案,将维修性设计与分析、维修性分析、抢修性分析、维修性设计准则及其他相关结果,作为制定详细维修保障计划和进行保障性分析的输入数据的基础。

应将与维修保障计划和保障性分析有关的维修性分析结果制成清单。清单必须随着维修性分析的深入和维修性设计准则的确立而及时修正。清单内容包括:

(1)在每一维修级别维修的产品层次、范围和频数。

(2)每一维修级别初始人员技能要求和人力需求(或有关约束条件)。

(3)每一维修级别的人工或自动检测系统的特性。

(4)每一维修级别需要的初始维修技术文件。

(5)每一维修级别必需的人员初始培训及培训器材。

(6)每一维修级别需要的初始设施。

(7)每一维修级别需要的专用与通用保障设备和工具。

(8)维修保障有关的计算机资源。

五、保障性评价

（一）医疗器械保障性定性要求

1. 医疗器械设计便于保障的定性要求

（1）使用保障设计要求：有关自我保障设计要求，如应有辅助动力、自制氧、自制高压空气的要求等；装备自带必要的自救和互救工具或设备的要求，特殊的保障要求，如简化设备动用、使用前的装配、检测等方面的要求等。

（2）维修保障设计要求：医疗器械维修级别划分的要求，如医疗器械采用两级维修还是采用三级维修；各级维修机构的维修能力的要求，如基层级维修只限于完成预定的现场可更换单元的更换；抢救抢修的要求，如利用配备的保障设备完成任务系统的重新配置等要求。

2. 保障资源定性要求　医疗器械保障性要求论证时应从减轻保障负担、缩小保障系统规模等方面提出要求。首先应优先选用现用医疗器械保障设备和设施中可利用的资源，并从减少保障资源品种和数量、简化保障资源设计、保障资源标准化等方面提出的约束条件，主要有：

（1）人力和资源：包括对使用、维修和其他保障人员的编制数量、技术专业、文化程度、技术水平等的约束条件。

（2）训练和训练保障：包括训练周期的限制，有关训练装置、训练器材（含训练模拟器）的研制和选用的约束条件，有关训练教材应系统配套形成体系的要求等。

（3）保障设备：包括采用现用保障设备的要求，对新研制的保障设备通用化、系列化、组合化要求；对新研制的保障设备费用的限制、保障设备互用性的要求；对各维修级别检测能力的要求；保障设备应具有自测试功能的要求。

（4）保障设施：包括对现有保障设施可利用程度的要求，改建、新建保障设施的约束条件，避免增加新建设施的要求等。

（5）备件和消耗品：明确对备件、原材料、擦拭材料、油液（包括燃料、润滑油、液压油、特种液等）等以及对充电、充气（包括高压空气、氧、氮等）等的限制条件。

（6）技术资料：要求提供的技术资料范围，包括医疗器械设计资料、使用维修手册、有关的技术报告、计算机软件文档和各类清单等。明确技术资料的提交日期，使用各种技术资料的对象，有关技术资料编制要求以及其他要求等。

（7）包装、装卸、贮存和运输：包括医疗器械及其备件在贮存和运输过程中的包装、装卸要求；贮存保障方案的要求，如封存器材、封存和启封时间、贮存周期、贮存期间的维护（含检测）等要求；医疗器械及其保障资源的运输要求，包括运输方式要求（如海运、空运、铁路运输、公路运输）以及所需要的保障车辆、保障船的数量和种类等。

（8）计算机资源保障：对建立软件保障系统提出要求，包括提出使用与保障设备中的计算机所需的设施、硬件、软件、文档、检测仪器、人力和人员等要求;有关计算机操作系统、运行环境、数据库、特殊类型接口、编程语言以及现有平台和数据资源的整合兼容等要求;设备软件更改的要求,如软件的更改应以模块升级方式进行,更改时应考虑操作和维修软件人员的能力等。

(二)医疗器械保障性定量要求

医疗器械保障性定量要求一般分为三类:针对医疗器械系统的系统性能完好性要求;针对医疗器械保障性设计特性要求;针对保障系统及其资源的要求。

1. 参数的选择

(1)表示系统性能完好性要求的使用参数有:使用可用度、能执行任务率等,其量值是需要通过使用验证的指标。应根据医疗器械的类型、任务要求、使用要求等选择适用的参数。

(2)医疗器械保障性设计特性主要包括可靠性、维修性(含测试性)要求,它们由系统性能完好性要求导出,一般用与系统性能完好性、维修人力和保障资源要求有关的可靠性维修性使用参数描述,如平均维修间隔时间等。应根据医疗器械的类型、使用要求、产品的层次等选择适用的使用参数。定量的保障性设计特性要求还包括运输性等其他方面的定量要求,如运输尺寸、重量的要求等。

(3)保障系统及其资源要求用反映其能力的使用参数描述,如平均延误时间、备件利用率等。

2. 指标的确定 在论证阶段,应根据使用方案、费用约束、基准比较系统和初始的保障方案等拟定初步的医疗器械性能完好性参数、保障性设计特性参数、保障系统及其资源参数的目标值和门限值(至少应有门限值)。

在方案阶段结束时,应最后确定一组相互协调匹配的系统性能完好性参数、保障性设计特性参数、保障系统及其资源参数的目标值和门限值(至少应确定门限值),并应将保障性设计特性参数的目标值和门限值分别转换为规定值和最低可接受值。

(三)医疗器械的保障性设计

医疗器械系统的保障性设计包括医疗器械的保障性设计和保障系统的规划。在医疗器械设计时应进行保障性设计。医疗器械的保障性设计主要是指可靠性、运输性、维修性等的设计,还包括将其他有关保障考虑纳入装备的设计。

可靠性、维修性、运输性等的设计应按相关专业工程领域的标准、指南和手册等提供的方法、程序进行。

将其他有关考虑纳入医疗器械的设计主要是指将有关保障的要求和保障资源的约束条件反映在医疗器械的设计方案中,如当需要采用现有的通用测试设备时,应保证医疗器械的被测试单元与之相匹配、相兼容。

（四）保障性试验与评价

保障性试验与评价包括保障性设计特性的试验与评价、保障资源的设计与评价和系统性能完好性评估。保障性设计特性的试验与评价主要包括可靠性、维修性等设计特性的试验与评价。

1. 保障性设计特性的试验与评价　本工作项目的目的是通过试验与评价发现设计和工艺缺陷，采取纠正措施并验证保障性设计特性是否满足要求。

保障性设计特性的试验与评价的工作要点是：

（1）应按有关专业工程计划的安排，实施试验与评价。

（2）为确定和调整保障资源需求等提供输入。

2. 保障资源试验与评价　本工作项目的目的是验证保障资源是否达到规定的功能和性能要求，评价保障资源与医疗器械的匹配性、保障资源之间的协调性和保障资源的充足程度。

保障资源试验与评价的工作要点是：

（1）应在保障性试验与评价计划中规定保障资源试验与评价的有关内容，包括试验方法、评价方法、评价准则、评价时机等。

（2）应按保障性试验与评价计划实施保障资源试验与评价。

（3）应编制保障资源试验与评价报告，主要内容包括保障资源的功能和性能、保障资源与医疗器械匹配性、保障资源之间的协调性、保障资源充足程度等的评价与改进建议等。

3. 系统性能完好性评价　本工作项目的目的是验证医疗器械是否满足规定的系统性能完好性要求，并评价保障系统的保障能力。

系统性能完好性评价的工作要点是：

（1）应在现场使用评估计划中规定系统性能完好性评估的有关内容，包括评估的目的、评估参数、数据收集和处理方法、评价准则、数据收集的时间长度和样本量、评估时机、约束条件以及所需的资源等。

（2）在医院试验期间，应对系统性能完好性进行初步评估。

（3）系统性能完好性评估应作为医疗器械初始能力评估的一部分进行，一般应在医疗器械部署一个医院、人员经过了规定的培训、保障资源按要求配备到位后，开始进行系统性能完好性评估。

（4）编制系统性能完好性评估报告，报告中应对评估过程中发现的问题进行分析，提出改进建议。

六、人机工效性评价

（一）系统设计一般原则

在设计过程中，应考虑单个或多个工作者和工作系统的其他要素（例如任务、装备、工作空间和环境等)之间的主要交互关系。

工作系统的工效学设计旨在降低工作紧张,避免弱化效应(例如工作疲劳),促进易化效应(例如技能的提升)。同时,未被弱化的人员绩效会提高系统的效果和效率。

在工作系统设计中,对整个设计最重要的决定往往是在设计过程初期做出的。在设计过程初期,对人机工效学方面的投入宜最大。

人机工效学对系统设计的贡献贯穿于整个设计过程,其输入的层面将随着设计过程的进行而变化,从系统需求分析阶段(目标界定)的基础性和一般性输入,过渡到完整的系统实施(系统实现、系统实施和系统验证)之后的细微调节。

应让工作者有效地参与工作系统的设计。因为工作者的经验能够为系统设计提供一个不可或缺的知识基础。在设计过程中应在任何可能的时间及阶段都让工作者参与。

设计工作系统时,宜以一个尽可能广泛的群体作为设计目标人群,从而尽可能地满足具备不同特点的工作者的需求,包括那些有着特殊需求的人群。

(二)系统设计过程

"设计"是为了提出新的设计方案或现有系统的再设计方案,而进行的由一系列设计阶段组成的、迭代的结构化过程。跨学科的设计团队能够最好地完成这一过程。跨学科的设计团队对于设计过程的每一个阶段都很重要。在设计的各个阶段中涉及的活动包括分析、综合、方针和评价。

设计过程中的每个因素都有可能会对其他因素产生影响。例如针对人机之间的任务分配、界面的设计以及训练的需求等方面的决策会相互影响,因此系统设计者必须在作出最后决定之前对多个备选方案进行评价。

对合适的备选方案的评价过程可能需要反复进行,直到在每一个方面都获得了足够多的信息。在设计过程的以下阶段中,将编集信息并对信息进行最后考察。在设计一个新工作系统时,应确保采用了适当的方法和技术。

(三)目标界定(需求分析)

在新系统设计中,进行系统需求分析需要了解工作过程中生产或绩效的需求,以及新系统中工作者的特点和局限。

如果存在相同或相似的系统,还需要了解已有的工作系统中存在的人机工效学问题。

针对这一目的适用的人机工效学方法和技术包括:使用工作环境评价工具、进行实地观察和访谈等。

在搜集和分析这些信息之后,应创建一个包括系统需求、具体要求和详细规格的纲要。

这份纲要既包含与工作者的绩效、安全、健康和生活质量相关的工作系统详细规格,也包含和系统技术绩效需求相关的工作系统详细规格。

工作系统中任何一个可能影响到人或系统绩效的组成部分,在其运行时,都应从操作和维护这两个方面对其加以描述。

（四）功能分析和分配

确定了系统需求之后,功能分析和分配阶段的第一步是确定为了满足这些需求,该工作系统应实现的功能。功能确定后,还需要决定这些功能如何在任何机器之间分配。

功能分配旨在保证每一个功能都有效的执行,同时兼顾之前提出的工作系统设计的注意事项。

要进行人机功能的合理分配,需要分析所设计的系统中的人和技术元素在满足功能需求方面的能力和局限性。

此分析和以后的人机功能分配旨在设计适当的任务和工作,促进工作者的健康、生活质量和安全,且有利于达到预期工作绩效。

适用于这一目的的人机工效学方法和技术包括方案规划、评估工具、人因(计算机)模型以及实验室试验。

（五）概念设计

确定功能分配方案后,下一步是将分配给人或技术系统的功能转化为概念设计。

概念设计的作用是展示工作系统的结构以及其内部成分之间的相互作用。

在进行概念设计的过程中,应始终遵循以人为中心的方法和原则。

分配给工作者的功能需转化为对任务、工作以及工作组织的需求列表。这些要素的设计将以这份需求列表为基础。

分配给设备的功能需转化为对工作设备设计、工具(包括软件)、工作站和工作环境的需求列表。这些部分的设计和选择要以这份需求列表为基础。

适用于这一目的的人机工效学方法和技术包括仿真和任务分析技术、比例模型或原型以及小组讨论等。

（六）详细设计

1. 工作组织的设计　个体的工作和工作系统之间会相互影响。应分析不同工作系统(例如内部各个部门之间)对其他工作系统造成的约束和压力。应重视这种约束和压力对工作组织、所有工作系统以及工作者绩效的影响。

同时还应考虑工作系统中不同成分之间的关系对个人的工作压力的影响程度。

如果经由以上考虑产生的结果不符合系统需求,应考虑其他的设计方案。

2. 工作任务设计　将分配给人的功能转化为工作任务时,应实现以下目标:

(1)理解工作群体的经验和能力。

(2)工作者可以运用不同类型的技能和能力,进行不同种类的活动。

(3)确保所执行的工作任务可被视为一个整体,而不只是零碎的任务。

(4)确保所执行的工作任务对整个工作系统有显著的贡献,且工作者能够理解这一点。

(5)允许工作者在决定优先顺序、节拍和过程的时候有适当的自主权。

(6)对执行工作任务的人员提供足够的有意义的反馈。

(7)为工作者提供机会,使他们能够提升与工作任务相关的现有技能和获取相关的新技能。

(8)避免分配对工作者来说过重或过轻的任务。过重或过轻的任务可能带来不必要的甚至过度的紧张、疲劳或失误。

(9)避免重复。重复可能引起不平衡的工作紧张,并进一步导致生理上的不适和心理上的单调感、厌烦感、乏味感或不满。

(10)避免让工作者单独工作,应为工作者提供社交性交流和功能性交流的机会。

3. 作业设计　作业设计一方面应促进工作系统实现绩效目标,另一方面应使设计目标人群的总体工作压力处于最优水平。

工作压力与设计目标人群能力的不匹配将会造成过度负荷或者负荷不足,导致工作者的弱化效应。应通过适当的作业设计来避免这些问题。

生理和心理工作压力的整体水平受到一项工作中各个任务的组合方式、操作的内容和重复程度以及工作者对于工作过程的控制水平的影响。

可通过下列方法提高工作的质量:

(1)有组织的或无组织的工间休息。

(2)变换工作,例如在装配线上或者在工作班组内组织工作者自愿变换工种。

(3)由一名(而非多名操作者)来完成属于同一系统功能的几项连续作业(作业扩展),如让一名操作员完成装配操作中的一系列连续操作。

(4)由一名(而非多名操作者)来完成属于不同系统功能的连续操作(作业充实),如质量检验前的装配操作可由次品检出人员来完成。

4. 工作环境设计　工作环境的设计和维护应保证环境中物理的、化学的、生物的和社会的因素对人无负面影响,且这些因素有助于保证工作者的健康、确保他们的工作能力和维持他们执行特定任务的意愿。

在任何可能的情况下,应同时使用客观的和主观的评价手段来确定工作条件。在保证环境条件达到了经认可的可维持健康和生活质量的标准的同时,还应注意工作环境对安全和任务执行效率可能造成的影响。例如,不适当的背景声音可能会掩盖有用的声音信号,而恰当的光照将提高视觉检查任务的绩效。在任何可能的情况下,应允许工作者调整或改变自己所处工作环境中的各种条件。

社会的、风俗的和种族方面的因素可能影响某项工作和工作组织的可接受程度。这类影响会广泛存在,例如着装要求、工作过程中使用的物质(例如来自动物的材料)以及工作的小时和天数。在任何可能的情况下,应在工作系统中考虑这些因素。

来自社会和家庭的压力还有可能影响工作安全和绩效。

5. 工作装备、硬件和软件的设计　现今的工作任务对于工作者心智方面的要求越来越高,在设计工作系统的时候,不仅要考虑设备的物理(机械)特性,还要考虑设备的认知特性。

一般来说,界面是人和设备之间制定决策、传递信息或进行沟通的部件。显示器和控制器是界面主要的组成部分。显示器和控制器可能是传统的设备,也可能是视觉显示终端的组成部分。界面设计应适合人的特点:

(1)界面应当提供足够的信息让工作者既可以快速了解系统全局状况,同时也能获取具体参数的详细信息。

(2)原则上来说,最需要触及的系统部件应被放置在最容易触及和操作的位置,最需要看到的系统部件应被放置在最容易看到的位置。

(3)信号、显示器和控制器应以最大限度降低人为错误概率的方式工作。

(4)需要同时操作或快速地依此操作多个控制器时,控制器的位置应当相互足够接近以利于正确的操作;但不能过于接近,避免无意产生的操作。

6. 工作空间和工作站的设计

(1)一般原则:工作空间和工作站的设计应同时考虑人员姿态的稳定性和灵活性。

应给人员一个尽量安全、稳固和稳定的基础借以施力。

工作站的设计应考虑人体尺寸、姿势、肌肉力量和动作的因素。

避免可能造成长时间静态肌肉紧张并导致工作疲劳的身体姿态。应允许工作者变换身体姿态。

(2)人体尺寸和姿态:主要应注意以下几点:

1)工作站的设计应考虑人体尺寸带来的限制,同时还要考虑到着装和其他随身携带物品的影响。

2)对于持续性的任务,操作者应能交替采用坐姿和站姿。如果只能选择一种姿态,通常坐姿优于站姿,除非工作过程要求站姿。对于持续性任务,应避免蹲姿和跪姿。

3)如果必须使用较大的肌力,则应通过采取合适的身体姿势和提供合适的身体支撑,使通过身体的力链或力矩矢量最短或最简单。在执行需要精细动作的任务时尤其如此。

(3)肌力

1)力的要求应与操作者的肌力相适合,而且必须考虑力、施力频率、姿态和疲劳之间的关系。

2)作业设计应避免肌肉、关节、韧带以及呼吸和循环系统不必要的或者过度的紧张。

3)所涉及的肌肉群必须在肌力上能够满足力的要求。如果力的要求过大,则应在工作系统中引入助力系统,或者重新设计任务以使用更加有力的肌肉。

(4)身体动作

1)身体各动作之间应保持良好的平衡;应允许工作者变换姿态,而不是长期保持静止的姿态。

2)身体或者肢体的运动的频率、速度、方向、范围不应超过解剖学和生理学的限制范围。

3)对需要高精度的运动,不应要求使用很大的肌力。

4)需要时,宜使用引导设备,以便于实施动作和明确先后顺序。

（七）系统实现、实施和验证

系统实现包括对工作系统中新的技术设计的研发、生产和采购,在实地安装,同时还包括为了符合当地环境和用户的要求和特点而进行的细微调整。

在实施阶段,应把新工作系统介绍给所有相关人员,特别是(可能的)工作者,包括在适宜条件下提供必要的信息和培训。此外,还应提供一份从旧系统向新系统转换的详细步骤说明。如果可能,还应提供一份备份系统。

应为目标用户人群提供说明文档。对工作者进行指导和培训,以帮助他们迅速和可靠地适应新环境。

在设计过程中应将人机工效学的原理作为一种预防性的手段,尽量减少培训的需要。在必须要通过培训才能使工作系统发挥全部潜力的时候,应针对新工作系统的运作进行充分和适当的培训。

系统验证的目的是确认新系统的运行是否符合预期。

如果新设计实现了系统目标和工作绩效,但有害于工作者的健康、生活质量和安全,则应重新设计。

在系统验证的过程中应邀请工作者来参与。

一个验证合格的工作系统,应从设计初期就将人机工效学的原则和方法整合到系统设计过程中。

（八）评价

适当地运用人机工效学,能够优化工作系统和工作者的绩效和效能,且不会损害工作者的身心健康、生活质量和人身安全。

除了设计过程中的验证外,对工作系统设计的整体评价有助于对项目的结果形成完整的了解,将项目初期规划输出和最终结果进行比对,还可以积累经验。应持续监控系统的影响,以避免其对用户的工作绩效或者身心健康产生长时间损害。

整体评价应在系统进入稳定工作状态之后进行。

在评价中应考虑工作的质量,以便于在工作环境中建立一个能保证工作者长期有效绩效的良好基础。

各种关于绩效、健康、生活质量和安全的参数为评价和验证工作系统设计的有效性提供了度量方法和标准。人机工效学评价方法见图8-3。

可用性方法涵盖了上述三类评估方法,可用性的概念可为评估工作系统中的技术成分的设计质量提供一个适当的框架。

可使用成本效益模型对设计的效果进行准定量评价。例如,通过减少病假、生产损失和系统维护可降低成本。良好的工作环境能够产生显著的正面效应,并优化成本-效益比。

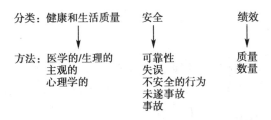

图 8-3　人机工效学评价方法

七、软件性能评价

（一）计算机系统设计

1. 硬件与软件的分配原则　对具有高可靠性和安全性要求的功能,应权衡用硬件实现还是用软件实现的利弊,作出妥善决策。

2. 硬件与软件可靠性指标的分配原则　软件的可靠性指标应与硬件的可靠性指标大体相当,可根据具体情况做适当的调整,但调整不宜过大,并且所分配的指标应能验证。

3. 安全关键功能的人工确认　在系统控制回路中,安全关键功能的执行在可能时必须经操作人员确认或启动。

4. 安全核内容　在安全关键的计算机系统中,应当设计一个称为安全性内核的独立计算机程序,用来监视系统并防止系统进入不安全状态。当出现潜在不安全的系统状态或者有可能转移到这种状态时,它将系统转移到规定的安全状态。

5. 自动记录系统故障　必须采取措施自动记录检测出的所有系统故障及系统运行情况。

6. 禁止回避检测出的不安全状态　在系统设计时考虑故障的自动检测,一旦检测出不安全状态,系统应作出正确响应,不得回避。

7. 保密性设计　系统设计应能防止越权或意外地存取或修改软件。

8. 容错设计　对可靠性要求很高的系统应同时考虑硬件和软件的容错设计,而不能只考虑硬件容错设计。

9. 安全关键软件的辨识原则　A 级和 B 级软件定义为安全关键软件。例如,下述软件应定义为安全关键软件:

（1）故障检测的优先级结构及安全性控制或校正逻辑、处理和响应故障的模块。

（2）中断处理程序、中断优先级模式及允许或禁止中断的例行程序。

（3）产生对硬件进行自主控制的信号。

（4）产生直接影响硬件部件运动或启动安全关键功能的信号的软件。

（5）其输出是显示安全关键硬件的状态的软件。

（二）硬件设计

嵌入式软件的运行过程与相关系统硬件的运行过程相互交错,密不可分,设计因素相互影响。进行软件安全性和可靠性设计时必须考虑与硬件设计有关的要求。

（三）软件需求分析

1. 软件需求分析必须确保软件需求规格说明的无歧义性、完整性、可验证性、一致性、可修改性、可追踪性和易使用性。

2. 对安全关键软件,必须列出可能的不期望事件,分析导致这些不期望事件的可能原因,提出相应的软件处理要求。

3. 对有可靠性指标的软件,在确定了软件的功能性需求之后,应考虑该软件的可靠性指标是否能够达到以及是否能够验证,还应与用户密切配合,确定软件使用的功能剖面,并制定软件可靠性测试计划。

（四）软件危险分析

在软件开发的各个阶段进行有关的软件危险分析。

（五）安全关键功能的设计

1. 安全关键功能必须至少受控于两个独立的功能。

2. 安全关键的模块必须同其他模块隔离;安全关键的模块必须放在一起,以便对其进行保护。

3. 安全关键功能必须具有强数据类型;不得使用一位的逻辑"0"或"1"来表示"安全"或"危险"状态;其判定条件不得依赖于全"0"或全"1"的输入。

4. 安全关键的计时功能必须由计算机控制,使操作人员不能随意修改。

5. 在启动安全关键功能之前,必须对可测试的安全关键的单元进行实时检测。当检测到不安全的情况时,软件必须采取措施对其进行处理;如软件无法处理这种情况,则应保证将控制转换到硬件的安全子系统。

（六）冗余设计

1. 软件冗余

（1）考虑失效容限,确定冗余要求:一般依据软件安全关键等级,确定软件的失效容限要求,根据软件的失效容限要求,确定软件冗余要求。例如,对于 A 级软件,推荐的失效容限为 2,要进行 5 版本程序设计;对于 B 级软件,推荐的失效容限为 1,要进行 3 版本容限设计;对于 C、D 级软件,不考虑失效容限,无须软件冗余。

对无法实现 N(>2)版本程序设计的安全关键软件,建议采用恢复快技术。

（2）N 版本程序设计:N 版本程序设计由 N 个实现相同功能的(必要时,在考虑特殊功能处理后包括按功能降级设计的)相异程序和一个管理程序组成,各版本先后运算出来的结果比较(表决),确定输出。在表决器不能分辨出错模式的情况下,应当采取少数服从多数的表决形式,甚至可以根据系统安全性要求采取"一票否决"的表决形式。

N 版本程序设计还可以对每一版本运算的结果增加一个简单接受测试或定时约束的功能,先期取消被证明是错误的结果或迟迟不能到达的结果,以提高表决器的实时性和成功率。

要选用各种不同的实现手段和方法来保证版本的强制相异,以减少共因故障。

(3)恢复法:软件需求规格说明中应对恢复块做单独的定义和说明。恢复块由一个基本块、若干个替换块(可以是功能降级替换块)和接受测试程序组成。基本工作方式是:运行基本块;进行接受测试,若测试通过,则输出结果;否则,调用第一个替换块,再进行接收测试……若在第 N 个替换块用完后仍未通过接受测试,便进行出错处理。

2. 信息冗余

(1)安全关键功能应该在接到两个或更多个相同的信息后才执行。

(2)对安全关键信息,应保存在多种或多个不同芯片中,并进行表决处理。

(3)对可编程只读存储器(programmable read-only memory,PROM)中的重要程序进行备份(例如,备份中不同的 PROM 中),万一 PROM 中的程序被破坏,还可通过遥控命令等手段使系统执行其备份手续。

(4)对随机存取存储器(random access memory,RAM)中的重要程序和信息,应存储在三个不同的地方,而访问这些程序和数据都通过三取二表决方式来裁决。

(七)接口设计

1. 硬件接口设计

(1)CPU(central progressing unit)之间的通信必须在数据传输之前对数据传输通道进行正确性检测。建议实施定期检测,以确保数据传输的正确性。

(2)需要从接口软件中得到两个或更多安全关键信息的外部功能不得从单一寄存器或从单一输入/输出(input/output,I/O)端口接受所有的必要信息,而且这些信息不得由单一CPU 命令产生。

(3)对于所有模拟及数字输入输出,在根据这些值采取行动之前,必须先进行极限检测和合理性检测。

2. 硬件接口的软件设计

(1)硬件接口的软件设计必须考虑检测外部的输入或输出设备的失效,并在发生失效时恢复到某个安全状态。设计必须考虑所涉及硬件的潜在失效模式。

(2)在设计硬件接口的软件时,必须预先确定数据传输信息的格式和内容。每次传输都必须包含一个字或字符串来指明数据类型及信息内容。至少要使用奇偶校验来检验和来验证数据传输的正确性。

(3)在硬件接口的软件设计中必须考虑硬件接口中已知的元器件失效模式。

(4)安全关键功能应使用专用 I/O 端口,并使这种 I/O 端口与其他 I/O 端口有较大区别。

3. 人机界面设计

（1）人机交互软件要便于操作员用单一行为处理当前事务，使系统退出潜在不安全状态，并恢复到某一安全状态。

（2）在启动安全关键功能时，必须由两个或多个人员在"与"方式下操作，并有完善的误触发保护措施，以避免造成无意激活。例如，在启动某个安全关键功能时，最少应由两个不同按键来启动，并且在设计这两个按键时，应使这两个按键在操作键盘或操作面板上保持一定的距离，以免误触发。两个操作员应独立地、最好在不同的操作键盘或操作面板上同时启动，且一个操作员不同时启动也不能采取措施强迫另一操作员启动。

（3）向操作员提供的显示信息、图标、及其他人机交互方式必须清晰、简明且无二义性。

4. 报警设计

（1）必须向操作员提供声光报警，声音报警信号必须超过预期的背景噪声，并同时提供表明软件正在操作的实时指示。要求几秒钟或更长时间的处理功能在处理期间必须向操作员提供一个状态指示。

（2）报警的设计必须使例行报警与安全报警的报警相区别，并应使得在没有采取纠正行为或没有执行所要求的后续行为以完成该操作的情况下，操作员无法清除安全关键的报警。

5. 软件接口设计　在设计软件接口时必须确保：

（1）模块的参数个数与模块接受的输入变元个数一致。

（2）模块的参数属性与模块接受的输入变元属性一致。

（3）模块的参数单位与模块接受的输入变元单位一致。

（4）模块的参数次序与模块接受的输入变元次序一致。

（5）传送给被调用模块的变元个数与该模块的参数个数一致。

（6）传送给被调用模块的变元属性与该模块的参数属性一致。

（7）传送给被调用模块的变元单位与该模块的参数单位一致。

（8）传送给被调用模块的变元次序与该模块的参数次序一致。

（9）调用内部函数时，变元的个数、属性、单位和次序正确。

（10）不会修改只是作为输入值的变元。

（11）全程变量在所有引用它们的模块中都有相同的定义。

（12）不存在把常数当做变量来传送的情况。

（八）软件健壮性设计

1. 配合硬件处理的若干设计考虑

（1）电源失效防护：软件要配合硬件处理在加电的瞬间电源可能出现的瞬间故障，避免系统潜在的不安全初始状态；在电源失效时提供安全的关闭；在电源的电压有波动时，使它不会产生潜在的危险。

(2)加电检测:软件设计必须考虑在系统加电时完成系统级的检测,验证系统是安全的并在正常地起作用;在可能时软件应对系统进行周期性检测,以监视系统的安全状态。

(3)电磁干扰:对于电磁辐射、电磁脉冲、静电干扰等,硬件设计应按规定要求将这些干扰控制在规定的水平之下,软件设计要使得在出现这种干扰时,系统仍能安全运转。

(4)系统不稳定:若某些外来因素使系统产生不稳定,不宜继续执行命令,软件应采取措施,等系统稳定后再执行指令。例如,具有强功率输出的指令所引发的动作对系统或计算机系统的稳定性有影响,软件应使计算机在该指令输出并等系统稳定后,再继续执行指令。

(5)接口故障:应充分估计接口的各种可能故障,并采取相应的措施。例如,软件应能识别合法的及非法的外部中断,对于非法的外部中断,软件应能自动切换到安全状态。反馈回路中的传感器有可能出故障并导致反馈异常信息,软件应能预防将异常信息当做正常信息处理而造成反馈系统的失控。同样,软件对输入、输出信息进行加工处理前,应检验其是否合理(最简单的方法是极限量程检验)。

(6)干扰信号:对被控对象的变化信号中伴同存在的干扰信号采用数字滤波器加以过滤时,采样频率的确定不仅要考虑有用信号的频率,而且要考虑干扰信号的频率。

(7)错误操作:软件应能判断操作员的输入操作错误(或合理)与否,并在遇到不正确(或不合理)输入和操作时拒绝该操作的执行,并提醒操作员注意错误的操作或输入,同时指出错误的类型和纠正措施。

2. 监控定时器的设计

(1)必须提供监控定时器或类似措施,以确保微处理器或计算机具有处理程序超时或死循环故障的能力。

(2)监控定时器应力求采用独立的时钟源,用独立的硬件来实现;若采用可编程定时器实现,应统筹设计计数时钟频率和定时参数,力求在外界干扰条件下定时器受到干扰后定时参数的最小值大于系统重新初始化所需的时间值,最大值小于系统允许的最常故障处理时间值。

(3)与硬件状态变化有关的程序设计应考虑状态检测的次数或时间,无时间依据的情况下可用循环等待次数作为依据,超过一定次数作超时处理。

3. 异常保护设计　必须仔细分析软件运行过程中各种可能的异常情况,设计相应的保护措施。特别是当采用现成软件时,必须仔细分析原有的异常保护措施对于现有的软件需求是否足够且完全适用。异常处理措施必须使系统转入安全状态,并保持计算机处于运行状态。

（九）简化设计

1. 模块的单入口和单出口　除中断情形外,模块应使用单入口和单出口的控制结构。

2. 模块的独立性　模块的独立性,应以提高内聚度、降低耦合度来实现,设计时必须遵循下述准则:

（1）采用模块调用方式,而不采用直接访问模块内部有关信息的方式。

（2）适当限制模块间传递的参数个数。

（3）模块内的变量应局部化。

（4）将一些可能发生变化的因素或需要经常修改的部分尽量放在少数几个模块中。

3. 模块的扇入扇出　在设计软件时,将模块在逻辑上构成层次的结构,在不同的层次上可有不同的扇入扇出数。模块的实际结构形态应满足下述准则:

（1）模块的扇出一般应控制在7以下。

（2）为避免某些程序代码的重复,可适当增加模块的扇入。

（3）应使高层模块有较高的扇出,底层模块有较高的扇入。

4. 模块的耦合方式　模块间耦合的方式有五类,按其优选顺序排列如下:

（1）数据耦合。

（2）控制耦合。

（3）外部耦合。

（4）公共数据耦合。

（5）内容耦合。

5. 模块的内顺方式　模块内诸元素关联的方式有六类,按其优选顺序排列如下:

（1）功能内聚。

（2）顺序内聚。

（3）通信内聚。

（4）时间内聚。

（5）逻辑内聚。

（6）偶然内聚。

6. 特殊考虑　鼓励采用经过实践考验、可靠且适用的现有软件。但必须仔细分析其适用性,并对所有不适当之处作妥善处理。

（十）余量设计

1. 资源配置及余量要求　软件设计时,应确定有关软件模块的存储量、输入输出通道的吞吐能力及处理时间要求,并保证满足系统规定的余量要求(例如,军用软件一般要求留有不少于20%的余量)。

2. 时序安排的余量考虑　软件工作的时序安排,要结合具体的被安排对象确定各种周期。如采样周期、数据计算处理周期、控制周期、自诊断周期、输入输出周期等。当各种周期在时间轴上安排不下时,应采取更高性能的CPU或多CPU并行处理来解决,以确保软件的工作时序之间留有足够的余量。

（十一）数据要求

1. 数据需求　必须定义软件所需要的各种数据。必须规定静态数据、动态输入输出数据及内部生成数据的逻辑结构,列出这些数据的清单,说明对数据的约束。同时,必须规定数据采集的要求。说明被采集数据的特性、要求和范围。对重要的数据在使用前后都要进行检验。推荐建立数据字典,并阐明数据的来源、处理及目的地。

2. 属性控制　任何数据都必须规定其合理的范围。如果数据超出了规定的范围,就必须进行出错处理。变量的定义域应预先规定,在实现时予以说明,在运行时予以检查。必须对参数、数组下标、循环变量进行范围检查。

3. 数值运算范围检查　进行数值运算时,必须考虑数值的范围及误差问题。在把数学公式实现成计算机程序时,要保证输入输出及中间结果不超出机器数值表示范围。

4. 精度控制　保证运算所要求的精度。要考虑到计算误差及舍入误差,选定足够的数据有效位。

5. 合理性检查　在软件的入口、出口及其他关键点上,应对重要的物理量进行合理性检查,并采取便于故障隔离的处理措施。

6. 特殊问题　使用数学协处理器时,必须仔细考虑浮点数据近零时的处理方式,建议在发生下溢时,使用最小的浮点数来替代零;在软件设计时应考虑某些硬件出现的处理,对在使用这些硬件的过程中出现的异常情况进行实时恢复。

(十二)防错程序设计

1. 参数化　在软件设计中,必须规定用统一的符号来表示参数、数量和标志,以便在不改变源程序逻辑的情况下,对它进行量改。

2. 公用数据和公共变量　必须指明由两个或多个模块公用的数据和公共变量,并尽量减少对公共变量的改变,以减少模块间的副作用。

3. 标志　所有标志必须进行严格的定义,并编制标志的使用说明,说明的项目包括:

(1)名称和位定义。

(2)功能和作用。

(3)适用范围(有效范围)。

(4)生命周期(初始状态、运行中的变化条件、状态和时刻、最终状态)。

(5)使用情况(使用该标志的模块名及使用方式)。

对于安全关键的标志,在其被使用的软件单元里,必须唯一且用于单一目的。

4. 文件　文件必须唯一且用于单一目的;文件在使用前必须成功地打开,在使用结束后必须成功地关闭;文件的属性应与它的使用相一致。

5. 非授权存取的限制

(1)必须防止对程序(源程序、汇编程序及目标代码)和非授权的或无意的存取和修改,其中包括对代码的自修改。

(2)必须防止对数据的非授权的或无意的存取或修改;对安全关键功能模块应设置调用密码。

6. 无意指令跳转的处理

(1)必须检测安全关键软件内或安全关键软件间的无意跳转;如果可行的话,进行故障诊断,并确定引起无意跳转的原因。

(2)必须提供从无意指令跳转处进入故障安全状态的恢复措施。

7. 程序检测点的设置

(1)在安全关键软件中的关键点上进行监测,在发现故障时进行故障隔离;必要时,使系统进入安全状态。

(2)在完成必要检测功能的前提下,检测点宜少不宜多。

(3)测试特征量流出通道应力求独立,使测试功能的失效不会影响其他功能。

8. 寻址模式的选用

尽量不使用间接寻址模式。在确实有必要采用间接寻址方式时,需慎重考虑和充分论证,并在执行之前验证地址是否在可接受的范围内。

9. 数据区隔离

为了防止程序把数据错当指令来执行,要采用将数据与指令分隔存放的措施。必要时在数据区和表格的前后加入适当的 NOP 指令和跳转指令。使 NOP 指令的总长度等于最长指令的长度,然后加入一条跳转指令,将控制转向出错处理程序。

10. 安全关键信息的要求

(1)安全关键信息不能仅由单一 CPU 命令产生。

(2)不用寄存器和 I/O 端口来存储安全关键信息。

(3)使安全关键信息不会因一位或两位差错而引起系统故障。

安全关键信息与其他信息之间应保持一定的码距。

安全关键信息的位模式不得使用一位的逻辑"1"和"0"表示,建议使用 4 位或 4 位以上、既非全 0 又非全 1 的独特模式来表示,以确保不会因无意差错而造成危险。

(4)如安全关键信息有差错,应能检测出来,并返回到规定的状态(例如,安全状态)。

(5)安全关键信息的决策判断依据不得依赖于全"1"或全"0"的输入(尤其是从外部传感器传来的信息)。

11. 信息存储要求

考虑到信息存储的可靠性,对不需修改的重要信息,条件允许时应放在不易丢失的只读存储器(read only memory,ROM)中。对需要少量次数修改的重要信息,则应放在电可擦除可编程只读存储器(electrically erasable programmable read-only memory,E^2PROM)等中。

12. 算法选择要求

(1)对规定时间内要完成规定任务的软件,不能采用没有把握在一定时间内算出结果的算法。

(2)算法所使用的存储空间应完全确定。例如,尽量不采用动态堆空间。

(十三)编程要求

1. 语言要求

(1)采用标准化的程序设计语言进行编程。

（2）在同一系统中,应尽量减少编程语言的种类;应按照软件的类别,在实现同一类软件时应只采用一种版本的高级语言进行编程,必要时,也可采用一种机器的汇编语言编程。

（3）应选用经过优选的编译程序或汇编程序,杜绝使用盗版软件。

（4）为提高软件的可移植性和保证程序的正确性,建议只用语言编译程序中符合标准的部分进行编程,尽量少用编译程序引入的非标准部分进行编程。

2. 汇编语言的编程限制 暂停、停止及等待指令要严格控制使用。

3. 高级语言的编程限制

（1）原则上不得使用 GOTO 语句。

在使用 GOTO 语句能带来某些好处的地方,必须控制 GOTO 的方向,只需使用向前的GOTO,不得使用后向 GOTO。

（2）对顺序程序的编制,应参照推荐的几种控制结构来编制程序;对并行程序的编制,应选择便于测试且简单的结构来编制程序。

4. McCabe 指数 软件单元的圈复杂度（即 McCabe 指数）应小于 10。

5. 软件单元的规模 对于用高级语言实现的软件单元,每个软件单元的源代码最多不应超过 200 行,一般不超过 60 行。

6. 命名要求

（1）必须以显意的符号来命名变量和语句标号。

（2）尽量避免采用易混淆的标识符来表示不同的变量、文件名和语句标号。

7. 程序格式要求 在编辑源程序时,应将其编辑成反映结构化特色的缩进格式,使编码的逻辑关系与程序清单的实际位置对应。

8. 程序注释要求与方法

（1）注释的一般要求:为提高可读性,在源程序中必须有足够详细的注释。注释应为功能性的,而非指令的逐句说明。注释的行数不得少于源程序总行数的 1/5。

（2）模块头注释要求:在每个模块的可执行代码之前,必须用一段文字注释来说明如下内容:

1）模块头注释:标识模块的名称、版本号、入口点、程序开发者姓名、单位及开发时间,如有修改,还应标识修改者的姓名、单位和修改时间。

2）模块功能注释:说明模块的用途和功能。

3）输入输出注释:说明模块所使用的输入输出文件名,并指出每个文件是向模块输入,还是从模块输出,或两者兼而有之。

4）参数注释:说明模块所需的全部参数的名称、数据类型、大小、物理单位及用途,说明模块中使用的全局量的名称、数据类型、大小、物理单位及其使用方式,说明模块的返回值。

5）调用注释:列出模块中调用的全部模块名和调用该函数的全部模块名。

6）限制注释:列出限制模块运行特性的全部特殊因素。

7）异常结束注释:列出所有异常返回条件及动作。

8）方法注释:说明该模块为实现其功能所使用的方法。

9）外部环境及资源注释：说明该模块所依赖的外部运行环境及所用资源，如操作系统、编译程序、汇编程序、中央处理机单元、内存、寄存器、堆栈等等。

（3）模块内注释要求：在模块中，至少应对有条件改变数据值或执行程序的语句（即，分支转移语句、输入输出语句、循环语句、调用语句进行注释，对这些语句的注释不得扰乱模块的清晰性，即这些注释也应符合程序的缩进格式。具体的注释方法如下：

1）分支转移语句：指出执行动作的理由。

2）输入输出语句：指出所处理的文件或记录的性质。

3）循环语句：说明所执行动作的理由及出口条件。

4）调用语句：说明调用过程的理由及被调模块的功能。

（4）安全关键内容注释要求：在每个模块和软件单元中，对关键的语句标号和数据名还必须有准确的引用信息，并确定所有输入值和输出值的允许和预期范围；对计时器的值的注释必须包含计时功能的描述、其值及其基本原理或所引用的解释计时器值的基本原理的文档。

9. 程序设计风格　在编制程序时应尽量采用下述程序设计风格。

（1）通用类：通用的程序设计风格：

1）程序要编写清楚，不要过分灵巧。

2）不要为了"效率"而牺牲清晰。

3）简单而直接地说明用意。

4）使用库函数。

5）避免使用临时变量。

6）把烦琐的工作交给计算机去做。

7）使用语言中的好特征，避免使用不良特征。

8）先用易于理解的伪码语言编写。

9）选用能使程序更简单的数据结构。

10）每个模块都只做一件事情。

11）不要修补不好的程序，应当重新编程。

12）将大程序分成小块去编写和测试。

13）对递归定义的数据结构使用递归过程。

14）确保所有变量在使用前都被初始化。

15）不要查出一个错误就终止检查。

16）使用可以进行调试的编译程序。

17）避免因一个错误而造成中断。

18）在边界上检查程序。

19）进行防错性程序设计。

20）应牢记 10.0 乘 0.1 很少等于 1.0 这类事实，应避免做浮点数相等的比较。

21）先保证正确，再提高速度。

22）先保持简单，再提高速度。

23) 先保持清晰,再提高速度。

24) 与其重用不适合的代码,不如重新编制。

(2) 结构类:与结构有关的程序设计风格:

1) 用调用一个公共函数的方式代替重复的表示。

2) 使用括号以避免二义性。

3) 避免不必要的分支。

4) 不要使用条件分支去代替一个逻辑表达式。

5) 若逻辑表达式难以理解,就修改它直到易于理解为止。

6) 使程序自顶向下读。

7) 用 IF…ELSE IF…ELSE…来实现多路分支。

8) 避免使用 THEN…IF 和空 ELSE。

9) 用 IF…ELSE 来强调只执行两个动作中的一个。

10) 避免使用 ELSE GOTO 和 ELSE RETURN。

11) 使用基本的控制流结构。

12) 使与判断相联系的动作尽可能近地紧跟着判断。

13) 使用数组以避免重复的控制序列。

14) 要模块化,使用子程序。

15) 使模块间的耦合清晰可见。

16) 当心不要分支出两条等价的支路。

17) 避免从循环引出多个出口。

(3) 说明类:便于理解的程序设计风格:

1) 选用不易混淆的变量名。

2) 使用有意义的变量名。

3) 使用有意义的语句标号。

4) 保持注释和程序一致。

5) 注释不要离题。

6) 不要用注释去复述代码,使每条注释都起到提高可读性的作用。

7) 不要注释不合理的代码,而要对其重写,直到易于理解为止。

8) 程序的格式安排应有助于理解。

9) 将数据编制成文档。

(4) 输入输出类:与输入输出有关的程序设计风格:

1) 检查输入的合法性和无二义性。

2) 确保输入不违背程序的限制。

3) 使用文件结束符或其他标记而不用计数来终止输入。

4) 识别错误的输入,并尽可能地纠正错误。

5) 用统一的方式处理文件的结束条件。

6）使输入易于准备,使输出能自我说明。

7）使用统一的输入格式。

8）使输入易于校对。

9）尽可能采用自由格式输入。

10）允许缺省值,但应在输出时反映出来。

11）将输入和输出局限在子程序中。

（十四）多余物的处理

1. 文档中未记载特征的清除　运行和支持程序必须只包含所要求的那些特征和能力,而不应包含文档中没有的特征。对于为便于软件测试而引入的必要功能和特征,必须验证它们不会影响软件的可靠性和安全性。

2. 程序多余物的清除

（1）运行程序不得包含不适用的可执行代码。不适用的可执行代码必须从源代码及重新编译的程序中去掉。

（2）装入的运行程序不得包含不引用的变量。固件应在固化前去除不再运行的程序部分。

（3）对不同阶段的多余物,应慎重考虑。

3. 未使用内存的处理

（1）所有未被运行程序使用的内存必须初始化到某一模式,该模式的执行将使系统恢复到安全状态;不得用随机数、暂停、等待指令来填充处理器的内存;NOP、停止指令要慎用;不得保留先前覆盖中的或装入的数据或代码。

当处理器收到的这种非执行的代码模式而暂停运行时,监控定时器必须提供一个中断例行程序来使系统恢复到正常运行状态。如果处理器把这些非执行代码模式视为一个错误,则应开发一个错误处理程序来将系统恢复到某个安全状态,并终止处理,同时给操作员提供信息,以提醒他注意实效。

（2）未使用的内存包括程序的"空白区"和数据的"空白区"。具体地说,程序的"空白区"应在固化时做适当的处理,数据的"空白区"应在系统初始化时作适当的处理。处理对策应根据指令系统功能、故障处理的实时性要求及其他要求确定。一般应选择单字节指令。

4. 覆盖的处理　覆盖必须占有等量的内存。当某一特殊函数需较少的内存空间时,必须将剩余部分初始化到某一模式,该模式执行时将使系统恢复到某一安全状态。剩余空间既不得用随机数、停止、等待指令填充,也不得用前面覆盖中的数据或代码来填充。

（十五）软件更改要求

1. 对软件的更改应执行配置管理程序,严格实施更改管理;对更改过的软件必须进行回归测试;确保对有关文档进行相应的更改,以保持文档的一致性;必须进行软件更改危险分析。

2. 禁止对已处于配置管理下的目标程序代码进行修补,所有的软件更改程序必须用源程序语言编码并编译。

3. 对已经推广应用的或者在现场系统上的安全关键软件的更改,必须以修改后通过审查批准的整个软部件的形式来发布而不得对目标程序代码进行修补。

4. 对固件的更改应在软件更改经过验证之后进行,必须由两人或多人共同完成;必须以经过测试的全功能电路板的形式发布;该电路板的设计及安装过程应使由于误操作、静电放电、正常或异常的存储环境对电路造成损害的可能性极小。

（陈真诚　易三莉）

本章小结

本章针对医疗器械的研制介绍了医疗器械研制的基础知识、医疗器械研制阶段重点关注的内容以及医疗器械研制定型的评价方法等内容。

思考题

1. 简述医疗器械的概念设计需要遵守的原则。

2. 简述在进行医疗器械研制时,从技术、材料和工艺等方面来对技术方案进行选择应遵循的原则。

3. 简述医疗器械的保障性要求。

4. 什么是人机工效学?

第九章

医疗器械市场
准入评价

　　医疗器械广泛用于疾病预防、诊断、治疗、保健和康复，事关患者生命安全和身体健康，上市前应实施严格的注册检验和评价审批制度。1989年，我国开始引入医疗器械注册准入的概念，明确政府监督管理的核心是保障医疗器械产品的安全、有效，开始建立经行政审查才可以上市的管理措施。1992年，借鉴欧洲监管模式，启动了医疗器械产品安全认证工作。1996年，原国家医药管理局发布了《医疗器械产品注册管理办法》，第一次正式规定上市医疗器械必须申请注册，未经注册的医疗器械不得进入市场。2000年，国务院颁布了《医疗器械监督管理条例》（简称《条例》），作为专项行政法规，明确规定实施医疗器械注册管理制度。《条例》经过屡次修订，最新版于2017年5月4日公布并施行。

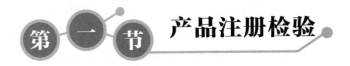

第一节　产品注册检验

医疗器械注册检验是医疗器械申报注册过程中的一个重要环节，是对某种医疗器械按照其标准进行检测并最终判定是否符合该标准要求的过程。

一、产品质量标准

（一）标准与标准化

标准是为在一定范围内获得最佳秩序，对活动或其结果规定共同的和重复使用的规则、导则或特性的文件。该文件经协商一致并经一个公认的机构批准，以特定形式发布，作为共同遵守的准则和依据。标准化是指在经济、技术、科学和管理等社会实践中，对重复性的事物和概念，通过制订、发布和实施标准达到统一，以获得最佳秩序和社会效益。

制定标准是标准化活动的起点，标准制定部门应对需要制定标准的项目进行编制计划、组织草拟、审批、编号、发布等活动。有组织、有计划、有措施地贯彻执行标准，将标准规定的内容贯彻到生产、流通、使用等领域中去的过程，是标准制定部门、使用部门的共同任务，"获得最佳秩序和社会效益"是标准化工作的目的。

（二）标准化法

《中华人民共和国标准化法》（以下简称《标准化法》）由中华人民共和国第七届全国人民代表大会常务委员会第五次会议于 1988 年 12 月 29 日通过，1989 年 4 月 1 日起实施，是我国标准化工作的基本法。《标准化法》规定了我国标准化工作的方针、政策、任务和标准化体制等，它是国家推行标准化以及实施标准化管理和监督的重要依据。《标准化法》中将我国标准层级分为国家标准、行业标准、地方标准和企业标准四级。

（三）医疗器械标准

医疗器械产品安全、有效使用，依赖于安全、合理的产品设计和持续稳定的质量管理体系保证，这两方面都离不开医疗器械标准的支撑。医疗器械生产企业通过执行相关的医疗器械标准，符合相应的医疗器械标准来保证产品满足法规要求，保证产品的安全、有效。同时，医疗器械标准也是国家监督管理部门实施监督管理的法定技术依据。

医疗器械具有产品结构复杂、更新迅速、临床使用中带有较高风险性的特点。医疗器械产品是多学科多门类技术综合应用的结果，一些新型的医疗器械往往是最前沿科技成果的直接应用。电气类医疗器械常常伴随着强电、强磁、高辐射等不安全因素；介入人体、植入人体等医疗器械,以及与人体体表直接接触的医疗器械往往涉及交叉感染及生物安全等问题。因此,只有从产品的研制、生产、管理过程抓起,把安全、有效的要求贯彻到每一个产品、每一个生产过程中,才能保证医疗器械的安全、有效。

目前,我国医疗器械国家标准和行业标准已有千余项,包括基础标准、管理标准、安全标准、方法标准、技术性能标准等。其中,医用电气安全要求系列标准、医疗器械生物学评价系列标准、医疗器械灭菌过程的确认和控制系列标准、医疗器械质量管理体系标准和医疗器械风险分析标准及一些重要产品的标准基本覆盖了主要医疗器械安全要求和重要产品通用技术条件的要求,构成了我国医疗器械标准体系的基本框架。

(四)重要医疗器械标准

1.《医疗器械风险管理对医疗器械的应用》(YY/T 0316) 所有医疗器械,在使用过程中无一例外地都存在一定的风险,这就是医疗器械风险。如何在使用可能发生故障的医疗器械时,将风险降到最低,以及在随机状态下如何保障医疗器械的使用安全,这就是医疗器械风险管理的内容。

对于医疗器械来说,风险管理不仅要顾及其在使用中的安全,还要考虑这些医疗器械被淘汰后的处置安全,目的是避免污染环境,以及防止非法二次利用等。医疗器械风险管理包括风险分析、风险评价、风险控制、综合剩余风险的可接受评价、生产后信息等过程。通过科学规范地管理,确保医疗器械风险降低到可接受水平。

医疗器械的风险管理应该伴随医疗器械的整个寿命周期,从设计开发、生产、交付使用、售后服务到报废处置的全过程。这个过程涉及生产、经营、使用、回收等诸多单位。例如一次性输液器,使用后如果处理不当,不仅会造成环境污染,还可能被不法分子重新包装后二次使用。这就说明医疗器械在报废处理过程中也是有风险的。

YY/T 0316 标准主要是研究医疗器械产品的随机失效时间,对危害的发生概率及伤害的严重程度进行定性乃至定量的分析,并判断医疗器械可接受程度以决定医疗器械及其预期用途适宜性的一份重要标准。标准要求医疗器械满足一系列有关安全性标准外,还要对和医疗器械使用有关的风险进行分析评估。

2. 医用电气设备安全要求(GB 9706 系列等标准) 该系列标准是应用于医用电气设备的系列安全标准。系列标准中医用电气设备的安全通用要求、并列标准和专用安全要求三者构成一个标准族,是保证医用电气设备类医疗器械安全的最基本的技术法规。通用安全标准要求产品从设计制造开始就要考虑产品的安全性,不仅要考虑正常使用时的安全性,还要考虑设备在运输、储存、安装、保养时的安全性;不仅要考虑设备在正常状态下的安全性,还要考虑设备在非正常状态下的安全性;不仅要考虑设备产生可以预见到的危险,还要考虑与预期目的不相关的危险,以确保医用电气设备的安全性。标准的许多要求都是从设计的角度提出的,是医用电气设备生产企业应普遍遵循的通用标准。这份标准是生产者、检验机构和政府管理部门评价产品是否安全的依据。

3. 医疗器械生物学评价(GB/T 16886 系列) 该系列标准用于介入或植入人体

的医疗器械的生物安全性评价,是保证与人体直接接触的医疗器械安全的重要标准,是医疗器械安全性评价的关键环节。医疗器械生物学评价标准主要是为保证与人体接触或植入体内的一类医疗器械安全性而制定的,是指导这类医疗器械安全评价的基本标准。在制定具体医疗器械产品标准时,要按照生物学评价标准,同时根据产品的临床使用特点来制定产品的生物学性能要求和评价方法。

4. 医疗器械灭菌过程的确认和控制系列标准(GB 18278 和 GB 18279 等) 这类标准用于无菌医疗器械灭菌过程的确认和控制,是保证无菌类医疗器械安全的重要标准。清洁、消毒、灭菌是预防和控制医院感染的重要环节,它包括医院病室内外环境的清洁、消毒和诊疗用具、器械,药物的消毒、灭菌,以及接触传染病患者的消毒隔离和终末消毒等措施。

5.《医疗器械质量管理体系用于法规的要求》(YY/T 0287) 该标准等同采用ISO13485,是医疗器械质量管理体系应用的专用要求,医疗器械的生产企业要建立完善的质量管理体系,才能保证生产安全有效的医疗器械。该标准规定了质量管理体系要求,组织(企业)可依此要求进行医疗器械的设计、开发、生产、安装和服务以及相关服务的设计、开发和提供等;也可用于内部和外部评定组织满足法规要求和顾客的能力。

6.《医用电气设备环境试验要求和试验方法》(GB/T 14710) 该标准要求有源医用电气设备在不同的气候、机械环境下使用时,产品的安全性和有效性应该得到保证。医疗器械产品在全世界的各个地方使用,世界各地的气候环境不同,产品在运输过程中可能承受的气温可能从零下几十摄氏度到零上几十摄氏度,在不同的区域间运输,可能是平坦的高速公路,也可能是崎岖不平的山路,如果产品设计时选用的元器件不恰当或产品内部结构设计不合理,那么,不同的气温、颠簸的路程,都可能对医用电气设备中的电气元器件或产品的结构产生影响,进而影响到产品的安全性和有效性,这份标准就是模拟产品在不同的气候、机械环境下运输、运行,以此来验证产品在不同环境下使用情况。

7. 一次性使用医疗、卫生用品卫生要求(GB 15980、GB 15979) 《一次性使用医疗用品卫生标准》规定一次性使用医疗用品(用于病人检查、治疗、护理用指套、手套、吸痰管、阴道窥镜、治疗巾、皮肤清洁巾、擦手巾、压舌板、垫单、中单等接触完整黏膜、皮肤的各类一次性使用医疗、护理用品)灭菌及消毒前、后的卫生标准。

《一次性使用卫生用品卫生标准》规定了一次性使用卫生用品的产品和生产环境卫生标准、消毒效果生物监测评价标准和相应检验方法,以及原材料与产品生产、消毒、储存、运输过程卫生要求和产品标志要求。

二、通用电气安全检测

医用电气设备在帮助医务人员精确诊断、有效治疗的同时,医务人员及患者与带电设备的接触日益频繁,如果安全措施不力,轻者被电击灼伤,重者甚至危及生命。有鉴于此,我国制定了 GB 9706.1-1995《医用电气设备第 1 部分:安全通用要求》,2007 年修订后发布

GB 9706.1-2007,于2008年7月1日开始实施。该标准对医用电气设备的安全性涉及的九类潜在危险提出了相应的要求和措施,其中以防电击危险的要求和检测为主要内容。防电击危险的检测主要包括漏电流、保护接地电阻、绝缘电阻三个项目。该标准是医用电气设备在全生命周期中必须达到的安全基本要求。该标准的发布执行,为医患人员提供了安全使用医用电气设备的有力保障。

(一)医用电气设备与电气安全的概念

医用电气设备是指与某一专门供电网有不多于一个连接的,对在医疗监视下的患者进行诊断、治疗或监护,与患者有身体的或电气的接触,和(或)向患者传送或从患者处取得能量,和(或)检测这些所传送或取得的能量的电气设备。

医用电气设备的电气安全是指:采取相应措施,避免由设备自身缺陷或使用不当等因素引起的,对设备本身或使用人造成的电损伤。电气安全主要包括人身安全与设备安全两个方面。人身安全是指在从事工作和电气设备使用过程中人员的安全;设备安全是指电气设备及有关其他设备、建筑的安全。作好电气安全工作,必须采取包括技术和组织管理等多方面的措施。

(二)医用电气设备分类

1. 按附加保护措施的不同分类 按附加保护措施的不同可将医用电气设备分为外部电源供电设备和内部电源设备,其中外部电源供电设备又分为Ⅰ类电气设备和Ⅱ类电气设备。

(1)Ⅰ类电气设备:对电击的防护不仅依靠基本绝缘进行防触电保护,而且还包括一个附加的安全措施,即把易触及的导电部分连接到设备固定布线中的保护(接地)导体上,使易触及导电部分在基本绝缘失效时,也不会成为带电部分的设备。具有基本绝缘和接地保护线是Ⅰ类电气设备的基本条件。

(2)Ⅱ类电气设备:对电击的防护不仅依靠基本绝缘,而且还有如双重绝缘或加强绝缘那样的附加安全保护措施,但没用保护接地措施,也不依赖于安装条件的设备。Ⅱ类电气设备一般采用全部绝缘的外壳。Ⅱ类电气设备也可因功能的需要备有功能接地端子或功能接地导线,以供患者电路或屏蔽系统接地用,但功能接地端子不得用作保护接地,且要有明显的标记。

(3)内部电源设备:是指能以内部电源进行运行的设备。内部电源一般具有两种情况。第一种情况,具有和电网电源相连装置的内部电源设备,包括Ⅰ类内部电源设备和Ⅱ类内部电源设备。第二种情况,内部电源设备当与电网相连时,必须符合Ⅰ类电气设备或Ⅱ类电气设备要求。当其未与电网电源相连时,必须符合内部电源设备的要求。例如,既可有电网电源供电工作又可有内部电池供电工作的监护仪、输注泵等设备。

2. 按防电击的程度分类 医用电气设备按其使用场合的不同,规定不同的电击防护程度,在标准中划分为B型、BF型、CF型。

（1）B 型设备（B，body 的缩写）：对电击有特定防护程度的设备。特别要注意容许漏电流和保护接地连接（若有）的可靠性。适用于体表、体腔，但触体部分不绝缘的仪器。不适合直接用于心脏。

（2）F 型设备（F，英文 floating 的缩写）：具有 F 型隔离（浮动）应用部分的设备。? BF 型设备：有 F 型应用部分的 B 型设备。其容许漏电流规定值增加了对应用部分加电压的电流测量要求。适用于体表、体腔，但具有绝缘触体的仪器。

（3）CF 型设备（C，英文 cardiac 的缩写）：特别是在容许漏电流值方面，高于 BF 型设备，并具有 F 型应用部分的设备。CF 型设备主要是预期直接用于心脏。直接应用于心脏的设备或设备部件必须设计为 CF 型。

（三）通用电气安全检测项目与方法

1. 漏电流检测　医用电气设备的安全性测试中最重要的测试就是测量设备的漏电流。漏电流，是指非功能性电流，包括对地漏电流（流过保护接地导线的电流）、外壳漏电流（从外壳流向大地的电流）、患者漏电流（从应用部分经患者流入大地的电流，或是由于在患者身上意外地出现一个来自外部电源的电压而从患者经 F 型应用部分流入地的电流）、患者辅助电流（流入处于应用部分部件之间的患者的电流）等。

检测漏电流时，要求分别在正常状态下以及单一故障状态下进行检测，共有 6 种情况：

1）正常状态；

2）断开一根保护接地线；

3）断开一根电源线；

4）F 型应用部分上出现一个外来电压；

5）信号输入或信号输出部分出现一个外来电压；

6）可能引起安全方面危险的电气元件故障。

GB9706.1 中规定的安全漏电流容许值如表 9-1 所示。

表 9-1　安全漏电流容许值

单位为 mA

电流		B 型		BF 型		CF 型	
		正常状态	单一故障状态	正常状态	单一故障状态	正常状态	单一故障状态
对地漏电流（一般设备）		0.5	1[1]	0.5	1[1]	0.5	1[1]
按注2）、注4）设备对地漏电流		2.5	5[1]	2.5	5[1]	2.5	5[1]
按注3）设备对地漏电流		5	10[1]	5	10[1]	5	10[1]
外壳漏电流		0.1	0.5	0.1	0.5	0.1	0.5
按注5）患者漏	DC	0.01	0.05	0.01	0.05	0.01	0.05
电流	AC	0.1	0.5	0.1	0.5	0.01	0.05

续表

电流		B 型		BF 型		CF 型	
		正常状态	单一故障状态	正常状态	单一故障状态	正常状态	单一故障状态
患者漏电流（在信号输入部分或信号输出部分加网电压）		—	5	—	—	—	—
患者漏电流（应用部分加网电压）		—	—	—	5	—	0.05
按注 5）的患者	DC	0.01	0.05	0.01	0.05	0.01	0.05
辅助电流	AC	0.1	0.5	0.1	0.5	0.01	0.05

注：1）对地漏电流的唯一单一故障状态，就是每次有一根电源线断开。

2）设备的可触及部件未保护接地，也没有供其他设备保护接地用的装置，且外壳漏电流和患者漏电流（如适用）符合要求。 例：某些带有屏蔽的网电源部分的计算机。

3）规定是永久性安装的设备，其保护接地导线的电气连接只有使用工具才能松开，且紧固或机械固定在规定位置，只有使用工具才能被移动。 这类设备的例子是：X 射线设备的主件，例如 X 射线发生器，检查床或治疗床。 有矿物绝缘电热器的设备。 由于符合抑制无线电干扰的要求，其对地漏电流超过表 9-1 第一行规定值的设备。

4）移动式 X 射线设备和有矿物绝缘的移动式设备。

5）表 9-1 中规定的患者漏电流和患者辅助电流的交流分量的最大值仅是指电流的交流分量。

（1）对地漏电流：对地漏电流是指由网电源部分穿过或跨过绝缘流入保护接地导线的电流。在保护接地导线断开的单一故障条件下，如果有接地的人体接触到与该保护接地导线相连的可触及导体（如外壳或裸露金属部分），则这个对地漏电流将通过人体流到地，当这个电流大于一定值时，就有被电击的危险。

检测时将测试装置（measuring devices，MD）接在受检设备的保护接地端和墙壁插孔的接地端之间。当被检设备采用两孔插头（即没有保护接地线）时，应将电源插头交换一下进行测量，以改变极性，取两次测量的较大值作为漏电电流。若被检设备采用三孔插头（即有保护接地线），应将它与接地断开后进行测量。

MD 对被检设备电源端输入 110% 额定电压，测量由电源部分穿过或跨过绝缘流入保护接地导线的电流。检测时分为正常状态和单一故障状态两种情况下的对地漏电流。

适用范围：I 类电气设备，B 型设备，BF 型或 CF 型应用部分。

1）正常状态下对地漏电流的检测：测试条件：MD 向被检设备电源端输入 110% 额定电压，开关 S1 闭合，利用开关 S2 设置电源极性正向与反向两个状态，开关 S3 断开使对地漏电流经过 MD。对于 BF 型和 CF 型设备，开关 S4 的通断控制应用部分与电源地的通断。检测原理如图 9-1 所示。

2）单一故障状态下对地漏电流的检测：测试条件：MD 向被检设备电源端输入 110% 额定电压，开关 S1 断开，利用开关 S2 设置电源极性正向与反向两个状态，开关 S3 断开使对地漏电流经过 MD。对于 BF 型和 CF 型设备，开关 S4 的通断控制应用部分与电源地的通断。检测原理如图 9-2 所示。

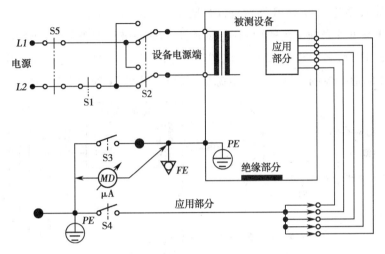

图 9-1　正常状态下对地漏电流的检测原理图

1. FE:功能性接地(functional earthing);2. PE:保护性接地(protective earthing)

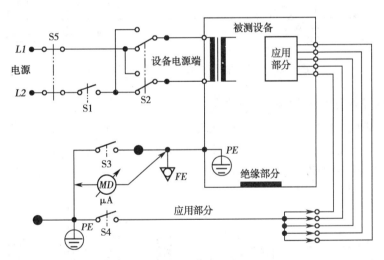

图 9-2　单一故障状态下对地漏电流的检测检测原理图

(2)外壳漏电流:外壳漏电流是指在正常使用时从操作者或患者可触及的外壳或外壳部件(应用部分除外),经非保护接地导线的外部导电连接流入大地或外壳其他部分的电流。如果是Ⅱ类电气设备,由于它们没有保护接地线,则要考虑其全部外壳的漏电流;如果是Ⅰ类电气设备,而它又有一部分的外壳没有和地连接,则要考虑这部分的外壳漏电流;另外,在外壳与外壳之间,若有未保护接地的,则还要考虑两部分外壳之间的外壳漏电流。

用 MD 在地和未保护接地外壳的每个部分之间以及在未保护接地外壳的各个部分之间测量。

MD 对被检设备电源端输入 110% 额定电压,测量从正常使用时操作者或患者可触及的外壳或外壳部件(应用部分除外),经非保护接地导线的外部导电连接流入大地或外壳其他部分的电流。检测时分为正常状态和单一故障状态两种情况下的对地漏电流。

适用范围：Ⅰ类电气设备,B型设备,BF型或CF型应用部分。

1)正常状态下外壳漏电流的检测:测试条件:MD向被检设备电源端输入110%额定电压,开关S1、S3闭合,利用开关S2设置电源极性正向与反向两个状态。对于BF型和CF型设备,开关S4的通断控制应用部分与电源地的通断。检测原理如图9-3所示。

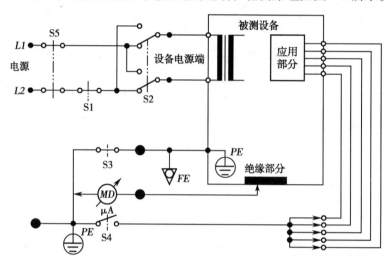

图9-3　正常状态下外壳漏电流的检测原理图

2)单一故障状态下外壳漏电流的检测:

a)断开一根电源线状态下外壳漏电流的检测:测试条件:MD向被检设备电源端输入110%额定电压,开关S1断开,利用开关S2设置电源极性正向与反向两个状态,开关S3闭合。对于BF型和CF型设备,开关S4的通断控制应用部分与电源地的通断。检测原理如图9-4所示。

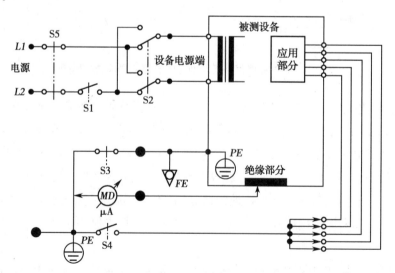

图9-4　单一故障状态下断开一根电源线外壳漏电流的检测原理图

b)断开一根地线状态下外壳漏电流的检测:测试条件:测试装置向被检设备电源端输入110%额定电压,开关S1闭合,利用开关S2设置电源极性正向与反向两个状态,断开开关S3。对于BF型和CF型设备,开关S4的通断控制应用部分与电源地的通断。检测原理如图9-5所示。

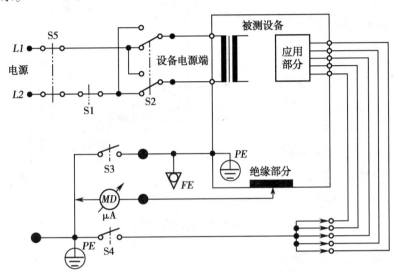

图9-5　单一故障状态下断开一根地线状态下外壳漏电流的检测

（3）患者漏电流:患者漏电流是指从应用部分经患者流入地的电流,或是由于在患者身上出现一个来自外部电源的非预期电压而从患者经F型应用部分流入地的电流。这里是由于应用部分一定要接到患者身上,而患者又接地(患者接触地面),如果应用部分对地存在一个电位差,则必然有一个电流从应用部分经患者到地(需要排除设备治疗上需要的功能电流),这便是患者漏电流。

作为F型隔离应用部分本来是浮地的,但是当患者身上同时有多台设备在使用时,或者发生其他意外情况时,使患者身上出现一个外部电源的电压(作为一种单一故障状态),这时也会产生患者漏电流。

对应用部分的连接,必须测量的患者漏电流有:对B型设备,从连在一起的所有患者连线,或按出厂说明对应部分加载进行检测;对BF型设备,轮流从应用部分的同一功能的连在一起的所有患者连线,或按出厂说明对应用部分加载进行检测;对CF型设备,轮流从每个患者连接点进行检测。

测量患者漏电流时,GB 9706.1对测量电路规定了下列各种情况:有应用部分的Ⅰ类电气设备、Ⅱ类电气设备;有F型应用的Ⅰ类、Ⅱ类电气设备;有应用部分和信号输入(或输出)部分的Ⅰ类、Ⅱ类电气设备及内部电源设备相应的各种情况。

适用范围:Ⅰ类、Ⅱ类电气设备,B型设备,BF型或CF型应用部分。

1)正常状态下对地漏电流的检测:测试条件:MD向被检设备电源端输入110%额定电压,所有应用部分并联。开关S1、S3闭合,利用开关S2设置电源极性正向与反向两个状态。检测原理如图 9-6 所示。

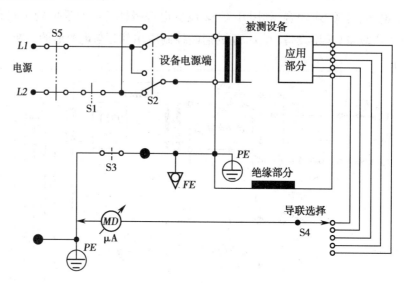

图 9-6　正常状态下对地漏电流的检测

2）单一故障状态下患者漏电流的检测：

a）断开一根电源线状态下患者漏电流的检测：测试条件：MD 向被检设备电源端输入 110% 额定电压，所有应用部分并联。开关 S1 断开，利用开关 S2 设置电源极性正向与反向两个状态，开关 S3 闭合。检测原理如图 9-7 所示。

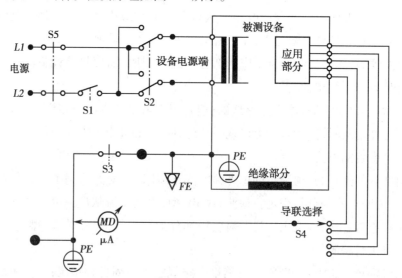

图 9-7　单一故障状态下断开一根电源线患者漏电流的检测原理图

b）断开一根地线状态下患者漏电流的检测：测试条件：MD 向被检设备电源端输入 110% 额定电压，所有应用部分并联。开关 S1 闭合，开关 S3 断开，利用开关 S2 设置电源极性正向与反向两个状态。检测原理如图 9-8 所示。

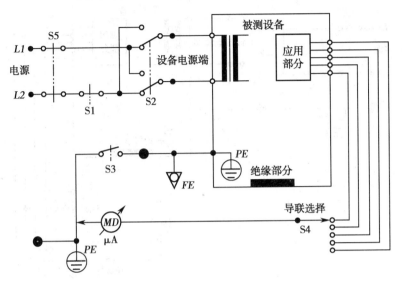

图 9-8　单一故障状态下断开一根地线患者漏电流的检测原理图

（4）患者辅助漏电流：患者辅助漏电流是指正常使用时，流经应用部分部件之间的患者电流，此电流预期不产生生理效应。例如放大器的偏置电流、用于阻抗容积描记器的电流。这里是指设备有多个部件的应用部分，当这些部件同时接入一个患者身上，在部件与部件之间若存在着电位差，则有电流流过患者。而这个电流不是设备生理治疗功能上需要的电流，这就是患者辅助漏电流。例如多参数监护仪各导联线之间流过患者身上的电流。

此概念还应区别于有效地生理治疗需要的电流，如肌电图机对神经、肌肉的电刺激，除颤器、植入式起搏器对心脏的电刺激，外科手术中高频手术器械的高频电流等。

对应用部分的连接可参考患者漏电流的要求。同时，测量患者辅助漏电流时，GB 9706.1对测量电路规定了下列各种情况：有应用部分的Ⅰ类电气设备、Ⅱ类电气设备和内部电源设备两种情况。

适用范围：Ⅰ类、Ⅱ类电气设备，B型设备，BF型或CF型应用部分。

1）正常状态下患者辅助漏电流的检测：测试条件：MD向被检设备电源端输入110%额定电压，开关S1、S3闭合，利用开关S2设置电源极性正向与反向两个状态，利用开关S4A、S4B获得应用部分之间的所有组合。检测原理如图9-9所示。

2）单一故障状态下患者辅助漏电流的检测

a）断开一根电源线状态下患者辅助漏电流的检测：测试条件：MD向被检设备电源端输入110%额定电压，开关S1断开，开关S3闭合，利用开关S2设置电源极性正向与反向两个状态，利用开关S4A、S4B获得应用部分之间的所有组合。检测原理如图9-10所示。

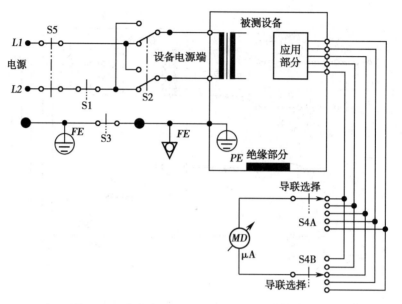

图 9-9　正常状态下患者辅助漏电流的检测原理图

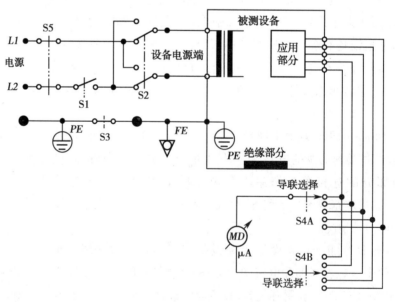

图 9-10　单一故障状态下断开一根电源线患者辅助漏电流的检测原理图

b）断开一根地线状态下患者辅助漏电流的检测：测试条件：测试装置向被检设备电源端输入 110% 额定电压，开关 S1 闭合，开关 S3 断开，利用开关 S2 设置电源极性正向与反向两个状态，利用开关 S4A、S4B 获得应用部分之间的所有组合。检测原理如图 9-11 所示。

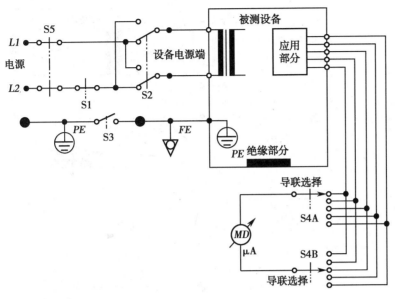

图 9-11　单一故障状态下断开一根地线患者辅助漏电流的检测原理图

2. 保护接地电阻检测　保护接地电阻是指电流由设备保护接地装置流入网电源接地端的电阻,包括接地端与接地线的电阻。保护接地电阻大小直接体现了电气装置与"地"接触的良好程度。

一般的医疗设备都是依靠设备本身的接地端通过导线和大地相连,从而使漏电流经地线流入大地,以保护患者和操作遭受电击伤害。如果保护接地电阻过大,将起不到保护作用,在此意义上,接地线(端)是否良好是安全的重要因素。

GB 9706.1 中规定不用电源软电线的设备,保护接地端子和保护接地的所有可触及金属部件之间的阻抗,不得超过 0.1Ω;带有电源输入插口的设备,在插口中的保护接地点与已保护接地的所有可触及金属部件之间的阻抗,不得超过 0.1Ω;带有不可拆卸电源软电线的设备,网电源插头中的保护接地脚和已保护接地的所有可触及金属部件之间的阻抗,不得超过 0.2Ω。

适用范围:Ⅰ类电气设备,B 型、BF 型或 CF 型应用部分。

测试条件:测量如此小的电阻时,需用 50Hz 或 60Hz、空载电压不超过 6V 的交流电源,产生 25A 或 1.5 倍于设备额定电流,取两者较大者,在 5~10 秒的时间里,在保护接地端子或电源设备输入插口保护地连接点或网电源插头的保护接地脚和在基本绝缘失效情况下可能带电的每一个可触及金属部件之间流通。测量上述有关部分之间的电压降,根据电流的电压降确定电阻值,不得超过 GB 9706.1 中规定的值。检测原理如图 9-12 所示。

3. 绝缘电阻检测　绝缘电阻是指加直流电压于电介质上,经过一定时间极化过程结束后,流过电介质的泄漏电流对应的电阻称绝缘电阻。是电气设备和电气线路最基本的绝缘指标。

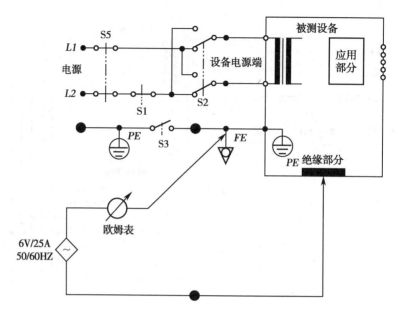

图 9-12　保护接地电阻检测原理图

　　绝缘电阻用于测量绝缘材料的击穿程度,即电导线和交流插座接地连线之间、应用部分和电源地线之间的电气绝缘性。

　　适用于Ⅰ类、Ⅱ类电气设备,用于检测主电源到地线(Ⅰ类)或外壳(Ⅱ类)之间的绝缘性,测试过程中在测试端加 500V 的直流测试电压。

　　(1)主电源到外壳的绝缘电阻:检测被检设备的电源线(火线与零线接在一起)到外壳接地保护端的绝缘电阻。

　　适用范围:Ⅰ类、Ⅱ类电气设备,B 型设备,BF 型或 CF 型应用部分。

　　测试条件:将 500V 直流电源加于火线和零线连线与外壳接地端之间。测试原理如图9-13。

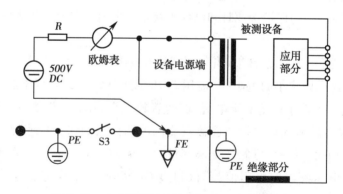

图 9-13　主电源到外壳的绝缘电阻检测原理图

　　(2)应用部分到外壳的绝缘电阻:检测被检设备的应用部分到外壳接地保护端的绝缘电阻。

　　适用范围:Ⅰ类、Ⅱ类电气设备,BF 型或 CF 型应用部分。

测试条件:将 500V 直流电源加于应用部分与外壳接地端之间。测试原理如图 9-14。

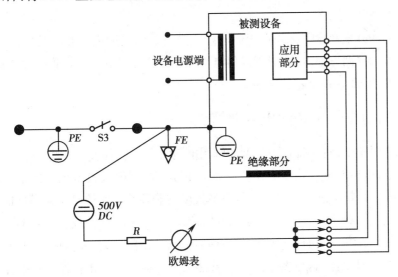

图 9-14　应用部分到外壳的绝缘电阻检测原理图

三、电磁兼容性检测

越来越多的电气和电子设备的使用,使电磁环境日益复杂。为了在这种日益复杂的电磁环境中减少相互间的电磁干扰,使各种设备能正常运转,电磁兼容 EMC 已成为一个国际上被普遍关注的问题。2005 年国家食品药品监督管理总局发布了 YY 0505-2005《医用电气设备电磁兼容性要求和试验》的强制性标准,2012 年修订后发布 YY 0505-2012,于 2014 年 1 月 1 日开始实施。适用于医用电气设备和系统,不包括植入式医用电气设备。标准对设备和系统的电磁兼容性规定了要求及试验,并作为专用标准中电磁兼容性要求和试验的基础。

(一)电磁兼容性的定义与原理

电磁兼容是研究在有限空间、时间和频谱资源等条件下,各种用电设备可以共存的一门科学。IEC 对它的定义为:"电磁兼容是设备或系统在其电磁环境中能正常工作,且不对该环境中任何事物构成不能忍受的电磁干扰的能力。"

一般认为如果系统满足以下 3 个准则,就认为与其环境电磁兼容:①不对其他系统产生电磁干扰;②对其他系统的发射不敏感;③不对自身产生干扰。

为了实现在同一电磁环境内设备或系统不干扰周围设备或系统的正常工作,必须建立规则:既要对设备或系统对外发射的过高电平作适当限制,又要对该设备或系统的抗干扰承受能力作出规定,即设备或系统的抗扰度水平不能太低。这种规则在国际上已制定成一系列基础标准,不同类别的电器、电子设备只要各自按标准将其发射电平和抗扰度电平限制在规定的发射限值和规定的抗扰度限值内,设备就达到了电磁兼容的目的。

医疗产品的开发和生产必须从限制医疗产品对外的发射电平和改善医疗产品对电磁环境抗扰度能力这两方面着手,限制发射电平和提高抗扰度电平两者兼顾才能达到设备和环境互相协调,实现电磁兼容的目的。

(二)医用电气设备的电磁兼容性

在现代化医院中,使用着各种类型的医用电气设备。它们在工作时产生一些有用或无用的电磁能量,这些能量可能影响其他设备的工作。医用电气设备既可能是电磁干扰源,也可能是对电磁骚扰敏感的。电磁干扰可造成电磁兼容性较弱的电子设备性能降低,从而提供给医务人员一些准确性不足的临床数据,医务人员无法进行确切的诊断,进一步对临床治疗构成负面影响。例如在重症监护室内,每个患者身边都会有监护仪、呼吸机、输注泵等多种设备在同时工作,这就要求这些设备必须具有良好的抗干扰性,才能为患者的提供稳定可靠监护和治疗。对医用电气设备实施强制性的电磁兼容性标准,能够提高医用电气设备的安全性和有效性,保护人民群众的健康与安全。

(二)医用电气设备电磁兼容性检测的主要技术要求和方法

为了检验医用电气设备是否具备良好的电磁兼容性,需要从产品设计、开发、生产等各个阶段对产品进行相关试验。医用电气设备的电磁兼容标准对产品的电磁兼容试验从试验要求、试验方法和符合性判定作了规范性规定。

医用电气设备的电磁兼容性检测包括发射和抗扰度两大部分。

1. 电磁发射

(1)传导、辐射发射:医用电子设备在正常工作时,同时通过电缆及周围空间辐射电磁能量。频率在 0.15~30MHz 的电磁波,频率较低,主要通过电缆辐射能量。频率在 30MHz~1GHz 甚至 1GHz 以上的电磁波,主要通过空间介质向外辐射能量。辐射的能量如果被其他医用电子设备接收,则可能产生设备的误操作,进而影响其他设备的工作。为此很多国家标准都规定了对电磁发射的测量方法和限值,简单的电动机驱动的设备或系统采用 GB 4343.1 中的测试方法,以照明为主要功能的设备或系统采用 GB 17743 中的测试方法,信息技术类的设备或系统引用 GB 9254 中的测试方法,除上述的其他设备或系统采用 GB 4824 中的测试方法。

(2)谐波电流发射、电压波动与闪烁:这两项要求限制的是设备或系统在运行中对所连接的供电网的影响。谐波电流发射限值采用 GB 17625.1 中的测试方法。医用电子设备在电网中产生谐波的根本原因是由于医用设备设计过程中使用了大容量的非线性负载。当电流流经负载时,与所加电压不呈线性关系,导致电路中产生谐波电流。谐波的出现降低了电能的使用效率,造成医用设备超温、产生噪声,加速绝缘老化,使用寿命缩短,甚至发生故障或烧毁。一般来讲,奇次谐波引起的危害比偶次谐波更多更大,因此标准中对奇次谐波提出了更高的要求,从而保证医用设备不会对公共电网造成过大的影响。

2. 电磁抗扰度

(1)静电放电抗扰度:有许多因素会造成电荷的积累,包括接触压力、摩擦系数和分离速度等。这时如果接触医疗电子设备,那么静电电荷就可能转移到设备上,在指尖和设备之间产生一个电弧。电荷的直接转移能导致如集成电路芯片等电子元器件永久性的损害,并导致系统故障。静电释放(Electro-Static Discharge,ESD)在今天是一个非常普遍的问题。按照YY0505要求,设计模拟了空气放电和接触放电两种放电形式,对空气放电要求设备能承受±2kV、±4kV 和±8kV,接触放电能承受±2kV、±4kV 和±6kV。试验方法采用 GB/17626.2 中的测试方法。

(2)射频电磁场辐射抗扰度:如今的环境中充斥着大量不同频率的电磁场,比如电台、电视台、固定或移动式无线电发射台以及各种工业辐射源产生的电磁场。在电磁场中运行的医疗设备会受到该电磁场的作用,从而影响设备的正常运行。YY0505 对射频电磁场辐射抗扰度的等级要求是,在80MHz~2.5GHz 频率范围内非生命支持设备或系统能承受 3V/m 的干扰场强,生命支持设备或系统更要达到 10V/m。试验方法采用 GB/17626.3 中的测试方法。

(3)电快速脉冲群抗扰度:当供电网上大功率感性负载、开关或继电器切换时,会产生具有相当能量的快速瞬变脉冲干扰,耦合到电源端口、信号和控制端口而影响设备或系统的运行。YY 0505 对电快速脉冲群抗扰度的等级要求是交流和直流电源线能承受±2kV,超过 3m 的信号电缆和互连电缆能承受±1kV。试验方法采用 GB/17626.4 中的测试方法。

(4)浪涌抗扰度:雷电产生的电磁场会在输电线上感应出高能的瞬态电压,大功率负载在开关时也会产生同样的现象,这种高能瞬态电压会沿着电源线对设备或系统产生影响。YY 0505 对浪涌抗扰度的等级要求是交流电源线线对地能承受±0.5kV、±1kV 和±2kV,线对线能承受±0.5kV 和±1kV。试验方法采用 GB/17626.5 中的测试方法。

(5)射频场感应传导骚扰抗扰度:如果设备或系统受到的电磁场辐射频率较低时,电磁波在线缆上产生传导骚扰影响设备或系统的运行。YY0505 对射频感应场传导骚扰抗扰度的等级要求是在 150kHz~80MHz 频率范围内:非生命支持设备或系统能承受 3V(有效值)的干扰,生命支持设备或系统除此之外还要在工科医频段上承受 10V(有效值)的干扰。试验方法采用 GB/17626.6 中的测试方法。

(6)电压暂降和短时中断抗扰度:供电网发生故障或负载发生剧烈变化,会引起供电短时中断后又恢复或者电压短时降低的现象,进而影响设备或系统的正常工作。YY 0505 通过测试系统分别在电压暂降95%、持续 10 毫秒,电压暂降 60%、持续 100 毫秒和电压暂降30%、持续 500 毫秒三种不同情况下的结果,分析设备的电压暂降抗扰度。通过测试系统在电压中断 5 秒的情况下的结果,分析设备的短时中断抗扰度。试验方法采用 GB/17626.11 中的测试方法。

(7)工频磁场抗扰度:当导体通过工频电流后会在其周围产生一定磁场,进而影响某些对磁场灵敏度高的设备或系统。YY 0505 对工频磁场抗扰度的等级要求是能承受磁场强度为 3A/m 的干扰。试验方法采用 GB/17626.8 中的测试方法。

四、产品性能测试

医疗器械产品重在"安全、有效",其质量的优劣与人的生命和健康息息相关,医疗器械产品必须严格按照国家标准和行业标准进行生产,以保证其质量。同时,对医疗器械产品性能进行严格测试,以检验其性能是否达到设计预期,与标准的要求是否一致。

按照医疗器械结构特征,医疗器械分为有源医疗器械和无源医疗器械。有源医疗器械是指任何依靠电能或其他能源而不直接由人体或重力产生的能源来发挥其功能的医疗器械;无源医疗器械是指不依靠电源也不依靠人体或重力产生的能源来发挥其功能的医疗器械。对于不同类型的医疗器械针对其性能测试方法也不尽相同。

(一)无源医疗器械的性能测试

无源医疗器械主要包括植入性医疗器械和无菌医疗器械等。其中,植入性医疗器械是指任何通过外科手段达到下列目的的医疗器械:全部或部分插入人体或自然腔口中,或为替代上表皮或眼表面用的,并使其在体内至少存留 30 天,且只能通过内科或外科手段取出(注:该定义不适用于有源植入性医疗器械)。如各种支架、人工关节、人工器官、牙种植体等。灭菌医疗器械是指任何满足无菌要求的医疗器械,如一次性使用输注器具、一次性注射穿刺器械、一次性使用手术衣等。

对于无源医疗器械的性能测试一般包括物理性能测试、化学性能测试、生物性能测试等内容。不同类型的无源医疗器械其原理、结构、性能各不相同,针对其测试的指标与方法与也不同,下面以一次性使用重力式输液器为例介绍无源医疗器械的性能测试方法。

一次性使用重力输液式输液器属于一次性使用无菌医疗器械。根据结构不同,输液器分为进气式输液器和非进气式输液器。

进气式输液器如图 9-15 所示,由 1:瓶塞穿刺器保护套、2:瓶塞穿刺器、3:带空气过滤器和塞子的进气口(进气器件可以不带塞子)、4:液体通道、5:滴管、6:漏斗、7:药液过滤器(药液过滤器可以在其他位置,最好位于病人端。在使用中,药液过滤器的孔径大小一般为15μm)、8:软管、9:流量调节器、10:注射件(可以不带注射件)、11:外圆锥接头、12:外圆锥接头保护套等组成。

非进气式输液器如图 9-16 所示,适用于塑料折式输液容器,由 1:瓶塞穿刺器保护套、2:瓶塞穿刺器、3:液体通道、4:滴管、5 滴斗、6:药液过滤器(药液过滤器可以在其他位置,最好位于病人端。在使用中,药液过滤器的孔径大小一般为 15μm)、7:软管、8:流量调节器、9:注射件(可以不带注射件)、10:外圆锥接头、11:外圆锥接头保护套等组成。

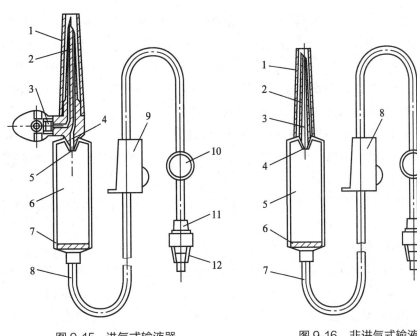

图 9-15 进气式输液器   图 9-16 非进气式输液器

非进气式输液器使用分离式进气器件如图 9-17 所示,由 1:保护套、2:瓶塞穿刺器或穿刺针、3:软管、4:夹具(如能保证同样安全,也可不带夹子或采用其他设计)、5:带有空气过滤器的进气器件等组成。

1. 物理性能要求与测试

(1)微粒污染:企业应在最小微粒污染条件下制造输液器,液体通路表面应光滑并洁净。测试输液器内的微粒,是通过冲洗输液器内腔通道表面,用光阻法或电阻法测定:200ml 洗脱液中,15~25μm 的微粒数不得超过 1 个/ml;大于 25μm 的微粒数不得超过 0.5个/ml。显微计数法试验:通过冲洗输液器内腔通道表面,收集滤膜上的微粒,用显微镜进行计数,污染指数应小于 90。

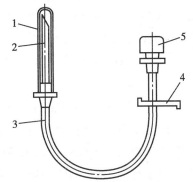

图 9-17 分离式进气器件

(2)密封性:输液器一端封口,浸入 20~30℃ 的水中,内部施加高于大气压强 50kPa 的气压 15 秒,应无气体泄漏现象。将除气泡的蒸馏水冲入输液器,接至一个真空装置,使其在(23±1)℃ 和(40±1)℃ 下承受 20kPa 的压力,不得有空气进入输液器(以大气压作为基准压)。

(3)连接强度:输液器液体通道与组件间的连接(不包括保护套)应能承受不小于 15N 的静拉力,持续 15 秒。

(4)瓶塞穿刺器:瓶塞穿刺器应能刺透未穿刺过的液体容器的瓶塞,在穿刺的过程中应不引起落屑。

(5)进气器件:进气器件应经过一个确认过的灭菌过程,在贮存期内应保持无菌,进气器件应有一个空气过滤器,以防止微生物进入它所插入的容器。进气器件可以与瓶塞穿刺器连为一体,也可以与之分离。当进气器件插入硬质输液容器时,进入容器的空气应不进入到流出液中。空气过滤器的安装应使所有进入硬质容器的空气都通过它。试验时,相对于从自由进气的容器中流出液体的流量降低率应不降低 20%。

(6)管路:由塑性材料制成的管路应透明或足够透明,当有气泡通过时可以用正常或矫正视力分辨水和空气的分界面。末端至滴斗的管路(包括注射件和外圆锥接头)长度应不小于 1500mm。

(7)药液过滤器:输液器应有一药液过滤器,过滤器对胶乳粒子的滤除率应不小于 80%。

(8)滴斗与滴管:滴斗应可以连续观察液滴。液体应经过一插入滴斗的滴管进入滴斗。滴管的端部至滴斗出口的距离应不小于 40mm,或滴管和药液过滤器间的距离应不小于 20mm。滴斗壁与滴管终端的距离不得小于 5mm。在(23±2)℃、流速为(50±10)滴/分的条件下,滴管滴出 20 或 60 滴蒸馏水应为(1±0.1)ml,即(1±0.1)g。滴斗应有助于液体充注过程。

(9)流量调节器:流量调节器应能调节液流从零至最大。对于重力输液系统,不能使用桔黄色流量调节器。流量调节器宜能在一次输液中持续使用而不损伤管路。流量调节器和管路接触在一起贮存时不宜产生有害反应。

(10)输液流量:对于滴管为 20 滴/ml 输液器,输液器在 1m 静压下,10 分钟内输出氯化钠溶液(质量浓度为 $\rho(NaCl)=9g/L$)应不少于 1000ml。对于滴管为 60 滴/ml 的输液器,输液器在 1m 静压头下,10 分钟内输出氯化钠溶液(质量浓度为 $\rho(NaCl)=9g/L$)应不少于 1 000ml。

(11)注射件:如有自密封性注射件时,试验时,使注射件水平不受力放置,向输液器中充入水,避免夹杂气泡,通入高于大气压强 50kPa 的压力,用针管外径为 0.8mm 的注射针穿刺注射件的穿刺区域,插入 15 秒后拔出注射针并迅速穿刺处干燥,观察 1 分钟内有无泄漏,如有泄漏,则水的泄漏量应不超过 1 滴。注射件宜位于外圆锥接头附近。

(12)外圆锥接头:管路的末端应有一外圆锥接头。宜优先使用符合(鲁尔)锁定锥头。

(13)保护套:输液器终端的保护套应保持瓶塞穿刺器、外圆锥接头和输液器内表面无菌。保护套应牢靠,但要易于拆除。

2. 化学要求与检测

(1)还原物质(易氧化物):检测还原物质(易氧化物)的含量,首先要制备浸提液和空白对照液,将三套灭过菌的输液器和一个 300ml 的硅硼玻璃烧瓶连成封闭循环系统,烧瓶置于能使瓶中的液体温度保持在(37±1)℃加热器上,加入一级水或二级水 250ml,以 1L/h 的流量使之循环 2 小时。如用一蠕动泵作用在一段尽可能短的硅胶管上。若输液器配有注射针,制备试验液时,需将静脉针的管路部分切成 1cm 长的段,将其浸入循环系统的玻璃烧瓶的循环液中,与串联的输液器一起制备检验液,收集全部浸提液并冷却。按制备浸提液的方法制备空白液(回路上不装输液器)。

将 10ml 浸提液加入 10ml 高锰酸钾溶液($c(KMnO_4)$ = 0.002mol/L)中再加入 1ml 硫酸溶液[$c(H_2SO_4)$ = 1mol/L],振摇并让其在室温下反应 15 分钟。

加入 0.1g 碘化钾后,用硫代硫酸钠标准溶液[$c(Na_2S_2O_3)$ = 0.005mol/L]滴定至淡黄色,加入 5 滴淀粉溶液继续滴定至蓝色消失。同法进行空白溶液试验。以 ml 为单位计算两次滴定消耗 0.002mol/L 高锰酸钾溶液的体积之差,所用高锰酸钾溶液的总量应不超过 2.0ml。

(2)金属离子:当用原子吸收分光光度法或相当的方法进行测定时,检验液中钡、铬、铜、铅、锡的总含量不应超过 1μg/ml。镉的含量应不超过 0.1μg/ml。

取上述浸提液 10ml,按 GB/T 14233.1 中方法一规定进行金属离子试验,观察颜色的深浅程度,浸提液呈现的颜色不应超过质量浓度 $\rho(Pb^{2+})$ = 1μg/ml 的标准对照液。

(3)酸碱度滴定:将 0.1ml Tashiro 指示剂加入内有 20ml 浸提液的滴定瓶中,如果溶液颜色呈紫色,则用氢氧化钠标准溶液[$c(NaOH)$ = 0.01mol/L]滴定,如果呈绿色,则用盐酸标准溶液[$c(HCl)$ = 1mol/L]滴定,直至呈现浅灰色,使指示剂颜色变灰色所需的任何一种标准溶液应不超过 1ml(报告所用的氢氧化钠溶液或盐酸溶液的体积以 ml 为单位)。

(4)蒸发残渣:将 50ml 浸提液移入已恒量的蒸发皿中,在略低于沸点的温度下蒸干,在 105℃下干燥至恒量;取 50ml 空白液,同法进行试验。报告浸提液和空白液残渣质量之差,以 mg 为单位。蒸发残渣总量应不超过 5mg。

(5)浸提液紫外吸光度:将浸提液通过孔径为 0.45μm 的滤膜进行过滤,以避免漫射光干扰。在制备后 5h 内,将该溶液放入 1cm 的石英池中,空白液放入参比池中,用扫描 UV 分光光度计记录在 250~320nm 波长范围内的光谱。以吸光度对应波长的记录图谱为报告结果。浸提液的吸光度应不大于 0.1。

(6)环氧乙烷残留量:按 GB/T 14233.1 进行实验时,每套输液器的环氧乙烷残留量应不大于 0.5mg。

3. 生物要求与检测

输液器应不释放出任何对患者产生副作用的物质。应用适宜的试验来评价输液器材料的毒性,试验结果应表明无毒性。GB/T 16886.1 给出了生物相容性试验指南。

(1)灭菌:单包装内的输液器和(或)进气器件应经过有效的灭菌过程使产品无菌。无菌试验方法应按 GB18278、GB18279、GB18280 对灭菌过程进行确认和控制,以保证产品上的细菌存活率小于 10^{-6}。

(2)热原:用适当的试验来评价输液器和(或)进气器件的无热原,结果应表明输液器无热原。按 GB/T14233.2 中规定的无菌、热原试验方法进行。一般情况下,GB/T14233.2 给出的热原试验用于评价输液器材料的致热性,在确认输液器无材料致热性的情况下,常规检验用 GB/T 14233.2 中给出的细菌内毒素试验来控制内毒素污染所导致的热原,每套输液器细菌内毒素含量宜不超过 20EU,常规检验中,超过该限量可以认为不符合热原要求。

（3）溶血：评价输液器无溶血成分，试验结果应表明输液器无溶血反应。GB/T14233.2给出了检验溶血成分的试验方法。规定溶血率小于5%为符合要求。

（4）毒性：用适宜的试验来评价输液器材料的毒性，试验结果应表明输液器无毒性。GB/T 16886.1给出了毒性评价与试验指南。

（二）有源医疗器械的性能测试

有源医疗器械的性能测试一般包括通用电气安全测试，及不同种类设备的各自的临床使用性能测试，例如影像类设备主要针对其图像性能进行测试，生命支持类设备主要针对其保持或恢复生理指标的能力进行测试，监护类设备主要针对其生命体征测量的准确性进行测试。不同类型的设备其性能、参数各不相同，针对其测试的指标与方法也不同。下面以医用数字X线机（digital radiography system，DR）的性能检测为例介绍有源医疗器械的性能测试方法。

1. 检测工具

（1）诊断水平剂量计：积分型电离室或半导体型的剂量计。

（2）铝片：纯度为99%以上，其厚度误差不超过±0.05mm。

（3）性能模体：具有低对比度测试模块、影像综合测试卡、衰减模块。

（4）狭缝焦点测量仪。

（5）分辨力测试卡：栅条铅当量为0.1mmPb，最大线对应不小于50Lp/cm。

（6）非介入kV表：测量范围为50~150kV，相对误差不超过±2.0%。

（7）透射式黑白密度计：测量范围为0.1~4.0，测量误差不超过±0.05。

（8）钢卷尺：最小分度值不大于1.0mm。

（9）温度计：最小分度值不大于0.5℃。

2. 检测指标与方法

（1）辐射输出的空气比释动能：在规定的条件下，空气比释动能应不大于10mGy。将诊断水平剂量计探测器置于X射线照射野的中心，选最大照射野，设置焦点到探测器中心的距离为100cm，选管电压70kV，10mAs条件曝光。在上述规定条件下，重复测量3次以上，取其平均值，按公式（9-1）计算空气比释动能K（单位为mGy）：

$$K = \overline{M} \cdot N_K \cdot K_{tp} \tag{9-1}$$

式中：

$\overline{M}$——诊断水平剂量计测量3次的平均值，单位mGy；

N_K——电离室或半导体探测器空气比释动能的校准因子；

K_{tp}——非密封电离室型探测器温度、气压修正。其计算公式为：

$$K_{tp} = \left(\frac{273.15+t}{293.15} \right) \cdot \left(\frac{101.325}{p} \right) \tag{9-2}$$

式中：

t——检测时的室内温度，℃；

p——检测时的大气压，kPa。

（2）辐射输出的重复性：在常规工作条件下，辐射输出的空气比释动能重复性不大于 10%。在前述条件下，用诊断水平剂量计重复测量 10 次，重复性 V 用式（9-3）计算：

$$V = \frac{1}{\bar{K}} \sqrt{\frac{\sum_{i=1}^{n}(K_i - \bar{K})^2}{n-1}} \times 100\% \tag{9-3}$$

式中：

K_i——空气比释动能测量值；

$\bar{K}$——空气比释动能测量值的平均值。

（3）辐射输出的质：管电压 70kV 时，半价层应不小于 2.1mmAl。将诊断水平剂量计探测器置于 X 射线照射野的中心，探测器中心轴与射线束垂直。X 射线管不设有附加过滤，将管电压调至 70kV，选一合适的 mAs。X 射线管焦点到探测器的距离约为 60cm，吸收片到 X 射线管焦点的距离在 30~40cm，如图 9-18 所示。

测量未加吸收片和加不同厚度的吸收片时的空气比释动能率。用作图法或计算法求出空气比释动能率降到初始值（无吸收片）一半时的吸收片厚度为该辐射的质。辐射输出的质（half value layer，HVL）也可采用经校准的半值层测量仪直接测量。

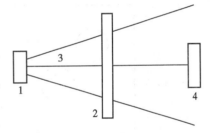

图 9-18　辐射输出的质测量示意图

1. X 射线管；2. 吸收片（标准铝片或半值层测量仪）；3. X 射线束；4. 电离室型探测器

（4）空间分辨力：首次检测应满足出厂的技术指标，后续检测和使用中的 DR 不小于 20Lp/cm。调整影像探测器输入面与射线束垂直。将分辨力测试卡放置在照射野的中心位置，尽量靠近影像探测器输入面，再将衰减模体放置于照射野中，并覆盖整个照射野。设置 SID（source of distances）为 100cm 或 180cm，选取管电压 70kV 或 80kV，用适当的 mAs 曝光，调节窗宽与窗位使显示影像最佳，在显示器上直接读取可分辨的线对值。

（5）低对比度分辨力：首次检测应满足出厂的技术指标，后续检测和使用中的 DR 不大于 2.2%。将低对比度分辨力模体放置在影像探测器输入面，探测器与射线束垂直，并处在照射野的中心位置，在 SID 为 100cm 或 180cm，选取管电压 70kV 或 80kV，用适当的 mAs 或自动模式条件下曝光，调节窗宽与窗位使显示影像最佳，可分辨的最小低对比度圆孔对应的百分比即为低对比度分辨力。

（6）影像均匀性：影像均匀性不大于 2.2%。设置 SID 为 100cm 或 180cm，管电压 50kV 或 80kV，用适当的 mAs 或自动曝光条件，将影像综合测试卡放置在影像探测器的中心，并与射线束垂直，进行曝光。读取所显示图像边界及中心的感兴趣区（region of intrest，ROI）信号强度值，ROI 的面积不小于 50mm²。如图 9-19 所示，并按公式（9-4）计算影像均匀性：

$$U = \frac{R}{V_m} \tag{9-4}$$

式中：

R——边界及中心信号强度或光密度值的实验标准差；

V_m——边界及中心信号强度或光密度值的平均值。

如果图像处理软件无法测量感兴趣区的信号强度值，则可用黑白密度计直接测量胶片边界及中心均匀性测试点光密度值，计算公式同(9-4)。

(7)光野与照射野一致性：光野与照射野之间的偏差不应超过所选 X 射线管焦点到影像探测器输入面的垂直距离(SID)的 0.2%。选常用的照射野，调 SID 为 100cm 或 180cm，将数字影像综合测试卡放置在影像探测器的中心，并与射线束垂直，开启准直器定位灯，调整光野与测试卡四周边界视野刻线相重合，在管电压 50kV 或 80kV、适当的 mAs 条件下进行曝光，曝光后从所显示的影像上读取光野与照射野之间的偏差。

(8)有效焦点尺寸：有效焦点尺寸应符合出厂技术要求。有效焦点尺寸的测量采用狭缝测量法。将焦点测量仪水平放置于摄影台上，如图 9-20 所示，并与 X 射线束垂直，选适当放大倍数($E = n/m$)、照射野、管电压和 mAs 进行曝光，直接测量有效焦点尺寸。

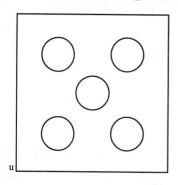

图 9-19 影像均匀性测量示意图

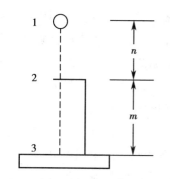

图 9-20 有效焦点测量示意图

1. 焦点；2. 狭缝；3. 底座

(9)X 射线管电压：在工作范围内，X 射线管电压的相对偏差不超过 ±10%。将非介入 kV 表的探测器置于 X 射线照射野中心，射线束轴与探测器截面垂直。选择常用的管电压值，至少重复测量 3 次，取其平均值，按式(9-5)计算相对偏差：

$$E_v = \frac{\overline{V} - V_0}{V_0} \times 100\% \tag{9-5}$$

式中：

V_0——X 射线管电压的标称值，kV；

$\overline{V}$——测量的 X 射线管电压的平均值，kV。

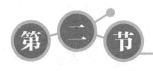

生物相容性评价

医疗器械生物学评价系列标准（GB/T 16886）是医疗器械安全性评价的基础标准之一，对于保证医疗器械的安全性起着重用作用。医疗器械造成的生物学危害分为两个方面：一是材料造成的生物学危害，二是由器械的机械故障引起的生物学危害。生物学评价系列标准主要是针对直接与人体接触、介入或植入人体的医疗器械，提供一套生物学评价程序，通过微生物试验（体外试验）、和动物试验（体内试验）评价医疗器械对细胞和动物体的有害作用，并通过以上综合评价预测其在临床使用时是否安全。

为了确保医疗器械在临床研究时的安全性，在完成物理和化学性能、加工性能以及外形等有效性评价后，必须进行生物相容性评价，以便提供进一步有关安全性的数据和资料。由于生物学试验依赖于动物模型和微生物模型，因此在某些情况下，在动物体内出现的组织反应，在人体内不一定出现；在生物相容性评价中好的器械，由于人体与动物间的差异，也会在某些病人身上产生不良反应，这就需要在临床研究中进一步评价，以确保大范围临床使用时的安全性。

一、生物相容性评价的意义与基本概念

（一）生物相容性评价的意义

医疗器械生物相容性评价的概念可以理解为：将预期应用于人体的医疗器械在进入临床前首先对其所采用的材料进行定性分析以及对已有资料或相关信息进行分析，然后又进行各类生物学评价试验，通过综合信息和数据分析和（或）安全性试验评估，最终对该医疗器械应用人体的风险作出相对科学的评价。由此可见，在生物学评价的整个过程中，既离不开对以往和现有信息或资料的分析判断，也离不开合理正确的生物学试验项目和方法的选择，更离不开综合评价能力的应用。在这里，特别需要强调的是：切勿将生物相容性评价与生物学试验混为一体，前者是一种综合性的分析与评价，获得的是对最终产品在未来人体应用时是否相对安全或目前是否可接受的结论；而后者则仅仅是对产品进行一项或多项生物学性能的检测，获得的只是产品在所受检的生物性能范围内是否符合相关标准的试验报告。

生物相容性评价的意义在于预测医疗器械在与人体接触使用过程中的潜在危害性，更确切地说，生物学评价是根据现有的科学技术能力和认知水平，将医疗器械不安全的风险性减少到最低程度。总而言之，医疗器械的生物相容性评价是促进医疗器械市场繁荣以及医疗健康事业发展的重要前提。

（二）生物相容性评价的基本概念

进行生物相容性评价时会涉及较多的生物学评价试验所涉及的名词和概念,为了更好地理解本节的学习内容,有必要对医疗器械生物学评价试验中所涉及的一些基本概念作出说明或解释。

(1)生物相容性:指器械在宿主的特定环境和部位,与宿主直接或间接接触时所产生相互反应的能力。也可以理解为医疗器械在生物体内处于静态或动态变化过程中,能耐受宿主各系统作用而保持相对稳定,不被排斥和破坏的生物学性能。

(2)动物保护与3R原则:人道地进行动物试验,包括善待动物和采用高标准的笼舍,以及应用人道的试验技术,以保证试验的科学、安全有效和善待实验动物。促进今后进一步"减少(reduction)"应用动物的数量;"优化(refinement)"在动物中减少或除去痛苦或苦恼的试验方法;以及其他的合乎科学、有效的不需要动物的方法来"替代(replacement)"动物试验。

(3)试验样品:指用于生物学试验的实验材料、器械,器械部分、组份或浸提液。

(4)材料:指任何用于医疗器械及其部件的合成或天然的聚合物、金属、合金、陶瓷或其他无生命活性的物质,包括经处理的无生命活性的组织。

(5)参照材料:指具有充分重现性的一种或多种特性值,并经适当鉴定过的材料。能用于标定仪器、评价测量方法或给材料赋值的材料或物质。

(6)浸提液:浸提试验样品后获得的液体。

(7)浸提介质:用于浸提试验样品的液体。

(8)最终产品:指处于"使用"状态的医疗器械或材料。

(9)降解:器械或材料的解体。

(10)生物降解性:指在特定的生物环境下引起器械或材料逐渐被破坏(或解体)的特性。

(11)生物可吸收性:指器械或材料在人体的生物环境中能被降解和吸收的特性。

(12)可沥滤物或可溶出物:指从器械或材料中可浸出的成分,但不是化学降解产物,如添加剂、聚合物材料中的单体或低聚物。

(13)腐蚀:因化学或电化学反应引起的对金属类器械或材料的侵蚀和破坏。

(14)降解产物:指由原始器械或材料分离出来的任何物质,或由化学性裂解或材料的分解而产生的产物。

(15)残留单体:构成聚合物链、仍存在于最终聚合物材料中的、未发生反应的化学成分。

(16)水解降解:在水溶液的作用下,聚合物中化学键的断裂。

(17)氧化降解:在氧化剂的作用下,聚合物中化学键的断裂。

(18)碎片:因聚合物材料降解而生成的颗粒物质。

(19)电解质:能传导电流的含有离子的溶液。

(20)与血液的相互作用:指血液或血液成分与器械或材料间的相互作用所导致对血液、器官、组织或器械的影响。这种影响可能无临床意义,也可能具有临床意义,即对机体产生不良作用。

(21)致癌性:能引起组织恶性肿瘤形成的特性。

(22)诱变性:能引起细胞中遗传编码发生改变的特性。

(23)致肿瘤性:能引起恶性肿瘤或良性肿瘤形成的特性。

(24)细胞毒性:能引起细胞生长抑制、功能改变、变异、溶解及死亡等损伤现象的能力。

(25)致敏性:能引起生物体出现过敏症状的能力。

(26)热原性:由材料、内毒素或其他物质介导的能引起生物体发热反应的能力。

(27)溶血:因红细胞破裂或部分受损导致血红蛋白从红细胞中释放。

(28)血栓形成:由血栓引起的血管、器械部分或完全闭塞的体内现象。

(29)凝血:凝血因子级联活化作用所致的现象。

(30)血小板:存在于循环中的无核细胞体,黏附于表面并聚集成止血栓子以减少出血。

(31)全身毒性:涉及整个生物体的毒性。

(32)遗传毒性:能引起基因突变、染色体结构畸变以及其他 DNA(deoxyrionucleic acid)或基因变化的能力。

(33)免疫毒性:外来物质直接或间接引起生物体免疫系统的不利反应。

(34)免疫原性:能够刺激生物体免疫系统的细胞产生特异性的免疫反应。

二、生物相容性评价的程序

医疗器械的生物相容性评价一般应遵循以下的程序:

(1)医疗器械所选用材料的评价;

(2)医疗器械的生物相容性评价,包括与已上市产品的对比、确定器械的接触类型和时间、生物学试验项目的选择和进行试验等四个方面;

(3)器械上市后的重新评价。

由上述的评价程序可知,医疗器械产品从一开始的材料选择和设计,到最终产品的上市及上市后的评估,整个过程中的任何一个环节都有可能会直接影响医疗器械的生物安全性,特别是对于组成器械的材料选择以及整个器械的加工工艺和灭菌方式,它们在很大程度上对最终产品的生物学性能起着关键性的作用。

三、生物相容性评价的基本原则

医疗器械的生物相容性评价一般应遵循以下一些基本原则。

(1)所有被评价的对象都应该是处于"使用"状态的医疗器械产品,也就是必须是最终产品。最终产品与组成该产品的材料或半成品在生物学性能上可能会存在差异,有的甚至是非常显著的差异,因此,只有对最终产品进行评价,才能真正反映临床实际应用中该器械是否安全。

(2)生物相容性评价需要考虑除原材料本身特性以外的其他影响产品生物安全性的因素,比如,生产或加工过程中所用的其他材料,如助剂、工艺污染和残留、可沥滤物、降解产物、其他成分以及它们在最终产品上的相互作用、最终产品的性能和特点等。在作生物学评价前,对材料进行定性和定量分析的目的是可以避免进行一些不必要的的生物相容性试验,如有些已知的化学添加剂或残余单体在使用过程中,即使很微量地存在于最终产品中,也可能会造成对周围组织的损害,所以在确定进行生物相容性试验前,需认真分析和尽可能掌握上述的影响生物安全性评价的因素,这样将有助于对最终结果的评判与解释。

(3)绝大多数的医疗器械产品在使用前都需要经过消毒灭菌的过程,考虑到灭菌可能对产品的潜在作用以及伴随灭菌而产生的毒性物质有可能会存留在最终产品上,因此,应选用与临床应用时相同灭菌方式的产品,即最后灭菌过的产品或最后灭菌过的产品中有代表性的样品作为生物学试验的样品,这样才能有效评价产品的生物安全性。

(4)生物相容性评价前,需要确定医疗器械最终在人体应用时的作用类型以及与人体的接触性质、程度、时间和频次等,其作用类型包括短期或一次性的作用、长期或特异性作用,在实际应用中有时会出现这样的现象:即当一种材料同时用于几种类型的器械时,表现出与一种组织接触时显示是安全的,而与另一种组织接触时则出现很高的毒性反应,这是因为医用产品的潜在危害性取决于它们最终在人体使用的部位和时间,被接触的不同组织、不同的接触频率和作用强度等因素都会影响医疗器械的生物安全性。

(5)生物相容性评价中的试验选择,原则上应参照 GB/T 16886.1 所推荐的评价试验指南的要求,但由于医疗器械本身的多样性和复杂性,对任何一种医疗器械产品而言,所推荐的各种试验并非都是必须的和/或可行的,应该视产品的具体情况选择合适的试验项目。对有些产品来说,即使指南中未推荐的试验也可能是必须要做的,比如,有些来自于动物或异体骨组织的材料,经处理后准备用于骨组织修复,虽然指南中未列出需要做致敏和热原试验,但由于该产品可能在临床应用时,存在致敏和发热风险,所以仍需做致敏和热原试验。

四、生物相容性评价试验分类

医疗器械生物相容性评价的内容主要包括对现有信息的分析、系列生物学试验、对结果的综合判断以及上市后的重新评价。其中,生物学试验是生物相容性评价的主要内容,通过生物学试验,可以推测医疗器械产品应用于人体后是否可能会引起机体的生物反应,为其生物安全性提供科学依据。

根据 GB/T 16886 系列标准,生物学试验主要包括:

1)细胞毒性试验;

2)致敏试验;

3)刺激试验或皮内反应试验;

4)全身急性毒性试验(含热源试验);

5)亚急性(亚慢性)毒性试验;

6)遗传毒性试验;

7)植入试验;

8)与血液相互作用试验。

9)慢性毒性试验;

10)致癌性试验;

11)生殖与发育毒性试验;

12)生物降解试验(包括聚合物、金属与合金、陶瓷降解试验)。

上述试验都是根据医疗器械产品本身的特性、最终与人体接触的性质和时间而被选择应用的。对一种医疗器械来说,只有正确、合理地选择和设计评价试验的项目,才有可能作出相对科学的评价结论。

五、生物学评价试验

(一)细胞毒性试验

细胞毒性试验是运用细胞培养技术,检测医疗器械和(或)其浸提液可能造成的细胞生长抑制、细胞代谢障碍、细胞变异、细胞溶解、细胞死亡等影响细胞正常功能和生物学行为的作用。该试验条件是在离体状态下进行,属于体外试验。细胞毒性试验是医疗器械生物学评价体系中最重要的项目之一,也是几乎各种用途的医疗器械临床前安全性评价的首选和必选项目。细胞毒性试验的特点:能在短期内检出样品对细胞形态、代谢和功能的影响作用,能对毒性物质具有较大的敏感性,能低价快速筛选批量样品,能定量分析实验结果,试验重复性好,操作相对简便,试验方法易标准化,从而有利于各实验室之间的试验结果比对,同时减少不必要的体内动物实验。

通常在以下4种情况下可能需要考虑进行细胞毒性试验:

1)医疗器械产品的原料筛选;

2)医疗器械产品中与人体直接或间接接触的部件或材料;

3)新型医疗器械或生物材料研发过程中生物学性能的初筛;

4)已上市医疗器械产品及其原料的日常质量监控。

由于引起细胞毒性的物质多来自于材料或器械中存在的一些可滤出物质、添加剂、残余单体或物质、加工过程中的污染物、生物降解产物等,另外材料表面的化学性质也会改变细胞膜的功能特性,因此,评价细胞毒性的重点主要放在对材料或器械本身的特性、添加成分、加工工艺以及灭菌方法等方面。

细胞毒性有以下两种评价形式:

1. 生物学终点评价

1）细胞形态学评价，主要是观察细胞的形态变化。

2）膜效应评价，主要是从细胞膜通透性改变来鉴别存活细胞与死亡细胞。

3）细胞代谢活性评价，通过检测细胞生物代谢活性或生物合成功能的改变来了解细胞损伤作用。

4）细胞增殖率评价，主要是观察细胞生长速度和增殖率的变化。

2. 接触方式评价形式

1）浸提液接触方式：该方法的优点是浸提液容易获得、可以经离心或过滤后去除一些杂质颗粒、能与培养的细胞广泛地接触、可以用于分析材料中各组成成分及其浓度对细胞毒性的影响等。然而，浸提液接触也有其不足之处，主要是它与医疗器械的临床实际使用情况存在一定的距离。

2）直接接触方式：该方法基本上是模拟了医疗器械的实际应用状况，但是这种方式有时会因重力、形状和接触方式等的原因对细胞产生机械损伤，从而影响评价的准确性。

3）间接接触评价：该方法采用琼脂或醋酸纤维素膜，将细胞与被测样品隔开，模拟了某些医疗器械产品的应用状况，但该方法需要制成标准试件，对有的产品可能不适合。

（二）致敏试验

致敏试验是在小动物体上进行的、用于检测医疗器械和（或）其浸提液潜在产生的异常或病理性免疫反应的试验。该反应属于Ⅳ型免疫变态反应，即为迟发型超敏反应，其反应过程一般分为两个阶段：第一阶段是 T 细胞致敏阶段（诱导阶段），由外来的（非己体）抗原物质接触生物体后刺激机体免疫系统的 T 细胞增殖分化，形成具有针对某一特定抗原的致敏淋巴细胞，这一阶段大约需要 1~2 周；第二阶段是致敏 T 细胞的效应阶段（激发阶段），当致敏的淋巴细胞再次接触相同抗原时，一方面试图杀伤这些抗原靶细胞，另一方面释放一系列淋巴因子，产生免疫效应和导致以单核细胞为主的局部浸润、组织变性坏死为特征的超敏反应件炎症，具体表现为皮肤局部红斑、水肿等反应。

致敏试验是目前医疗器械生物学评价项目中唯一检测机体免疫系统反应的一项试验，也是各类与人体接触的医用产品必须评价的主要项目之一。尽管致敏试验是属于体内试验，试验条件要求相对较高、时间也较长，但是该试验到目前为止还没有其他有效的体外方法可以替代，因为体外环境还不能模拟生物体复杂的免疫系统。根据现行国家标准所推荐的方法，致敏试验有最大剂量法和封闭斑贴法两种，一般认为前者比后者的灵敏度要高，故最大剂量法常作为生物学评价试验的首选方法。

（三）刺激试验或皮内反应

刺激试验是根据医疗器械最终临床使用状况，将器械和（或）其浸提液直接接触规定的动物试验部位，在一定的时间内观察动物局部反应，以评价医疗器械产品潜在的组织刺激作用。试验涉及适宜动物模型的选择、试验组织和部位的选择以及接触方式、接触次数、接触持续时间等的确定,而这些都需要与产品实际使用的途径(皮肤、眼和黏膜)和持续时间相适应,只有明确这些要素,才能设计出比较科学和合理的试验方案。该类试验具有所耗用的动物较少,方法简单,实验周期相对较短的特点。

常用的刺激试验有皮肤刺激、眼刺激、口腔黏膜刺激、阴道刺激、阴茎刺激以及直肠刺激等六种,其试验结果可以受以下一些因素的影响:①样品与组织持续或反复接触的时间;②样品的作用方式、接触部位及使用剂量;③包扎封闭的程度;④斑贴试验的技术等。

评价刺激试验的最终结果一般应掌握三个基本原则:

(1)对一些广泛应用于人体皮肤的产品,应不允许存在实质性的危害,但有些产品由于其自身不可替代的适用性(如医用橡皮膏),尽管动物试验和人体试验均表明存在刺激作用,但在没有很大危害性的前提下有时也是可以在一定范围、一定时期内被接受使用;

(2)对一些预期应用于人体敏感部位(如眼睛)的产品应慎重评价,若出现阳性结果则应避免应用于临床;

(3)对使用比预期临床应用剂量增大的样品或其浸提液剂量所出现的阳性结果,应由有关专家进行综合分析评价。

皮内反应试验是通过动物皮内注射医疗器械的浸提液,在规定的时间内观察注射局部皮肤组织的红斑和水肿反应,以评价材料或器械中可沥滤物是否具有潜在的非特异性的急性毒性刺激作用,该试验具有灵敏度高、耗用的动物少、方法简单、试验周期短(5 天内)等特点,已广泛用于评价与人体各部位接触的医疗器械非特异性的急性局部刺激作用。

(四)全身急性毒性试验

全身急性毒性试验是将医疗器械的浸提液在 24 小时内一次或多次作用于动物体内,以评价短期内因毒性物质被机体吸收后可能产生的全身性损害作用。根据产品实际与人体接触途径的各异,试验浸提液可以通过经口、吸入、经皮、静脉注射以及腹膜内注射等不同途径作用于动物体内,而选择的原则应该是以与医疗器械预期临床应用最相符为原则。全身急性毒性试验方法简便、实验周期短(5 天内)、动物数量和成本相对较低,主要适用于预期直接或间接与血路、循环血液和血液系统接触的医疗器械产品。通常影响全身急性毒性试验评价的因素可能有:①不同的接触途径和试验方法;②样品可滤出成分的特性;③体内实际被接受的注射或接触浓度和剂量。

GB/T 16886.1 和 GB/T 16886.11 标准中,除了上述的全身急性毒性试验以外,还将热原试验纳入了全身急性毒性试验的检测内容中。热原性是一种由化学制剂或其他物质引起的致生物体出现发热反应的能力,发热反应可能是由材料介导的、内毒素介导的,或其他物质如革兰氏阳性细菌和真菌中某些成分介导的。热原试验包括两种方法,第一种是采用兔法,通过将医疗器械的浸提液注入兔耳缘静脉,在规定的时间里测量动物的体温,观察体温变化以评价样品是否存在诱发机体发热反应的潜在可能性;第二种是采用细菌内毒素检测法(即鲎试剂法),该方法是用于判断浸提液中革兰阴性菌的生物活性内毒素的限量是否符合规定。

（五）亚急性（亚慢性）全身毒性试验

亚急性（亚慢性）毒性试验是评价医疗器械和（或）其浸提液在超过 24 小时、短于试验动物寿命 10% 的时间内一次或多次作用试验动物而产生的全身毒性反应，其中亚急性毒性试验是评价在多次或持续接触后的 24 小时~28 天内发生的副反应，而如果采用静脉注射途径，一般规定处理期在 24 小时~14 天之间。啮齿类动物的亚慢性毒性试验通常是 90 天，如果采用静脉途径通常规定处理期在 14~28 天之间。

亚急性（亚慢性）毒性试验与急性全身毒性试验的主要区别在于试验周期长、动物数量多、试验要求比较高、耗费大、观察指标多且相对较客观、工作量大等，接触途径可以有表皮、植入、吸入、皮内、肌肉、腹膜内、静脉、口腔以及皮下等九种不同途径，选择的原则应该是选择与医疗器械预期临床应用最接近的接触途径。

亚急性（亚慢性）毒性试验的评价指标一般是采用血液学检查、临床生化检查以及对全身各主要脏器进行组织病理学检查，通过这 4 部分结果的综合分析，可以了解毒性物质在体内的吸收、分布、代谢、蓄积和排泄的状况，同时也对医疗器械对生物体全身系统的毒性作用做出评价。

（六）遗传毒性试验

遗传毒性试验是采用哺乳动物或非哺乳动物细胞、细菌、酵母菌或真菌测定样品是否引起基因突变、染色体结构畸变以及其他 DNA 或基因变化的试验，通过直接检测原发性遗传终点或检测导致某一终点的 DNA 损伤过程伴随的现象，来确定医疗器械和（或）其浸提液产生遗传物质损伤并导致遗传性改变的能力。医疗器械发生遗传毒性反应的原因可能是：

（1）器械中某一关键成分的溶出，如离子、化学物质、聚合物、添加剂和增塑剂等；

（2）器械植入时因外科手术、热或机械的作用而造成的损伤；

（3）降解产物与正常细胞代谢之间的相互作用；

（4）器械的内表面、形态、孔径尺寸和粗糙度的性质。

对医疗器械（材料）和（或）其浸提液进行遗传毒性试验的目的包括：

（1）判断在每种试验系统中诱发了突变的医疗器械（材料）和（或）其浸提液对人可能造成的遗传损伤；

（2）预测医疗器械（材料）和（或）其浸提液对哺乳动物的潜在致癌性；

（3）评价医疗器械（材料）和（或）其浸提液的遗传毒性。

在进行遗传毒性试验评价时，一般应遵循以下一些基本原则：一是尽量从对 DNA 的影响、基因突变和染色体畸变三种水平上来考虑生物材料或医疗器械对生物体的遗传毒性作用；二是试验应首先选择体外试验；三是试验应至少包括三项，其中两项试验应采用哺乳动物细胞为靶细胞；四是如果体外三项试验中出现一项或两项阳性结果，还应进行体内动物试验。

（七）植入试验

植入后局部反应试验是将生物材料或制品植入动物适当部位（如肌肉、皮下、骨），在一定周期后，用肉眼观察和显微技术评价生物材料和制品对活体组织的局部毒性作用。采用动物体内植入试验可从宏观和微观水平评价组织对材料和制品的生物相容性。但应注意材料的理化性质，如形状、密度、硬度、表面光洁度、酸碱度以及植入的部位、材料是否固定等因素都可能影响局部组织的反应性。

该试验设计的目的是评价活体组织与试验样品材料的相互反应。因为至目前所有医疗器械和材料植入机体后，均会产生不同程度的组织反应，主要表现：

1）植入物周围无菌炎症反应程度与延续时间；

2）植入物周围组织纤维化囊腔形成过程与最终厚度；

3）周围组织生物化学与组织化学等改变及其延时间；

4）植入物周围炎性细胞以外的异常细胞（如异物巨细胞等）的出现及其数量和延续时间等。

引起这些反应的主要原因，既有材料本身的化学因素，又有物理因素（如植入物表面性质及其在组织内的滑动等），还有手术方法及生物本身因素等。

为减少实验干扰，最大限度地保证实验的敏感性与可靠性、国内外学者做了大量的方法学和相关基础研究，例如采用注射针埋入法，注射骨内样品法，植入有凹槽的样品减少在组织内的滑动，研究植入物表面对细胞活性和组织的影响等。经过长期的实践研究发现，在植入后局部反应试验中，对植入物引起的组织学变化的评价，应抓住以下几个要点：

1）严格保证被检材料的形态大小合适、规格一致，有条件时进行样品表面电子显微镜扫描，至少要在光学显微镜下检查，力求表面光洁度一致。

2）力求减少手术创伤，并要求操作一致。

3）要有经过实验研究和临床长期应用考验，证明安全可靠的同形态材料同法植入作为对照。

4）尽量设法使植入材料在组织内位置固定，以保证实验结果的可靠性。

植入后局部反应试验，目前最常采用的为肌肉植入试验，适应范围宽，常用于各种试验周期。需要指出的是，材料植入后局部反应试验在整套生物学评价中占有非常重要的地位，它不能被其他生物学试验所取代。但同时要注意整套生物学试验合理的评价程序，应强调在植入后局部反应试验前应先进行器械和材料的全面信息分析，并先进行体外试验评价。如细胞毒性试验、溶血试验等。而最终进行植入试验时最好采取循序渐进的方法，先进行短期试验，并尽可能减少动物数量。

（八）与血液相互作用试验

医疗器械与血液间接或直接接触，将对血液中血小板、红细胞、白细胞及血液中血浆蛋白等其他成分发生作用，相互作用的结果有血栓形成、溶血、血浆蛋白粘附、补体系统增减及血液中有形成分改变等,对人体产生有害的影响,严重的将危害人体生命过程。近年来,与血液相互作用的医疗器械产品发展迅速,目前已在临床广泛应用的与血液直接接触或间接接触的医疗器械已达数十类,数百种之多,这些种类繁多的医疗器械在临床使用中的安全性问题越来越受到监管部门和学术界的重视。

医疗器械的血液相容性评价是医疗器械、材料生物学评价的重要组成部分,由于血液学机理和血液成分的功能比较复杂,涉及的内容比较多,而评价医疗器械、材料与血液相互作用的血液相容性经典的试验方法比较少,除溶血试验外,其他涉及凝血、血栓形成、血小板功能改变、血浆蛋白粘附、补体免疫系统功能改变等诸多方面的血液相容性试验方法,大多为新近研究建立的新方法,这些新方法在技术上尚需在普遍应用实施过程中不断成熟和完善,形成能够量化的血液相容性试验方法。

与血液相互作用的评价试验方法按其主要过程或被测体系血液相互作用可分为五类:

1)血栓形成;

2)凝血;

3)血小板和血小板机能;

4)血液学;

5)补体系统。

我国比较成熟和常用的血液相容性试验方法种类主要有下列方法:

1)血栓形成试验。体外动态血栓形成试验、体内静脉血栓形成试验。

2)凝血试验。全血凝固时间试验、部分凝血激活酶时间(partial thromboplastin time, PTT)试验、凝血酶原时间试验、凝血时间试验、白蛋白吸附试验、纤维蛋白原粘附试验。

3)血小板和血小板机能试验。体外血小板粘附试验、半体内血小板粘附试验、体外自发性血小板聚集试验、单克隆抗体 SZ-21 测定血小板粘附试验、β-血栓球蛋白(β-TG)含量测定试验。

4)血液学试验。溶血试验、血液保存时间试验、白细胞计数和分类、网织红细胞计数。

5)补体系统试验。补体激活试验、复合补体 C、C_{3a}、C_{5a}(人血)试验。

(九)慢性毒性试验

慢性毒性试验是将医疗器械和(或)其浸提液一次或多次作用试验动物后,在动物平均寿命期的主要时间内评价其对机体产生的慢性全身毒性作用。该试验方法、接触途径以及观察评判指标基本都类似于亚慢性毒性试验,试验时间通常为 6~12 个月。

(十)致癌性试验

致癌性试验是在试验动物的寿命期内(一般为 2/3 生命期),经一次或多次接触医疗器械或其浸提液,通过观察肿瘤的发生率、出现的数量、类型、部位和发生时间,以评价其潜在的致肿瘤特性。该试验大致可分为三大类,即短期试验、动物诱癌试验和人类流行病学调查。短期试验分为致突变试验和细胞转化试验两类,前者等同于遗传毒性试验的评价方法;动物诱癌试验分短期和长期两种,选择应根据产品的实际使用时间而定;人类流行病学调查包括病例对照调查和队列调查。

在没有确切的证据来排除致癌性风险情况下,需要考虑进行致癌性试验的医疗器械主要包括:

1)吸收时间超过30天的可吸收性材料和医疗器械(具有人体应用或接触的有效和充分数据者除外);

2)进入人体和(或)体腔持续或累计接触时间在30天以上的材料和医疗器械(具有长期有效和充分的人体应用史者除外)。

对致癌物的评价一般应按五个阶段循序渐进:第一阶段是结构分析,分析终产品的理化性能,或浸提液中可沥滤物的结构,判断有无致癌的可能性,如果判断结果认为有可能存在致癌性时,应进行第二阶段的试验,反之则可暂不考虑下阶段的试验。第二阶段是短期诱变试验,主要检测遗传毒性致癌物,该阶段应选择一组体外/体内试验。第三阶段是短期动物诱癌试验,该试验是对已知的遗传毒性致癌物作进一步诱发癌变的实验。第四阶段是长期动物诱癌试验,该试验基本上是对样品致癌性作出实验阶段的最终判断。第五阶段是肿瘤流行病学调查,对生物材料和医疗器械投产使用后一段时间后,都应进行肿瘤流行病学方面的调查,以进一步确定对人类有无致癌性。

(十一)生殖与发育毒性试验

生殖与发育毒性试验是评价医疗器械和(或)其浸提液对生殖功能、胚胎发育(致畸性),以及对胎儿和婴儿早期发育的潜在影响。该项试验的应用具有很明确的针对性,只有在终产品缺乏足够的证据来排除生殖、发育毒性风险的情况下才选择进行生殖与发育毒性试验,这些器械或材料包括一些与生殖组织或胚胎(胎儿)直接长期或永久接触的器械、缓释装置、可吸收生物材料等。而以下两种情况可以考虑不需要进行生殖和发育毒性的试验:

1)可吸收医疗器械或含可溶出物质的医疗器械,如果在吸收、代谢和分布等研究方面有充分可靠的数据,或者从材料或医疗器械浸提液中鉴别出的所有成分均显示无生殖和发育毒性时;

2)当医疗器械经过生物相容性风险评估后认为生殖和发育性的风险已被排除时。

(十二)生物降解试验

生物降解试验是评价具有潜在可吸收和(或)降解特性的生物材料或医疗器械及其降解产物对生物体局部或全身可能产生的危害。该试验涉及两方面的内容,首先是需在体外环境下对潜在的降解产物进行定性和定量分析,以初步掌握材料的生物降解性,并为体内试验的选择和设计提供依据。然后将材料或器械植入体内,以了解降解产物在体内的吸收、分布和代谢的过程以及对机体组织器官所产生的各种影响,比如材料本体及其降解物的局部生物学反应、不同降解时段的全身生物学反应、降解产物与生物体相互作用对生物体生理功能的影响等,这一过程也称为降解产物的毒代动力学研究。

医疗器械的生物降解性与其所组成的材料性质有很大的关系,金属和合金材料的降解性主要表现为金属离子向周围组织溶解扩散而出现腐蚀现象,包括化学腐蚀与电化学腐蚀;高分子材料的降解性是因材料结构破坏和性能蜕变而发生化学降解和生物降解;生物陶瓷材料的降解性可因磨损、折断和裂解(物理因素),溶解和化学离子的形成(化学因素),细胞吞噬和生物分子参与的溶解(生物因素)而发生物理降解、化学降解和生物降解。因此针对不同的材质,生物降解试验的原理、方法、评价指标以及影响因素等都截然不同。

生物降解试验主要适用于生物可吸收的医疗器械或生物材料,在对生物可吸收或降解的生物材料进行生物学评价时,应注意这类材料所具有的一些特点,例如:

1)主体材料与其降解产物的生物可接受性可以不一致;

2)降解产物的生物可接受性与其性质、浓度和颗粒尺寸大小有关;

3)降解的评价方法因被评价对象的特性、局部环境及具体器械的作用位置的不同而不同。

因此,生物降解材料的生物相容性评价程序一般首先应明确对降解产物的化学、物化、生化性能及表面形态的分析方法,接着选用相应的降解产物定性和定量检测标准;然后对降解产物进行体外生物相容性评价,最后开展降解产物和可溶出物的局部生物学效应以及毒代动力学研究(吸收、分布、代谢和排泄)。

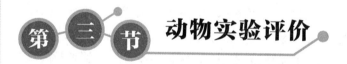

第三节　动物实验评价

2016 年 3 月 23 日发布的《医疗器械临床试验质量管理规范》(国家食品药品监督管理总局、中华人民共和国国家卫生和计划生育委员会令第 25 号)中规定:医疗器械临床试验前,申办者应当完成试验用医疗器械的临床前研究,其中包括动物试验等内容。一般来说,首次用于植入人体的第三类医疗器械,应当具有该产品的动物试验报告。其他需要由动物试验确认产品对人体临床试验安全性的产品,也应当提交动物试验报告。

一、动物实验思维原理

动物实验(animal experiment),是指在实验室内,为了获得有关生物学、医学等方面的新知识或解决具体问题而使用动物进行的科学研究。动物实验必须由经过培训的、具备专业技术能力的人员进行或在其指导下进行。动物实验是现代生物医学研究中常用的方法,是进行教学、科研和医疗工作必不可少的重要手段和工具。动物实验是根据实验目的,恰当地选用标准的并符合实验要求的实验动物,在设计的条件下,进行各种动物实验,观察、记录动物的反应过程与反应结果,以认识受试物作用的特点和规律,为评价受试物可能产生的临床作用提供科学依据。

动物实验可用如下式表示:

$$R = (A+B+C) \times D+E \tag{9-6}$$

R:实验动物的总反应或演出型。

A:动物种间的共同反应。

B:动物品种、品系特有的反应。

C:动物的个体反应。

D:环境因素(包括实验处理)引起的反应。

E:实验误差。

要想获得正确可靠的动物实验结果,就必须了解影响动物实验结果的各种因素,排除各种影响实验结果的干扰因素,对动物实验质量和动物实验各环节实行控制。

A、B、C 是相对已知的,由动物本身的遗传因素决定,应正确选择实验动物,在严格控制环境因素和实验处理因素 D 的条件下,改变其中某一条件后探索或检验出实验处理因素与机体内在的特殊联系,从而得到可信的实验结果 R。

二、动物实验中常用实验动物的选择

实验动物的选择是动物实验中首先要考虑的问题。因为实验动物选择恰当与否关系到实验质量的高低、经费开支的多少、研究途径正确与否以及实验方法的简单与繁琐问题,甚至会影响到实验的成败及研究结果正确性。

(一)选择实验动物的原则

1. **相似性原则** 选择与人体结构、机能、代谢及疾病特征相似的动物,利用其某些与人类相近似特性,通过动物实验对人类疾病发生和发展规律进行推断和探索。一般来说,动物进化程度越高,其功能、代谢、结构越复杂,反应就越接近人类,而有些动物进化程度不一定很高,但是某些组织器官的结构却与人类相似。

2. **差异性原则** 各种动物之间存在基因型、组织型、代谢型、易感性等方面的差别也是实验可比性内容,这种差异有时可作为研究所需的一种指标或特殊条件。尽量选用不同种系存在的某些特殊反应或刺激敏感的动物。

3. **匹配性原则** 选择动物类别或级别时,应根据实验目的要求,综合评价所选用的动物质量是否与实验设计、技术条件、实验方法相适应,应避免应用高精尖仪器、试剂和低标准、低反应性能动物相匹配;或用低性能测试手段与高标准、高反应性动物相匹配的结合。

4. **易获性原则** 在不影响实验结果正确可靠的前提下,尽量选用易获得、易饲养、易繁殖的比较经济实用的实验动物进行实验研究。

（二）实验动物选择时应注意的问题

1. 年龄、体重　不同品种和品系的实验动物其寿命各不同,有的以日,有的以月,有的以年计算。如果对狗和小鼠均观察一年,所反应的发育过程是不同的,即使同样是狗,不同的年龄阶段所得的实验数据也不尽相同。所以选用实验动物时,应注意到实验动物之间、实验动物与人之间的年龄对应,以便进行分析和比较。同一实验中,动物体重尽可能一致,若相差悬殊,则易增加动物反应的个体差异,影响实验结果的正确性。

2. 性别　性别不同对实验的敏感程度可不同。一般来说,实验若对动物性别无特殊要求,则宜选用雌雄各半。

3. 生理状态　动物如果怀孕、哺乳等对实验结果影响很大,因此实验不宜采用处于特殊生理状态下的动物进行。如在实验过程中发现动物怀孕,则体重及某些生理生化指标均可受到严重影响,此时应将怀孕动物剔除。

4. 健康状况　动物的健康状况对实验的结果正确与否有直接的影响。健康动物从外观看,体型丰满、发育正常、被毛浓密有光泽紧贴身体、眼睛明亮活泼、行动迅速、反应灵敏、食欲良好。

（三）常用实验动物

以下仅列举常用哺乳类实验动物。

1. 小鼠　小鼠(mouse;MusMusculus),生物学分类上属脊椎动物门、哺乳纲、啮齿目、鼠科、小鼠属,来源于野生小家鼠。17世纪科学家们开始用小鼠进行比较解剖学研究和动物实验。小鼠是当今世界上研究最详尽、应用最广泛的实验动物。

2. 大鼠　大鼠(rat;Rattusnorvedicus)生物学分类上属哺乳纲、啮齿目、鼠科、小鼠属,大鼠属。是野生大鼠褐鼠的变种,起源于亚洲,17世纪初传到欧洲,18世纪初开始人工饲养,19世纪中期用于动物实验,由于大鼠体型较小,遗传学和寿龄较为一致,对实验条件反应也较为近似,常被誉为精密的生物工具,被广泛应用于生物医学研究的各个领域。

3. 豚鼠　豚鼠(CaviaPorcellus)生物学分类上属哺乳纲、啮齿目、豚鼠科、豚鼠属。是由野生豚鼠驯化而育成,原产于南美西部,又称天竺鼠、荷兰猪等。现已广泛应用于医学、生物学、兽医学等研究领域。

4. 地鼠　地鼠(hamster)又名仓鼠,生物学分类上属哺乳纲、啮齿目、鼠科、仓鼠亚科、仓鼠属。地鼠在实验动物的使用量上次于小鼠、大鼠,占第三位。

5. 兔　兔(Oryctolaguscuniculus)生物学分类上属哺乳纲、兔形目、兔科、真兔属。生物医学研究应用的家兔是由野生穴兔驯化而育成,多为欧洲兔的后代。

6. 犬　犬(Canisfamiliaris)生物学分类上属哺乳纲、食肉目、犬科、犬属、犬种的动物。作为家畜,犬的历史最长。作为实验动物,从20世纪40年代开始。生物医学研究应用的家兔是由野生穴兔驯化而育成,多为欧洲兔的后代。1950年美国推荐小猎兔犬作为实验用犬,适用于生物医学各个学科的研究,并为世界各国所公认。

7. 猫 猫(Felisdomestic)生物学分类上属哺乳纲、食肉目、猫科、猫属动物。猫自19世纪末用于动物实验。

8. 猪 猪(Susscrofadomestic)生物学分类上属哺乳纲、偶蹄目、野猪科。自二次世界大战以来,猪已成为广泛应用于医学科学研究的重要实验动物。

9. 非人灵长类动物 非人灵长类动物包括除人以外的所有灵长类动物,约有数百种之多,生物学分类上属哺乳纲、灵长目。灵长目下分猿猴亚目和猿亚目。非人灵长类动物在组织结构、生理和代谢功能等方面同人类相似,是很重要的实验动物。其应用是从20世纪初开始,到20世纪50年代逐渐应用于普通研究机构。

三、动物实验材料准备与实验室操作规范

(一)动物实验材料准备

动物实验材料的准备应根据实验目的、实验规模(实验动物数目)、动物实验周期等来确定。应根据计划所用的动物等级选择相应的标准动物实验室。饲养动物的器具、器材,应在动物购入前准备好。笼盒及盖至少准备2套,以便换洗;饮水瓶至少准备2套以上,以防被动物咬破。笼盒及盖、饮水瓶在使用前应彻底清洗与消毒,并检查是否完好、配套。还应准备好笼卡、记录本、垫料、饲料、台秤、温度计、湿度计等必须物品。

(二)动物实验室主要操作规程

操作规程是动物实验管理规范化建设的重要内容。标准化操作规程通常是指以书面文件形式制定的具有可操作性、实用性的常规实验操作规程。规程的编写应尽量全面,尽量涵盖所有重要程序或操作步骤。所用语言应尽量简洁、明了、准确、不繁琐、不重复、不产生歧义。

动物实验室操作规程一般包括以下内容:

1)工作人员进出设施的操作规程。

2)实验动物进出设施的操作规程。

3)饲料、笼具、饮水及其他物品进出设施的操作规程。

4)动物实验申请、动物申购、动物验收的操作规程。

5)饲料申购、饲料验收保管和领取及其他物品申购和验收的操作规程。

6)实验动物采购、运输的操作规程。

7)实验动物检疫、观察、分组和个体标记的操作规程。

8)各种实验动物饲养管理的操作规程。

9)动物实验操作的操作规程。

10)动物异常死亡、患病时处置的操作规程。

11）高压灭菌器、传递窗、药液渡槽、风淋器使用的操作规程。

12）各种动物实验仪器设备使用的操作规程。

13）动物实验室的卫生、清洁、消毒的操作规程。

14）动物笼盒、盒盖、饲料盒、饮水瓶、笼架、其他用品的清洗和消毒的操作规程。

15）工作服、工作鞋洗涤、消毒、交换的操作规程。

16）废弃物和动物尸体处理的操作规程。

17）实验动物环境指标检测的操作规程。

四、动物实验基本技术方法

动物实验的基本技术方法是多种多样的,在生物医学的各个领域内都有其不同的应用,其中一些基本方法都是共同性的,如动物的选择、抓取、固定、麻醉、脱毛、给药、采血、采尿、急救、处死、尸检等,不管是从事何种课题的医学研究都要用这套基本技术方法,因此,动物实验基本技术方法,已成为医学科技工作者必须掌握的一项基本功。

五、动物实验设计及数据处理分析

（一）动物实验设计的基本原则

由于动物实验的对象是特定的生物体,其个体之间存在着一定差异性,为了保证实验结果准确、可靠,必须对实验进行设计,以便控制可能影响实验结果的各种条件。进行实验设计必须遵循的基本原则是随机、对照和重复。

1. 随机原则 随机是减少实验材料差异的最基本的方法,通过随机的方法,将客观存在的各种差异对实验结果的影响降低到最小。在生物实验中,虽然可以通过不同的方法控制实验条件,但仍然不可避免由于各种差异造成的影响,特别是在动物实验中,动物间的个体差异是无法排除的客观存在,对这种差异就可以通过随机的方法,分配到各实验组中,使这种差异不至于影响到实验结果。

2. 对照原则 在实验研究中,为准确表现出特定因素产生的影响,必须设立对照。比较研究是科学实验不可少的条件,没有比较就难以鉴别,也就缺乏科学性,所以实验设计必须设立对照组。

3. 重复原则 重复是保证实验结果可靠性的重要措施之一。重复具有两方面的含义,即重现性和重复数。

（1）重现性:是指在同样的条件下,可以得到同样的实验结果。只有能够重现的实验结果,才是科学可靠的实验结果;不能重现的结果可能是偶然现象,偶然获得的结果,是没有科学价值的。实验中偶然结果可见于两种情况,一是由于某些非常规因素引起的假象,是错误的结果,这种结果必然不可能重现;二是由于尚未认识的影响因素导致的客观表现,但由于对影响因素缺乏足够的认识,暂时不能获得重复的结果。对于前者,要及时排除,减少假象的干扰;而对于后者,如果获得结果确实具有重要价值,而且符合逻辑,则应该认真研究影响因素,以求实现结果的重现。无论何种情况,不可重现的结果都是没有价值的结果。

(2)重复数:是指实验要有足够的次数或例数。如进行动物实验,在每一次实验中需要使用一定数量的动物,对于其他实验,也应该有一定次数的重复。在实验中要求一定的重复数,具有两方面的意义,一方面是消除个体差异和实验误差,提高实验结果的可靠性。在生物学实验中,仅仅根据一次实验或一个样本所得的结果,往往很难下结论。在适当的范围内重复越多,获得的结果就越可靠。另一方面是对实验结果的重现性验证。因此,在实验中设置一定的重复数,是动物实验的基本要求。对于重复数的数值大小,即究竟用多少动物或多大的样本进行动物实验,是研究者遇到的首要问题。样本过少不符合重复原则的要求,而重复数过多则增加实际工作中的困难,提高研究成本,而且单纯加大样本量并不能完全排除实验的偏差。所以,在实验设计时要对样本大小进行估计,争取以最小的实验例数获得可靠的实验结论。

(二)常用的实验设计方法

(1)单组比较设计:单组比较设计是以动物做自身对照,即在同一个体上观察给受试物前后某种观测指标的变化。本法的优点是能消除个体生物差异,但不适用于在同一个体上多次进行实验和观察的情况,还应注意有时生理盐水等阴性对照也可能在前后两次测量时出现一定差异(如体重、血压等)。

(2)配对比较设计:配对比较设计是实验前将动物按性别、体重或其他有关因素加以配对,以基本相同的两个动物为一对,配对若干对,然后将一对动物随机分配于两组中。两组的动物数、体重、性别等情况基本相同,取得均衡,减少误差及实验动物的个体差异。

(3)随机区组设计:随机区组设计是配对比较设计法的扩大,将全部动物按体重、性别及其他条件等分为若干组,每组中动物数目与拟划分的组数相等,体质条件相似,再将每个区组中的每一只动物进行编号,利用随机数字法将其分到各组。

(4)完全随机设计:完全随机设计是将每个实验对象随机分配到各组,并从各组实验结果的比较中得出结论。通常用随机数法进行完全随机化分组,此法的优点是设计和统计的处理都较简单,但在实验对象例数较少时往往不能保证组间的一致性。

(5)拉丁方设计:拉丁方设计指由拉丁字母所组成的正方形排列,在同一横行与同一直列中都没有重复的字母,适用于多因素的均衡随机。近年来又提出"优化拉丁方设计",该法除了具有拉丁方的全部特点外,还考虑了先后用受试物时每一受试物与先后受试物的顺序关系,使每种受试物的前面各用其他受试物一次。在进行受试物间两对比时,每对受试物间均符合 AB、BA;AOB,BOA 的对应关系,因此优化拉丁方不仅适用于一般拉丁方的实验,而且特别适用于一只动物先后几次用受试物的实验。

(6)正交设计:正交设计是用正交表作为因素分析的一种高效设计法,其特点是利用一套规范化的表格-正交表来安排实验,适用于多因素、多水平、实验误差大、周期长等一类实验的设计。在实验设计过程中只要根据实验条件直接套用正交表即可,而不需要另行编制。

(7)序贯设计:适用于能在较短时间内做出反应的受试物。可同时用作图或查表法随机了解统计结果,一旦达到所规定的标准,即可停止实验,做出结论。序贯设计所用的时间较长,因此只适用于作用出现快(几分钟或几小时内)的受试物和供应数量受限、价格高的大动物实验,还适用于病例数稀少的临床研究。

(8)优选法设计:优选法设计是一快速、简便的选择最优条件的方法。优选设计有多种,动物实验中常用"单因素优选法"来选择最优的浓度、剂量等条件。

(三)动物实验数据的处理与分析

(1)实验数据的记录和贮存:在动物实验中获取的原始资料或各种数据都要做到记录清晰、准确、规范,对于记录到的数据应注意保存,做好备份。

(2)实验数据的检查和分组:实验获得的原始数据应及时检查数据本身是否有错误、取样是否有差错和不合理数据的订正。根据所得数据中所含变数的多少确定是否分组,当变数不多时(30个以下小样本)不必分组,直接统计分析。当变数较多时,需分组进行统计分析。

(3)实验数据的统计分析:对获得的动物实验数据资料经整理和初步统计描述后,必须采取相应的统计分析方法进行分析比较,即进行显著性检验。

六、动物实验的影响及控制

(一)遗传因素对动物实验的影响及控制

不同种属的哺乳类动物,其生命过程有一定的共性,这正是科学实验中可以应用实验动物的基础。但另一方面不同种属的动物在解剖、生理生化特征和各种反应上又有个性。例如,某种致病因素对一种动物是致病的,而对另一种动物可能完全无害。同种属不同品系的动物对同一刺激的反应也有很大差异。在不同种属动物身上做的实验结果也有较大差异,由于不同种属动物的药物代谢动力学不同,对药物反应性也不同,所以药效就不同。因此熟悉这些种属差别有利于动物实验的进行。

(二)生物因素对动物实验的影响及控制

生物因素涉及同种动物因素和异种生物因素等。同种动物因素包括社会地位,势力范围和饲养密度等。异种生物因素主要指微生物、寄生虫及人等因素。

(1)同种动物因素实验动物也存在为社会地位和势力范围的相互争斗,在社会地位形成过程中可能发生激烈的争斗。这种现象在同一笼内饲养数只雄鼠时经常能看到。动物的争斗和社会地位也可影响到内分泌系统的功能。实验动物要有一定的活动面积和空间。密度大使动物活动受到限制,同时由于排泄物大量增加,使温度、湿度、有害气体的浓度增加,患传染病的机会增大,内分泌和代谢也随之发生变化,对实验结果造成影响,因此实验动物饲养要有合理的密度。

(2)异种生物因素 异种动物之间可产生相互影响,将小鼠和猫在同一房间内饲养时,就会出现小鼠性周期不规则的现象。动物种间常有共患传染病。健康豚鼠如进入有隐性感染支气管败血杆菌的兔房中,豚鼠就会发病。因此不同种、品系的动物应分室饲养。

(3)病原微生物对实验动物的影响 特别是动物潜在性感染往往无临床体征和症状,一旦外界条件适当或机体免疫功能低下时,疾病便可表现出来。在进行动物实验时容易激活一些潜在的病原体引起发病,影响实验结果。因此一定要选用清洁级,最好是 SPF 级的动物进行实验,不宜采用不健康或患病的实验动物,否则就会影响实验结果。为确保实验动物健康,动物购入后应有一定的检疫观察期,确认为健康动物后再进行实验,对于大动物实验前通常要观察 7~14 天,除一般表现如摄食量、活动度及大小便外,应每隔 1~2 天称体重、量体温一次,发现不健康动物应予以剔除。

(三)实验技术环节因素对动物实验的影响

动物是由人饲养管理和进行实验的,饲养管理和科研人员的素质直接影响动物实验结果。要爱护动物、善待动物,要合理设计实验,严格按标准实验操作程序去做工作,才能得到准确的实验结果。

(1)动物实验要求按照实验室操作规范和标准操作程序(standard operation proceduce, SOP)严格执行:这些法规对实验动物、实验室条件、工作人员素质、技术水平和操作方法都有明确要求。科研人员必须接受实验动物学的培训,持证上岗。

(2)精神、神经因素对实验研究的影响:当动物遭受到虐待、创伤时疼痛、粗暴对待等意外刺激时,其内分泌系统、循环系统、免疫功能和机体代谢都与正常时不同。应养成日常善待动物,并熟练掌握捉拿、固定、注射、给药、手术等技能,减少对动物的不良刺激。

(3)给药途径:这也是影响实验的重要因素:如有的药品可在胃内被破坏或在肝内分解,经口服给药就会影响其效果。有些药的效果与给药次数和浓度关系很大,动物和人用药剂量的换算也应准确。

(4)保定和麻醉:动物实验中需要使用保定和麻醉,不同动物品种(系)对不同麻醉剂、麻醉方法的反应有所不同,必须根据实验要求结合动物种类加以选择。麻醉的深度控制与始终如一是顺利完成实验,获得正确实验结果的保证。要特别注意怀孕动物、新生动物和有攻击性动物的保定和麻醉,以防止动物和人在操作时发生意外。

(5)营养因素:动物实验后对动物的管理也非常重要,特别应保证动物有足够量的营养供给。营养缺乏或过多都会影响实验结果。

(6)实验季节和时间的选择:很多动物的体温、血糖、基础代谢率、各种内分泌激素的水平等许多功能都有年、月、日节律性的变化。动物实验应注意动物的这些节律性变化,应选择在同样季节,每日在同样的时间进行操作才能得到正确的实验结果。

（7）对照问题:在动物实验中对照问题也非常重要,一般对照的原则是"齐同对比"。对照的方法很多,有空白对照、实验对照、有效(标准)对照、配对对照、组间对照、历史对照以及正常值对照等。对照要考虑到各种因素,如历史对照与正常值对照,要十分慎重,必须要条件、背景、指标、技术方法相同才可进行对比。否则将会得出不恰当的,甚至错误的结论。

（四）实验误差对实验结果的影响

动物的实验误差主要由以下几个方面引起:

1）动物实验人员、实验动物工作人员进行实验研究和实验操作不熟练,缺少敬业精神,实验动物饲养和管理人员没有经过专门培训;

2）动物实验设施和环境控制不符合标准;

3）实验动物质量不合格或背景资料不准确,动物选择缺少科学依据;

4）实验动物饲料不合格或营养成分、污染物质不清楚、不稳定;

5）动物实验设计不科学,不符合统计学原理,统计处理不准确;

6）实验观察不仔细、不准确,实验记录不全,原始记录缺失;

7）实验仪器不准确,没有定期进行校准,缺少必要的先进仪器;

8）动物实验过程缺少质量控制。

七、实验动物管理法规和动物实验的局限性

（一）国家部分实验动物管理法规

1. 实验动物管理条例

1988 年 10 月 31 日经国务院批准,1988 年 11 月 14 日国家科学技术委员会令第 2 号发布《实验动物管理条例》,是我国第一部实验动物管理法规。2011 年 1 月 8 日进行了第一次修订,2013 年 7 月 18 日进行了第二次修订。该条例从管理模式、实验动物饲育管理、检疫与传染控制、实验动物的应用、实验动物的进口与出口管理、实验动物工作人员以及奖惩等方面明确了国家管理准则,标志着我国实验动物管理工作开始纳入法制化管理轨道。

2. 实验动物质量管理办法

1997 年 12 月 11 日,国家科学技术委员会与国家技术监督局联合发布了《实验动物质量管理办法》。该办法提出,全国执行统一的实验动物质量国家标准,全国实行统一的实验动物质量管理制度。该办法对国家实验动物种子中心、实验动物生产和使用许可证、实验动物质量检测机构的管理做出了明确规定。

3. 实验动物许可证管理办法（试行）

2001 年 12 月 5 日,科技部联合卫生部、教育部、农业部、中医药管理局、军委后勤保障部卫生局、国家质量技术监督检验检疫总局共同制定并发布了《实验动物许可证管理办法（试行）》,在全国范围内大力推行实验动物许可证制度。该办法明确了许可证管理和发放的主体,规定了申请许可证条件、标准、审批和发放程序等,强调了许可证的管理和监督作用。

（二）动物实验的局限性

动物实验研究有时是不全面的,主要表现在以下几个方面:通过动物模型得到的结果外推到其他物种上是不可靠的;通过动物实验测试药物和其他化学物的安全性,其结果是不可靠的;通过动物实验证实生物医学中的某些理论往往是不可靠的;动物实验在生物医学研究中并不一定起关键和决定性作用。

动物实验有时是误导的,在动物试验中观看到的许多明显的与在人体不同的异常现象,有的可能是供试动物物种本身所特有的正常生物学特性反应,也可能是非自然手段所引起的变化,或是由于实验室环境的应激反应所致。这种异常性与人类的病理变化毫不相关。

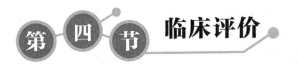

第四节 临床评价

医疗器械行业发展需要加快先进技术研发与应用。除技术之外,医疗器械行业的发展还需要一个科学、合理的管理模式。医疗器械的安全有效直接关系到人民群众的身体健康和社会的和谐稳定,是重大的民生和公共安全问题。因此,无论是在中国还是其他国家,医疗器械行业都属于政府重点监管行业。医疗器械的临床评价是医疗器械管理中的重要组成部分。通过临床评价,医疗器械的安全性和有效性得到合理评估,为医疗器械上市提供合理依据。

一、临床评价的概念

医疗器械全球协调组织(Global HarmonizationTask Force , GHTF)是一个非官方性国际协调组织,其成员来自各国医疗器械主管部门和行业协会。为了使各国医疗器械管理水平和管理方式趋于统一,制定了一系列的非约束性指导文件。在文件 SG5(PD)N2R7 中对临床评价的定义为:医疗器械制造商收集关于其医疗器械的临床数据,并对这些数据进行评估和分析,以确认该器械在其预期目的下的临床安全性和临床性能。而在我国食品药品监督管理总局发布的《医疗器械临床评价技术指导原则》)(通告 2015 年 14 号)中对临床评价定义为：医疗器械临床评价是指注册申请人通过临床文献资料、临床经验数据、临床试验等信息对产品是否满足使用要求或者适用范围进行确认的过程。

由以上定义可以看出，临床评价是指制造商证明其器械满足安全性和性能的基本要求的一个过程，临床评价的结果是指制造商提供给监管部门的、详细描述临床数据和质量、表明临床数据如何支持该器械满足安全性和性能的基本要求的一份报告。临床评价不仅仅局限于医疗器械上市前的某个阶段，而应是一个持续的过程。制造商应当在该器械上市后不间断地监控其临床安全性和性能的相关数据（包括不良事件报告、从进一步的临床试验和临床经验中得到的结果和发表的文献资料等）。

二、临床评价与临床试验的关系

对医疗器械进行临床评价的基础是获得临床数据，而临床数据是指从医疗器械的临床使用中得到的安全性和性能的相关信息。临床数据包括：本产品上市前和上市后的临床试验信息；同类产品上市前和上市后的临床试验信息或书籍文献中报道的相关研究；本产品或同类产品已发表和（或）未发表的临床经验资料，以及与临床风险相关的纠正预防措施。

临床数据可以来源于以下三个方面：一是可以从科学文献资料中得到数据，二是可以从相同产品的临床经验中得到；三是如果不能从文献资料和其他的方法中得到临床数据，则需要做临床试验来获得数据，以证明产品的安全性和有效性。

临床试验是指在具有统计学意义的受试者群体中进行的系统的试验或研究，用于评价医疗器械的安全性和有效性。可见，临床试验只是临床数据中的一部分，只有在从其他来源的临床数据无法证明器械安全性和性能的时候，才需要进行临床试验。

三、临床评价与临床试验的范围

《医疗器械监督管理条例》第九条规定：第一类医疗器械产品备案和申请第二类、第三类医疗器械产品注册，应当提交临床评价资料。第十条规定：第一类医疗器械产品备案，临床评价资料不包括临床试验报告，可以是通过文献、同类产品临床使用获得的数据证明该医疗器械安全、有效的资料。第十一条规定：申请第二类、第三类医疗器械产品注册，临床评价资料应当包括临床试验报告，但依照本条例第十七条的规定免于进行临床试验的医疗器械除外。第十七条规定：第一类医疗器械产品备案，不需要进行临床试验。申请第二类、第三类医疗器械产品注册，应当进行临床试验；但是，有下列情形之一的，可以免于进行临床试验：①工作机理明确、设计定型，生产工艺成熟，已上市的同品种医疗器械临床应用多年且无严重不良事件记录，不改变常规用途的；②通过非临床评价能够证明该医疗器械安全、有效的；③通过对同品种医疗器械临床试验或者临床使用获得的数据进行分析评价，能够证明该医疗器械安全有效的。免于进行临床试验的医疗器械目录由国务院食品药品监督管理部门制定、调整并公布。同时根据此原则,公布了《免于进行临床试验的医疗器械目录》。

由以上条例可以看到,所有的上市医疗器械(包括第一、第二、第三类医疗器械)都需要进行临床评价,而只有不在《免于进行临床试验的医疗器械目录》中的第二、第三类医疗器械才需要进行临床试验。

四、临床评价的原则

临床评价深度和广度、需要数据类型和数据量应与产品的设计特征、关键技术、适用范围和风险程度相适应,也应与非临床研究水平和程度相适应。

临床评价应对产品的适用范围(如适用人群、适用部位、与人体接触方式、适应证、疾病的程度和阶段、使用要求、使用环境等)、使用方法、禁忌证、防范措施、警告等临床使用信息进行确认。

注册申请人通过临床评价应得出以下结论:在正常使用条件下,产品可达到预期性能;与预期受益相比较,产品的风险可接受;产品的临床性能和安全性均有适当的证据支持。

五、免于临床试验医疗器械的临床评价

免于临床试验的器械,其临床评价中的临床数据来源于两个方面:①临床文献数据。公开发布的文献,公共科学数据库的资料等。②临床经验数据。同类产品的临床使用信息,同类产品上市后的监督报告,不良事件数据,关于召回、通告等相关纠正措施等。另外,虽然数据可以来自以上一个和(或)多个方面,但是作为单独的临床文献或临床经验数据,如果没有完整的已完成的临床试验资料作支持,单从一个方面很难获得完整的临床数据。对于收集到的数据评估时应特别关注其对于器械临床性能及安全方面所提供的支持。

(一)列入《免于进行临床试验的医疗器械目录》产品的临床评价要求

对于列入《免于进行临床试验的医疗器械目录》(以下简称《目录》)产品,注册申请人需提交申报产品相关信息与《目录》所述内容的对比资料和申报产品与已获准境内注册的《目录》中医疗器械的对比说明。具体需提交的临床评价资料要求如下:

(1)提交申报产品相关信息与《目录》所述内容的对比资料;

(2)提交申报产品与《目录》中已获准境内注册医疗器械的对比说明,对比说明应当包括《申报产品与目录中已获准境内注册医疗器械对比表》,见表9-2和相应支持性资料。

提交的上述资料应能证明申报产品与《目录》所述的产品具有等同性。若无法证明申报产品与《目录》产品具有等同性,则应按照本指导原则和其他要求开展相应工作。

表 9-2　申报产品与目录中已获准境内注册医疗器械对比表

对比项目	目录中医疗器械	申报产品	差异性	支持性资料概述
基本原理（工作原理/作用机理）				
结构组成				
产品制造材料或与人体接触部分的制造材料				
性能要求				
灭菌/消毒方式				
适用范围				
使用方法				
……				

注：对比项目可根据实际情况予以增加。

（二）通过同品种医疗器械临床试验或临床使用获得数据进行分析评价

1. 同品种医疗器械定义　同品种医疗器械是指与申报产品在基本原理、结构组成、制造材料（有源类产品为与人体接触部分的制造材料）、生产工艺、性能要求、安全性评价、符合的国家/行业标准、预期用途等方面基本等同的已获准境内注册的产品。

申报产品与同品种医疗器械的差异不对产品的安全有效性产生不利影响，可视为基本等同。

2. 同品种医疗器械的判定　注册申请人通过同品种医疗器械临床试验或临床使用获得的数据进行分析评价，证明医疗器械安全、有效的，需首先将申报产品与一个或多个同品种医疗器械进行对比，证明二者之间基本等同。

与每一个同品种医疗器械进行对比的项目均应包括但不限于表 9-3、表 9-4 列举的项目，对比内容包括定性和定量数据、验证和确认结果，应详述二者的相同性和差异性，对差异性是否对产品的安全有效性产生不利影响，应通过申报产品自身的数据进行验证和（或）确认，如申报产品的非临床研究数据、临床文献数据、临床经验数据、针对差异性在中国境内开展的临床试验的数据。

表 9-3　申报产品与同品种医疗器械的对比项目（无源医疗器械）

对比项目（无源医疗器械）

1. 基本原理

2. 结构组成

3. 生产工艺

4. 制造材料（如材料牌号、动物源性材料、同种异体材料、成分、药物成分、生物活性物质、符合的标准等信息）

对比项目（无源医疗器械）
5. 性能要求
6. 安全性评价（如生物相容性、生物安全性等）
7. 产品符合的国家/行业标准
8. 适用范围： （1）适用人群、（2）适用部位、（3）与人体接触方式、（4）适应证、（5）适用的疾病阶段和程度、（6）使用环境
9. 使用方法
10. 禁忌证
11. 防范措施和警告
12. 交付状态
13. 灭菌/消毒方式
14. 包装
15. 标签
16. 产品说明书

表9-4　申报产品与同品种医疗器械的对比项目（有源医疗器械）

对比项目（有源医疗器械）
1. 基本原理 （1）工作原理 （2）作用机理
2. 结构组成 （1）产品组成 （2）核心部件
3. 生产工艺
4. 与人体接触部分的制造材料（如材料牌号、动物源性材料、同种异体材料、成分、药物成分、生物活性物质、符合的标准等信息）
5. 性能要求 （1）性能参数、（2）功能参数
6. 安全性评价（如生物相容性、生物安全性、电气安全性、辐射安全性等）
7. 软件核心功能
8. 产品符合的国家/行业标准

续表

对比项目（有源医疗器械）

9. 适用范围：

（1）适用人群、（2）适用部位、（3）与人体接触方式、（4）适应证、（5）适用的疾病阶段和程度、（6）使用环境

10. 使用方法

11. 禁忌证

12. 防范措施和警告

13. 灭菌/消毒方式

14. 包装

15. 标签

16. 产品说明书

注册申请人应以列表形式提供对比信息，详见表 9-5。若存在不适用的项目，应说明不适用的理由。

表 9-5　申报产品与同品种医疗器械对比表的格式

对比项目	同品种医疗器械	申报产品	差异性	支持性资料概述
基本原理				
结构组成				
……				
……				
……				

注：对比项目至少应包括附件 2 所列全部项目。

3. 评价路径

具体评价路径见图 9-21。

（三）临床文献数据的收集

1. 检索数据库　注册申请人需根据申报产品/同品种医疗器械的具体情况（如设计特征、适用范围等）选择检索数据库，并在方案中论述选择的理由。数据库的选择应具有全面性，可考虑的数据库类型举例如下。

科学数据库：如中国期刊全文数据库、美国《医学索引》（Medline）、荷兰《医学文摘》（EM）等。

临床试验数据库：如科克伦对照试验注册中心（CENTRAL）、临床试验注册资料库（Clinical Trials. gov）等。

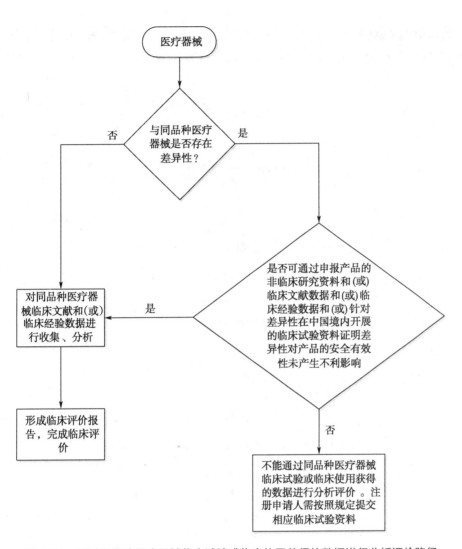

图9-21　通过同品种医疗器械临床试验或临床使用获得的数据进行分析评价路径

系统评价数据库：如科克伦（Cochrane）图书馆等。

专业数据库：如诊断测试索引数据库（MEDION）、骨关节登记数据库等。

2. 检索途径、检索词、检索词的逻辑关系　为全面、准确地检索出申报产品/同品种医疗器械的临床文献，应综合考虑检索途径的选择、检索词的选择和各检索词间逻辑关系的配置，制定科学的检索策略。常见的检索途径包括主题词检索、关键词检索、摘要检索、全文检索等。检索词应与选择的检索途径相适应，考虑因素如产品的通用名称、商品名称、生产企业、基本原理、结构组成、制造材料、设计特征、关键技术、适用范围等。进行检索词逻辑组配时，应正确地选用逻辑算符来表达检索词之间的逻辑关系，如逻辑或（OR）扩大检索范围，逻辑与（AND）缩小检索范围。应在检索方案中论述检索途径、检索词、检索词逻辑关系的确定理由。

3. 文献筛选流程和筛选标准　对于检出文献的筛选，应按照图9-22设定的步骤进行。

注册申请人根据文献的题名和摘要,筛选出可能符合要求的文献;根据文献全文,筛选出纳入分析的文献;根据全文仍不能确定是否纳入分析的文献,可与作者联系以做出判断或直接排除。

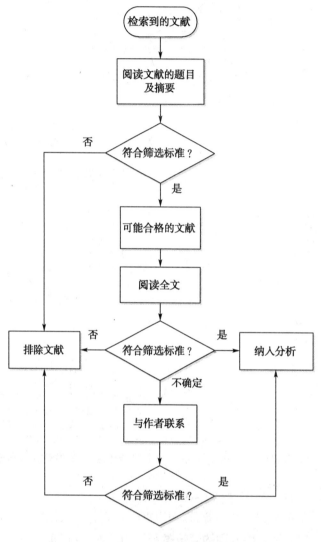

图 9-22 文献筛选流程

文献的筛选标准,即文献的纳入和排除标准,应明确、具有可操作性。

4. 文献检索和筛选结果的输出　文献检索和筛选结果的输出采用文献的引用形式且需保持格式的一致性,文献的引用形式包括作者、题名、期刊名称、发表年代、卷数(期数)、页码等。经筛选纳入临床评价的文献应提供全文。

(四)临床经验数据的收集

临床经验数据收集应包括对已完成的临床研究、不良事件、与临床风险相关的纠正措施等数据的收集。

1. 已完成的临床研究数据收集 按照临床研究的设计类型,可分为前瞻性研究、回顾性研究、随机对照研究、非随机对照研究、单组研究、病例报告等。

注册申请人需收集并提供伦理委员会意见(如适用)、临床研究方案和临床研究报告。

2. 不良事件数据收集 注册申请人应收集包括注册申请人建立的投诉和不良事件资料库,以及各国监管机构发布的不良事件资料库中相应不良事件数据,如国家食品药品监督管理总局发布的《医疗器械不良事件信息通报》、《医疗器械警戒快讯》,美国食品药品管理局申请人与用户机构设备使用数据库(MAUDE),英国医疗器械警报(MDA)等。

注册申请人需提供同品种医疗器械投诉及不良事件数量、投诉及不良事件的原因归类、各类别原因的投诉及不良事件数量、投诉及不良事件是否与产品有关等信息。对于严重不良事件,应以列表的形式提供事件描述、原因分析、处理方式等具体信息。

对于申报产品还需提供产品在各国上市时间、累积销售量、严重不良事件处理结果等具体信息。

3. 与临床风险相关的纠正措施数据收集 注册申请人应收集并提供同品种医疗器械与临床风险相关的纠正措施(如召回、公告、警告等)的具体信息、采取的风险控制措施等信息。

(五)同品种医疗器械临床数据分析评价

1. 数据的质量评价 注册申请人应将纳入分析的数据按照公认的临床证据水平评价标准(如牛津循证医学中心制定的临床证据水平评价标准等)进行分级。对于不适于进行产品有效性评价的部分临床数据,如适用,可用于产品安全性评价。

2. 数据集的建立 根据数据类型、数据质量的不同,可将收集的临床数据归纳成多个数据集。注册申请人亦可根据不同的评价目的分别建立数据集,如某些产品的临床性能和/或安全性存在人种差异,为评价中国人群使用该产品的安全性和/或有效性,可建立中国人群的数据集。

3. 数据的统计分析 需选择合适的数据分析方法对不同的数据集进行统计分析。多个研究结果组成的数据集的分析方法包括定性分析和定量分析。

4. 数据的评价结论 数据评价综合不同数据集的分析结果,评价申报产品是否在正常使用条件下,产品可达到预期性能;与预期受益相比较,产品的风险是否可接受。

六、需临床试验医疗器械的临床评价

临床试验是临床评价中临床数据的来源之一。医疗器械临床试验是指临床试验机构按一定的期限和病例数要求,对医疗器械的安全性和有效性进行试验的活动。该试验特征是根据有限的病人样本得出结果,对未来有相似情况的病人总体作出统计推断,以确认产品的预期用途是否可以实现、诊断或治疗等方法是否具有安全性、有效性。由于临床试验直接涉及病人,还应更多地考虑受试者的权益。医疗器械的临床试验既有法规性要求,又有科学性要求和伦理原则的要求。

(一)临床试验的前提条件

(1)该产品注册产品标准应执行相应的国家、行业标准,符合医疗器械基本安全有效的要求。

(2)该产品应经检测符合注册产品标准。

(3)受试产品为首次用于植入人体的医疗器械,应当具有该产品的动物试验报告。其他需要动物试验确认产品对人体临床试验安全性的产品也应当提交动物试验报告。

(二)临床试验受试者的权益保障

1. 临床试验受试原则

(1)受试者自愿参加临床试验。

(2)有权在临床试验的任何阶段退出。

(3)医疗器械临床试验负责人或其代委托人向受试者或代理人详细说明受试者的知情权利、受试者的利益保护等内容。

2. 受试者的知情权利

(1)受试者充分了解医疗器械临床试验的内容。

(2)医疗器械临床试验负责人或其代委托人向受试者或代理人详细说明临床试验方案,特别是医疗器械临床试验目的、过程和期限、预期受试者可能的受益和可能的风险。

(3)医疗器械临床试验期间医疗机构有义务向受试者提供与该临床试验有关的信息资料。

3. 受试者的利益保护

(1)医疗器械临床试验不得向受试者收取费用。

(2)受试者个人资料保密。

(3)因受试产品原因造成受试者损害,实施者应当给予受试者相应的补偿。有关补偿事宜应当在医疗器械临床试验合同中载明。

(4)临床试验对受试者必须是利益大于风险。

(5)如果发现风险有可能超过利益或已经得出阳性结论和有利的结果时应当停止研究。

4. 病人知情同意书

(1)受试者获得病人知情同意书的基础。

(2)受试者在充分了解医疗器械临床试验内容基础上,获得病人知情同意书。

(3)病人知情同意书的内容:必须向受试者或其代理人详细说明受试者自愿参加临床试验,有权在临床试验的任何阶段退出的受试原则,受试者获得知情的权利,受试者受到利益的保护。还应当包括医疗器械临床试验负责人签名及签名日期和受试者或其法定代理人的签名及签名日期。

(4)病人知情同意书的修改:医疗机构在医疗器械临床试验中发现受试产品预期以外的临床影响,必须对《知情同意书》相关内容进行修改,并经受试者或其法定代理人重新签名确认。

(三)临床试验方案

1. 临床试验方案制定的目的和意义　临床试验方案是指导参与临床试验所有研究者如何启动和实施临床试验的研究计划书,也是试验结束后进行资料统计分析的重要依据。医疗器械临床试验方案主要阐明临床试验目的、风险分析、总体设计、试验方法和步骤等内容。医疗器械临床试验在开始前应当制定试验方案,医疗器械临床试验必须按照该试验方案进行。

2. 临床试验方案的制定者　医疗器械临床试验方案由负责临床试验的医疗机构和实施者制定。

3. 临床试验方案的认可　医疗器械临床试验方案报伦理委员会认可后实施。

4. 临床试验方案的修改　认可后的疗器械临床试验方案若有修改必须经伦理委员会同意。

5. 临床试验方案的备案　下列医疗器械的临床试验方案应当向医疗器械审评机构备案。①市场上尚未出现的第三类植入体内的医疗器械。②借用中医理论制成的医疗器械。

6. 临床试验方案制定的要求　医疗器械临床试验方案应当针对具体受试产品的特性,确定临床试验例数、持续时间和临床评价标准,使试验结果既具有临床意义,又具有统计学意义。医疗器械临床验证方案应当证明受试产品与已上市产品的主要结构、性能等要素是否实质性等同,是否具有同样的安全性、有效性。

7. 临床试验方案的内容

(1)临床试验的题目。

(2)临床试验的目的、背景和内容。

(3)临床评价主要终点/次要终点,临床评价标准。

(4)临床试验的风险与受益分析。

(5)临床试验人员姓名、职务、职称和任职部门。

(6)总体设计,包括成功或失败的可能分析。

(7)临床试验持续时间及其确定理由。

(8)每病种临床试验例数及其确定依据。

(9)必要时对照组的设计。

(10)治疗性产品应当有明确的适应证或适用范围。

(11)临床性能的评价方法和统计分析方法。

(12)副作用预测及应当采取的措施。

(13)受试者《知情同意书》。

（14）各方职责。

8. 临床试验方案的签署　医疗机构与实施者签署双方同意的临床试验方案,并签订临床试验合同。

9. 特殊情况医疗器械临床试验方案的制定　对于特殊情况:①已上市同类医疗器械出现不良事件;②疗效不明确的医疗器械,国家食品药品监督管理部门可制定统一的临床试验方案的规定。开展此类医疗器械的临床试验方案,实施者、医疗机构、临床试验人员应当执行统一的临床试验方案的规定。

10. 临床试验与临床试验方案的关系　医疗器械临床试验必须按照医疗器械临床试验方案进行;医疗器械临床试验应当在两家以上(含两家)医疗机构进行。

（四）临床试验的实施

1. 临床试验实施者　医疗器械临床试验的实施者为申请注册该医疗器械产品的单位。

2. 临床试验实施者职责

（1）依法选择医疗机构。

（2）向医疗机构提供《医疗器械临床试验须知》。

（3）与医疗机构共同设计、制定医疗器械临床试验方案,签署双方同意的医疗器械临床试验方案及合同。

（4）向医疗机构免费提供受试产品。

（5）对医疗器械临床试验人员进行培训。

（6）向医疗机构提供真实、可靠的试验数据并担保。

（7）发生严重副作用应当如实、及时分别向受理该医疗器械注册申请的省、自治区、直辖市食品药品监督管理部门和国家食品药品监督管理总局报告,同时向伦理委员会及进行该医疗器械临床试验的其他机构通报。

（8）实施者中止医疗器械临床试验前,应当通知医疗机构、伦理委员会和受理该医疗器械注册申请的省、自治区、直辖市食品药品监督管理部门和国家食品药品监督管理总局,并说明理由。

（9）受试产品对受试者造成损害的,实施者应当按医疗器械临床试验合同给予受试者补偿。

3. 《医疗器械临床试验须知》

（1）受试产品原理说明、适应证、功能、预期达到的使用目的、使用要求说明、安装要求说明。

（2）受试产品的技术指标。

（3）国务院食品药品监督管理部门会同国务院技术监督部门认可的检测机构出具的受试产品型式试验报告。

（4）可能产生的风险、推荐的防范及紧急处理方法。

（5）可能涉及的保密问题。

（五）临床试验医疗机构及临床试验人员

1. 临床试验医疗机构及药品临床试验基地　国家食品药品监督管理总局发布《国家药品临床研究基地目录》,规定了承担医疗器械临床试验的医疗机构。

2. 临床试验人员的资格和条件

（1）医疗器械临床试验人员应当具备的资格。负责医疗器械临床试验的医疗机构应当确定主持临床试验的专业技术人员作为临床试验负责人,临床试验负责人应具备主治医师以上的职称。

（2）临床试验人员应当具备的条件。具备承担该项临床试验的专业特长、资格和能力;熟悉实施者所提供的与临床试验有关的资料与文献。

3. 临床试验机构和临床试验人员的职责

（1）应当熟悉实施者所提供的与临床试验有关的资料,并熟悉产品使用。

（2）与实施者共同设计、制定临床试验方案,双方签署临床试验方案及合同。

（3）如实向受试者说明受试产品的详细情况,临床试验实施前必须给受试者充分的时间考虑是否参加临床试验。

（4）如实记录受试者的副作用及不良事件,并分析原因;发生不良事件及严重副作用时,应当如实、及时分别向伦理委员会和受理该医疗器械注册申请的省、自治区、直辖市食品药品监督管理部门和国家食品药品监督管理总局报告,发生严重副作用应当在 24 小时内报告。

（5）在发生副作用时,临床试验人员应当及时做出临床判断,采取措施,保护受试者的利益;必要时,伦理委员会有权中止临床试验。

（6）临床试验中止的,应当通知受试者、实施者、伦理委员会和受理该医疗器械注册申请的省、自治区、直辖市食品药品监督管理部门和国家食品药品监督管理总局,并说明理由。

（7）提出临床试验报告,并对报告的正确性及可靠性负责。

（8）对实施者提供的资料负有保密义务。

（六）临床试验报告

1. 临床试验报告的出具　医疗器械临床试验完成后,由承担临床试验的医疗机构负责出具临床试验报告。

2. 临床试验报告的要求

（1）试验的病种、病例总数和病例的性别、年龄、分组分析、对照组的设置（必要时）。

（2）临床试验方法。

（3）所采用的数据管理及统计分析方法。

（4）临床评价方法及标准。

（5）临床试验结果。

（6）临床试验结论。

（7）临床试验中发现的不良事件和副作用及其处理情况。

（8）临床试验效果分析。

（9）适应证、适用范围、禁忌证和注意事项。

（10）存在问题及改进意见。

临床试验报告的格式应符合规定的格式；应由临床试验人员签名并注明日期；由承担临床试验的医疗机构临床试验管理部门签署意见、注明日期、签章。

（李　庚　欧阳雪辉）

本章小结

本章叙述了医疗器械市场准入评价中所涉及的产品注册检验、生物相容性评价、动物实验评价、临床试验评价四个方面的内容，其中产品注册检验主要是通用电气安全、EMC检测和性能测试，生物相容性评价主要是细胞毒性、致敏、刺激、内皮反应、遗传毒性和与血液相互作用等试验，动物实验评价主要是针对首次用于植入人体的第三类医疗器械通过动物进行的安全性和有效性验证，而临床评价主要是指通过临床文献资料、临床经验数据和临床试验等信息对产品是否满足预期使用要求或适用范围进行的确认过程。

思考题

1. 我国对上市前的医疗器械采取什么样的管理措施？

2. 关于医疗器械的重要标准有哪些？

3. 什么是医用电气设备的电气安全？为了防止电击，应对医用电气设备进行哪些检测？

4. 什么是电磁兼容？对医用电气设备的电磁兼容性有哪些要求？

5. 医疗器械的生物学评价试验有哪些类型？

6. 哪些医疗器械需要进行动物实验？

7. 应该如何进行医疗器械的临床评价？

第十章

医疗器械临床应用评价

医疗器械临床应用评价是针对处于临床应用阶段的医疗器械产品开展的全方位的评价工作。临床应用阶段，产品要在真实、复杂临床环境下长期运行和使用，其性能面临着全方位的考验，相应的评价也进入了新阶段。医疗器械临床应用评价涉及本书所有内容，本章首先介绍医疗器械再评价、医疗器械不良事件监测和临床应用评价的基本知识，阐述临床应用阶段器械安全性、有效性、可用性、可靠性、经济性和维修性评价的新特点和新方法，并结合器械不良事件监测、企业上市后随访、综合测评、循证评价、临床评价数据库建设等，介绍临床应用评价如何组织与实施。学习本章的目的是要求学生从更广阔的视野和临床角度去了解医疗器械评价的思路和方法。

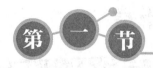

临床应用评价基本知识

一、医疗器械再评价

医疗器械再评价是针对已获准上市的医疗器械的安全性、有效性进行重新评价,进而采取相应的改良措施或解决方案。国家已经将医疗器械再评价工作纳入法规要求,医疗器械再评价已经成为我国现行的确保公众用械安全的重要手段,也是医疗器械安全监管工作的重要组成部分。

任何医疗器械都不是零风险和绝对安全的,医疗器械被批准上市,只是经过上市前研究和评价认为其已知风险和已知效益相比是一个风险可以接受的产品。我国已经针对各类医疗器械制定了相应的注册审批制度,但是医疗器械产品上市前的临床评价并不能保障医疗器械的绝对安全和有效。以创新性和高风险医疗器械的注册审评为例,医疗器械上市前的临床试验往往存在例数少、时间短、范围窄、临床应用定位不准确的问题,因此医疗器械上市前的临床评价存在一定的局限性,许多产品的隐性缺陷只有在投入市场后通过大量、长期的临床应用才能被发现,因此需要开展医疗器械临床应用监测和评价以及医疗器械再评价工作。2008年,原国家食品药品监督管理局和原卫生部联合颁布的《医疗器械不良事件监测和再评价管理办法(试行)》(国食药监械〔2008〕1766号)将医疗器械再评价工作纳入法规要求,当已经上市的医疗器械发生不良事件时,对获准上市的医疗器械的安全性、有效性进行重新评价,并实施相应措施。

(一)再评价实施的原因

通过注册评审的医疗器械在临床应用环境下仍然存在风险,主要原因:

1. 受科技水平、认知水平等限制,医疗器械在研发过程中不可避免地存在设计缺陷。

2. 医疗器械的原材料源自工业,往往面临生物相容性、微生物污染等问题,而找到对人体无伤害且能满足临床所需物理性能材料的难度是相当大的。

3. 部分医疗器械(如人工心脏瓣膜、血管内支架)的临床应用需要十分精细的手工操作,而在此过程中,患者也面临着固有的潜在风险。

4. 医疗器械在真实医疗环境下使用时面临复杂的临床应用环境,器械要正常发挥作用,涉及设备、配件耗材、医护人员、患者以及周围环境等多重因素,任何一个环节出问题,都会产生安全隐患,如造成电击伤害、机械伤害、电磁干扰、医疗器械不良事件等。

(二)再评价实施的主体

实施医疗器械再评价,是产品上市后监管的重要内容之一,是对医疗器械上市前临床评价的重要补充。医疗器械再评价工作主要涉及医疗器械生产企业和政府监管部门。但对于生产企业和政府监管部门而言,由于承载安全任务的性质不同,启动医疗器械再评价条件的标准是不同的。因此,再评价的实施方式分为两种:

1. 第一种是生产企业针对自身产品实施的再评价工作。生产企业通过分析产品不良事件情况、产品设计回顾性研究、质量体系自查结果、产品阶段性风险分析和有关风险研究文献等获悉其产品存在安全隐患时,应当开展再评价。

2. 第二种是政府监管部门开展的医疗器械再评价工作。政府监管部门对已经发生的严重不良事件且对公众安全和健康造成威胁的产品,组织开展再评价。

通过医疗器械再评价过程,一是医疗器械生产企业针对自身产品进行完善和改进,从而达到增强企业竞争力的目的;二是监督管理部门对已上市产品进行再评价,以保障患者的健康权益。开展医疗器械再评价应该是医疗器械生产企业一项制度性工作,同时,作为产品的制造者,生产企业对其产品上市前研究和上市后监测使用应该十分熟悉,这为上市前安全评价和上市后再评价的连续性提供了经验和技术基础。因此,只要生产企业将再评价工作作为其产品上市后一项主动的经常性工作来抓,就可以及时有效地发现其产品的安全漏洞和质量问题,为其产品使用的安全性和有效性提供保障。这也是生产企业开展再评价的优势和社会责任所在。

二、医疗器械不良事件

医疗器械不良事件,是指获准上市的质量合格的医疗器械在正常使用情况下发生的,导致或可能导致人体伤害的各种有害事件。

严重伤害,是指有下列情况之一者:

1. 危及生命。

2. 导致机体功能的永久性伤害或者机体结构的永久性伤害。

3. 必须采取医疗措施才能避免上述永久性伤害或者损伤。

医疗器械不良事件不同于医疗器械质量事故和医疗事故。医疗器械不良事件主要是由于产品的设计缺陷、已经注册审核的使用说明书中不准确或不充分等原因造成的,但是产品的质量可能是合格的。而医疗器械质量事故主要是指其质量不符合注册产品标准等规定造成的事故。医疗事故则是指医疗机构及其医务人员在医疗活动中,违反医疗卫生管理法律、行政法规、部门规章和治疗护理规范、常规,过失造成患者人身损害的事故。

目前世界很多国家都建立了医疗器械不良事件监测体系,对医疗器械使用过程中出现的不良事件进行监测。医疗器械不良事件监测,是指对医疗器械不良事件的发现、报告、评价和控制的过程。广义的不良事件监测概念包括了上市后风险管理的内容。医疗器械上市后可能导致的不良事件的数量和危害是不可忽视的。美国1995年以来每年收到死亡和严重不良事件报告10多万件。医疗器械不良事件报告的内容和统计资料是加强医疗器械监督管理,指导开展医疗器械再评价工作的依据,不作为医疗纠纷、医疗诉讼和处理医疗器械质量事故的依据。对属于医疗事故或者医疗器械质量问题的,应当按照相关法规的要求另行处理。

(一)医疗器械不良事件的发生原因

医疗器械不良事件的发生有其各种各样的具体原因,可以大致分为以下几类:

1. 产品设计缺陷导致产品存在固有风险 设计缺陷包括设计策划、设计评审、设计验证、设计确认、未履行风险分析原则等诸多环节中存在的缺陷,例如所选择的材料不具有预期的适用性。有些缺陷是由于现有方法学,如安全性评价方法、临床研究方法的局限性等而难以避免的。受科学技术条件、人类认知水平、工艺过程等因素的限制,医疗器械在研发过程中不同程度地存在目的单纯、考虑单一、设计与临床实际不匹配、应用定位模糊等问题,造成在结构设计、能源配置、材料选择等方面难以避免的设计缺陷,从而带来产品本身的固有风险。如心脏瓣膜厂家在瓣膜设计时将瓣膜开口过大,临床应用后就可能会出现开放性卡瓣的情况,这时不但不能起到治疗作用,还会给病人造成栓塞,导致病情恶化。由设计缺陷导致的不良事件约占全部不良事件的14%。

2. 在标签、使用说明书中存在错误或缺陷 产品的标签、使用说明书是产品的有机组成部分,更是具有法律效力的技术文件。如果由于认知或技术条件限制等原因导致产品标签或使用说明书内容不够准确、具体和全面,就不能发挥指导正确使用的作用,甚至误导患者或操作者,造成不良事件发生。例如,角膜塑形镜在上市初期由于产品使用说明书内容不明确,部分患者在长期配戴后发生视觉模糊、角膜发炎、眼球受损等不良事件。这类不良事件往往危害大且波及面广,约占不良事件总数的60%~70%。

3. 上市前研究的局限性 产品上市前的安全性评价包括物理学评价、化学评价、生物学评价和临床评价。上市前评价研究的结果,相对于整个产品的生命周期和使用范围来说,仅是用于判断是否能够正式用于人体的阶段性结论。尤其是上市前临床试验,因受伦理、社会、经济等因素的限制,普遍存在研究时间短、例数少、对象窄、人群选择偏倚等问题,而一些发生率较低的长期效应只有在产品投入市场、大量人群长期使用后才可能被发现。

(二)医疗器械不良事件的表现形式

1. 医疗器械不良事件主要表现形式

(1)器械故障,即医疗器械在符合其性能规范或性能要求的情况下失效,特别是长期植入人体和支撑生命的医疗器械,一旦出现"故障"必然导致不良事件发生。

(2)非预期的副作用,即事前不可预测的不良作用。

(3)测试、检查以及使用信息表明如继续使用将导致不良事件发生。

2. 国际上报告的医疗器械不良事件示例

(1)心脏起搏器到达使用年限后失去作用,其替换指示器未按照其特性及时显示。

（2）对病人进行脉管 X 线检查时，所用器械 C 型臂发生不可控制的活动，使病人被图像增强仪损伤，碰伤鼻子，而整个系统均是按制造商的说明书来安装和维护的。

（3）由于固定转轴的螺钉断裂，导致监控悬浮系统从天花板掉下。整个系统均是按制造商的说明书来安装和维护的。在这种情况下，虽没人受伤，但也必须上报（被称为濒临事件）。

（4）一次性无菌器械包装袋的标签上应标明"如包装袋打开或损坏后不得使用"。由于标签被错印在内包装上，已拆掉外包装但尚未使用器械，器械被贮存在不能提供足够灭菌屏障的内包装中。

（5）不合格的血糖试纸被投放市场，病人按说明书使用，由于错误的读值导致使用了不适当的胰岛素剂量，最终导致血糖休克住院。

（6）输注泵因故障停机但却未发出警告，使病人未能得到足够的所需液体，导致为恢复病情而使住院时间延长。

（7）心脏起搏器存在某种软件缺陷，早期评估时认为其严重伤害只是远期效果，但上市后制造商重新进行了风险评估，表明严重伤害发生的可能性并非远期。

（8）切除器械用于子宫内膜切除手术时，发生邻近器官损伤。由于子宫壁薄而引起的邻近器官损伤是切除手术不可预见的并发症。制造商并未更改切除器械的标签，也没有警告，当使用该器械时产生副作用。

（9）体外除颤器在使用中，因故障未能给病人输出程序所设能量，导致病人死亡。

（10）可重复使用的脑外科手术器械，因制造商对其清洗方法未能提供详细的说明，导致存在疾病传播的危险。

（三）医疗器械不良事件监测的意义

鉴于医疗器械的风险存在于产品的整个生命周期，为全面促进和保障公众用械的安全有效，必须将风险的监控和管理贯穿于产品上市前和上市后的全过程。因此建立医疗器械不良事件监测制度，形成整个社会对医疗器械不良事件的正确认识是极其重要的。从国内外情况来看，开展医疗器械不良事件监测工作具有如下几方面的直接意义：

1. 保障人民群众的健康和安全　通过对医疗器械不良事件的监测，可以及时、有效地发现所发生的不良事件，尤其是严重不良事件，避免或减少同类不良事件在不同时间、地点的重复发生，从而加强对患者、使用者和其他相关人群健康和安全的保护。

2. 为上市后监督管理提供依据　医疗器械不良事件监测，是医疗器械监督管理的重要组成部分。许多国家，尤其是发达国家，已经将医疗器械不良事件报告作为一种强制报告制度。鉴于医疗器械上市前研究的局限性，只有通过对其上市后安全性的进一步监测，才能为管理部门制定相关法规和对存在安全隐患的产品采取相应行政措施提供科学依据。

3. 促进医疗器械产品合理使用　通过对医疗器械不良事件的关注和观察，将有利于对产品的临床使用方法（如使用时间、疗程、禁忌、患者年龄、操作规程、出现不良事件后的处置方法等)做出进一步探索,从而提高产品的使用效果,降低产品的使用风险,改善对患者、使用者和其他人的健康和安全的保护。

4. 促进新产品开发和产业健康发展 发现医疗器械不良事件,不仅不是对产品的全面否定,相反还可进一步改进医疗器械的使用性能,降低和控制其风险发生的可能性,推进生产企业对新产品的研制开发,促进医疗器械产业的健康发展。

三、医疗器械临床应用评价

医疗器械临床应用评价指的是针对临床应用阶段的医疗器械开展的技术评价,临床应用评价是医疗设备全寿命周期评价的重要组成部分,属于上市后技术评价,前面介绍的医疗器械不良事件监测和再评价工作本质上是医疗器械临床应用评价的一部分。临床应用阶段的医疗器械技术评价,不仅要从产品的角度进一步关注其安全性和有效性,还要从临床应用的角度关注其可用性/易用性和可靠性,从医院运营和政府决策的角度关注其经济性、社会适应性、社会伦理等,因此医疗器械临床应用评价具有丰富的内涵,能够提供多层次多维度的医疗器械性能信息。

开展医疗器械临床应用监测和评价,一方面医疗器械监管工作的需要:对上市后医疗器械的安全性和有效性进行监测,及时发现医疗器械不良事件,根据条件启动医疗器械再评价工作;对某些已经批准上市的高风险类医疗器械或存在潜在风险的医疗器械,需要医疗器械厂商对其临床应用情况开展上市后临床跟踪研究(post-market clinical follow-up studies,PMCF),定期提供临床评价报告。另一方面是为获得全方位的、真实世界的医疗器械性能信息,产生医疗器械技术评价所需的临床数据。包括医疗器械的安全性、有效性、经济性、可靠性、可用性、可维修性、社会适应性、社会伦理等方面,从而为提高医疗设备临床应用安全和质量、企业技术升级和提高企业竞争力、政府决策和医院运营管理等提供更为丰富的决策支持信息。

医疗器械临床应用评价涉及以下几个基本概念:

1. 临床数据(clinical data) 是医疗器械临床使用过程中产生的安全和有效性信息。临床数据可以来源于多个方面,可以从文献资料中获得医疗器械安全和有效性数据,也可以从相同产品临床实践中获得数据,也可以通过临床试验来获得数据。

2. 临床试验(clinical investigation) 是项活动,通过规范的活动获得临床数据。如果既没有文献资料也没有其他的方法得到足够的临床数据来证明产品的安全和有效,则需要做临床试验来获得数据。

3. 临床评价(clinical evaluation) 也是项活动,通过对数据的分析和评价获得结论(评价报告)。医疗器械厂家在收集了临床数据后,对产品是否满足预期的临床目的的分析和评价。

4. 临床证据(clinical evidence) 是将临床评价所依赖的数据和临床评价结论的汇集,是依据医疗器械厂家临床评价后形成的报告以及其他相应证明文件而构成的。

为便于理解医疗器械技术评价中遇到的"临床试验""临床数据""临床评价"和"临床证据"之间的关系,GHTF 的指导文件对"临床试验""临床数据""临床评价"和"临床证据"之间的关系用图 10-1 表示。

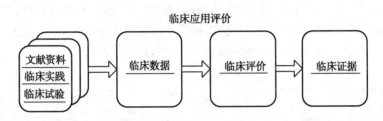

图 10-1　"临床试验""临床数据""临床评价"和"临床证据"之间的关系

（一）临床应用评价和临床评价的联系和区别

医疗器械临床应用评价是广义的临床评价,不同于器械上市前注册审评阶段的临床评价(评价短期的安全性和有效性),是对医疗器械临床应用周期的全要素(安全性、有效性、经济性、可靠性、可用性、可维修性、社会适应性、社会伦理等)评价,涵盖了器械再评价(医疗器械不良事件监测、再评价和上市后追踪调查)的内容。

图 10-2 说明了医疗器械注册评审阶段的临床评价的内容和流程,其评价的对象是未上市医疗器械,评价的内容是器械的安全性和有效性,根据是否需要进行临床试验,可分为免临床试验产品和需临床试验产品,通过科学文献、临床实践和临床试验三种途径获得或产生临床数据,对安全性和有效性做出评价,形成产品临床评价报告,用于产品上市前评审,以证明产品的安全性和有效性。

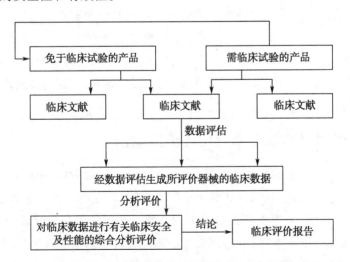

图 10-2　医疗器械临床评价内容和流程示意图

图 10-3 说明了医疗器械临床应用评价的内容和流程,其评价的对象是上市后医疗器械,评价的途径是监测和收集上市后医疗器械临床应用信息,产生临床数据,基于临床数

据,对医疗器械各方面特性进行评价,形成各类临床应用评价报告,这些报告一方面用于上市后医疗器械监管,另一方面为企业、医院、政府部门等提供决策支持信息。医疗器械临床应用评价和临床评价在评价内容上重叠的部分是安全性和有效性评价,但二者存在以下不同,一是评价对象不同,前者针对的是上市后器械评价,后者是上市前器械评价;二是评价的广度和深度不同,前者收集的信息来自器械临床应用过程中的大样本、长时间、多病种临床数据,对医疗器械安全和有效性能产生更广泛、更纵深的评价。

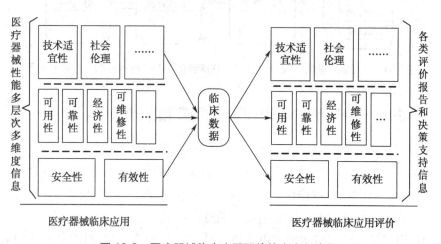

图 10-3 医疗器械临床应用评价的内容和流程

开展医疗器械临床应用评价的过程也是开展上市后临床研究的过程,会产生大量、多维度的科学文献和临床实践类的临床数据,以及临床试验(研究者而非医疗器械厂商发起的临床研究)数据,基于不同的临床评价目的,可形成不同类型的临床证据。以安全性和有效性评价为例,监测和收集医疗器械临床应用阶段的安全和有效性信息,不仅有利于更好的开展上市后监管工作,也能为医疗器械上市前的临床评价提供更为丰富、全面的信息,为企业持续优化和提高产品质量、为医疗机构医疗器械配置和管理等提供决策支持信息。因此医疗器械临床应用评价对于医疗器械临床评价、科学研究、产品持续改进、部门决策支持都具有重要价值。

(二)开展医疗器械临床应用评价的原因

上市前临床试验多是随机对照临床试验(randomized controlled trial,RCT),由于进行了随机和对照,消除了组间偏倚以及其他干扰因素,使得产品的疗效与患者的预后之间有了明确的因果关系。但是 RCT 也有其本质上的缺陷。从科学的角度来说,RCT 通过一系列入选排除标准选取一定样本的特定人群,无法确定在真实临床实践中的可推广性,另外出于控制变量的设计,RCT 很少获得关于伴随疾病和伴随治疗的信息,并且为了依从研究方案往往采取较多的干预措施,这在临床实践中也不太现实。此外,上市前的临床试验,随访时间不会太长,样本量也不会太大,如果随访样本量不够大,试验结果有可能出现偏倚,随访时间不够长,则有一些潜伏期较长的不良事件无法观察到,这些都会影响到对产品安全性和有效性的判断。因此要对医疗器械性能做大样本、长时间、无偏倚的观察，只有在上市后的临床应用评价阶段才有可能，从而获得来自真实世界的临床数据。

临床应用阶段的技术评价是在真实临床应用环境下，伴随着医疗设备的临床应用而持续发生的过程，因而，这一阶段的技术评价是真实应用场景下的动态评价过程，是不同医疗机构、真实临床应用环境、设备、操作者（医护人员）、受试者（患者）综合作用的结果。这一阶段的技术评价具有情景真实、疾病谱广、样本量大、作用时间长、评价维度多等特点，从而弥补器械临床前研究和上市前临床试验的不足（因受伦理、社会、经济等因素的限制，普遍存在研究时间短、例数少、对象窄、人群选择偏倚等问题），是医疗器械技术评价中的临床数据的来源，也是医疗器械上市后再评价和上市后临床跟踪研究的数据来源。

（三）开展医疗器械临床应用评价的意义

1. 是医疗器械监管工作的需要　通过医疗器械不良事件监测和再评价过程，提高医疗设备应用安全和质量；对于一些三类高风险医疗器械，法规监管要求医疗器械企业定期提供医疗器械上市后的追踪研究数据。三类器械，尤其是植入性器械，一旦植入到患者体内，往往伴随患者终身，产品如果出现质量问题或者安全隐患，很难进行召回，因此，高风险类器械的上市后临床跟踪研究数据是证明产品安全性和有效性的重要依据。

2. 可提高医疗器械制造商的企业竞争力　医疗器械生产企业可通过医疗器械临床应用评价来收集临床需求、临床使用安全和性能信息（如医疗器械不良事件报告、综合应用效果、设备人因工效学特性、进一步的临床研究的结果、来自用户的反馈信息等），针对自身产品进行完善和改进，改进产品性能或推出新产品。

医疗器械的研发过程跟药品不完全一样，药品在完成临床前的研发工作之后，产品转移到临床，有一个明确的交接过程。对于医疗器械来说，产品研发是一个持续改进的过程。产品在临床使用中收到的各种的反馈，或者是改进意见，临床实际使用中医生和患者的这些来自一线的反馈，将被传递到临床前的工程师，成为下一代产品的更新换代的依据，对医疗器械技术优化起到关键作用，具有重要的价值。

3. 是医疗器械临床评价的重要数据来源　通过医疗器械临床应用评价，可以产生临床实践、临床试验、文献资料数据，因此医疗器械临床应用评价可以为医疗器械上市前临床评价、注册评审、厂家上市后跟踪研究和市场调研等提供数据来源。医疗器械临床应用评价可以为实质性等效医疗器械的注册评审提供包括文献资料、临床实践乃至临床试验的临床数据，用于产生有关器械安全性和有效性的临床证据。

医疗器械厂商有时需要获得某类产品的临床疗效，调研公司大多是通过采访一些医生或者患者的方式来完成，容易产生主观并且碎片化的数据，通过医疗器械临床应用评价过程，可以全方位的收集相关产品的临床应用效果和性能信息。随着医疗器械临床应用评价的深入开展，上市后技术评价将成为临床实践数据采集和调研的重要工具。

4. 为技术管理和科学决策提供依据　由于缺乏标准化的评价体系和科学化的遴选指导，许多医院在面对众多产品时不知如何遴选出安全性、有效性、经济性均令人满意的医疗器械,医疗器械临床应用评价可以从临床角度全面收集医疗器械的使用信息,为决策者提供各类产品包括安全性、有效性、可靠性、可用性、经济性等在内的临床使用情况,在保证医疗器械安全有效使用的前提下,可协助医院提高成本核算意识,遴选出适宜的医疗器械。

医院管理部门在做全院医疗设备资源配置计划以及招标采购过程中,作为监管部门,除了关注产品质量,还希望获得关于医疗设备卫生经济学方面的证据和数据,比如,这个产品能缩短多少手术的时间,能缩短多少重症监护的天数,跟同类产品相比,能减少多少并发症? 节约多少治疗费用? 通过医疗器械上市后的临床应用评价/临床研究可以为上述决策提供详尽的报告,用于相关部门的科学决策支持。

5. 促进临床研究和医疗器械技术演进 医疗器械上市前的临床试验由于风险较高,往往少数三级甲等医院才能够进行,其他医院和医生很难接触到临床试验。医疗器械上市后的临床应用研究,是广大医生接触科研的一个途径,让更多的医院有机会加入临床研究。器械上市后的临床研究不同于厂家的上市后临床跟踪研究,是由医院研究者发起的研究,研究者是在一线接触患者最多的人,真正了解到患者的需求以及临床未被满足的需求,他们的一些想法和思路,往往是下一代产品改进的关键所在。另一方面,研究者通过做一些临床研究,甚至是一些回顾性的研究,使临床应用数据和病例真正发挥出价值,可以把很多有临床意义的信息转化成科技论文,造福更多的患者。研究者把自己在实际工作中的一些想法和思路融入临床研究,不管是对于产品、患者以及行业发展来说,都有推动意义。

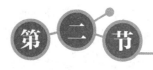

第二节 临床应用评价内容和方法

医疗器械临床应用评价属于上市后技术评价,其评价内容可涉及医疗器械性能的方方面面。从医疗器械临床应用的角度,临床医护人员、医院管理部门以及临床工程人员普遍关注的医疗器械技术性能包括安全性、有效性、可用性、可靠性以及经济性等,因此本节从医疗器械临床应用的角度重点讲解了医疗器械安全性、有效性、可用性、可靠性、经济性等评价的内容、数据来源和评价方法。医疗器械的主要工作方式是物理方式(个体诊断试剂除外),个别含药器械的主要作用方式仍是以物理方式为主,药品起辅助作用。治疗类器械采用物理或以物理为主的治疗方式,偏重于局部治疗或局部控制,具有更直接的特点。医疗器械在临床上的作用,不管是用于诊断还是治疗,由于其主要作用多是物理作用,不是用药理学、免疫学或代谢的手段获得的,因此在开展医疗器械临床应用评价方面,在评价方案、数据采集和临床统计方面都与有药理、免疫学或代谢手段的药品作用不同。由于物理特性是医疗器械发挥作用的基础,因此医疗器械临床应用评价仍应以器械的工程特性评价为基础,表现为医疗器械性能的计量检测和周期性检定,确保医疗器械的输入输出指标在合理有效区间,保证器械本身能够按照预期设计目的正常工作,因此医疗器械计量特性是开展定量评价的技术基础。医疗器械的安全性、有效性、可用性、可靠性、经济性等评价以工程特性评价为基础。在工程测评的基础上,临床应用评价信息的主要来源是医疗实践数据和经验,以及医疗器械不良事件,影响医疗器械性能的重要因素是人因工效学特性(人员-设备-医疗环境关系)。图 10-4 给出了上述要素之间的关系。

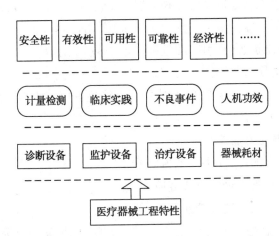

图 10-4　医疗器械临床应用评价相关要素间的关系

一、安全性评价

医疗器械的安全性应包括三个方面:首先是对患者的安全性,从时间上分可有近期或长远的安全性,甚至对遗传影响的安全性;其次是对医务人员和操作者的安全性;另外是对周围环境的安全性,例如:电磁辐射、毒物污染等。

(一)医疗器械安全因素

1. 能量危害　能量危害包括电能、热能、机械力、电离辐射、非电离辐射、悬挂质量、患者支撑器械失效、压力(容量破裂)、声压(听觉压力、振动、磁场(如 MRI 磁共振成像仪)等。

2. 生物学危害　生物学危害包括生物污染、生物不相容性、不正确的配方(化学成分)、毒性、致敏性、交叉感染、热原、卫生安全性、降解等。

3. 环境危害　环境危害包括电磁场、能量或冷却剂的不适当供给、冷却的限制、偏离规定环境条件、与其他器械的不相容性、意外的机械破坏、废物和器械处置的污染等。

4. 与使用有关的危害

(1)不恰当的标签。

(2)不适当的操作说明:不适当的操作规范、过于复杂的操作说明书;没有操作说明书或说明书被拿走。

(3)由不熟练或未经训练的人员使用。

(4)合理的可预见的误用。

(5)副作用的警告不充分。

(6)对一次性使用器械可能重复使用的危害警告不适当。

(7)不正确的测量:错误的数据传递、结果的显示错误。

(8)与消耗品、附件或其他器械的不相容性。

(9)锐边或锐尖等。

(10)由功能失效、维护、老化引起的危害。

(11)数据的错误转换。

(12)缺少或不适当的维护规范,包括维护后功能检查规范的不适当。

(13)不适当的维护。

(14)缺乏适当的器械寿命终止规定。

(15)电气/机械整合的丧失(失去器械完整性)。

(16)不适当的包装(使器械污染或变质)。

(17)不适当的重复使用(造成功能恶化)等。

医疗器械的预期用途是用于人类疾病的诊断、预防、监护和治疗等,医疗器械安全性评价的目的是不断降低医疗器械临床应用风险。

(二)安全性评价内容

1. 器械工程特性 在安全性评价方面,首先通过工程测评来检测设备的物理特性,如设备漏电流、治疗类设备的输出参数、监测和诊断类设备的检测参数等是否在约束的合理范围内,能否保证设备按照预期的应用目的发挥作用。在临床应用阶段医疗器械的工程特性信息主要通过周期性计量检定、检测来收集。

2. 临床应用安全性 在临床应用环境下的医疗器械安全性,是设备、医护人员、患者、应用环境综合作用的结果,如发生器械的失效、误操作或者发生与设计用途不一致的意外,直接或间接导致患者伤害或死亡,医疗器械长期使用过程中暴露出来的安全隐患,对患者的近期和远期伤害等。在临床应用阶段医疗器械的安全性信息主要通过医疗器械不良事件和临床病例观察来收集。

(三)评价方法和数据来源

1. 周期性计量检测 医疗器械的工程特性及其随时间、应用环境的变化,可以通过工程测评的方法来检测,在医疗机构中表现形式为设备性能参数的周期性检测和检定,对设备的关键参数、重复性和稳定性等指标进行测评,得到设备的工程特性信息。这部分工作主要由医院的医学工程部门来实施。与安全性有关的指标包括:设备的合格率、关键参数的稳定性和重复性、故障率等。

2. 医疗器械不良事件监测 通过医疗器械不良事件监测制度和体系,及时发现医疗器械不良事件,通过对医疗器械不良事件的发现、报告、评价和控制的过程,掌握医疗器械新的安全性相关信息。与安全性有关的指标包括:不良事件发生率、使用问题发生率、伤害类型和严重程度等。

3. 临床病例观察和分析　通过临床病例的回顾性分析,可进一步发现潜在的未经发现或未经报告的医疗器械安全性相关信息,如设备的长远期伤害、副作用、并发症等。这一过程也是开展医疗器械上市后临床研究的过程,会产生安全性相关的科学文献和临床实践类的临床数据。

4. 安全性调查与评价　通过调查问卷、专家访谈、走访调查、市场调研、专家共识等方法,获得医疗器械安全性相关信息。这种方法虽然较上述方法主观,但可以在较短的时间内获得医疗器械安全性相关的信息,尤其是涉及不同区域、不同等级医疗结构、不同应用环境下的器械安全性信息。

二、有效性评价

任何商品都有其相应的使用性能,医疗器械作为使用于人体的特殊商品更是如此。医疗器械的使用性能也就是临床使用的有效性。美国 FDA 对医疗器械有效性作出了明确定义,即在有效的科学依据下,如果可以断定医疗器械的预期用途对目标人群的绝大部分患者都有显著的临床效果,则可以认为该器械的有效性比较合理。有效性评价主要看临床效果,不同类型不同目的(治疗、诊断、预防、监护等)的医疗器械,临床有效性评价的指标不同。治疗类器械临床效果的评价应包括:治愈率、有效率、显效率、无效率,还可观察局控率、生存期、复发率和复治率等指标,观察期可分为近期、中期和远期疗效,还需考虑不良反应率及其严重程度的指标;对诊断、监护类器械临床效果的评价包括准确率、灵敏性、特异性等指标。

临床应用阶段的医疗器械有效性评价的指标选取与器械上市前临床试验的指标大致是相同的,但由于临床应用评价是在临床真实应用环境下开展的评价工作,具有场景真实、大样本、多病种、长时间、无偏倚等优势,甚至可以开展多中心对比和同类型设备性能横向和纵向对比分析,甚至在临床实践中创新医疗器械应用模式或者发现新的临床应用效果,因此能够比上市前临床评价获得更真实、更全面、更丰富、更有效的数据,发现更多的器械相关的临床应用问题、优缺点以及改进意见,从而促进医疗器械持续优化,提高医疗器械临床应用质量,并能为医疗器械选型、效果评价提供决策支持数据。

(一)有效性评价内容

1. 器械工程特性　通过工程测评来检测设备的物理特性,工程测评的目的是保证设备自身的输入输出参数满足临床使用需要,处于合理的约束范围内。工程特性是医疗器械发挥临床有效性的基础,在临床应用阶段医疗器械的工程特性信息主要通过周期性计量检定、检测来收集。由于医疗器械主要通过物理方式发挥作用,对于一些本身没有治疗作用的医疗器械,如输注泵,则不考虑有效性,可以通过工程测评的方法,确保其精度与可靠性,在临床应用评价方面,主要考虑其可能的使用错误、人因工效学特性和其他人为因素或环境因素对设备性能的影响。

2. 临床效果评价 有效性评价重点是开展临床效果评价。在临床研究中,往往通过选择适当的观察指标进行多次测量,用以评价临床效果。临床有效性验证指标可分为主要指标和次要指标,在开展医疗器械有效性评价时,需根据研究目的,确定与研究目的有本质关联的,能够确切反映处理效应的观察指标,作为主要指标。而其他与研究目的相关的指标则作为次要指标。基于主要指标的干预效应验证,是判断有效性是否获得验证的关键。同时,主要指标也是样本量估算的主要参数。在临床效果评价方面,基于不同的研究目的,通常会有优效性、等效性、非劣性研究和评价。在临床应用阶段医疗器械的有效性信息主要通过临床病例观察和医疗器械不良事件来收集。

(二)评价方法和数据来源

1. 周期性计量检测 通过工程测评的方法对设备的关键输入和输出参数、重复性和稳定性等指标进行测评,在医疗机构中表现形式为设备性能参数的周期性检测和检定,这部分工作与医疗器械安全性评价的工程测评相同。与有效性相关的指标有检测合格率、治疗类设备输出参数的稳定性、精度、动态范围、诊断和治疗类设备输入特性的有效性(如心电图机的输入阻抗、共模抑制比等须满足最小要求)等。

2. 临床病例观察和分析 临床应用阶段的有效性评价所采用的研究方法与上市前临床试验所常用的 RCT 方法不同,多是非干预性或者观察性研究,其本身带有临床研究的性质,可以做回顾性分析,也可以根据需要开展前瞻性的队列研究,可以做个案的追踪调查,也可以开展流行病学调查。

基于临床应用数据的医疗器械有效性评价可视为器械上市后的临床研究,研究方法上属于观察性研究。观察性研究,又称非实验性研究或对比研究,是非随机化的研究,在自然状态下对研究对象的特征进行观察、记录,并对结果进行描述和对比分析的研究。观察性研究进一步分为三大类型,即横断面研究、病例-对照研究和队列研究,开展医疗器械有效性评价时,可针对不同的研究问题和研究目的,选择合适的研究方案。为更好开展有效性评价工作,需要将设备临床应用数据和病例相结合,真正发挥医疗环境下的数据和病历的价值。与有效性相关的指标,视仪器类型和目的而不同,如检查类器械的准确性、特异性、敏感性等指标,治疗类设备的治愈率、有效率、显效率、无效率、复发率、复治率和不良反应、产品的近期效果和远期效果等指标。

3. 医疗器械不良事件监测 通过医疗器械不良事件监测制度和体系,及时发现医疗器械不良事件,通过对医疗器械不良事件的评价和分析,掌握医疗器械新的有效性相关信息。与有效性有关的指标包括:不良事件发生率、伤害类型和严重程度、临床适应证范围、主要指标、次要指标、近期还是远期伤害等。

三、可用性评价

医疗器械临床应用阶段的可用性评价对应于器械的人机工效学评价。可用性是指产品在特定使用环境下为特定用户用于特定用途时所具有的有效性(effectiveness)、效率(efficiency)和用户主观满意度(satisfaction)。医疗器械的可用性关系到器械的安全性。一些医疗器械在使用中发生使用过失问题常常是由于人机界面的设计引起的,操作过程中产生的问题不仅会导致人员伤亡而且可能死亡。医疗器械可用性评价能够有效地发现和减少可用性问题,避免医疗伤害甚至死亡,提升医疗安全和质量,使人们更容易、更安全、更高效和更愉快地使用医疗器械。

IEC/CD 62366 标准规定了医疗器械制造商分析、说明、设计、验证和确认可用性的过程,该可用性工程过程用于评定和降低与正常使用和使用错误(均属正常使用)有关的可能性问题引起的风险。但是,许多医疗器械的研发中没有实施可用性工程过程,在使用上不符合人的直觉习惯,因此难于学习和使用。经调查估计,在德国三分之一以上的引起死亡的医疗事故与用户操作有关;在美国约 48% 引起病人死亡的事故是与用户过失相关的,FDA 曾对在 1984 到 1991 年间记录的大约 130 000 项医疗事故的原因进行分析调查,其结果表明,有多达 60% 的事故与使用错误或使用者的操作错误有关。引起用户过失的原因包括说明和标识的缺失:如操作描述的缺失;错误/缺少一些变量(批号/序列号、失效日期、浓度等);其他信息的缺失等。在我国医疗器械不良事件原因分析中,设计缺陷导致的不良事件约占全部不良事件的 14%,而与产品使用说明书有关的因素占不良事件总件数的 60%~70%。因此开展医疗器械产品的可用性评价对于提高医疗临床应用安全和质量具有重要作用。

(一)可用性评价内容

人机工效学主要从以下六个方面对医疗器械产品人机设计的优劣进行评价:

1. **安全性** 医疗器械产品是否有可能由于人机工效学设计不当而对主动使用者(医护人员)、被动使用者(患者)、其他人员及环境造成损害,是否有防止危险发生和一旦发生可降低损害程度的设计和措施等。

2. **人机配合** 医疗器械产品与人体的结构、尺寸、动作范围、用力、疲劳规律等特点是否配合。

3. **可用性** 医疗器械产品使用起来是否顺手好用、高效且令人满意。

4. **易维护性** 医疗器械产品是否便于清洗、保养、维护及修理。

5. **环境因素** 在特定的临床使用环境中,医疗器械产品是否仍然能够较好满足其他五方面的要求。

6. **设计美学** 医疗器械产品的色彩、外观设计是否美观、宜人且人性化,是否与医院的整体环境相协调等。

（二）评价方法和数据来源

1. 可用性测试 临床应用阶段的可用性评价应当基于医疗器械在真实临床环境下如何工作运行,由医护人员(用户)进行操作测试或模拟测试。经典的可用性测试是在专用设施内进行的——可用性测试实验室,测试参与者在模拟环境内进行操作测试,测试管理者可以透过单镜面玻璃窗观察感兴趣的内容,并指导测试活动。需要说明的是,医疗器械可用性测试通常不涉及接受治疗或服用药物的真正患者。

任何可用性测试的目标都是让测试参与者使用给定医疗器械并执行任务。如果这个医疗器械是一个患者监护仪,测试参与者可能要将多参数患者模拟仪连接到监护仪上,产生不同的模拟信号,观察心电图,测量血压,调整收缩压和舒张压的警报阈值等,对监护仪界面进行操作测试。如果这个医疗器械是一个内镜,测试参与者可能要将内镜放进模拟消化道内,穿过食管进入胃,到达幽门(瓣膜),然后将内镜反转观察更低位的幽门括约肌。当测试参与者执行任务时,测试人员通常是一个测试管理者和一个记录员,要密切观察使用此医疗器械是促进还是阻碍任务的完成,除了记录观察到的使用失误,测试人员可能还需要记录任务时间、测试参与者的评论,以及各种设计属性的主观评级,例如易用性、感知速度和视觉吸引力等。

可用性测试计划一般由可用性专家(或执行测试的相关专业人员)制定,详细的测试计划可以保障可用性评价的有效、稳定和客观性。相比于市场调研和临床试验,可用性测试通常所需的参与者人数较少,8~25个人的测试样本量比较符合标准,通常选取12~15个测试参与者。测试参与者的选择非常关键,所招募的测试参与者样本,要能够很好地代表实际中会使用该器械的人群的横断面。

2. 医疗器械不良事件监测 模拟测试在产品研发设计环节就能实施,可用性问题能够较早被发现,并且解决成本也较低。但是模拟真实情况很难重现所有的用户使用细节,可用性测试并不能发现医疗器械所有的可用性问题,有些可用性问题是在临床复杂应用环境下(如多台设备协同工作、特殊类型的病人、特殊应用场景、设备与使用环境等)才能遇到或被发现。有些可用性问题表现为医疗器械不良事件,因此应注意收集来自医疗器械不良事件监测的信息,分析哪些原因属于可用性问题。

3. 可用性调查 通过调查问卷、专家访谈、走访调查等方法,从临床医护人员那里收集设备使用经验相关的数据,获得设备可用性信息。这些信息包括由于可用性问题导致的医疗器械不良事件,也包括人机配合、操作流程、易用性、可维护性、环境因素、设计美学等信息。

四、可靠性评价

医疗器械产品由于其在医疗活动中的特殊性,要求必须能够自始至终可靠地工作,即使随着使用时间的增加,产品性能有所降低,也仍然能够保证安全有效。医疗器械可靠性是实现这一要求的重要前提和保障。产品可靠性指标是产品的重要质量指标,是指产品在用户使用中维持技术指标的时间,即使用寿命。由于医疗器械是与人类生命密切相关的高科技产品,因此对其质量要求很高,医疗器械的使用寿命必须具备有相当的安全使用期。

医疗器械寿命周期中的可靠性活动涉及医疗器械设计阶段、开发阶段、生产阶段和使用阶段,其中设计、开发、生产等环节的可靠性工程,对医疗器械产品最终质量和可靠性其决定作用。如对设备整机进行可靠性增长试验和出厂前的老化筛选等可靠性工作,对构成整机的外协件、外购件、元器件进行严格质量控制,对生产组装环节配备相应的工艺装备,建立质量控制点等。医疗器械在研制生产阶段,除了需要运用可靠性技术,还需综合运用人因工效学知识,从用户使用的角度进行产品的可靠性设计。如果设计不合理,单靠通过培训、警示、出现问题后的纠正来达到预期的可靠性指标,几乎是不可能的。

医疗器械可靠性工程是为了达到医疗器械及其零部件可靠性要求而进行的可靠性设计、试验、生产和管理等一系列的工作,贯穿一个医疗器械的设计、生产、检验、包装、运输、储存、使用、维修的各个环节,是一项系统工程。2000 年 ISO 颁布了风险管理在医疗器械的应用标准(ISO 14971:2000),规范了医疗器械生产者对医疗器械使用风险进行有效管理的框架,并推荐使用 FMEA、FTA、危害分析及危险与可操作分析(hazard and operability analysis,HAZOP)等可靠性工作的内容,为医疗器械安全性研究提供了技术工具。

(一)可靠性评价内容

1. 器械工程特性　工程特性是医疗器械发挥临床效用的基础,是临床可靠性的基础。通过工程测评来检测设备自身的可靠性,如电气性能可靠性、输入输出参数可靠性、稳定性和重复性等,这部分信息通过周期性计量检定、检测来收集。有些情况下,为验证产品的可靠性定量指标(可靠性鉴定试验),为设备技术论证、采购、维修等提供决策支持信息,需要开展可靠性试验来进一步获得器械可靠性数据。

2. 临床应用可靠性　在临床应用环境下的医疗器械可靠性,是设备、医护人员、患者、应用环境综合作用的结果,影响医疗器械临床可靠性的因素,除了设备自身,重要的是人因功效学因素(人员-设备-环境综合作用),如用户操作使用、外界电源/气源供应、配件性能、多设备协同工作等,导致设备停机、器械失效、误操作或者发生与设计用途不一致的意外、伤害或死亡等。在临床应用阶段医疗器械的安全性信息主要通过医疗器械不良事件、故障维修数据和可靠性调查等途径来收集。

(二)评价方法和数据来源

1. 周期性计量检测　通过工程测评的方法对设备的电气特性、关键输入和输出参数、重复性和稳定性等指标进行测评,在医疗机构中表现形式为设备性能参数的周期性检测和检定,这部分工作与医疗器械安全性评价的工程测评相同。与可靠性相关的指标有检测合格率、可靠度、设备电气特性的可靠性、输入和输出参数的稳定性、可靠性等。

2. 可靠性工程试验　可靠性试验可以确定医疗器械在各种环境下工作或存储时的可靠性特征量,确认是否符合可靠性定量要求,为产品的设计、生产、使用提供有用的数据,并在试验中充分暴露产品在设计、原材料、元器件、工艺等方面存在的问题,然后通过失效分析、质量控制的等一系列反馈措施,使存在的问题逐步得到解决,从而提高产品的可靠性水平。可靠性工程试验包括环境应力筛选、可靠性增长试验等,实际中应用比较广泛的是环境应力筛选,通过施加特定的机械应力、电应力、热应力等环境应力,使元器件、工艺方面的潜在缺陷加速发展成为早期故障,并加以排除,从而提高产品的使用可靠性。与可靠性有关的指标有:可靠度、失效率、平均无故障工作时间、平均首次故障时间等。

3. 医疗器械不良事件监测　可靠性工程测试并不能发现医疗器械所有的可靠性问题,有些可靠性问题是在临床应用过程中,由于设备长时间运行、长期使用性能退化,以及人因功效学因素(人员-设备-环境交互作用)等原因才能遇到或被发现。有些可用性问题表现为医疗器械不良事件,因此应注意收集来自医疗器械不良事件监测的信息,分析哪些原因属于器械可靠性问题。

4. 设备维修数据分析　医疗器械临床应用阶段的基本任务是保持医疗器械的可靠性,当医疗器械发生故障时,应予以及时维修,对一些重要的、高风险类设备应开展预防性维护。故障率是设备可靠性的基本参数,通过医学工程部门在设备维修保障中积累的故障维修数据,可以获得器械可靠性信息。有可靠性有关的指标包括:故障率、使用寿命、平均故障间隔时间、平均无故障工作时间等。通过故障维修数据分析,除了可以获得医疗器械整体的可靠性指标数据,还可以定位到具体的故障原因和类型,如是哪类元器件磨损、老化导致的设备故障,设备的哪些部件容易发生故障,同类设备的故障率分布情况,不同厂家同类型设备之间故障率比较、故障现象横向和纵向对比分析,环境因素(装配、负荷、冲击、振动、温度、湿度、辐射、电磁场等)对设备可靠性的影响,网络系统可靠性等,从而开展更深入细致的可靠性分析。

5. 可靠性调查　可靠性调查是对医疗器械的使用情况、失效情况或故障情况有关的调查。由于医护人员是医疗设备使用的主体,可通过医护人员以调查问卷、专家访谈以及现场调查等方式,获得医疗器械可靠性信息。可靠性调查也是医疗器械可靠性评价工作中的重要环节之一,与可靠性试验相比,一方面可以节省很多人力物力,另一方面可以获得医疗器械与使用者和环境因素相互作用的信息,如人因可靠性和环境可靠性信息,如果认真执行,可以取得有意义的数据,通过调查结果的统计汇总和失效分析,对医疗器械产品进行可靠性评价,找出可靠性薄弱环节,提出改进措施,以提高其可靠性。

五、经济性评价

医疗器械是现代化医院固定资产投资最主要的方面之一,在医院建设中发挥着重要作用,医疗器械的配备水平,成为医院现代化的重要标志和医院整体实力的反映,其配置与管理的科学性、先进性、合理性,关系到医院的医疗质量及核心竞争力。医疗器械的经济性评价在整个医疗设备管理体系中具有重要地位,贯穿医疗器械临床应用的全过程,是医院成本核算、经济管理的重要环节。做好医院医疗器械成本效益分析工作,能准确及时地反映医院当前医疗器械的实际运行情况。以大型医疗设备为例,其经济效益可观,同时也是医院医疗水平的一个重要标志。但是其价格昂贵,单台价格都在百万元以上,而且日常运行费用、维护费用都耗资巨大。因此,对大型医疗设备进行科学、合理的经济性评价分析,从而合理地购置大型医疗设备会给医院带来很大的效益,反之,若盲目地引进大型医疗设备,会造成医疗资源的闲置和浪费,同时也会给医院带来沉重的经济负担。

由于医疗器械及其耗材所需花费的金额很大,在保证医疗器械安全性和有效性的前提下,如何有效控制成本,是医疗机构必须考虑的一个问题,无论在上市前还是采购前,均应对医疗器械进行经济学评价。目前常见的评价方法有成本最小化分析(cost-minimization analysis,CMA)、成本效果分析(cost-effectiveness analysis,CEA)、成本效用分析(cost-utility analysis,CUA)和成本效益分析(cost-benefit analysis,CBA)。成本最小化分析是在效果相同的基础上仅对成本投入进行评价,其意义在于选择最小成本方案。成本效果分析是单位成本内的效果之间的比较,或单位效果的成本之间的比较。成本效果分析虽简单易行,但缺乏对社会影响和临床操作者的满意度的评价。而成本效用分析是在成本效果分析基础上,从社会和个人感受角度对医疗器械进行经济学评价,是成本效果分析的进一步深化和发展。当同类型医疗器械的临床效果有显著差异时,可以采用成本效益分析。成本效益分析的结果清晰直观,是决策制定者合理分配有限卫生资源的常用手段。各级医疗机构都应依据实际情况,选择适宜的经济学评价方法对医疗器械进行评价。

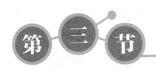

第三节 临床应用评价实施

一、医疗器械不良事件监测与再评价

(一)医疗器械不良事件监测

医疗器械不良事件监测,是指对医疗器械不良事件的发现、报告、评价和控制的过程。开展医疗器械不良事件监测和再评价的目的是通过及时有效地发现不良事件,掌握医疗器械新的安全有效信息,采取合理和必要的应对措施,防止、避免或减少类似不良事件的重复发生,更有效地保障公众的身体健康和生命安全。医疗器械的安全性问题一直是监督管理部门关注的焦点,国际上对医疗器械监管的重点呈现从上市前审批向上市后监管转移的趋势,并且上市后监管已经成为上市前审批改革的基础和前提。医疗器械不良事件监测是监督管理部门进行上市后监管的重要手段之一。

医疗器械不良事件是指获准上市的、合格的医疗器械在正常使用情况下,发生的导致或可能导致人体伤害的任何与医疗器械预期使用效果无关的有害事件。医疗器械不良事件有4大要素:①合格产品;②正常使用;③伤害或可能伤害;④无法预期。准确的理解医疗器械不良事件的概念对开展不良事件监测工作十分重要。医疗器械不良事件监测是指对可疑医疗器械不良事件的发现、报告、评价和控制的过程,这个监测包括了必不可少并紧密关联的4个环节,就是经过收集报告,通过分析评价,实现对医疗器械使用过程中出现的可疑不良事件采取有效的控制,防止医疗器械严重不良事件的重复发生和蔓延。

医疗器械生产企业、经营企业和使用单位应当建立医疗器械不良事件监测管理制度,指定机构并配备专(兼)职人员承担本单位医疗器械不良事件监测工作。医疗器械生产企业、经营企业和使用单位应当建立并保存医疗器械不良事件监测记录。记录应当保存至医疗器械标明的使用期后2年,但是记录保存期限应当不少于5年。医疗器械生产企业应当主动向医疗器械经营企业和使用单位收集其产品发生的所有可疑医疗器械不良事件,医疗器械经营企业和使用单位应当给予配合。生产第二类、第三类医疗器械的企业还应当建立相应制度,以保证其产品的可追溯性。医疗器械生产企业、经营企业应当报告涉及其生产、经营的产品所发生的导致或者可能导致严重伤害或死亡的医疗器械不良事件。医疗器械使用单位应当报告涉及其使用的医疗器械所发生的导致或者可能导致严重伤害或死亡的医疗器械不良事件。

(二)医疗器械不良事件报告

医疗器械不良事件监测采用可疑即上报的原则。医疗器械不良事件监测和上报的基本原则是客观、及时、准确。报告的基本要素包括:患者信息、器械信息、事件描述、关联评价、相关附件。

建立高效优质的监测网络是开展医疗器械不良事件监测的根本和关键。目前,我国监管医疗器械的机构是国家食品药品监督管理总局,涉及医疗器械不良事件监测的部门包括(食品)药品监管部门和卫生行政部门。各省、自治区、直辖市按照国家食品药品监督管理总局的部署,相继建立了省级医疗器械不良事件监测机构,为全面开展不良事件监测工作打下了一定的基础。监测网络的支持和支撑者,应该是器械生产商、经销商、各级医疗机构和器械使用者。所以生产商、经销商以及医疗机构应纳入建立医疗器械不良事件监测制度的覆盖范围,并成为责任主体。

医疗机构作为医疗器械的最大使用群体,是开展医疗器械不良事件监测的主要场所,医疗器械不良事件监测应充分发挥医疗机构的优势。医疗机构一旦发现已上市产品的性能与临床试验不符,存在潜在的不安全因素,应当及时向监管部门汇报,进而提高医疗器械不良事件上报、实施召回和追踪的效率,及时遏制不良事件的蔓延。

医疗机构应建立医疗器械不良事件监测管理制度及相应的紧急预案,医院医学工程部指派专职人员担任不良事件监测管理员,承担本单位医疗器械不良事件监测工作,对医疗器械不良事件进行上报、记录、建档保存。

（三）医疗器械不良事件调查和分析

医疗器械不良事件处理最重要的方面不是报告而是事件的调查和分析,应对事件原因、事件发生的可能性、伤害的严重程度(风险评估)、受影响的设备(部件)、有关的用户/操作者/病人、事件及其趋势等进行正确的调查,才能确定必须采用的适合措施,来纠正问题和防止事件的再发生。对医疗器械不良事件进行调查、评价和处理过程中,医疗机构应该依据相关法规并按照规范流程,通常由医学工程专家主导,临床医护人员参与。医疗器械不良事件分析的对象有两类:一类是对单个的不良事件进行分析,主要是评价报告本身的真实性和有效性;二是通过采用统计工具,对多次事件的数据库进行筛选,以描述事件发生的模式、测量事件发生的频率、分析事件发生的原因和预测事件发生的趋势。

开展医疗器械不良事件调查分析,先要了解医疗器械不良事件发生的几大原因,可分为设备因素、外部因素、支持系统、人机交互、篡改破坏等。设备因素通常包括:器械故障、附件故障、设计生产缺陷、标识问题、随机的部件故障、软件缺陷、器械交互、不当维护等;外部因素通常包括:电源故障、医用气体或负压吸引系统故障、电磁或射频干扰、环境因素,例如温度/湿度/光线等;管理机制问题包括:验收或用前检查缺失、测试过程中缺少评估、使用了不恰当的器械、不当存储、培训或授权问题、事件或召回报告系统问题、缺乏事故调查能力、未能封存涉事器械、医院政策失误等;使用者因素包括:检查说明书和标识、是否按照说明使用器械设备是否被正确组装、使用者是否熟悉器械操作规程、器械的设计是否容易导致操作错误等。开展医疗器械不良事件调查分析,需要从器械、环境、患者、使用者、附件耗材等方面进行综合分析和评价。

（四）医疗器械再评价的启动条件

医疗器械再评价是基于产品本身的安全隐患对人们生命、财产和环境已经或可能造成伤害的前提下开展的。但对于生产企业和政府监管部门而言,由于承载安全任务的性质不同,启动医疗器械再评价条件的标准是不同的。

1. 医疗器械生产企业 医疗器械生产企业应当根据医疗器械产品的技术结构、质量体系等要求设定医疗器械再评价启动条件、评价程序和方法;应当及时分析其产品的不良事件情况,开展医疗器械再评价;医疗器械生产企业通过产品设计回顾性研究、质量体系自查结果、产品阶段性风险分析和有关医疗器械安全风险研究文献等获悉其医疗器械存在安全隐患的,应当开展医疗器械再评价;医疗器械生产企业在开展医疗器械再评价的过程中,应当根据产品上市后获知和掌握的产品安全有效信息和使用经验,对原医疗器械注册资料中的安全风险分析报告、产品技术报告、适用的产品标准及说明、临床试验报告、标签、说明书等技术数据和内容进行重新评价。

医疗器械生产企业应当制定再评价方案,并将再评价方案、实施进展情况和再评价结果按照以下规定报告:

（1）境内第三类医疗器械和境外医疗器械的生产企业，向国家食品药品监督管理总局报告；境内第一类和第二类医疗器械生产企业，向所在地省、自治区、直辖市食品药品监督管理部门报告。

（2）医疗器械生产企业应当在再评价方案开始实施前和结束后 30 个工作日内分别提交再评价方案和再评价结果报告。

（3）再评价方案实施期限超过 1 年的，医疗器械生产企业应当报告年度进展情况。

医疗器械生产企业根据开展再评价的结论，必要时应当依据医疗器械注册相关规定履行注册手续。根据再评价结论申请注销医疗器械注册证书的，原注册审批部门应当在办理完成后 30 个工作日内将情况逐级上报至国家食品药品监督管理总局。

2. 国家食品药品监督管理总局和省、自治区、直辖市食品药品监督管理部门 国家食品药品监督管理总局和省、自治区、直辖市食品药品监督管理部门负责监督检查医疗器械生产企业的再评价工作，必要时组织开展医疗器械再评价。国家食品药品监督管理总局可以对境内和境外医疗器械，省、自治区、直辖市食品药品监督管理部门可以对本行政区域内批准上市的第一类、第二类医疗器械组织开展再评价。对已经发生严重伤害或死亡不良事件，且对公众安全和健康产生威胁的医疗器械，国家食品药品监督管理总局和省、自治区、直辖市食品药品监督管理部门应当会同同级卫生主管部门直接组织医疗器械不良事件监测技术机构、医疗器械生产企业、使用单位和相关技术机构、科研机构、有关专家开展再评价工作。食品药品监督管理部门组织开展医疗器械再评价的，由同级医疗器械不良事件监测技术机构制定再评价方案，组织实施，并形成再评价报告。

根据再评价结论，原医疗器械注册审批部门可以责令生产企业修改医疗器械标签、说明书等事项；对不能保证安全有效的医疗器械，原注册审批部门可以作出撤销医疗器械注册证书的决定。国家食品药品监督管理总局根据再评价结论，可以作出淘汰医疗器械的决定。国家食品药品监督管理总局和省、自治区、直辖市食品药品监督管理部门作出撤销医疗器械注册证书决定之前，应当告知医疗器械生产企业享有申请听证的权利。国家食品药品监督管理总局作出淘汰医疗器械决定之前，应当向社会公告，按照国家食品药品监督管理总局听证规则举行听证。

（五）上市后临床跟踪研究

无论 FDA 还是欧盟，都要求对一些高风险医疗器械开展上市后临床跟踪和上市后追踪研究（post-market clinical follow-up studies，PMCF），器械的跟踪包括有条件上市后跟踪和正式上市后跟踪两部分，也包括生产过程、临床试验和临床正式应用的全过程的跟踪。器械上市追踪是医疗器械上市后监管向动态过程监管的过渡。

1. 对于可能存在危害健康因素的 Ⅱ、Ⅲ类产品，FDA 可以要求医疗器械厂家进行上市后追踪，以收集安全性和有效性的资料。如果器械符合以下三种标准之一，监管部门可以要求企业开展上市后临床跟踪研究：

（1）器械的故障或跟踪失败很可能导致不利的健康后果。

（2）器械植入人体 1 年以上。

（3）在器械使用机构以外使用的生命维持（延续）或生命支持的器械。

应注意，符合以上任何一项标准的医疗器械，只有收到监管部门命令时，才能被称为"被跟踪医疗器械"。

2. PMCF 研究是欧盟器械上市后监管的基础部分。欧盟规定以下四种情况必须开展PMCF 研究，定期提交临床评价报告。

（1）创新性医疗器械和产品。

（2）应用于高风险解剖部位的医疗器械。

（3）安全性和有效性受到新兴技术影响的医疗器械。

（4）CE 认证是通过文献途径/等效器械评审方式的医疗器械。

3. PMCF 研究可以包括：

（1）对上市前开展的临床试验的病人继续进行随访。

（2）开展新的临床试验。

（3）从观察性研究的数据进行分析。

（4）对被治疗病人的相关回顾性数据进行分析。

上市后监督研究是生产商主动、系统、科学、有效地收集已上市医疗器械的数据，并对数据及其他信息进行分析和判断，通过数据的分析预测非预期不良事件、预期不良事件的实际发生率，还可以提供保护公众健康的其他信息。生产商首先应提供相应的研究计划提交 FDA 审批，以确定研究计划的可行性。研究计划通过 FDA 审评的生产商应按所确定的计划开展上市后研究，生产商应向 FDA 提交上市后监督的中期和最终报告。FDA 规定对于用于支持、维持生命的设备或永久植入性设备，如人工心脏瓣膜、直流除颤器等，生产商和销售商应当建立追溯制度，确保从产品生产开始，到患者使用中间一系列环节都具有可追溯性，以减少安全风险。

二、医疗器械循证评价

在医疗器械临床应用评价内容和方法一节，介绍了医疗器械安全性、有效性、可用性、可靠性、经济性等评价的内容、方法和数据来源。总的来说，医疗器械临床应用过程会产生科学文献、临床实践和临床试验三类临床数据，为医疗器械循证评价提供了证据来源。但是，这些数据由于来源不同、产生的途径不同（例如临床研究是试验性研究还是观察性研究，是前瞻性还是回顾性等），质量高低不同，证据级别不同，对临床实践产生的指导意义强度不同。因此要获得高质量的临床应用评价结果，需要对临床数据和证据的质量和等级进行严格评价，产生和获得高质量的临床证据。本节介绍了循证医学和证据评价的基本概念和方法、医疗器械循证评价步骤和方法、基于科学文献开展系统评价、基于临床实践开展观察性研究等内容。

（一）循证医学和证据评价

循证医学的定义为"慎重、准确和明智地应用现有最佳研究依据，同时结合临床医生的个人专业技能和多年临床经验，考虑患者的权利、价值和期望，将三者完美地结合以制定患者的治疗措施"。其核心思想是：在临床医疗实践中，对患者的医疗决策都应尽量以客观的科学研究结果为证据。

1. 实践循证医学"五步曲"

（1）提出临床实践中需要解决的问题。

（2）检索和搜集证据。

（3）严格评价证据，将收集的有关文献和证据，应用循证医学评价的标准，从证据的真实性、可靠性、临床价值及适用性作出具体的评价，并得出确切结论。

（4）应用最佳证据，指导临床实践。

（5）对进行的临床实践作出后效评价，提高学术水平和医疗质量。

2. 证据评价　证据是循证医学的基础，质量是证据的关键。因此，开展循证医学，在确定循证问题，完成证据检索和收集之后，需要对证据进行严格评价。将收集到的相关证据，应用临床流行病学及循证医学质量评价的标准，从证据的真实性（临床研究结果是否真实可靠）、临床重要性（临床意义和实用价值大小）以及适用性（研究结果是否适用于临床实践及适用程度如何）做出具体的评价，并得出确切的结论。这里有三种处理情况：①质量不高的证据，或质量可靠但属于无益或有害的干预证据，当弃之勿用；②研究的证据尚难定论，当作参考或待进一步研究和探讨；③属最佳证据，则可根据临床的具体情况，解决患者的问题，用以指导临床实践。如果收集的合格文献有多篇，则可以做系统综述（systematic review）和 meta 分析（meta-analysis），这样的综合评价结果则更为可靠。在循证医学实践中，针对某一具体循证问题，获取的证据可能不止一个，证据级别各异，研究的重点也不尽相同，如既有安全性研究证据，又有有效性研究证据或卫生经济学研究证据等。同时针对同一个循证问题，所获证据的结果和结论可能会不尽相同，甚至截然相反。这就涉及证据的综合评价问题。如以干预性循证问题为例，证据种类繁多，包括临床实践指南、系统综述、随机对照临床试验、非随机临床试验；同时这些证据级别和数量分布是有规律可循的，一般呈金字塔状。如数量最少却与循证问题关联程度最高的临床实践指南，一般分布在塔尖位置，其后依次为系统评价和随机对照试验等。而观察性研究，如队列研究、病例对照研究、病例系列研究、病例个案报告数量庞大，但级别低，一般分布在塔底。综合评价可以通过系统综述/系统评价来实施，通过相关的临床研究成果进行严格的评价、分析和合成，达到解决多个研究结论不一致的问题，为临床决策提供正确和科学的证据。综合评价还可以通过其他方法来实施，如利用 GRADE 系统（grading of recommendations assessment, development and evaluation）完成证据的综合评价。

（二）医疗器械循证评价步骤和方法

1. 明确评价问题　明确具体要解决的问题是医疗器械循证评价的最重要环节之一，这将影响整个评价过程。对评价问题的准确表述通常要包括以下内容：所涉及的医疗器械、技术类型、评估内容、应用场所、患者人群、疾病或健康问题等。

2. 确定评估者　即由谁负责开展技术评价活动。评估者或评价机构一般应经过专业的培训与认证，具备相应的资质，再遵循伦理学准则，按照科学的评价标准，认真严谨、实事求是、客观公正地开展医疗器械技术评价工作。

3. 资料收集

（1）收集现有资料：资料的收集是否充分可信，是确保医疗器械循证评价成功的关键。医疗器械技术评价的相关资料往往比较分散，质量参差不齐，对一些新技术，相关资料非常稀少，很难找到。因此，进行文献检索时，应咨询信息专家，参考循证医学的文献检索流程和标准，以保证合理选择数据库、主题词、自由词，检出所有相关信息。医疗器械循证评价可用的资料来源包括：公开发表的文献、临床现有的数据资料库、政府及卫生协会的报告和指南、市场研究报告、调查研究、有关公司的报告等。文献检索时还要同步检索多种数据库类型，以控制发表偏倚的影响。

（2）收集原始研究资料：如果在评价时缺乏足够的相关资料或现有资料不符合评价要求，则需要收集新的研究数据，产生评价所需资料，可进行随机对照的临床试验，也可基于现有诊疗过程数据，开展观察性研究。新的资料一旦产生，应与现有的资料一并进行解释和合成。不同研究设计方案的证据强度不同，一般是前瞻性研究优于回顾性研究、有对照的研究优于无对照的研究、随机化研究优于非随机化研究、大规模研究优于小规模研究等。在研究设计上要充分考虑研究的内部真实性和外部真实性。

4. 评价证据　针对不同类型、不同质量的医疗器械相关资料，需要进行严格评价，以便从中遴选出科学可靠的高质量、高等级证据。证据评价需要掌握研究的方法和统计学知识，因此医疗器械循证评价小组内一个配备有相关知识背景的人员。证据评价一般涉及下面4个方面的内容：

（1）证据的分类：评价证据的第一步就是按照方法学类型和研究特征，采用证据表格将研究证据进行分类。证据表格一般包括研究设计特征（随机、对照、盲法），患者特点（病例数、年龄、性别），患者结局（死亡率、并发症发生率、健康相关生存质量）和统计量（P 值和95% 置信区间）。

（2）证据的分级：根据研究证据的方法学严格性，按规范的标准对每一研究进行严格评价和分级。对研究证据进行分级的方式较多，有针对原始研究类证据的，也有同时针对原始研究和二次研究证据的。进行证据分级时，不仅要考虑基本研究类型对证据质量的影响，更要考虑具体的研究设计和实施方法。

（3）证据的抉择：高质量研究证据对评价结果的影响大于低质量研究证据。基本原则为：要么使用所发表的研究证据；要么根据纳入、排除标准确定，或根据研究质量给予不同的权重;要么通过校正研究结果,以减少偏倚的影响。

(4)偏倚的控制:偏倚是导致研究结果偏离真值的现象,存在于临床研究从选择和分配研究对象、实施干预措施、随访研究对象、测量和报告研究结果的每一个阶段。主要存在5种偏倚:选择性偏倚,实施偏倚,随访偏倚,测量偏倚,报告偏倚。在证据评价过程中要对偏倚进行评估并加以控制。

5. 综合分析形成评价结论　在证据评价的基础上,还需要进一步对全部资料进行综合分析,得出评价结论。常见的综合分析方法有:定性的文献评阅法、专家共识法、系统评价法、meta 分析法、决策分析法等。其中定性文献评语法由于缺乏严格、统一的方法学基础,难免存在偏倚。系统评价和 meta 分析法是公认的最好的二次研究方法,对纳入研究的数据均有严格的要求,其结果能够产生高质量、高级别的证据,是循证决策和实践的重要证据来源。专家共识法虽然可能存在主观偏倚,但几乎所有的评估项目或多或少地采用专家共识法来得出某些结果和建议。该方法在医疗器械循证评价中同样可以发挥临床专家的作用。

三、医疗器械全方位评价

医疗器械评价工作是一个系统性工程。目前的医疗器械评价工作包括上市前的市场准入评价、上市或有条件上市后的跟踪研究、上市后的器械不良事件监测和再评价。医疗器械临床应用评价是上市前临床评价的延伸和拓展,充分开展医疗器械临床应用评价的结果就是实现医疗器械生命周期的全要素、全方位评价。

医疗器械临床应用评价从信息产生、收集和评价应用的角度,有以下发展趋势:

(一)充分发挥医疗机构的优势,收集来自真实世界的临床数据

按照当前的监管法规,对器械安全性和有效性的监管主要是通过器械上市后评价,上市后评价工作主要涉及医疗器械生产企业和政府监督管理部门。这种方法还不够完善,存在一些不足,包括:上市前评价并不能充分证明器械上市后的使用情况;医疗器械厂商需要解决如何吸引足够的患者人群进行上市后研究,导致了研究的延迟或减少;不良事件报告过于依赖临床医生对事件和器械之间可能的关联的识别,从而导致了漏报;"自发"不良事件报告不够系统化;安全监督可能过于依赖医疗器械厂商对数据的适当收集和报告。

医疗机构是医疗器械的最大使用群体,因此医疗器械技术评价工作应充分发挥和重视医疗机构的优势,在医疗机构内充分开展医疗器械临床应用评价工作,多层次、多维度的收集来自真实世界的医疗器械临床应用数据和证据。以医疗器械上市后临床跟踪研究为例,监管法规要求医疗器械厂商定期提供医疗器械的追踪研究数据,以证明其安全性和有效性,但是医疗器械厂家自己来做患者的追踪随访显然是不现实的,既不能直接联系每个患者要求他们定期随访,也无法提供患者随访的场地和设备,唯一可行的是通过医院来进行

患者的追踪研究,获得医疗器械临床应用数据。

美国 FDA 正在建设"国家卫生技术评估系统(National Evaluation System for health Technology:NEST)",探索如何加强基于医院的监管系统建设以及如何让医疗机构更广泛地参与医疗器械临床应用环境的技术评估,获得来自"真实世界"的医疗器械临床应用信息,以弥补现有上市后监管体系的不足,以便更好地为患者和使用者解决安全性和有效性问题。NEST 可利用的数据源包括:器械注册系统、电子健康档案、UDI 和来自 FDA 哨点行动的临床结果索赔数据。通过更好收集来自真实世界的数据,该系统还可提供数据用于新器械的上市前评审。可以减少为支持上市前许可、上市前审查、保险公司保额及赔偿相关决策寻找证据的时间和成本。

(二)充分利用信息技术,获得医疗器械全方位应用信息

利用现代信息技术加强上市后医疗器械监管,是迅速提高医疗器械临床应用监测与评价水平的有力手段。医疗器械临床应用评价,方法上与上市前的临床试验不同,大多是产品上市后的一些非干预性或者观察性的研究,需要收集大量临床应用信息(如安全性、有效性、可用性、可靠性、经济性、可维修性相关数据)。临床数据库的建立以及电子病历的二次开发利用为开展医疗器械临床应用评价提供了便利条件。临床研究的发展正处于一个新时代的门槛,由于电子病历可以收集患者诊疗过程中的各类数据,通过电子病历的二次开发利用,可以为各类临床评价研究提供支撑数据,通过不同医疗结构间的信息互联和数据共享,评价研究范围能超越单一的机构限制,甚至在某些情况下超越国界。

为更好地开展医疗器械临床应用评价,理想情况是将医疗器械信息与医院患者诊疗信息联合使用,需要先进的医院信息系统和电子病历系统的支持,医院信息应该能够覆盖医疗设备采购、供应、计量、维修、临床应用、不良事件、收费等多个环节的信息。美国 FDA 医疗器械监管规则要求医疗器械产品须标注 UDI。UDI 规则实施后,医疗器械监管将进入信息化、溯源化的新时代,器械产品将更容易被跟踪、监控,及加快召回。UDI 系统包括两个核心部分。第一部分是器械的唯一识别编号,由 GHTF 进行全球唯一赋码。这些编号包括了批号、型号、生产日期、有效期等信息,以号码、可扫描的条形码及英文文本的形式出现,由器械制造商管理。第二部分是可公开查询的数据库,里面可检索除病人信息外的其他数据,由 FDA 管理。UDI 规则的实施,患者的电子病历上将显示临床诊疗过程中使用了哪一个设备。这不仅会提高不良反应事件的报告质量,加快产品召回,保障病人安全,而且更有利于开展医疗器械的临床有效性评价,在电子病历中将设备和病人诊疗信息直接关联,更有利于开展观察性研究。

(三)挖掘分析医疗数据,开展真实世界研究

真实世界研究(real-world study,RWS)是基于临床真实的情况采取的一种非随机、开放性、不使用安慰剂的研究,因此其得出的结果具有很高的外部有效性。临床诊疗过程中产生大量的临床数据,通过电子病历系统存储下来,为 RWS 研究提供了数据基础。相对随机

对照试验 RCT 而言,RWS 的研究范围更广,更具有代表性,能够真实地反映研究的情况,是未来开展临床研究和医疗器械技术评价尤其是有效性评价的趋势。

RWS 是以患者为中心的结局研究,具有以下特点:研究的实施地点以及干预条件为真实的临床实践环境;受试者的选择一般不加特别的限制条件;干预措施也如临床实际,并可由患者和医师进行交流而改变干预方法。真实世界研究环境无盲法,无随机对照,无安慰剂治疗,研究的结论可直接推之于临床实践。真实世界研究不仅可以减少传统研究的限制,而且还可以反映真实世界中械、药物的临床疗效,为临床选择使用新仪器、新技术和新药物提供客观的对比依据,而且还能平衡临床疗效和成本效益。

RWE 植根于真实的临床实践,数据来源来源相当广泛,可以包括电子病历、医保数据库、移动电子设备和 app、患者登记项目等。电子病历的二次开发利用是典型的 RWS,通过大样本医疗数据的挖掘分析,能帮 RWS 充分掌握研究背景,提出有创新性的研究设想和完善的研究设计。

通过 RWS 可以产生真实世界证据(real-world evidence,RWE),目前 RWE 最被看好的应用领域是得出不同治疗方案有效性对比,进行因果推理,因此 RWS 也是开展医疗器械临床应用有效性评价的重要手段。但 RWE 最终用于支持器械上市前审评审批,仍要通过科学的研究方法,对获得的数据进行合理的组织和解读,形成有效的结论。RWS 需要大量的研究样本,甚至多中心事件,收集数据难度高,工作量大;数据异质性强,对统计方法的要求比传统研究更高;多属于回顾性分析或事后分析,研究证据等级受到挑战。因为 RWE 所依赖数据自身的不确定性,混杂因子的去除是必须的,甚至需要医学统计方法的创新来处理这些不确定性。

四、临床应用评价举例

(一)医用控温毯临床再评价

医用控温毯是省级药品监督管理部门负责审批和监管的第二类医疗器械产品,监督管理部门曾收到其引发人体严重伤害的不良事件,同时通过对医疗机构的调查和文献检索发现,该类产品在临床使用中也存在一定风险,因此开展了医用控温毯上市后再评价工作。开展医用控温毯产品再评价要达到的工作目标是:

(1)掌握医用控温毯的安全性与有效性。

(2)发现设计、生产、使用环节的风险,提出改进意见,并采取相应的改进措施。

(3)探索上市后医疗器械再评价的有效工作模式与方法。

1. 医用控温毯简介 医用控温毯是一类通过水循环变温系统及相关装置实现循环水与病人发生热量交换,从而调节患者体温的医疗器械产品。一般由制热(冷)系统组件、控制系统组件、水循环系统组件和壳体组件构成。医用控温毯广泛应用于神经外科、ICU(intensive care unit)、神经内科等临床科室。它可以作为患者物理控温的首选医疗器械,也可以用于对术后低体温患者实施保护治疗。

2. 医用控温毯再评价研究　医用控温毯再评价包括 7 个环节：文献检索；全国医用控温毯不良事件监测数据分析；医疗机构医用控温毯使用情况及不良事件发生情况调查；生产企业产品和质量体系自查与检查；医用控温毯产品再评价分析；医用控温毯产品检测；对缺陷产品的改进与验证。

（1）文献检索：通过对中国知网数据库（China National Knowledge Infrastructure，CNKI）等进行文献检索，汇总医用控温毯机器故障、使用不良事件的相关文献，归纳如下。

1）控温毯机器故障：控温毯漏电；默认工作状态下不降温；温度传感器报警；右侧冰毯工作正常、用左侧冰毯治疗时出现缺水报警；发生水循环报警而不能消除。

2）使用控温毯时患者出现的不良事件：冻疮、压疮、寒战、心率加快、抽搐、烫伤、患者带电。

（2）全国医用控温毯不良事件监测数据分析：通过既往国家药品不良反应监测中心收到的 11 例医用控温毯相关《可疑医疗器械不良事件报告表》数据显示，不良事件主要表现为：

1）以器械故障损坏为主要表现：控温毯漏液（包括毯面漏水）3 例，机器报警 1 例，全身静电反应 1 例，控温毯内无水 1 例，控温毯不制冷 1 例。

2）以患者出现临床症状为主要表现：烫伤 2 例，降温效果不好 2 例。

（3）医疗机构医用控温毯使用情况及不良事件发生情况调查：设计《医疗机构在用医用控（降）温毯使用情况调查表》，在北京市二级以上医疗机构中随机选取 20 家使用医用控温毯的机构发放，建立医疗机构在用医用控温毯数据库，发现医用控温毯使用环节的问题。

1）使用情况：通过对发放调查表的 15 家三级医院和 5 家二级医院了解，这 20 家医疗机构中在用控温毯共 195 台，涉及国产产品 85 台（其中北京产品 58 台）。195 台医用控温毯中，2000 年之前购入的有 2 台，2000~2005 年之间购入的有 94 台，2006~2010 年之间购入的有 99 台，有 49% 的医疗机构中在用医用控温毯使用年限超过了 6 年。

2）不良事件发生情况：调查显示，与医用控温毯相关的可疑不良事件主要表现为：器械故障损坏与患者出现临床不适症状两个方面。

a. 以器械故障损坏为主要表现：医用控温毯漏液（包括毯面、管路漏水）；机器报警；全身静电反应；医用控温毯内无水；不会操作或造成误操作；不开机；无法正常使用；机械破损；控温传感器失灵；升降温达不到设定范围；无法正常使用。

b. 以患者出现临床症状为主要表现：烫伤；降温效果不好；降温毯造成患者皮肤压痕。

c. 日常维护情况：对医用控温毯进行定期检修与维护的医疗机构有 14 家，其中每月至少检修和维护一次的有 6 家，每月到半年检修和维护一次的有 5 家，每半年到一年维护一次的有 3 家，另外 6 家医疗机构是发现问题时对医用控温毯进行检修。

（4）生产企业产品和质量体系自查与调查：设计《医用控（降）温毯医疗器械生产企业自查表》，向 5 家已获医用控温毯产品注册证的生产企业发放，要求企业进行自查。被调查的5家医用控温毯企业均已建立质量体系,并通过质量体系考核或体系认证;建立了医用控温毯数据分析相关程序、投诉处理程序等文件,并建立了医疗器械不良事件报告制度。

(5)医用控温毯产品再评价分析:为了对控温毯产品的再评价分析更加科学、客观,再评价小组召开了控温毯再评价专家会,邀请临床使用专家、工程专家及医用控温毯生产企业代表参加。综合前期开展的文献检索,使用和生产单位的调查,评价分析医用控温毯可能发生的事件和采取的控制措施。可分为两个方面:

1)与设备有关的不良事件及控制措施

a. 医用控温毯漏电:分析原因:可能是设备内部接地不良,文献中提到的医用控温毯漏电原因最终查明是医用控温毯电源插头地线与墙壁插座地线接触不良。调查显示,目前生产企业所采取的措施多存在一定缺陷,不能完全避免漏电的发生,如可触及金属部分、外壳、应用部分、信号输入/输出部分等与带电部分隔离/保护不够,设备插头剩余电压过高,水路和电路隔离/保护不够,电气元器件的选购不当等因素都可能对使用者或患者造成电击危害。所以建议全面考虑以上各因素,并使之符合相应标准要求。

b. 出现缺水或过度储水:分析原因:①水位指示开关损坏;②水位指示开关传输到CPU线路出现断路。

控制措施:医用控温毯产品应设置缺水报警装置,并达到报警时停机;此外,医用控温毯水箱水满时要设置溢水口使水顺利溢出。同时,为避免器件损害或是因电路原因引起的缺水时无报警,应设置可以直接目测水位的装置。

c. 水循环故障:分析原因:①电机损坏;②水路有异物阻塞或不畅;③水泵损坏。

控制措施:用水不当,水垢是造成水循环故障的主要原因之一,从厂家已有控制措施来看,只有极少的生产企业在说明书中标注对水质的要求。生产企业应在产品说明书中增加对用水的要求,并提示保持管路畅通及毯面平整等使用要求。

d. 升(降)温达不到设定范围:分析原因:①开机时,设定开启温度高于患者体温,未达到开启医用控温毯温度;②制冷机不工作;③控温传感器失灵;④电磁干扰;⑤电路故障;⑥软件设计缺陷;⑦管路堵塞;⑧设备老化;⑨换热器脏堵,换热效果不好。

控制措施:为了在使用时确保体温传感器正常,需要生产厂商在说明书中提示用户每次使用前对体温传感器进行校正,并写明校正方法。在医用控温毯设备未通过电磁兼容检测之前,应避免和高频设备同时使用。并应定期为医用控温毯进行除尘清洗,水箱除锈,保持管路畅通。

e. 医用控温毯毯面损坏:分析原因:①连接处胶垫老化;②使用或存放时硬物损伤;③操作时被硬物扎伤。

控制措施:医用控温毯毯面由于自身材质的限制,对所负载重量,被硬物磨损程度等都有一定的限制,生产厂商在说明书中应明确医用控温毯毯面的材质和存储时的养护方法,以及毯面所能承受的压力。

f. 医用控温毯管路漏液:分析原因:①管路损伤;②水箱受损;③管路老化;④管路未

接好。

控制措施:要明确水箱的密封性、毯面承重等设计要求,水箱/管路/毯面材料的选择要求以及水路连接处密封胶垫的更换周期。

g. 报警失灵:分析原因:①元器件损坏造成软件控制报警失效;②继电器控制故障造成报警不停机;③报警电路故障造成故障停机不报警;④电磁干扰影响报警装置;⑤水质影响。

控制措施:应考虑元器件、传感器的抗干扰能力,报警电路与控制电路要隔离开,同时还应考虑用水水质的要求。在医用控温毯设备未通过电磁兼容检测之前,应避免和高频设备同时使用。

2)与操作、使用患者情况和使用环境有关的不良事件及控制措施

a. 冻伤:分析原因:由于医用控温毯多使用在重症患者身上,毯面最低温度可以到达3℃,病人因血液循环缓慢,因而极易发生冻伤。

控制措施:在使用时应适当调整好医用控温毯温度,对患者加强护理。

b. 烫伤:分析原因:在操作过程中,由于电磁干扰造成医用控温毯失控。

控制措施:在产品标准里加入电磁兼容指标。在使用医用控温毯前做好设备的常规检查,使用时密切关注仪器并查看患者使用状态,若有异常应及时停止设备。

c. 压痕:分析原因:①生产厂家提供的毯面材质过硬;②病人体重过重。

控制措施:生产厂家应选取适于人体长期接触的材质用于毯面制作,同时在说明书中应注明医用控温毯毯面所能承受的负重。

(6)医用控温毯产品检测:针对医用控温毯不良事件原因分析,我们认为医用控温毯电磁兼容问题是对该产品再评价分析后发现的主要问题。电磁兼容缺陷可能引发多种不良事件,包括"在规定时间内达不到或超过设定温度""产生运行故障、水泵功能障碍""引发错误报警""温度显示错误""造成病人烫伤或冻伤"等,为更好地了解厂家生产的医用控温毯电磁兼容能力,避免不良事件再次发生,对 4 台未进行过电磁兼容检测的产品,依据 YY 0505《医用电气设备第 1-2 部分:安全通用要求并列标准:电磁兼容要求和试验》标准进行了电磁兼容摸底测试。在测试的 4 台医用控温毯中,仅有一台全部符合标准的要求。

(7)缺陷产品的改进与验证:有 3 台产品经检测发现有电磁兼容性缺陷,存在比较严重的使用风险,针对检测的不符合项,对产品进行了分析、改进,并补充进行了性能和安全性的测试,最终使其完全符合相关标准要求,提高了该类产品的稳定性和安全性,降低了使用者的风险。

3. 医用控温毯再评价意见　经过对医用控温毯的再评价分析和对产品的检测及改进,我们可以得出以下意见:

(1)医用控温毯有效性评价:文献检索及临床调查显示使用医用控温毯的所有患者均能实现体温控制,大多能够达到恢复正常体温的效果,所以医用控温毯用于物理控制患者体温的这个功能是有效的。

（2）医用控温毯安全性评价：从目前数据来看，已上市产品未监测到危害使用者生命安全的事件，是相对安全的；但也发生过若干不良事件，提示医用控温毯在技术标准和使用说明上还有一些待改进地方，现汇总如下：

1）技术标准改进

a. 加入电磁兼容性标准：我国在2005年已出台电磁兼容性强制标准YY 0505—2005，此标准在家用电器等领域已经强制执行，但目前没有在医疗产品生产企业强制执行。在此次对医用控温毯电磁兼容检验中，不符合电磁兼容标准的医用控温毯样机出现的最核心的问题也在于体温或者水温传感器在检测中出现故障，与文献记载及使用环节的不良事件非常吻合，在检验过程中很多报告过的不良事件都实现了重现。

b. 应加入的其他技术要求：为避免医用控温毯发生"缺水或过度储水"，标准中应加入"缺水时报警；报警时停机；水满溢出"，"可以直接目测水位的要求"等内容；同时"物理超温报警保护""传感器开路报警并自动停机""制冷功率""冷凝器报警"也应加入技术参数中。

2）医用控温毯说明书应补充完善的内容：为避免"水循环故障""升（降）温达不到设定范围""医用控温毯毯面损坏"等事件的再次发生，医用控温毯生产企业说明书里应包括"提示医用控温毯使用者每次使用前自校正体温传感器，并详细说明校正方法；提示使用前检查医用控温毯管路顺畅；提示使用医用控温毯时需保持毯面平铺；注明对医用控温毯所用水水质的要求；注明医用控温毯毯面形状、使用材料和可承受压力；标明医用控温毯的使用年限"等内容；对于未通过电磁兼容检测的产品，应在说明书中标注"在非电磁干扰环境下使用"的字样。

4. 监管政策建议

（1）完善产品标准和审评技术规范：建议将再评价意见量化为具体指标和审评技术规范，并在产品标准、说明书中加入相应的指标和要求，以便进一步提升产品性能和质量。

（2）加强电磁兼容研究，进行强制性电磁兼容检测：随着无线电技术的发展和无线装置（如移动电话）的增多，医疗器械所处的工作环境更加复杂。为确保医疗器械的抗干扰能力，必须进行强制性电磁兼容检测，目前国外的同类医疗器械产品也多已要求执行电磁兼容性标准。

医用控温毯再评价研究工作是对上市后医疗器械监管的一项有利举措，再评价研究工作切实帮助医用控温毯生产企业完善和改进了自身产品，使企业产品在全国同类产品中更具有市场竞争力。同时，也为提高医疗器械产品安全性，降低医疗器械的使用风险提供了保障。

（二）影像质量临床应用评价

1. 医用X射线诊断的合理应用

（1）临床医师：在申请X射线检查时，考虑所选择的检查方法的适应证，认真地进行正当化判断。针对就诊者的具体情况，选择诊断效果好，危险度小的医学影像诊断方法。

认真填写 X 射线检查申请单,说明需要解决的临床问题的要求,必要时应请放射科医师会诊。

近期已做过同样的 X 射线检查者,一般不再申请重复检查。

(2)放射科医师:对临床医师的 X 射线申请检查,应进行认真的审核与正当化判断,如有异议,有责任与申请医师磋商。

在 X 射线检查时,应采用正确的手段限制受检者的照射剂量。

(3)医疗单位:建立和健全放射学资料的登记、保存、提取和借阅制度,避免使患者受到不必要的重复性 X 射线检查。

根据本单位现有的影像学诊断条件,制定出合理的影像诊断项目排列程序。

禁止以 X 射线检查次数作为放射科的考绩指标或奖励依据。

2. 胸部 X 射线检查

(1)群体 X 射线检查:不应将年度胸部 X 射线普查作为发现非选择人群肺癌、肺结核或其他心肺疾患的首选手段。

仅在结核病高发区才可对饮食业人员、教育工作者和学生做就职或入学前的胸部 X 射线检查。

职业性接触呼吸道有毒、有害物质者可根据职业病诊断的需要做就业前和定期的胸部 X 射线检查。禁止使用便携式小型 X 射线机进行集体 X 射线检查。

X 射线乳腺摄影普查乳腺癌,应在触诊或红外线筛查的基础上进行。

(2)住院常规 X 射线检查:如无与胸部有关的症状,不发热,则不应做常规胸部 X 射线检查。恶性肿瘤治疗前,或全身麻醉前应进行胸部 X 射线摄影检查。

(3)胸部疾患的 X 射线检查

1)肺结核

a. 结核菌素试验阴性病人转阳者应做胸部 X 射线摄影检查。

b. 活动性肺结核病人应定期 X 射线检查,其间隔时间取决于临床情况和诊治要求。

c. 老年人或慢性病患者在进长期疗养所时应有近期的 X 射线胸部检查结果。

2)慢性阻塞性肺疾病

a. 不应以胸部 X 射线检查评价阻塞性肺疾病(如支气管炎、肺气肿,或支气管扩张)的进展程度。

b. 不宜用胸部 X 射线检查作为哮喘的常规检查。重症哮喘反复发作的儿童患者例外。

3)恶性肿瘤

a. 不用或少用无症状的定期胸部 X 射线检查。

b. 对原发肺癌病人,胸部 X 射线复查的间隔时间取决于临床和治疗处理的情况。

4)接受免疫抑制治疗、化学治疗或放射治疗以及其他高危险因子的病人(如重症糖尿病),应做胸部 X 射线摄影检查。

5)胸部创伤后,临床疑有气胸,或有大血管损伤、气胸、肺实质损伤,或上胸部肋骨骨折者,应做胸部 X 射线摄影检查。

6)气管插管或气管切开病人,应定时做胸部 X 射线摄影检查。

7)急性肺炎病人,仅在疗程进展不满意时作 X 射线检查。

(4)胸部 X 射线摄影:应尽量以后前位 X 射线摄影替代 X 射线透视。

仅在能够增加诊断信息,以及为了治疗处理时,才考虑透照侧位片。

在分析后前位片时,若诊断和治疗处理获得更多信息时,可加照肺尖部的补充位置摄片。

为了显示后前位或侧位不能确认的少量胸积液才作侧卧位投影。

只有对不能运送到放射科的病人,而且 X 射线检查对病人的诊断治疗处理又有重要价值时,才考虑应用床边 X 射线检查。

3. 腹部 X 射线检查

(1)腹部侦查性 X 射线检查:对事故和急诊病人是否需照腹部侦查平片,应考虑以下情况:

1)咯血和便血不需照腹部平片。

2)肾绞痛或腹部创伤不需摄立位片。

3)临床可以确诊的急性阑尾炎患者不必再做侦查平片。

4)气腹或肠梗阻应同时照仰卧位和立位片(或侧卧水平位片)。

检查脏器大小异常和可扪及的腹部肿块,应首选超声检查,不用或少用腹部平片。钡剂检查前,不必预先做侦查平片。

(2)胃肠道钡剂检查

1)下列任何一种情况均不应做胃和十二指肠钡剂检查

a. 无症状的常规定期检查。

b. 判断十二指肠溃疡愈合。

c. 一般性腹部不适。

d. 只需检查小肠者,不应顺便常规检查胃和十二指肠,甚至大肠。

2)下列任何一种情况不应做结肠钡餐检查

a. 未做直肠指诊检查前。

b. 作为腹股沟疝修补术的常规检查。

c. 无临床症状的健康者做定期普查。

d. 儿童慢性腹痛,而无其他症状者。

e. 女性生殖器肿块拟行手术之前的常规检查。

f. 直肠出血,而有内镜和血管造影检查条件者。

g. 随诊息肉进展,而有内镜检查条件者。

3)小肠钡剂检查

a. 怀疑小肠有重要器质性病变者应做钡剂检查。

b. 对消化不良病人不应做钡剂检查。

（3）口服胆囊造影

1）不应以脂肪餐后 X 射线摄影作为评价胆囊功能的常规方法。

2）黄疸病人禁用口服胆囊造影。

（4）静脉胆管造影

1）任何有临床黄疸的病人，不应进行此项检查。

2）胆囊切除后，检查胆总管，可采用此项检查。

（5）静脉尿路检查：输尿管绞痛是此项检查的主要适应证。下列情况应进行此项检查：

1）成年高血压者，无其他泌尿系统疾病指征者（药物疗效不佳者例外）。

2）因前列腺肥大所致的急性尿潴留。

3）作为尿道狭窄所致的急性尿潴留的常规检查。

4）儿童夜尿，而其他检查正常者。

（6）肾血管造影

1）肾动脉狭窄性高血压，考虑外科血运重建手术或介入性治疗者，应做此项检查。

2）肾肿块病变应优先选用超声、CT 或针吸活检。

（7）孕妇 X 射线检查

1）对生育年龄的妇女腹部 X 射线检查，应严格掌握适应证。

2）对孕妇，特别是在受孕后 8~15 周内，非极为必要，不得申请下腹部及盆腔部位的 X 射线检查。

3）有超声检查条件者，不应做产科 X 射线检查。

4）必须做做产科 X 射线检查时，应限制在妊娠后期。

4. 骨骼 X 射线摄影

（1）颅骨 X 射线摄影

1）轻度头颅创伤，除婴幼儿或成人有神经症状者外，一般不做颅骨摄片。

2）临床疑有凹陷骨折或颅底骨折，可做颅骨 X 射线摄影。

3）仅有头痛症状不应作此项检查。

4）癫痫发作儿童，不必做此检查。

5）有神经症状的局灶性癫痫，经治疗无效者，以及精神运动性癫痫，婴儿性痉挛，临床状况恶化和颅内压增高者可作此项检查。

（2）腰骶椎 X 射线摄影：不宜常规应用腰骶椎的斜位投照。

（3）四肢 X 射线摄影：创伤后，有下列体征者，可作 X 射线摄影：

1）明显的骨折征象。

2）挫伤或严重肿胀。

3）触诊局部压痛。

4）持重时有中度或重度疼痛。

5）膝部任何阳性体征。

6）肌腱、血管和神经损伤。

7）肢体某部位感觉缺失或扪及肿块。

禁止常规拍摄非损伤侧肢体作对照。

（4）侦查性 X 射线摄影

1）对放射性核素扫描显示的可疑骨转移的部位，可进行 X 射线摄影。

2）无症状的原发性甲状旁腺功能亢进病人的 X 射线检查，应限于手部掌指骨。

（三）MRI 设备影像质量检测与评价

（1）性能检测模体及成像溶液的要求

1）性能检测模体：性能检测模体容器应使用不产生任何磁共振（magnetic resonance, MR）信号的材料组成，并具有良好的化学稳定性和热稳定性。推荐模体容器材料用有机玻璃，模体形状可为正方体、长方体、圆柱体和球体。模体成像的界面可以是圆形的，也可以是矩形的。

2）成像溶液的要求：应使用含顺磁离子的试剂配制磁共振成像溶液填充模体，通常使用硫酸铜（$CuSO_4$）和蒸馏水配置成像溶液，其浓度及近似弛豫时间要求列于表 10-1 中。

表 10-1　磁共振成像液的浓度要求

试剂	浓度	T_1 弛豫时间	T_2 弛豫时间
$CuSO_4$	（1~25）mmol/L	860~40ms	625~38ms

推荐成像溶液的配比是：1L 蒸馏水 +2g 五水硫酸铜（$CuSO_4 \cdot 5H_2O$）+3.6g 氯化钠（NaCl）。

（2）性能参数的检测与评价

1）共振频率

a. 检测方法：在所有梯度场关闭的情况下，将检验模体置于磁体的等中心；调节射频（radio frequency, RF）合成器的中心频率，使磁共振信号达到最大。MR 信号达到最大时的 RF 合成器的中心频率即为 MRI 设备的共振频率。可以利用计算机软件功能程序化调节和测量其共振频率，并应每天记录，以便分析其变化趋势。

b. 评价：在开机后和关机前分别测量共振频率，其相对偏差应 $\leq 50 \times 10^{-6}$。

2）信噪比（signal-noise ratio, SNR）

a. 检测方法：将检验模体水平置于头线圈内置于磁体的等中心位置，模体的中心同 RF 线圈的中心近似重合。选择扫描参数，对模体的溢流层扫描成像。参考表 10-2 中的要求选取扫描参数。

表 10-2　扫描参数的选取

参数名称	参数选取	参数名称	参数选取
成像序列	自旋回波序列: (spin-echo,SE)	MR 信号接收线圈	头部线圈
脉冲回波时间 (echo time,TE)	(15～40)毫秒	视野(detector field of view,FOV)	250mm×250mm
脉冲恢复时间 (recovery time,TR)	(200～600)毫秒	采集矩阵	256mm×256mm
采集次数	2～4 次	层厚	5mm×10mm

　　在溢流层影像上 75%中心区域内选取 ROI,测定 ROI 内的像素强度的平均值 S_{means} 和标准偏差(standard deviation,SD),在溢流层影像的外侧背景区域分别选取 4 个 ROI,测量并计算背景 ROI 内的本底像素强度的总平均值 S_b,见图 10-5。

　　信噪比计算:信号为溢流层影像中心 ROI 内像素平均值 S_{means} 减去本底像素平均值 S_b 的差,噪声为影像中心 ROI 内像素平均值的标准偏差 SD,信噪比(SNR)根据式(10-1)计算:

$$SNR=(S_{means}-S_b)/SD \qquad (10-1)$$

　　b. 评价:对于 $B_0 \leqslant 0.5T$ 的医用磁共振成像(MRI)设备,采集系数为 ≥3 次,相对信噪比 $SNR_{rel} \geqslant 1$ 时,信噪比 SNR 应 ≥50。

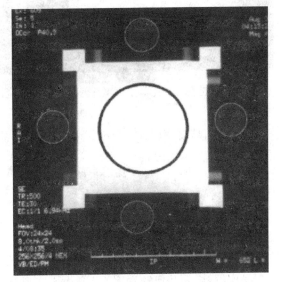

图 10-5　在溢流层影像上测量信噪比

　　对于 $B_0 > 1.0T$ 的医用磁共振成像(MRI)设备,采集系数为 ≥2 次,相对信噪比 $SNR_{rel} \geqslant 1$ 时,信噪比 SNR 应 ≥100。

　　3)几何畸变率

　　a. 检测方法:在用规则模体(如方形或圆柱形)获得的自旋回波影像上,应用计算机软件测距功能,测量方形影像的对角线和长与宽(图 10-6),或测量圆形影像的若干直径,对于由棒或孔排列组成的线形模体影像,可以测定这些物体间的距离计算几何畸变率(图10-7)。

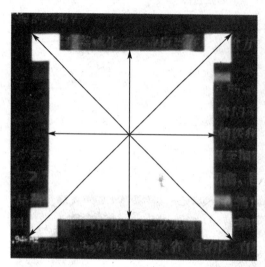

图 10-6　方形模体影像上测量几何畸变率

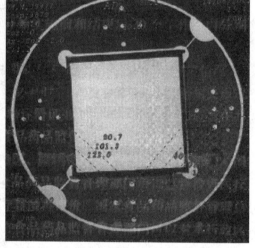

图 10-7　几何线性模体影像上测量几何畸变率

影像几何畸变率(geometric distortion,GD)(空间线性)可用式(10-2)计算:

$$GD = \frac{|D_{实} - D_{测}|}{D_{实}} \times 100\% \qquad (10\text{-}2)$$

式中:GD——影像几何畸变率(%);

$D_{实}$——模体的相应实体尺寸(mm);

$D_{测}$——影像上测量的尺寸(mm)。

b. 评价:影像几何畸变率 GD 最大不应超过 5%。

4)高对比空间分辨力

a. 检测方法:采用检验物目视评价法。在检验模体分辨力插件上有规则分布的 4 排(或 6 排)方形或圆形小孔,边长(或直径)可分别为:0.5mm、0.75mm、1.0mm、1.25mm、1.5mm、2.0mm,或刻制有高分辨力的图案。在分辨力插件影像上,通过调节窗宽(window width,WW)和窗位(window level,WL),直至将每一扫描平面影像上孔的行距、间隔清晰地分辨并区分开来,此时的孔径或能分辨清楚的最大线对数,即为 MRI 设备影像扫描平面上的高对比空间分辨力,见图 10-8~图 10-11。

b. 评价:在层厚(5~10)mm 范围内,在对应 FOV = 250mm×250mm 的相应采集矩阵条件下,使用头部线圈,高对比空间分辨力应符合表 10-3 中的要求。

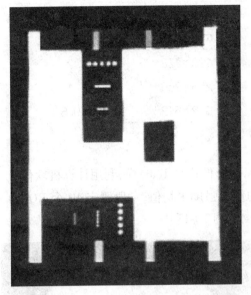

图 10-8　在分辨力插件影像上目测对比空间分辨力（矢状面的水平和垂直空间分辨力）

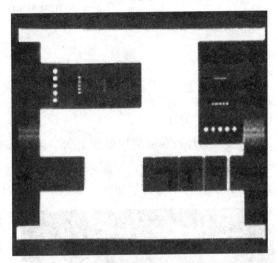

图 10-9　在分辨力插件影像上目测高对比空间分辨力（横状面的水平和垂直空间分辨力）

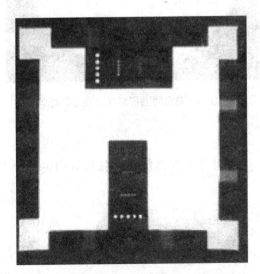

图 10-10　在分辨力插件影像上目测高对比空间分辨力（冠状面的水平和垂直空间分辨力）

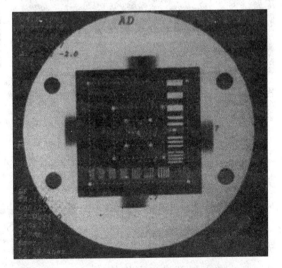

图 10-11　在分辨力插件影像上目测高对比空间分辨力（用线对测量空间分辨力）

表 10-3　高对比空间分辨力的基本要求

线圈类型	层厚/mm	视野 FOV/mm×mm	采集矩阵/mm×mm	高对比空间分辨力/mm
头部线圈	5~10	250×250	128×128	2
			256×256	1
			512×512	0.5

5）影响均匀性

a. 检测方法：在溢流层影像上 75％区域（通常距影像边缘 1cm）内，利用计算机软件影响分析功能分别测量若干个感兴趣区（ROI）内的像素强度平均值，一般测定 10 个 ROI 的数值。常见模体的溢流层影像示于图 10-5、图 10-12、图 10-13 中。

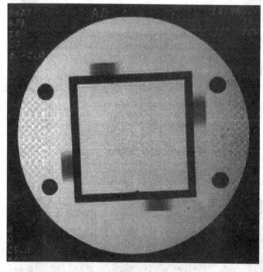

图 10-12　在溢流层影像中黑框内的影像上测量影像均匀性

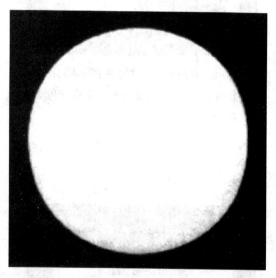

图 10-13　在溢流层圆形影像上测量影像均匀性

从所测定的数值中，选出最大平均像素值 S_{max} 和最小平均像素值 S_{min}，按照式（10-3）计算整数值影像均匀性：

$$U = \left[1 - \frac{(S_{max}-S_{min})}{(S_{max}+S_{min})} \right] \times 100\% \tag{10-3}$$

式中：U——影像均匀性；

S_{max}——像素强度最大平均值；

S_{min}——像素强度最小平均值。

b. 评价：影响均匀性 U 应≥75％。

6）层厚

a. 检测方法：测量层厚的模块都是做成斜面，斜面的表面与扫描平面形成一个角度

（φ）。在斜面影像上，应用计算机分析软件功能，测量斜面影像的像素强度的剖面分布曲线。在剖面分布曲线上测定峰值一半处的全宽度（full width at half maximum，FWHM），则层厚按公式（10-4）计算：

$$层厚 = FWHM \times \tan\phi \quad （10-4）$$

式中，当 $\phi = 30°$ 时，$\tan\phi = 0.25$；当 $\phi = 45°$ 时，$\tan\phi = 1$，此时，所测 FWHM 即为所测层厚，层厚测量影像示意见图 10-14。

b. 评价：设置标称层厚值在（5~10）mm 之间，层厚的测量值与设置的标称值误差应在±1mm 内。

7）层厚非均匀性

a. 检测方法：在层厚影像上测量 4~8 个层厚度，计算其标准偏差作为层厚的非均匀性。

b. 评价：层厚非均匀性应≤10%。

8）纵横比

a. 检测方法：应使用具有规则形状的模体作为检测工具，如方形成像模体和圆柱形成像模体。成像模体为方形时，在视频影像上分别测量横向和纵向的长度并比较其比值；成像模型为圆柱形时，则测量 4 个直径值并计算其比值，见图 10-15 和图 10-16。

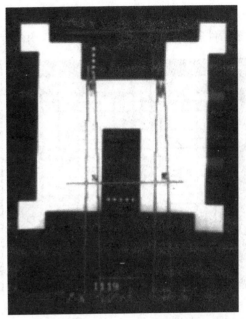

图 10-14　层厚影像上用层剖面分布曲线测量层厚

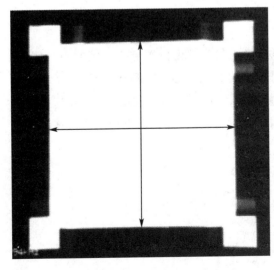

图 10-15　影像体为方形时纵横比的测量

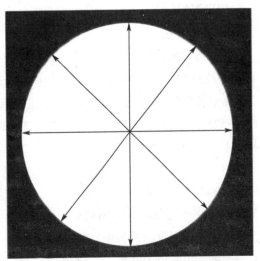

图 10-16　影像体为圆形时纵横比的测量

在拷贝的胶片上测量影响的纵横比，并与视频影像的纵横比进行比较，检查硬拷贝系统导致胶片影像发生几何畸变的程度。

b. 评价:视频影像上测量的纵横比与实际成像体的纵横的偏差应在±5%内符合,胶片影像上测量的纵横比与视频影像上测量的纵横比偏差应在±5%内。

9)静磁场(B_0)均匀度

a. 检测方法:采用目测定性检验方法:在FOV≥380mm×380mm条件下,在模体正方形格栅插件影像上目测评价静磁场(B_0)均匀度,见图10-17和图10-18。

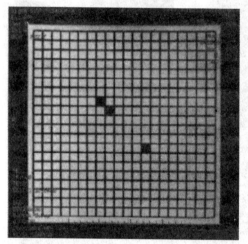
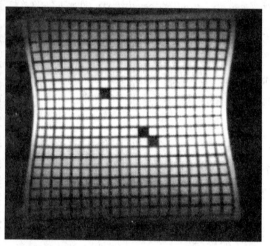

图10-17 静磁场(B_0)均匀度正常的正方形格栅影像

图10-18 典型的静磁场(B_0)均匀度差的正方形格栅影像

b. 评价:静磁场(B_0)均匀度正常时,影像上格栅看上去应该均匀对称,影像四边平直如图10-17影像。反之,则表明静磁场(B_0)均匀度较差,如图10-18影像。

10)静磁场(B_0)非稳定性

a. 检测方法

Ⅰ. 超导磁体静磁场的非稳定性检测方法:将均匀头部模体置于头线圈的中心部位,选用一种脉冲扫描序列扫描,记录产生共振时频谱的共振中心频率和扫描时间。t 小时后(通常要求8小时)在相同检验条件下进行重复检验,并记录同样的数据。计算两次扫描共振中心频率的偏差(用 10^{-6} 表示),然后除以两次测量之间的时间,即得到超导磁体静磁场的非稳定性,计算如式(10-5):

$$W_{un} = \frac{f_1 - f_2}{t f_1} \tag{10-5}$$

式中:W_{un}——超导磁体磁场的非稳定性;

f_1——第一次测量的共振中心频率;

f_2——第二次测量的共振中心频率;

t——两次测量之间的时间间隔(h)。

Ⅱ. 永磁体和常导磁体静磁场的非稳定性检测方法:将均匀性头部模体置于头线圈的中心部位,选用一种脉冲扫描序列扫描,记录产生共振时频谱的共振中心频率和扫描时间。每间隔 1 小时重复测量一次，t 小时后（通常要求 8 小时）用式（10-6）计算磁场的非均匀性：

$$W'_{\mathrm{un}} = \frac{f_{\max} - f_{\min}}{\bar{t} f} \tag{10-6}$$

式中：W'_{un}——永磁和常导磁体磁场的非稳定性；

$f_{\max}$——测量的最大共振中心频率；

$f_{\min}$——测量的最小共振中心频率；

t——第一次和最后一次测量之间的时间间隔（h）；

$\bar{f}$——所测共振中心频率的平均值。

b. 评价：对于超导磁体，其非稳定性应 ≤0. 125×10^{-6}/h，对于永磁体和常导磁体，其稳定性应 ≤10×10^{-6}/h。

11）影像伪影

a. 模体要求：模体应由一个产生信号的圆柱体组成，其直径为（2~5）cm 即可。该小圆柱形模体应位于性能检测模体上成为 45° 角对称位置的一个象限内。性能检测模体应有定位标志，并且直径至少应 ≥10cm，厚度应至少大于最大层厚的两倍，见图 10-19 和图 10-20。

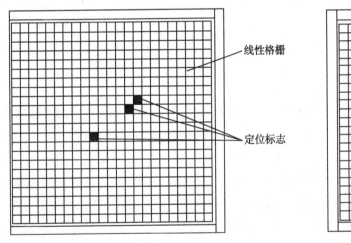

图 10-19　测量影像伪影定向模体俯视图

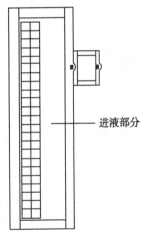

图 10-20　测量影像伪影定向模体侧视图

b. 检测方法：将性能检测模体置于磁场等中心位置，小圆柱形模体位于 FOV 内偏离磁铁等中心的一个象限内。应用一个多层、多回波脉冲扫描序列扫描成像，测定接收正交误差和相位编码误差。

由接收正交误差引起的接收正交伪影与产生实信号的小模体方向正好相反（小模体位于左上角，则伪影将出现在右下角）。用伪影 ROI 内的信号值相对于模体影像 ROI 内信号值的百分偏差定量表示接收正交误差。

由相位编码误差引起的相位编码伪影，将沿着影像的相位编码方向以多重影像的方式位移。用伪影 ROI 内的信号值相对于模体影像 ROI 内信号值的百分偏差定量表示接收相位编码误差。

接收正交误差和相位编码误差按式(10-7)计算:

$$E = \frac{T-G}{T} \times 100\% \qquad (10\text{-}7)$$

式中:E——接收正交误差和相位编码误差;

　　T——实际影像的信号值;

　　G——伪影的信号值。

c. 评价:伪影的信号值应小于实际信号值的5%。

12)制冷剂(液氮、液氦)挥发率

a. 检测方法:①检测方法 1:在一定的时间周期内,准确记录制冷剂(液氮、液氦)的消耗量和上次注入制冷剂与本次注入时的时间间隔,即可计算出制冷剂的挥发率。②检测方法 2:直接用流量计测定制冷剂的挥发率。准确记录通过流量计注入制冷剂和到下次注入制冷剂时的时间间隔,计算制冷剂的挥发率。

b. 评价:制冷剂(液氮、液氦)挥发率的测量值应不大于厂家的规定值,若大于厂家的规定值必须引起注意,并检查其原因。

(张政波　曹德森　徐金升)

本章小结

本章叙述了医疗器械临床应用评价的目的和意义,以及如何开展医疗器械临床应用评价工作,重点阐述了安全性、有效性、可用性、可靠性和经济性等评价的内容、方法和数据来源,以及医疗器械不良事件监测和医疗器械再评价工作。医疗器械临床应用评价是针对临床在用医疗设备开展的实践检验性的评价活动,是医疗设备全寿命周期评价的重要组成部分,我国目前针对临床应用阶段的医疗器械评价研究相对较少,临床机构开展的不足,导致医疗器械的"产-学-研-用"链条上的"用"的环节信息反馈不足和不充分。通过医疗器械临床应用评价,可以产生丰富的临床实践、临床试验和文献资料数据,这些数据对于医疗器械监管、临床评价、注册评审以及设备品质持续提升都具有重要价值,有助于持续提高我国医疗器械临床应用安全和质量,同时为医疗器械监管、评价和采购等提供丰富的决策支持信息。

思考题

1. 什么是医疗器械临床应用评价,其目的意义是什么?
2. 医疗器械临床应用评价与医疗器械上市前的临床评价之间的联系和区别是什么?
3. 医疗器械临床应用评价主要开展哪几方面的评价?

4. 医疗器械临床应用评价的安全性评价如何开展？

5. 医疗器械临床应用阶段如何开展有效性评价？

6. 为何要在临床应用环境下开展人机工效学评价，如何开展可用性测试？

7. 医疗器械临床应用评价的可靠性评价包括哪些内容？

8. 什么是医疗器械不良事件？不良事件监测对医疗器械再评价工作的价值是什么？

9. 如何开展医疗器械循证评价？

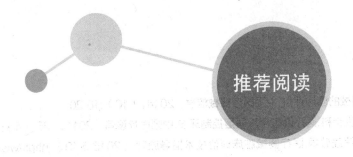

推荐阅读

1. 李静.卫生技术评估的基本方法.中国循证医学杂志，2003，3（4）：315-320.

2. 于修成.中国卫生技术评估与循证准入管理探索.中国循证医学杂志，2004，4（1）：10-14.

3. 黄嘉华.医疗器械注册与管理.北京：科学出版社，2008.

4. Prutchi D，Norris M.医疗电子仪器的设计与开发——医疗仪器设计、制作和测试的实用技术.封洲燕，译.北京：机械工业出版社，2011.

5. 生建友，唐建国.军用电子设备的可信性设计.电子产品可靠性与环境试验，2004，（6）：8-13.

6. 王金武.可靠性工程基础.北京：科学出版社，2013.

7. 何国伟，角淑媛.寿命的可靠性综述——故障更新信息的汇总、分析、改进系统及维修策略.质量与可靠性，2011，（4）：3-7，38.

8. 吕川.维修性设计分析与验证.北京：国防工业出版社，2016.

9. 康锐.可靠性维修性保障性工程基础.北京：国防工业出版社，2014.

10. 谢干跃，宁书存，李仲杰，等.可靠性维修性保障性测试性安全性概论.北京：国防工业出版社，2012.

11. 于永利，郝建平，杜晓明，等.维修性工程理论与方法.北京：国防工业出版社，2007.

12. Mark S.Sanders，Ernest J.McCormick.工程和设计中的人因学.7 版.于瑞峰，卢岚，译.北京：清华大学出版社，2009.

13. Somadeepti N.Chengalur，Suzanne H.Rodgers，Thomas E.Bernard.柯达实用工效学设计.2 版.杨磊，译.北京：化学工业出版社，2006.

14. 高丽敏，刘国祥.卫生经济学.2 版.北京：科学出版社，2016.

15. 贺晶，池慧，杨国忠.高新技术对医疗卫生事业发展的作用与影响.中国医疗器械杂志，2010，34（3）：211-214.

16. 曹少平，李斌.医疗器械使用安全风险监测、评估和控制方法的研究.中国医疗器械杂志，2015，39（3）：228-231.

17. David Prutchi，Michael Norris.Design and Development of Medical Electronic Instrumentation.New Jersey：JOHN WILEY & SONS，INC.，2004.

18. Laxminarayan S，Bronzino JD，Beneken JEW，et al.The Biomedical Engineering Handbook.2nd ed.Boca Raton：CRC Press LLC，2000.

19. 李澍，李佳戈，苏宗文.医疗器械电磁兼容标准解析.中国医疗设备，2014，29（02）：14-18.

20. 严红剑.有源医疗器械检测技术.北京：科学出版社，2007.

21. 徐秀林.无源医疗器械检测技术.北京：科学出版社，2007.

22. 李凤奎.实验动物与动物实验方法学.郑州：河南医科大学出版社，2007.

23. 周力田.医疗器械安全有效性评价.北京：北京大学医学出版社，2012.

24. Michael Wiklund，Jonathan kindler，Allison Y.Strochlic.医疗器械可用性测试.张强，彭名臣，主译.北京：人民卫生出版社，2013.

25. 王昕，任达志，马宁.上市后医疗器械产品再评价研究.首都医药，2012，（2）：17-19.

26. 徐研倍.再论医疗器械的临床评价.中国医疗器械信息，2014，（10）:16-20.

27. 陈清奎，古庆恩，仇士科.医疗设备全程质量控制环节.中国医疗设备，2011，26（4）：54-55.

28. 国家食品药品监督管理总局.医疗器械临床评价技术指导原则.（2015-5-19）http://www.sda.gov.cn/WS01/CL0087/119643.html

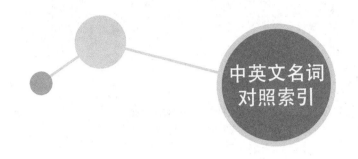

中英文名词
对照索引